KU

SONDERHEFT

GESUNDHEITSMANAGEMENT

aG-DRG 2023
Fallpauschalenkatalog

mg° fach verlage

www.ku-gesundheitsmanagement.de

Vereinbarung zum

Fallpauschalensystem für Krankenhäuser für das Jahr 2023
(Fallpauschalenvereinbarung 2023 – FPV 2023)
vom 29.09.2022
zwischen
dem GKV-Spitzenverband, Berlin,
sowie
dem Verband der Privaten Krankenversicherung, Köln,
gemeinsam und einheitlich
und
der Deutschen Krankenhausgesellschaft, Berlin

1. Auflage 2022

Stand: 6. Dezember 2022
Eventuelle inhaltliche Änderungen der InEK nach Druck sind nicht berücksichtigt.

Druck: Appel & Klinger Druck und Medien GmbH, Schneckenlohe

www.ku-gesundheitsmanagement.de

ISBN: 978-3-96474-634-4

Inhaltsverzeichnis

Präambel

Gemäß § 17b Absatz 1 und 3 Krankenhausfinanzierungsgesetz (KHG) ist für die Vergütung der allgemeinen Krankenhausleistungen ein durchgängiges, leistungsorientiertes und pauschalierendes Vergütungssystem eingeführt worden. Mit dem Gesetz zur Stärkung des Pflegepersonals (Pflegepersonal-Stärkungsgesetz, PpSG) wurde in § 17b Absatz 4 Krankenhausfinanzierungsgesetz (KHG) festgelegt, dass die Pflegepersonalkosten für die unmittelbare Patientenversorgung auf bettenführenden Stationen ab dem Jahr 2020 aus dem G-DRG-System auszugliedern sind und in einen Pflegeerlöskatalog überführt werden.

Der GKV-Spitzenverband und der Verband der Privaten Krankenversicherung vereinbaren gemeinsam mit der Deutschen Krankenhausgesellschaft gemäß § 17b Absatz 2 KHG auch dessen jährliche Weiterentwicklung und Anpassung, insbesondere an medizinische Entwicklungen, Kostenentwicklungen, Verweildauerverkürzungen und Leistungsverlagerungen zu und von anderen Versorgungsbereichen, und die Abrechnungsbestimmungen, soweit diese nicht im Krankenhausentgeltgesetz (KHEntgG) vorgegeben werden. In diesem Zusammenhang vereinbaren sie gemäß § 9 Absatz 1 Nummer 3 KHEntgG die Abrechnungsbestimmungen für die nach dieser Vereinbarung abrechenbaren Entgelte. Der Fallpauschalen-Katalog nach § 17b Absatz 1 Satz 4 KHG, der Katalog ergänzender Zusatzentgelte nach § 17b Absatz 1 Satz 7 KHG und der Pflegeerlös-Katalog nach § 17b Absatz 4 Satz 5 KHG wurden für das Jahr 2023 vom Bundesministerium für Gesundheit als Rechtsverordnung (DRG-EKV 2023) erlassen.

ABSCHNITT 1: ABRECHNUNGSBESTIMMUNGEN FÜR DRG-FALLPAUSCHALEN

§ 1 Abrechnung von Fallpauschalen

(1) Die Fallpauschalen werden jeweils von dem die Leistung erbringenden Krankenhaus nach dem am Tag der voll- oder teilstationären Aufnahme geltenden Fallpauschalen-Katalog und den dazu gehörenden Abrechnungsregeln abgerechnet. Im Falle der Verlegung in ein anderes Krankenhaus rechnet jedes beteiligte Krankenhaus eine Fallpauschale ab. Diese wird nach Maßgabe des § 3 gemindert; dies gilt nicht für Fallpauschalen, die im Fallpauschalen-Katalog als Verlegungs-Fallpauschalen gekennzeichnet sind; für diese Verlegungsfälle sind die Regelungen des Absatzes 3 entsprechend anwendbar. Eine Verlegung im Sinne des Satzes 2 liegt vor, wenn zwischen der Entlassung aus einem Krankenhaus und der Aufnahme in einem anderen Krankenhaus nicht mehr als 24 Stunden vergangen sind.

(2) Ist die Verweildauer eines Patienten oder einer Patientin länger als die obere Grenzverweildauer, wird für den dafür im Fallpauschalen-Katalog ausgewiesenen Tag und jeden weiteren Belegungstag des Krankenhausaufenthalts zusätzlich zur Fallpauschale ein tagesbezogenes Entgelt abgerechnet. Dieses wird ermittelt, indem die für diesen Fall im Fallpauschalen-Katalog ausgewiesene Bewertungsrelation mit dem Basisfallwert multipliziert wird. Die Zahl der zusätzlich abrechenbaren Belegungstage ist wie folgt zu ermitteln:

Belegungstage insgesamt (tatsächliche Verweildauer nach Absatz 7) + 1°
<u>- erster Tag mit zusätzlichem Entgelt bei oberer Grenzverweildauer</u>
= zusätzlich abrechenbare Belegungstage

(3) Ist die Verweildauer von nicht verlegten Patienten oder Patientinnen kürzer als die untere Grenzverweildauer, ist für die bis zur unteren Grenzverweildauer nicht erbrachten Belegungstage einschließlich des im Fallpauschalen-Katalog ausgewiesenen ersten Tages mit Abschlag ein Abschlag von der Fallpauschale vorzunehmen. Abweichend von Satz 1 gilt die Abschlagsregelung auch für die Abrechnung von Verlegungs-Fallpauschalen. Die Höhe des Abschlags je Tag wird ermittelt, indem die für diesen Fall im Fallpauschalen-Katalog ausgewiesene Bewertungsrelation mit dem Basisfallwert multipliziert wird. Die Zahl der Abschlagstage ist wie folgt zu ermitteln:

Erster Tag mit Abschlag bei unterer Grenzverweildauer + 1
<u>- Belegungstage insgesamt (tatsächliche Verweildauer nach Absatz 7)</u>
= Zahl der Abschlagstage

(4) Erfolgt die Behandlung sowohl in Hauptabteilungen als auch in belegärztlichen Abteilungen desselben Krankenhauses, ist die Höhe der Fallpauschale nach folgender Rangfolge festzulegen:

1. nach der Abteilungsart mit der höheren Zahl der Belegungstage
2. bei gleicher Zahl der Belegungstage in Haupt- und Belegabteilungen nach der Hauptabteilung

Ist im Ausnahmefall eine Fallpauschale für belegärztliche Versorgung nicht vorgegeben, ist die Fallpauschale für Hauptabteilungen abzurechnen. Ist bei einer belegärztlichen Versorgung im Rahmen der Geburtshilfe (MDC 14) für eine Fallpauschale eine Bewertungsrelation für die Beleghebamme in den Spalten 6 bzw. 7 nicht vorgegeben, so sind die Bewertungsrelationen der Spalte 4 bzw. 5 maßgeblich.

(5) Für jedes Neugeborene, das nach der Versorgung im Kreißsaal weiter im Krankenhaus versorgt wird, ist ein eigener Fall zu bilden und eine eigene Fallpauschale abzurechnen. In diesem Falle ist für die Mutter und das Neugeborene jeweils eine Rechnung zu erstellen. Die Fallpauschale für das gesunde Neugeborene ist mit dem für die Mutter zuständigen Kostenträger abzurechnen. In diesem Fall ist auf der Rechnung für das Neugeborene die Versichertennummer der Mutter anzugeben. Die Fallpauschale für das krankheitsbedingt behandlungsbedürftige Neugeborene ist mit dessen Kostenträger abzurechnen. Nicht krankheitsbedingt behandlungsbedürftig in diesem Sinne sind alle Neugeborenen, für welche die DRG-Fallpauschale P66D, P67D oder P67E abgerechnet werden kann. Ist im Fallpauschalen-Katalog für das Krankenhaus, in dem die Geburt stattfand, eine Mindestverweildauer für die Fallpauschale vorgegeben und wird diese nicht erreicht, ist die Versorgung des Neugeborenen mit dem Entgelt für die Mutter abgegolten und nicht als eigenständiger Fall nach § 9 zu zählen. Im Falle einer Verlegung gilt Absatz 1 Sätze 2 bis 4. Erfolgt ein Verbleib der gesunden Mutter aufgrund des krankheitsbedingt behandlungsbedürftigen Neugeborenen oder des Neugeborenen in der DRG-Fallpauschale P67D, so ist ab Erreichen der abgerundeten mittleren Verweildauer der vollstationären DRG- Fallpauschale für die Mutter der Zuschlag für Begleitpersonen abzurechnen; § 1 Absatz 2 findet in diesem Fall für die Fallpauschale der gesunden Mutter keine Anwendung.

(6) Zur Einstufung in die jeweils abzurechnende Fallpauschale sind Programme (Grouper) einzusetzen, die vom Institut für das Entgeltsystem im Krankenhaus zertifiziert sind. Für Art und Höhe der nach dieser Vereinbarung abzurechnenden Entgelte ist der Tag der voll- oder teilstationären Aufnahme in das Krankenhaus maßgeblich. Für die Abrechnung tagesbezogener teilstationärer Leistungen gilt als Aufnahmetag in diesem Sinne jeweils der erste Behandlungstag im Quartal. Ist bei der Zuordnung von Behandlungsfällen zu einer Fallpauschale auch das Alter der behandelten Person zu berücksichtigen, ist das Alter am Tag der Aufnahme in das Krankenhaus maßgeblich. Soweit und solange vor- bzw. nachstationäre Behandlungen nicht gesondert vergütet werden, sind deren Diagnosen und Prozeduren bei der Gruppierung und der Abrechnung der zugehörigen vollstationären Behandlung zu berücksichtigen (Neugruppierung); dies gilt nicht für Diagnosen und Prozeduren im Rahmen belegärztlicher Leistungen. Ergibt sich aus der Neugruppierung eine andere Fallpauschale, ist diese für die Abrechnung sowie für weitere Prüfungen maßgeblich.

(7) Maßgeblich für die Ermittlung der Verweildauer ist die Zahl der Belegungstage. Belegungstage sind der Aufnahmetag sowie jeder weitere Tag des Krankenhausaufenthalts ohne den Verlegungs- oder Entlassungstag aus dem Krankenhaus; wird ein Patient oder eine Patientin am gleichen Tag aufgenommen und verlegt oder entlassen, gilt dieser Tag als Aufnahmetag. Für den Fall von Wiederaufnahmen gilt § 2 Absatz 4 Satz 4. Vollständige Tage der Beurlaubung sind gesondert in der Rechnung auszuweisen und zählen nicht zur Verweildauer. Eine Beurlaubung liegt vor, wenn ein Patient oder eine Patientin mit Zustimmung des behandelnden Krankenhausarztes die Krankenhausbehandlung zeitlich befristet unterbricht, die stationäre Behandlung jedoch noch nicht abgeschlossen ist. Bei Fortsetzung der Krankenhausbehandlung nach einer Beurlaubung liegt keine Wiederaufnahme im Sinne von § 2 vor.

(8) In der Rechnung des Krankenhauses sind der sich nach dem Fallpauschalen-Katalog ergebende Betrag für die Fallpauschale sowie Abschläge, weitere Entgelte und Zuschläge gesondert auszuweisen; das Verfahren nach § 301 des Fünften Buches Sozialgesetzbuch (SGB V) bleibt unberührt.

§ 2 Wiederaufnahmen in dasselbe Krankenhaus

(1) Das Krankenhaus hat eine Zusammenfassung der Falldaten zu einem Fall und eine Neueinstufung in eine Fallpauschale vorzunehmen, wenn

1. ein Patient oder eine Patientin innerhalb der oberen Grenzverweildauer, bemessen nach der Zahl der Kalendertage ab dem Aufnahmedatum des ersten unter diese Vorschrift zur Zusammenfassung fallenden Krankenhausaufenthalts, wieder aufgenommen wird und
2. für die Wiederaufnahme eine Einstufung in dieselbe Basis-DRG vorgenommen wird.

Eine Zusammenfassung und Neueinstufung nach Satz 1 wird nicht vorgenommen, wenn die Fallpauschalen dieser Basis-DRG bei Versorgung in einer Hauptabteilung in Spalte 13 oder bei belegärztlicher Versorgung in Spalte 15 des Fallpauschalen-Katalogs gekennzeichnet sind.

(2) Eine Zusammenfassung der Falldaten zu einem Fall und eine Neueinstufung in eine Fallpauschale ist auch dann vorzunehmen, wenn

1. ein Patient oder eine Patientin innerhalb von 30 Kalendertagen ab dem Aufnahmedatum des ersten unter diese Vorschrift zur Zusammenfassung fallenden Krankenhausaufenthalts wieder aufgenommen wird und

2. innerhalb der gleichen Hauptdiagnosegruppe (MDC) die zuvor abrechenbare Fallpauschale in die „medizinische Partition" oder die „andere Partition" und die anschließende Fallpauschale in die „operative Partition" einzugruppieren ist.

Eine Zusammenfassung und Neueinstufung nach Satz 1 wird nicht vorgenommen, wenn einer der Krankenhausaufenthalte mit einer Fallpauschale abgerechnet werden kann, die bei Versorgung in einer Hauptabteilung in Spalte 13 oder bei belegärztlicher Versorgung in Spalte 15 des Fallpauschalen-Katalogs gekennzeichnet ist.

(3) Werden Patienten oder Patientinnen, für die eine Fallpauschale abrechenbar ist, wegen einer in den Verantwortungsbereich des Krankenhauses fallenden Komplikation im Zusammenhang mit der durchgeführten Leistung innerhalb der oberen Grenzverweildauer, bemessen nach der Zahl der Kalendertage ab dem Aufnahmedatum des ersten unter diese Vorschrift zur Zusammenfassung fallenden Aufenthalts, wieder aufgenommen, hat das Krankenhaus eine Zusammenfassung der Falldaten zu einem Fall und eine Neueinstufung in eine Fallpauschale vorzunehmen. Eine Zusammenfassung und Neueinstufung wird nicht vorgenommen bei unvermeidbaren Nebenwirkungen von Chemotherapien und Strahlentherapien im Rahmen onkologischer Behandlungen. Die Absätze 1 und 2 gehen den Vorgaben nach den Sätzen 1 und 2 vor. Die Sätze 1 und 2 ergänzen die Vorgaben nach § 8 Absatz 5 KHEntgG.

(4) Bei der Anwendung der Absätze 1 bis 3 ist für jeden Krankenhausaufenthalt eine DRG- Eingruppierung vorzunehmen. Auf dieser Grundlage hat das Krankenhaus eine Neueinstufung in eine Fallpauschale mit den Falldaten aller zusammenzuführenden Krankenhausaufenthalte durchzuführen. Hierbei ist eine chronologische Prüfung vorzunehmen. Zur Ermittlung der Verweildauer sind dabei die Belegungstage der Aufenthalte in diesem Krankenhaus zusammenzurechnen. Die obere Grenzverweildauer, die nach Absatz 1 Satz 1 Nummer 1 für die Fallzusammenführung maßgeblich ist, ergibt sich aus dem Aufnahmedatum und der DRG-Eingruppierung des ersten unter diese Vorschrift zur Zusammenfassung fallenden Aufenthalts in diesem Krankenhaus. Hat das Krankenhaus einen der zusammenzuführenden Aufenthalte bereits abgerechnet, ist die Abrechnung zu stornieren. Maßgeblich für die zusätzliche Abrechnung von tagesbezogenen Entgelten ist die Grenzverweildauer, die sich nach der Fallzusammenführung ergibt; für die Ermittlung der Verweildauer gilt Satz 3 entsprechend. Die Sätze 1 bis 7 gelten nicht für Krankenhausaufenthalte, bei denen der Tag der Aufnahme außerhalb der Geltungsdauer dieser Vereinbarung nach § 12 liegt oder soweit tagesbezogene Entgelte nach § 6 Absatz 1 KHEntgG abzurechnen sind.

(5) Sind mehrere Aufenthalte in einem Krankenhaus aufgrund der Regelungen zur Wiederaufnahme nach den Absätzen 1 bis 3 zusammenzuführen und erfolgte bei mindestens einem Aufenthalt eine Verlegung, sind vom zusammengeführten Fall Verlegungsabschläge nach den Vorgaben des § 1 Absatz 1 Satz 3 in Verbindung mit § 3 zu berechnen.

§ 3 Abschläge bei Verlegung

(1) Im Falle einer Verlegung in ein anderes Krankenhaus ist von dem verlegenden Krankenhaus ein Abschlag vorzunehmen, wenn die im Fallpauschalen-Katalog ausgewiesene mittlere Verweildauer unterschritten wird. Die Höhe des Abschlags je Tag wird ermittelt, indem die bei Versorgung in einer Hauptabteilung in Spalte 11 oder bei belegärztlicher Versorgung in Spalte 13 des Fallpauschalen-Katalogs ausgewiesene Bewertungsrelation mit dem Basisfallwert multipliziert wird. Die Zahl der Tage, für die ein Abschlag vorzunehmen ist, wird wie folgt ermittelt:

Mittlere Verweildauer nach dem Fallpauschalen-Katalog, kaufmännisch auf die nächste ganze Zahl gerundet
- Belegungstage insgesamt (tatsächliche Verweildauer nach § 1 Absatz 7)
= Zahl der Abschlagstage

(2) Im Falle einer Verlegung aus einem anderen Krankenhaus ist von dem aufnehmenden Krankenhaus ein Abschlag entsprechend den Vorgaben des Absatzes 1 vorzunehmen, wenn die im Fallpauschalen-Katalog ausgewiesene mittlere Verweildauer im aufnehmenden Krankenhaus unterschritten wird. Dauerte der vorangegangene voll- oder teilstationäre Aufenthalt im verlegenden Krankenhaus nicht länger als 24 Stunden, so ist im aufnehmenden Krankenhaus kein Verlegungsabschlag nach Satz 1 vorzunehmen; bei einer frühzeitigen Entlassung durch das aufnehmende Krankenhaus ist die Regelung zur unteren Grenzverweildauer nach § 1 Absatz 3, bei einer Weiterverlegung die Abschlagsregelung nach Absatz 1 anzuwenden.

(3) Wird ein Patient oder eine Patientin aus einem Krankenhaus in weitere Krankenhäuser verlegt und von diesen innerhalb von 30 Kalendertagen ab dem Entlassungsdatum eines ersten Krankenhausaufenthalts in dasselbe Krankenhaus zurückverlegt (Rückverlegung), hat das wiederaufnehmende Krankenhaus die Falldaten des ersten Krankenhausaufenthalts und aller weiteren, innerhalb dieser Frist in diesem Krankenhaus aufgenommenen Fälle zusammenzufassen und eine Neueinstufung nach den Vorgaben des § 2 Absatz 4 Sätze 1 bis 7 in eine Fallpauschale durchzuführen sowie Absatz 2 Satz 1 anzuwenden. Kombinierte Fallzusammenführungen wegen Rückverlegung in Verbindung mit Wiederaufnahmen sind möglich. Hierbei ist eine chronologische Prüfung vorzunehmen. Prüffrist

ist immer die des ersten Falles, der die Fallzusammenführung auslöst. Die Sätze 1 bis 4 finden keine Anwendung für Fälle der Hauptdiagnosegruppe für Neugeborene (MDC 15). Die Sätze 1 bis 5 gelten nicht für Krankenhausaufenthalte, bei denen der Tag der Aufnahme außerhalb der Geltungsdauer dieser Vereinbarung nach § 12 liegt oder für die anstelle einer Fallpauschale tagesbezogene Entgelte nach § 6 Absatz 1 KHEntgG abzurechnen sind.

(4) Ist in einem Krankenhaus neben dem Entgeltbereich der DRG-Fallpauschalen einerseits noch ein Entgeltbereich nach der Bundespflegesatzverordnung (BPflV) oder für besondere Einrichtungen nach § 17b Absatz 1 Satz 10 KHG andererseits vorhanden, sind diese unterschiedlichen Entgeltbereiche im Falle von internen Verlegungen wie selbstständige Krankenhäuser zu behandeln. Für den Entgeltbereich der DRG-Fallpauschalen sind die Absätze 1 bis 3 entsprechend anzuwenden.

(5) Abschläge nach den Absätzen 1 bis 3 sind nur dann vorzunehmen, insofern beide an der Verlegung beteiligten Krankenhäuser dem Geltungsbereich des Krankenhausfinanzierungsgesetzes unterliegen. Hiervon abweichend sind bei Leistungen, für die eine schriftliche Kooperationsvereinbarung zwischen den Krankenhäusern besteht, Abschläge nach Absatz 1 bis 3 vorzunehmen.

(6) Abschläge nach den Absätzen 1 und 2 sind nicht vorzunehmen, wenn ein invasiv beatmeter Patient oder eine invasiv beatmete Patientin in ein aufnehmendes Krankenhaus auf eine spezialisierte Beatmungsentwöhnungseinheit verlegt wird, das über eine Bescheinigung über eine bestandene Strukturprüfung gemäß § 275d Absatz 2 SGB V für die OPS-Kodes 8-718.8 oder 8-718.9 verfügt.

§ 4 Fallpauschalen bei bestimmten Transplantationen

(1) Mit Fallpauschalen nach Anlage 1 der DRG-EKV 2023 bzw. Entgelten nach Anlage 3a der DRG-EKV 2023 bei Transplantationen von Organen nach § 1a Nummer 1 des Transplantationsgesetzes (TPG), bei Transplantationen von Geweben nach § 1a Nummer 4 TPG sowie bei Transplantationen von hämatopoetischen Stammzellen werden die allgemeinen Krankenhausleistungen nach § 2 KHEntgG für die stationäre Versorgung eines Transplantatempfängers, einer Transplantatempfängerin oder bei der Lebendspende vergütet. Nicht mit den Fallpauschalen nach Anlage 1 der DRG-EKV 2023 bzw. Entgelten nach Anlage 3a der DRG-EKV 2023 vergütet und folglich gesondert abrechenbar sind insbesondere folgende Leistungen:

1. Leistungen des Krankenhauses für eine Organentnahme bei möglichen postmortalen Organspendern oder Organspenderinnen
2. Leistungen der Koordinierungsstelle nach § 11 TPG für die Bereitstellung eines postmortal gespendeten Organs zur Transplantation einschließlich eines dafür erforderlichen Transports des Organs
3. Leistungen der Vermittlungsstelle nach § 12 TPG für die Vermittlung eines postmortal gespendeten Organs
4. Gutachtenerstellung durch die Kommission nach § 8 Absatz 3 Satz 2 TPG vor einer möglichen Lebendorganspende
5. ambulanten Voruntersuchungen gemäß § 8 Absatz 1 Satz 1 Nummer 1 Buchstabe c TPG, die im Hinblick auf die Transplantation eines bestimmten Transplantatempfängers durchgeführt werden, bei möglichen Lebendspendern oder Lebendspenderinnen, nicht jedoch die entsprechenden Untersuchungen bei tatsächlichen Lebendspendern oder Lebendspenderinnen
6. Transport von Knochenmark oder hämatopoetischen Stammzellen
7. Kontrolluntersuchungen nach § 115a Absatz 2 Satz 4 SGB V bei einem Transplantatempfänger oder einer Transplantatempfängerin; § 8 Absatz 2 Satz 3 Nummer 3 KHEntgG bleibt unberührt
8. Kontrolluntersuchungen nach § 115a Absatz 2 Satz 7 in Verbindung mit Satz 4 SGB V bei einem Lebendorganspender oder einer Lebendorganspenderin; § 8 Absatz 2 Satz 3 Nummer 3 KHEntgG bleibt unberührt

Krankengeld bzw. Verdienstausfallerstattung sowie Fahrkosten für Lebendspender oder Lebendspenderinnen sind keine allgemeinen Krankenhausleistungen und daher weder mit den Fallpauschalen nach Anlage 1 der DRG-EKV 2023 bzw. Entgelten nach Anlage 3a der DRG-EKV 2023 vergütet noch gesondert seitens des Krankenhauses abrechenbar.

(2) Für Transplantationen nach Absatz 1 Satz 1 ist jeweils eine Fallpauschale nach Anlage 1 der DRG-EKV 2023 bzw. ein Entgelt nach Anlage 3a der DRG-EKV 2023 gegenüber den Transplantatempfängern, den Transplantatempfängerinnen oder deren Sozialleistungsträgern abzurechnen.

(3) Für zum Zwecke einer Organ- oder Gewebeentnahme für einen bestimmten Transplantatempfänger stationär aufgenommene Lebendspender oder Lebendspenderinnen, bei denen

1. eine Organ- oder Gewebeentnahme vorgenommen wird oder
2. sich erst während der Entnahme herausstellt, dass das Organ oder das Gewebe nicht entnommen werden kann, oder
3. sich erst nach der Organ- oder Gewebeentnahme herausstellt, dass das Organ oder Gewebe nicht transplantiert werden kann,

ist eine Fallpauschale nach Anlage 1 der DRG-EKV 2023 bzw. ein Entgelt nach Anlage 3a der DRG-EKV 2023 abzurechnen. Bei erfolgter Transplantation ist die jeweilige Fallpauschale nach Anlage 1 der DRG-EKV 2023 bzw. das jeweilige Entgelt nach Anlage 3a der DRG-EKV 2023 gegenüber den Transplantatempfängern, den Transplantatempfängerinnen oder deren Sozialleistungsträgern abzurechnen. Kommt es nicht zur Transplantation, ist die jeweilige Fallpauschale nach Anlage 1 der DRG-EKV 2023 bzw. das jeweilige Entgelt nach Anlage 3a der DRG-EKV 2023 gegenüber der Person, die zum Transplantatempfang vorgesehen war, oder gegenüber deren Sozialleistungsträger abzurechnen. Auf der Rechnung ist die Versichertennummer der Person, die das Transplantat empfangen hat oder für die Transplantation vorgesehen war, anzugeben. Werden hämatopoetische Stammzellen bei Familienspendern aus dem Ausland oder bei nicht-verwandten Spendern über in- oder ausländische Spenderdateien bezogen, wird anstelle der Fallpauschale nach Anlage 1 der DRG-EKV 2023 bzw. dem Entgelt nach Anlage 3a der DRG-EKV 2023 ein entsprechendes Zusatzentgelt abgerechnet.

(4) Die Leistungen des Krankenhauses nach Absatz 1 Satz 2 Nummer 1 sind gegenüber der Koordinierungsstelle nach § 11 TPG abzurechnen. Die Leistungen des Krankenhauses nach Absatz 1 Satz 2 Nummer 5 sind gegenüber den Personen, die zum Transplantatempfang vorgesehen waren oder gegenüber deren Sozialleistungsträgern abzurechnen.

ABSCHNITT 2: ABRECHNUNGSBESTIMMUNGEN FÜR ANDERE ENTGELTARTEN

§ 5 Zusatzentgelte

(1) Zusätzlich zu einer Fallpauschale oder zu den Entgelten nach § 6 Absatz 1 KHEntgG dürfen bundeseinheitliche Zusatzentgelte nach dem Zusatzentgelte-Katalog nach

Anlage 2 bzw. 5 der DRG-EKV 2023 abgerechnet werden. Die Zusatzentgelte nach Satz 1 sind mit Inkrafttreten der Vereinbarung (§ 13) abrechenbar.

(2) Für die in Anlage 4 bzw. 6 der DRG-EKV 2023 benannten, mit dem bundeseinheitlichen Zusatzentgelte-Katalog nicht vergüteten Leistungen vereinbaren die Vertragsparteien nach § 11 KHEntgG krankenhausindividuelle Zusatzentgelte nach § 6 Absatz 1 KHEntgG. Diese können zusätzlich zu den DRG-Fallpauschalen oder den nach § 6 Absatz 1 KHEntgG vereinbarten Entgelten abgerechnet werden. Für die in Anlage 4 bzw. 6 der DRG-EKV 2023 gekennzeichneten Zusatzentgelte gilt § 15 Absatz 2 Satz 3 KHEntgG entsprechend. Können für die Leistungen nach Anlage 4 bzw. 6 der DRG-EKV 2023 auf Grund einer fehlenden Vereinbarung für den Vereinbarungszeitraum 2023 noch keine krankenhausindividuellen Zusatzentgelte abgerechnet werden, sind für jedes Zusatzentgelt 600,00 Euro abzurechnen. Wurden für Leistungen nach Anlage 4 bzw. 6 der DRG-EKV 2023 für das Jahr 2023 keine Zusatzentgelte vereinbart, sind im Einzelfall auf der Grundlage von § 8 Absatz 1 Satz 3 KHEntgG für jedes Zusatzentgelt 600,00 Euro abzurechnen.

(3) Zusatzentgelte für Dialysen können zusätzlich zu einer DRG-Fallpauschale oder zu einem Entgelt nach § 6 Absatz 1 KHEntgG abgerechnet werden; dies gilt nicht für die Fallpauschalen der Basis-DRG L60 oder L71 oder der DRG L90B/L90C und dem nach Anlage 3b der DRG-EKV 2023 krankenhausindividuell zu vereinbarenden Entgelt L90A, bei denen die Behandlung des Nierenversagens die Hauptleistung ist.

§ 6 Teilstationäre Leistungen

(1) Teilstationäre Leistungen sind mit tagesbezogenen teilstationären Fallpauschalen oder mit Entgelten abzurechnen, die nach § 6 Absatz 1 Satz 1 KHEntgG krankenhausindividuell vereinbart worden sind.

(2) Werden Patienten oder Patientinnen, für die zuvor eine vollstationäre DRG-Fallpauschale abrechenbar war, zur teilstationären Behandlung in dasselbe Krankenhaus wieder aufgenommen oder wechseln sie in demselben Krankenhaus von der vollstationären Versorgung in die teilstationäre Versorgung, kann erst nach dem dritten Kalendertag ab Überschreiten der abgerundeten mittleren Verweildauer, bemessen ab dem Aufnahmedatum des stationären Aufenthalts der zuvor abgerechneten Fallpauschale, eine tagesbezogene teilstationäre Fallpauschale oder ein tagesbezogenes teilstationäres Entgelt nach § 6 Absatz 1 KHEntgG berechnet werden. Die bis dahin erbrachten teilstationären Leistungen sind mit der zuvor abgerechneten Fallpauschale abgegolten. Wurden bei der Abrechnung der vollstationären Fallpauschale Abschläge nach § 1 Absatz 3 oder § 3 vorgenommen, sind

zusätzlich zu den Entgelten nach Satz 1 für jeden teilstationären Behandlungstag tagesbezogene teilstationäre Entgelte zu berechnen, höchstens jedoch bis zur Anzahl der vollstationären Abschlagstage. Die teilstationären Prozeduren sind nicht bei der Gruppierung der zuvor abgerechneten Fallpauschale zu berücksichtigen. Die Sätze 1 bis 3 gelten nicht für tagesbezogene teilstationäre Entgelte für Leistungen der Onkologie, der Schmerztherapie, die HIV-Behandlung, für Dialysen sowie für Leistungen, die im Anschluss an die Abrechnung einer expliziten Ein- Belegungstag-DRG erbracht werden. Die Regelung nach Satz 1 findet für tagesbezogene Pflegeentgelte keine Anwendung.

(3) Wird ein Patient oder eine Patientin an demselben Tag innerhalb des Krankenhauses von einer tagesbezogen vergüteten teilstationären Behandlung in eine vollstationäre Behandlung verlegt, kann für den Verlegungstag kein tagesbezogenes teilstationäres Entgelt abgerechnet werden.

§ 7 Sonstige Entgelte

(1) Sonstige Entgelte nach § 6 Absatz 1 KHEntgG können krankenhausindividuell vereinbart werden für

1. voll- und teilstationäre Leistungen, die nach den Anlagen 3a und 3b der DRG-EKV 2023 noch nicht mit DRG-Fallpauschalen vergütet werden,
2. unbewertete teilstationäre Leistungen, die nicht in Anlage 3b der DRG-EKV 2023 aufgeführt sind, und
3. besondere Einrichtungen nach § 17b Absatz 1 Satz 10 KHG.

Werden fallbezogene Entgelte vereinbart, müssen auch Vereinbarungen zu den übrigen Bestandteilen der Aufstellung für fallbezogene Entgelte nach Abschnitt E3.1 der Anlage 1 KHEntgG getroffen werden, damit die Entgelte von den Abrechnungsprogrammen verarbeitet werden können, die für die DRG-Fallpauschalen vorgesehen sind. Für den Fall der Verlegung eines Patienten oder einer Patientin in ein anderes Krankenhaus sind Abschlagsregelungen zu vereinbaren; dies gilt nicht, soweit Verlegungs-Fallpauschalen im Sinne des § 1 Absatz 1 Satz 3 vereinbart werden. Für den Fall der Wiederaufnahme eines Patienten oder einer Patientin in dasselbe Krankenhaus sollen für fallbezogene Entgelte Vereinbarungen getroffen werden, die den Vorgaben nach § 2 Absatz 1, 2 und 4 entsprechen.

(2) Für die Abrechnung von fallbezogenen Entgelten gelten die Abrechnungsbestimmungen nach § 8 Absatz 2 und 4 KHEntgG und nach § 2 Absatz 3 entsprechend.

(3) Tagesbezogene Entgelte werden für den Aufnahmetag und jeden weiteren Tag des Krankenhausaufenthalts abgerechnet (Berechnungstage); der Entlassungs- oder Verlegungstag, der nicht zugleich Aufnahmetag ist, wird nur bei tagesbezogenen Entgelten für teilstationäre Behandlung nach § 6 Absatz 1 Satz 1 abgerechnet.

(4) Für die in den Anlagen 3a und 3b der DRG-EKV 2023 gekennzeichneten Entgelte gilt § 15 Absatz 2 Satz 3 KHEntgG entsprechend. Können für die Leistungen nach Anlage 3a der DRG-EKV 2023 auf Grund einer fehlenden Vereinbarung für den Vereinbarungszeitraum 2023 noch keine krankenhausindividuellen Entgelte abgerechnet werden, sind für jeden Belegungstag 600,00 Euro abzurechnen. Können für die Leistungen nach Anlage 3b der DRG-EKV 2023 auf Grund einer fehlenden Vereinbarung für den Vereinbarungszeitraum 2023 noch keine krankenhausindividuellen Entgelte abgerechnet werden, sind für jeden Belegungstag 300,00 Euro abzurechnen. Wurden für Leistungen nach Anlage 3a der DRG-EKV 2023 für das Jahr 2023 keine Entgelte vereinbart, sind im Einzelfall auf der Grundlage von § 8 Absatz 1 Satz 3 KHEntgG für jeden Belegungstag 450,00 Euro abzurechnen. Zusätzlich zu den ungeminderten Entgelten nach den Sätzen 2 bis 4 sind die tagesbezogenen Pflegeentgelte nach § 7 Absatz 1 Nummer 6a KHEntgG abrechenbar.

§ 8 Tagesbezogene Pflegeentgelte

(1) Zusätzlich zu vollstationären und teilstationären Entgelten sind für alle ab dem 01.01.2023 aufgenommenen Patienten oder Patientinnen tagesbezogene Pflegeentgelte gemäß § 7 Absatz 1 Nummer 6a KHEntgG abzurechnen. Die Pflegeentgelte werden jeweils von dem die Leistung erbringenden Krankenhaus nach dem am Tag der voll- oder teilstationären Aufnahme geltenden Pflegeerlöskatalog und den dazu gehörenden Abrechnungsregeln abgerechnet.

(2) Das tagesbezogene Pflegeentgelt wird ermittelt, indem die maßgebliche Bewertungsrelation jeweils mit dem krankenhausindividuellen Pflegeentgeltwert multipliziert und das Ergebnis kaufmännisch auf zwei Nachkommastellen gerundet wird. Für die Rechnungsstellung wird der Entgeltbetrag nach Satz 1 mit der Anzahl der Berechnungstage je tagesbezogenem Entgelt multipliziert und in der Rechnung ausgewiesen.

(3) Für die Ermittlung der für den Pflegeerlös relevanten Bewertungsrelation ist die Zuordnung zu einem Entgelt gemäß den Vorgaben dieser Vereinbarung in der jeweils gültigen Fassung maßgeblich. Die Zahl der Berechnungstage richtet sich nach den Vorgaben zur Ermittlung der Verweildauer nach § 1 Absatz 7 und § 7 Absatz 3. Die Fallzählung bleibt von der neuen Pflegepersonalkostenfinanzierung ab dem Jahr 2020 unberührt und ergibt sich weiterhin aus den Vorgaben des § 9. Sofern die Höhe von Zu- oder Abschlägen anhand eines Prozentsatzes zu berechnen ist, richtet sich die Ermittlung nach den hierfür maßgeblichen gesetzlichen Vorgaben.

(4) Kann auf Grund einer fehlenden Vereinbarung für das Jahr 2020 noch kein krankenhausindividueller Pflegeentgeltwert angewendet werden, erfolgt die Abrechnung von Patienten oder Patientinnen, die ab dem 01.01.2023 in das Krankenhaus aufgenommen werden, nach den Vorgaben des § 15 Absatz 2a KHEntgG.

(5) Für Leistungen, die unter die Regelung nach § 7 Absatz 1 Satz 1 Nummer 2 und Nummer 3 (teilstationäre Leistungen, die nicht in Anlage 3b der DRG-EKV 2023 aufgeführt sind und besondere Einrichtungen) fallen, gilt eine Pflegebewertungsrelation von 1,0 für vollstationäre Fälle und 0,5 für teilstationäre Fälle, sofern die Vertragsparteien nach § 11 KHEntgG keine abweichenden Festlegungen treffen.

(6) Sofern die Budgetvereinbarung nach § 11 KHEntgG für das jeweilige Kalenderjahr unterjährig oder nach Ablauf des Vereinbarungszeitraums genehmigt wird, erfolgt die Abrechnung mit dem neuen genehmigten krankenhausindividuellen Pflegeentgeltwert für alle Aufnahmen ab dem Tag des Wirksamwerdens der Budgetvereinbarung.

(7) Die Regelungen zum Kostenträgerwechsel nach § 10 Satz 2 und 3 bleiben durch die Abrechnung von Pflegeentgelten unberührt.

ABSCHNITT 3: SONSTIGE VORSCHRIFTEN

§ 9 Fallzählung

(1) Jede abgerechnete vollstationäre Fallpauschale zählt im Jahr der Entlassung als ein Fall. Dies gilt auch für Neugeborene sowie für vollstationäre Fallpauschalen, die mit nur einem Belegungstag ausgewiesen sind. Bei einer Wiederaufnahme nach § 2 und einer Rückverlegung nach § 3 Absatz 3 ist jeweils nur die Fallpauschale zu zählen, die nach der Neueinstufung für die zusammengefassten Krankenhausaufenthalte abgerechnet wird. Bei Abrechnung von tagesbezogenen teilstationären Fallpauschalen wird für jeden Patienten oder jede Patientin, der oder die wegen derselben Erkrankung regelmäßig oder mehrfach behandelt wird, je Quartal ein Fall gezählt.

(2) Leistungen, für die Entgelte nach § 6 Absatz 1 KHEntgG abgerechnet werden, sind wie folgt zu zählen:

1. Jedes fallbezogene Entgelt für eine voll- oder teilstationäre Leistung zählt als ein Fall.
2. a) Bei Abrechnung von tagesbezogenen vollstationären Entgelten zählt jede Aufnahme als ein Fall.
   b) Bei Abrechnung von tagesbezogenen teilstationären Entgelten wird für jeden Patienten oder jede Patientin, der oder die wegen derselben Erkrankung regelmäßig oder mehrfach behandelt wird, je Quartal ein Fall gezählt.

§ 10 Kostenträgerwechsel

Vorbehaltlich einer anderweitigen gesetzlichen Regelung gilt: Tritt bei Fallpauschalenpatienten oder -patientinnen während der stationären Behandlung ein Zuständigkeitswechsel des Kostenträgers ein, wird der gesamte Krankenhausfall mit dem Kostenträger abgerechnet, der am Tag der Aufnahme leistungspflichtig ist. Tritt hingegen während der mittels tagesbezogener Entgelte nach § 6 Absatz 1 KHEntgG sowie tagesbezogener teilstationärer Fallpauschalen vergüteten Behandlung ein Zuständigkeitswechsel des Kostenträgers ein, sind die Kosten der einzelnen Belegungstage mit dem Kostenträger abzurechnen, der am Tag der Leistungserbringung leistungspflichtig ist.

§ 11 Laufzeit der Entgelte

(1) Die Fallpauschalen nach Anlage 1 der DRG-EKV 2023 und die Zusatzentgelte nach Anlage 2 bzw. 5 der DRG-EKV 2023 sind abzurechnen für Patienten oder Patientinnen, die ab dem 01.01.2023 in das Krankenhaus aufgenommen werden. Können die Fallpauschalen noch nicht mit der für das Jahr 2023 vereinbarten oder festgesetzten Höhe des Landesbasisfallwerts gewichtet werden, sind sie nach Maßgabe des § 15 Absatz 1 KHEntgG mit der bisher geltenden Höhe des Landesbasisfallwerts zu gewichten und in der sich ergebenden Entgelthöhe abzurechnen.

(2) Bis zum Beginn der Laufzeit der nach § 6 Absatz 1 KHEntgG zu vereinbarenden Entgelte für teilstationäre Leistungen, die nicht in Anlage 3b der DRG-EKV 2023 aufgeführt sind und im Jahr 2023 nicht mit DRG-Fallpauschalen abgerechnet werden können, werden die für diese Leistungen bisher nach § 6 Absatz 1 KHEntgG vereinbarten Entgelte weiter abgerechnet.

ABSCHNITT 4: GELTUNGSDAUER, INKRAFTTRETEN

§ 12 Geltungsdauer

Die Vorschriften der Abschnitte 1 bis 3 gelten vom 01.01.2023 bis zum 31.12.2023. Können die Entgeltkataloge 2024 erst nach dem 01.01.2024 angewendet werden, sind nach Maßgabe des § 15 Absatz 1 und 2 KHEntgG die Leistungen weiterhin nach den Anlagen 1 bis 8 der DRG-EKV 2023 abzurechnen. Solange noch keine neuen Abrechnungsregeln vereinbart oder in Kraft getreten sind, gelten die Abrechnungsbestimmungen nach dieser Vereinbarung weiter.

§ 13 Inkrafttreten

Diese Vereinbarung tritt zum 01.01.2023 in Kraft.

Klarstellungen der Vertragsparteien nach § 17b Abs. 2 Satz 1 KHG zur Fallpauschalenvereinbarung 2023 (FPV 2023)

1. **Fallzählung bei Fallpauschalen für teilstationäre Leistungen**
   Bei der Abrechnung von tagesbezogenen teilstationären Fallpauschalen wird gemäß § 9 Abs. 1 Satz 4 für jeden Patienten, der wegen derselben Erkrankung regelmäßig oder mehrfach behandelt wird, je Quartal ein Fall gezählt. Dagegen ist zur sachgerechten Ermittlung der Summe der effektiven Bewertungsrelationen im Abschnitt E1 als Fallzahl (Anzahl der DRG) in Spalte 2 die Anzahl der einzeln berechenbaren tagesbezogenen Fallpauschalen auszuweisen. Dadurch ergeben sich bzgl. der mit teilstationären Fallpauschalen abgegoltenen Leistungen unterschiedliche Fallzahlen.

2. **Anwendung der Beurlaubungsregelung**
   Die Vorgaben zur Beurlaubung finden keine Anwendung bei onkologischen Behandlungszyklen, bei denen eine medizinisch sinnvolle Vorgehensweise mit mehreren geplanten Aufenthalten zu Grunde liegt. Es handelt sich in diesen Fällen um einzelne abgeschlossene Behandlungen, die durch eine reguläre Entlassung beendet werden.

3. **Abrechnung teilstationärer Leistungen in Verbindung mit Fallzusammenführungen**
   Werden zwischen zwei vollstationären Krankenhausaufenthalten, die gemäß § 2 Abs. 4 zu einem Fall zusammenzuführen sind, teilstationäre Leistungen erbracht, so ist für die Anwendung von § 6 Abs. 2 Satz 1 die mittlere Verweildauer der Fallpauschale zu Grunde zu legen, die sich aus der DRG-Fallpauschale des zusammengefassten Falls gemäß § 2 Abs. 4 ergibt.

4. **Hinweise zur Erläuterung der Regelung nach § 3 Abs. 3 Sätze 2 bis 4 FPV 2023 „Kombinierte Fallzusammenführung" (siehe Anlage 1)**

5. **Eingruppierung und Fallzählung bei tagesbezogenen Entgelten für die teilstationäre geriatrische Komplexbehandlung (A90A und A90B)**
   Zur Ermittlung von tagesbezogenen Entgelten für die unbewerteten teilstationären Leistungen A90A Teilstationäre geriatrische Komplexbehandlung, umfassende Behandlung und A90B Teilstationäre geriatrische Komplexbehandlung, Basisbehandlung aus Anlage 3b sind die teilstationären Behandlungstage jeweils einzeln einzugruppieren. Werden für einen Patienten, der wegen derselben Erkrankung regelmäßig oder mehrfach behandelt wird, in einem Quartal sowohl tagesbezogene Entgelte für die A90A als auch für die A90B abgerechnet, wird insgesamt nur ein Fall im Sinne von § 9 Abs. 2 Nr. 2 Buchstabe b FPV 2023 gezählt.

6. **Abrechnung von Neugeborenen-Fallpauschalen**
   Die besonderen Vorschriften zur Abrechnung von Fallpauschalen für Neugeborene nach § 1 Abs. 5 finden nur Anwendung, sofern die Geburt Bestandteil des Krankenhausaufenthalts ist. Liegt hingegen eine (Wieder-) Aufnahme oder Rückverlegung des Neugeborenen vor, sind die besonderen Vorschriften nach § 1 Abs. 5 nicht zu berücksichtigen.

7. **Fristenberechnung bei Wiederaufnahmen und Rückverlegungen**
   Die jeweils nach § 2 Abs. 1 bis 3 maßgebliche Frist (obere Grenzverweildauer bzw. 30 Kalendertage) für Fallzusammenführungen bei Wiederaufnahmen beginnt mit dem Tag der Aufnahme, d. h. der Aufnahmetag wird bei der Fristberechnung mit einbezogen. Gleiches gilt für den Tag der Entlassung bei der Regelung zur Rückverlegung nach § 3 Abs. 3 Satz 1.

8. **Explizite Ein-Belegungstag-DRGs:**
   Als explizite Ein-Belegungstag-DRGs im Sinne des § 6 Abs. 2 Satz 5 gelten:
   A60D, B60B, B70I, E02E, E64D, F62D, F73A, I66H, I68F, J65B, J68A, J68B, K63C, L70A, L70B, L71Z, N09A, R65Z, S60Z, T60G, U60A, U60B, Y63Z.

9. **Abrechnung des Zuschlags für Begleitpersonen bei gesunder Mutter und krankheitsbedingt behandlungsbedürftigem Neugeborenen gemäß § 1 Abs. 5 Satz 9:**
   Erfolgt ein Verbleib der gesunden Mutter aufgrund des krankheitsbedingt behandlungsbedürftigen Neugeborenen, so ist der gemäß § 1 Abs. 5 Satz 9 abrechenbare Zuschlag für Begleitpersonen auf der Rechnung des Neugeborenen auszuweisen. In diesem Fall ist bei Mehrlingen die Mitaufnahme eines oder mehrerer neuge-

borener Geschwisterkinder mit dem Zuschlag für Begleitpersonen abrechenbar und auf der Rechnung des krankheitsbedingt behandlungsbedürftigen Neugeborenen gesondert auszuweisen.

10. **Fallzusammenführung bei Aufenthalten mit nur einem Belegungstag**
Sind zwei Aufenthalte an unterschiedlichen Tagen mit einem jeweils nur eintägigen Aufenthalt (das heißt die Entlassung fällt auf den gleichen Tag wie die Aufnahme oder den Folgetag) zusammenzuführen, so ist für den zusammengeführten Aufenthalt eine Verweildauer von 2 Belegungstagen zu zählen. Abweichend hiervon ergibt sich bei der Zusammenführung von zwei Fällen, deren Aufnahmen auf den gleichen Kalendertag fallen, eine Verweildauer von einem Belegungstag.

11. **Behandlung in einer Haupt- und Belegabteilung an einem Tag**
§ 1 Abs. 4 Satz 1 Nr. 2 gilt entsprechend, wenn bei einer Gesamtbehandlungsdauer von einem Belegungstag die Behandlung sowohl in der Haupt- als auch in der Belegabteilung erfolgt.

12. **Stationäre Voruntersuchung bei möglichen Lebendspendern**
Stationär notwendige Voruntersuchungen bei möglichen Lebendspendern, die im Hinblick auf die Transplantation bei einem Transplantatempfänger durchgeführt werden, sind auch dann mit der DRG Z66Z abrechenbar, wenn es tatsächlich zu einer Lebendspende kommt. Die Vorgaben des § 2 bleiben davon unberührt.

13. **Abrechnung von gesunden Neugeborenen bei behandlungsbedürftiger Mutter**
Wird ein gesundes Neugeborenes aufgrund einer behandlungsbedürftigen Mutter in einem Krankenhaus, in dem die Geburt nicht stattgefunden hat, mit aufgenommen, so ist für das Neugeborene im aufnehmenden Krankenhaus ein eigenständiger Fall zu bilden, der über eine gesonderte Fallpauschale abzurechnen ist.

14. **Abrechnung von sonstigen Entgelten nach § 8 Abs. 5**
Die Regelungen des § 8 Abs. 5 kommen erst mit Beginn des Wirksamwerdens der Budgetvereinbarung für den Vereinbarungszeitraum 2020 zur Anwendung. Bis dahin sind die Entgelte in der bisher vereinbarten Höhe weiter zu erheben.

15. **Verlegungen in bzw. aus Einrichtungen nach § 22 Absatz 1 KHG**
Einrichtungen nach § 22 Absatz 1 KHG gelten als Krankenhäuser im Sinne der Vorgaben des § 3 „Abschläge bei Verlegung".

16. **Eingruppierung und Fallzählung bei tagesbezogenen Entgelten für teilstationäre pädiatrische Diagnostik und Behandlung (MDC25)**
Zur Ermittlung von tagesbezogenen Entgelten für die unbewerteten teilstationären pädiatrischen Leistungen der MDC 25 Teilstationäre pädiatrische Diagnostik und Behandlung aus Anlage 3b sind die teilstationären Behandlungstage jeweils einzeln einzugruppieren und abzurechnen. Werden für einen Patienten, der wegen derselben Erkrankung regelmäßig oder mehrfach behandelt wird, in einem Quartal mehrere tagesbezogene teilstationäre Entgelte der MDC 25 abgerechnet, wird in diesem Quartal insgesamt nur ein Fall im Sinne von § 9 Abs. 2 Nr. 2 Buchstabe b FPV 2023 gezählt.

17. **DRG748Z: Bestimmte Behandlung ohne Sedierung oder Anästhesie, Alter < 18 Jahre, teilstationär**
Je Quartal werden summierbare Gaben von Medikamenten oder andere nur einmal pro Aufenthalt anzugebende OPS, die ein Zusatzentgelt auslösen, ausschließlich am ersten Aufenthalt des Quartals als summierter OPS angegeben und abgerechnet. Die Aufenthalte der DRG 748Z eines Quartals werden erst nach dem letzten Aufenthalt im Quartal abgerechnet. Alle Zusatzentgelte im Rahmen der DRG 748Z werden ausschließlich mit dem ersten Aufenthalt des Quartals abgerechnet.

Ergänzende Klarstellung der „Leitsätze zur Anwendung der Wiederaufnahmeregelung nach § 2 KFPV 2004" zur Fallzusammenführung bei mehr als zwei Aufenthalten

Die Vertragsparteien auf Bundesebene haben sich darauf verständigt, auf Grundlage der „Leitsätze zur Anwendung der Wiederaufnahmeregelung nach § 2 KFPV 2004" des Bundesministeriums für Gesundheit und Soziale Sicherung vom 16. September 2004, Klarstellungen zur chronologischen Fallzusammenführung bei mehr als zwei zusammenzuführenden Krankenhausaufenthalten abzustimmen. Die nachfolgenden Darstellungen ergänzen die unter Nr. 5 in den BMGS-Leitsätzen dargestellten Beispiele zur Fallzusammenfassung von mehr als zwei Aufenthalten. Obwohl in den Leitsätzen unter der Nr. 5 mit Hilfe von zwei Beispielen mit jeweils drei Aufenthalten die Durchführung der Fallzusammenfassung erläutert wird, kam es immer wieder zu unterschiedlichen Auffassungen über das korrekte Vorgehen. Mit Hilfe der nachfolgenden Beispiele soll eine Klarstellung für Konstellationen erfolgen, in denen die Wiederaufnahmeregelungen nach den Absätzen 1 und 2 hinsichtlich einer kombinierten Anwendung zu prüfen sind.

Grundsatz:
Prüffrist ist immer die des ersten Aufenthaltes, der die Fallzusammenführung auslöst. Die maßgebliche Prüffrist ist abhängig davon, nach welchem Absatz des § 2 FPV eine Fallzusammenführung (Aufenthalt 1 zu Aufenthalt 2) ausgelöst wurde. Als Prüffrist ist entweder die obere Grenzverweildauer oder die 30 Kalendertage-Frist maßgeblich. Grundsätzlich beginnt die Prüffrist einer Fallzusammenführungskette mit dem Aufnahmedatum des ersten eine Fallzusammenführung auslösenden Aufenthaltes.

Beispiel 1:
Wiederaufnahme nach § 2 Abs. 1 FPV, keine Fallzusammenführung von mehr als zwei Fällen

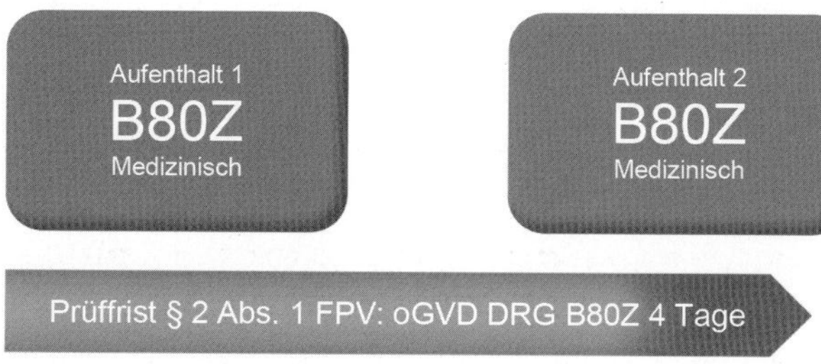

Die Falldaten der Aufenthalte 1 und 2 sind zusammenzufassen. Die Falldaten von Aufenthalt 3 sind bei der Zusammenfassung und Neueinstufung nicht zu berücksichtigen.

Maßgebliche Prüffrist ist diejenige von Aufenthalt 1. Aufenthalt 1 ist gemäß § 2 Abs. 1 FPV (gleiche Basis-DRG/oGVD) mit Aufenthalt 2 zusammenzuführen. Gemäß § 2 Abs. 1 FPV ist die maßgebliche Prüffrist für die Fallkette somit die obere Grenzverweildauer von Aufenthalt 1. Die Frist von 30 Kalendertagen bleibt unberücksichtigt, da die Fallkette durch eine Fallzusammenführung nach § 2 Abs. 1 FPV ausgelöst wird. Aufenthalt 3 kommt für die Fallzusammenführung mit Aufenthalt 1 und Aufenthalt 2 nicht in Betracht, da dieser außerhalb der oGVD von Aufenthalt 1 liegt. Aufenthalt 3 ist gesondert abzurechnen und löst für eine ggf. erneute Wiederaufnahme eine eigenständige Prüffrist aus.

Beispiel 2:
Wiederaufnahme nach § 2 Abs. 2 FPV und Wiederaufnahme nach § 2 Abs. 1 FPV

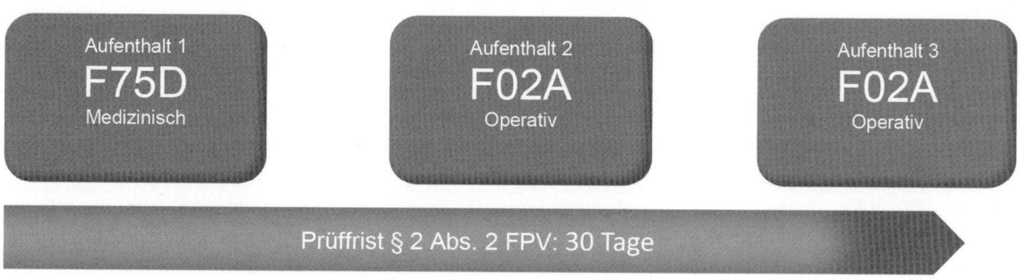

Die Falldaten von Aufenthalt 1 und Aufenthalt 2 (Diagnostik-Operation) sind ebenso bei der Zusammenfassung und Neueinstufung zu berücksichtigen wie die Daten des Aufenthaltes 3 (dieselbe Basis-DRG). Im Ergebnis sind die Falldaten aller Aufenthalte zusammenzufassen.

Maßgebliche Prüffrist ist diejenige von Aufenthalt 1. Aufenthalt 1 ist aufgrund der Regelung des § 2 Abs. 2 FPV (gleiche MDC/Partitionswechsel/30 Tage) mit Aufenthalt 2 zusammenzuführen. Maßgebliche Prüffrist ist somit die 30 Kalendertage-Frist. Die oGVD von Aufenthalt 1 ist unerheblich. Die Prüffrist beginnt mit dem Aufnahmetag des ersten zusammenzuführenden Krankenhausaufenthalts (F75D). Aufenthalt 3 (F02A) ist gegen die vorausgegangenen Aufenthalte daraufhin zu prüfen, ob die zeitlichen Voraussetzungen (Prüffrist von Aufenthalt 1, 30 Kalendertage) und die inhaltlichen Voraussetzungen (gleiche Basis-DRG) des § 2 FPV erfüllt sind.

Fallpauschalen-Katalog gemäß § 17b Absatz 1 Satz 4 des Krankenhausfinanzierungsgesetzes
Katalog ergänzender Zusatzentgelte gemäß § 17b Absatz 1 Satz 7 des Krankenhausfinanzierungsgesetzes
Pflegeerlöskatalog gemäß § 17b Absatz 4 Satz 5 des Krankenhausfinanzierungsgesetzes

Die Bewertungsrelationen gelten für die Abrechnung von stationären Leistungen. Dies gilt für die Abrechnung von Fallpauschalen des aG-DRG-Katalogs nicht, soweit nach § 6 Absatz 1 des Krankenhausentgeltgesetzes sonstige Entgelte für bestimmte Leistungen nach Anlage 3a/b, teilstationäre Leistungen nach § 6 Absatz 1 Satz 1 des Krankenhausentgeltgesetzes oder besondere Einrichtungen nach § 17b Absatz 1 Satz 10 des Krankenhausfinanzierungsgesetzes vereinbart worden sind.

Die tagesbezogenen Bewertungsrelationen des Pflegeerlöskatalogs sind für die Abzahlung des Pflegebudgets nach § 6a des Krankenhausentgeltgesetzes zu verwenden. Die Werte 1,0000 und 0,5000 in Anlage 3a beziehungsweise 3b sind nicht kalkuliert; sie entsprechen den Vorgaben nach § 8 Absatz 5 der Fallpauschalenvereinbarung 2023.

Abkürzungen:

CC	Komplikationen oder Komorbiditäten
MDC	Hauptdiagnosegruppe (Major Diagnostic Category)
OR	operativ (Operating Room)
ZE	Zusatzentgelt
ZED	Zusatzentgelt, differenziert
Partition „O“	operative Fallpauschalen
Partition „A“	andere Fallpauschalen, z. B. Koloskopie
Partition „M“	medizinische Fallpauschalen

Fußnoten:

[1] Belegungstage, die der Kalkulation der Fallpauschale zu Grunde gelegt wurden.

[2] Erster Belegungstag, an dem nach § 1 Absatz 3 der Fallpauschalenvereinbarung 2023 ein Abschlag von der Fallpauschale vorzunehmen ist.

[3] Erster Belegungstag, an dem nach § 1 Absatz 2 der Fallpauschalenvereinbarung 2023 ein tagesbezogenes Entgelt zusätzlich zur Fallpauschale gezahlt wird.

[4] Eine Zusammenfassung von Fällen bei Wiederaufnahme in dasselbe Krankenhaus nach § 2 Absatz 1 und 2 der Fallpauschalenvereinbarung 2023 erfolgt nicht.

[5] Wenn die Definition der DRG keine untere Grenzverweildauer und/oder keine obere Grenzverweildauer zulässt, dann werden im Katalog gegebenenfalls keine Werte angegeben.

[6] Bei den in der DRG-Bezeichnung angegebenen Punktwerten für die intensivmedizinische Komplexbehandlung handelt es sich bei dem ersten Wert um die Aufwandspunkte für die intensivmedizinische Komplexbehandlung im Kindesalter (8-98d.*), bei dem zweiten Wert um die Aufwandspunkte für die Aufwendige intensivmedizinische Komplexbehandlung (8-98f.*) und bei dem dritten Wert um die Aufwandspunkte für die intensivmedizinische Komplexbehandlung im Erwachsenenalter (8-980.*).

Fallpauschalen-Katalog und Pflegeerlöskatalog
Teil a) Bewertungsrelationen bei Versorgung durch Hauptabteilungen

DRG	Partition	Bezeichnung [6]	Bewertungsrelation bei Hauptabteilung	Bewertungsrelation bei Hauptabteilung und Beleghebamme	Mittlere Verweildauer [1]	Untere Grenzverweildauer: Erster Tag mit Abschlag [2), 5)]	Untere Grenzverweildauer: Bewertungsrelation pro Tag	Obere Grenzverweildauer: Erster Tag mit zusätzlichem Entgelt [3), 5)]	Obere Grenzverweildauer: Bewertungsrelation pro Tag	Externe Verlegung Abschlag pro Tag (Bewertungsrelation)	Verlegungsfallpauschale	Ausnahme von Wiederaufnahme [4)]	Pflegeerlös Bewertungsrelation pro Tag
1	2	3	4	5	6	7	8	9	10	11	12	13	14
Prä-MDC													
A01A	O	Lebertransplantation mit Beatmung > 179 Stunden oder kombinierter Dünndarmtransplantation	20,353	-	53,8	17	0,836	72	0,348	-	x	x	3,1626
A01B	O	Lebertransplantation ohne kombinierte Dünndarmtranspl. mit Beatmung > 59 und < 180 Std. od. mit Transplantatabstoßung od. mit komb. Nierentranspl. od. m. kombinierter Pankreastranspl. od. Alter < 6 J. oder od. m. intensivm. Komplexbeh. > 980 / 828 / - P.	11,572	-	34,9	11	0,665	53	0,272	-	x	x	2,4678
A01C	O	Lebertransplantation ohne kombinierte Dünndarmtransplantation, ohne Beatmung > 59 Stunden, ohne Transplantatabstoßung, ohne komb. Nierentranspl., ohne kombinierte Pankreastranspl., Alter > 5 Jahre, ohne intensivmed. Komplexbehandlung > 980 / 828 / - P.	8,282	-	21,6	6	0,782	37	0,259	-	x	x	1,8209
A02Z	O	Transplantation von Niere und Pankreas	7,145	-	19,5	6	0,651	30	0,231	-	x	x	1,7619
A03A	O	Lungentransplantation mit Beatmung > 179 Stunden	24,171	-	41,6	13	1,306	60	0,462	-	x	x	3,2449
A03B	O	Lungentransplantation ohne Beatmung > 179 Stunden	11,793	-	30,1	9	0,765	48	0,363	-	x	x	2,1324
A04B	O	Knochenmarktranspl. / Stammzelltransf., allogen, außer bei Plasmozytom oder mit Graft-versus-Host-Krankheit Grad III und IV, mit Gabe best. Stammzellen od. Alt. < 18 J., mit best. Entnahme od. Stammzellboost od. intensivmed. Komplexbeh. > 2058 / - / - P.	21,634	-	57,8	18	0,946	76	0,388	-	x	x	3,0563
A04C	O	Knochenmarktransplantation / Stammzelltransfusion, allogen, < 18 J. od. GVHD Grad III/IV od. auß. b. Plasmozytom, mit Gabe best. Stammz. od. GVHD III/IV od. HLA-versch., mit best. Entn. od. SZ-Boost od. m. intensivm. Komplexbeh. > 1764 / 1932 / 2760 P.	18,386	-	53,5	17	0,934	72	0,302	-	x	x	2,9267
A04D	O	Knochenmarktransplantation / Stammzelltransfusion, allogen, mit Graft-versus-Host-Krankheit Grad III und IV oder außer bei Plasmozytom, HLA-verschieden oder mit Komplexbehandlung bei multiresistenten Erregern	10,474	-	38,5	12	0,755	56	0,253	-	x	x	1,9577
A04E	O	Knochenmarktransplantation / Stammzelltransfusion, allogen, außer bei Plasmozytom	9,226	-	35,0	11	0,708	52	0,245	-	x	x	1,9083
A05Z	O	Herztransplantation	22,987	-	52,7	17	0,912	71	0,305	-	x	x	1,9984
A06A	O	Beatmung > 1799 Stunden mit intensivmedizinischer Komplexbehandlung > 2940 / 5520 / 5520 Aufwandspunkte oder mit hochkomplexem Eingriff	43,033	-	116,1	-	-	134	0,343	-	x	x	4,2003
A06B	O	Beatmung > 1799 Stunden mit komplexer OR-Prozedur oder Polytrauma, ohne hochkomplexen Eingriff, ohne intensivmedizinische Komplexbehandlung > 2940 / 5520 / 5520 Aufwandspunkte	32,608	-	93,6	-	-	112	0,312	-	x	x	3,6572
A06C	O	Beatmung > 1799 Stunden, ohne komplexe OR-Prozedur, ohne Polytrauma, mit intensivmedizinischer Komplexbehandlung > 588 / 552 / 552 Aufwandspunkte	21,700	-	99,9	-	-	118	0,157	-	x	x	2,9537
A07A	O	Beatmung > 999 Stunden oder > 499 Stunden mit intensivmedizinischer Komplexbehandlung > 4900 / 4600 / 4600 Aufwandspunkte, mit komplexer OR-Prozedur oder Polytrauma und int. Komplexbeh. > 3920 / 3680 / 3680 P. oder mit hochkompl. oder dreizeitigem Eingr.	29,850	-	71,8	23	1,003	90	0,331	-	x	x	3,8649
A07B	O	Beatmung > 999 Stunden oder > 499 Stunden mit intensivmedizinischer Komplexbehandlung > 4900 / 4600 / 4600 P., mit komplexer OR-Prozedur und ECMO ab 384 Stunden oder mit Polytrauma oder Alter < 18 J. oder intensivmed. Komplexbeh. > - / 3220 / - P.	24,641	-	66,7	21	0,983	85	0,318	-	x	x	3,9022
A07C	O	Beatmung > 999 Stunden oder > 499 Stunden mit intensivmed. Komplexbeh. > 4900 / 4600 / 4600 Punkte, mit komplexer OR-Prozedur, ohne ECMO ab 384 Stunden, ohne Polytrauma, Alter > 17 Jahre oder mit intensivmed. Komplexbeh. > 2352 / 1932 / 2760 Punkte	19,558	-	62,6	20	0,846	81	0,253	0,277	-	x	3,6610
A07D	O	Beatmung > 999 Stunden ohne komplexe OR-Prozedur, ohne Polytrauma, Alter > 17 Jahre, mit intensivmedizinischer Komplexbehandlung > 1176 / 1380 / 2484 und < 2353 / 1933 / 2761 Aufwandspunkte, mit komplexer Diagnose oder komplizierender Konstellation	17,050	-	61,4	19	0,793	79	0,194	0,253	-	x	3,7229
A07E	O	Beatmung > 999 Stunden ohne komplexe OR-Prozedur, ohne Polytrauma, Alter > 17 Jahre, ohne komplexe Diagnose, ohne komplizierende Konstellation, mit intensivmedizinischer Komplexbehandlung > 392 / 184 / 368 Aufwandspunkte oder Beatmung > 1799 Stunden	13,279	-	56,7	18	0,680	75	0,145	0,224	-	x	3,0132

Fallpauschalen-Katalog und Pflegeerlöskatalog
Teil a) Bewertungsrelationen bei Versorgung durch Hauptabteilungen

DRG	Partition	Bezeichnung [6]	Bewertungsrelation bei Hauptabteilung	Bewertungsrelation bei Hauptabteilung und Beleghebamme	Mittlere Verweildauer [1]	Untere Grenzverweildauer: Erster Tag mit Abschlag [2], [5]	Untere Grenzverweildauer: Bewertungsrelation pro Tag	Obere Grenzverweildauer: Erster Tag mit zusätzlichem Entgelt [3], [5]	Obere Grenzverweildauer: Bewertungsrelation pro Tag	Externe Verlegung Abschlag pro Tag (Bewertungsrelation)	Verlegungsfallpauschale	Ausnahme von Wiederaufnahme [4]	Pflegeerlös Bewertungsrelation pro Tag
1	2	3	4	5	6	7	8	9	10	11	12	13	14
A07F	O	Beatmung > 999 Stunden ohne komplexe OR-Prozedur, ohne Polytrauma, Alter > 17 Jahre, ohne komplexe Diagnose, ohne komplizierende Konstellation, ohne intensivmedizinische Komplexbehandlung > 392 / 184 / 368 Aufwandspunkte, ohne Beatmung > 1799 Stunden	10,279	-	61,4	19	0,493	79	0,112	0,160	-	x	2,5866
A09A	O	Beatmung > 499 Stunden oder > 249 Stunden mit IntK > 2352 / 1932 / 2208 P., mit hochkomplexem Eingriff oder komplexer OR-Prozedur, Alter < 16 Jahre, mit IntK > 1764 / 1932 / - Punkten oder mit sehr komplexem Eingriff und IntK > - / 2208 / - Punkten	22,353	-	53,9	17	0,980	72	0,314	-	x	x	3,5866
A09B	O	Beatmung > 499 Stunden oder > 249 Stunden mit int. Komplexbeh. > 2352 / 1932 / 2208 Punkte, mit angeb. Fehlbild. oder Tumorerkr., Alter < 3 J. oder mit hochkompl. Eingr. oder mit kompl. OR-Proz. oder int. Komplexbeh. > 1764 / 1932 / - P., Alter < 16 J.	14,959	-	38,5	12	0,953	57	0,314	-	x	x	3,5826
A09C	O	Beatmung > 499 Stunden oder > 249 Stunden mit intensivmedizinischer Komplexbeh. > 2352 / 1932 / 2208 P., mit komplexer OR-Prozedur oder Polytrauma oder int. Komplexbeh. > 1764 / 1656 / 2208 P. oder mit komplizierender Konstellation oder Alter < 16 Jahre	12,024	-	33,5	10	0,942	52	0,237	-	x	x	3,7133
A09D	O	Beatmung > 499 Stunden, ohne komplexe OR-Prozedur, ohne Polytrauma, Alter > 15 Jahre, ohne komplizierende Konstellation, mit intensivmedizinischer Komplexbehandlung > 1470 / 1380 / 1656 und < 1765 / 1657 / 2209 Aufwandspunkte	11,207	-	35,8	11	0,850	54	0,199	0,279	-	x	3,5698
A09E	O	Beatmung > 499 Stunden, ohne komplexe OR-Prozedur, ohne Polytrauma, Alter > 15 Jahre, ohne komplizierende Konstellation, mit intensivmedizinischer Komplexbehandlung > 1176 / 1104 / 1380 u. < 1471 / 1381 / 1657 Punkte, mit komplexer Diagnose oder Prozedur	9,432	-	32,7	10	0,795	51	0,191	0,256	-	x	3,5931
A09F	O	Beatmung > 499 Stunden, ohne komplexe OR-Prozedur, ohne Polytrauma, Alter > 15 Jahre, ohne komplizierende Konstellation, ohne intensivmedizinische Komplexbehandlung > 1176 / 1104 / 1380 Aufwandspunkte, ohne komplexe Diagnose oder Prozedur	8,394	-	33,8	10	0,738	52	0,170	0,234	-	x	3,0284
A11A	O	Beatmung > 249 Stunden oder > 95 Stunden mit intensivmedizinischer Komplexbehandlung > 1764 / 1656 / 1932 Aufwandspunkte, mit kompliz. Konstellation und best. OR-Prozedur, Alter < 16 Jahre oder mit intensivmed. Komplexbeh. > 1764 / 1656 / 2208 Aufwandsp.	18,671	-	41,7	13	1,004	60	0,309	0,324	-	x	3,4106
A11B	O	Beatmung > 249 Stunden oder > 95 Stunden mit intensivmedizinischer Komplexbehandlung > 1764 / 1656 / 1656 Aufwandspunkte, mit hochkomplexem Eingriff oder best. Eingriff und best. intensivmed. Komplexbeh. oder Alter < 2 Jahre bei angeborener Fehlbildung	13,215	-	34,7	11	0,820	53	0,276	-	x	x	3,3232
A11C	O	Beatmung > 249 Stunden oder > 95 Stunden mit intensivmed. Komplexbehandlung > 1764 / 1656 / 1656 Punkte, mit komplexer OR-Prozedur, Alter < 16 Jahre oder komplizierende Konstellation	10,040	-	21,3	6	0,985	39	0,310	-	x	x	3,2227
A11D	O	Beatmung > 249 h oder > 95 h mit IntK > 1764 / 1656 / 1656 P. mit best. OR-Prozeduren u. kompliz. Konstell. oder EHEC oder generalisierte Mukositis ohne IntK > 1764 / 1656 / 1932 P. oder mit kompl. Diagnose u. Alter < 3 J. oder IntK > 980 / 1104 / - P.	8,727	-	25,9	8	0,881	44	0,288	-	x	x	3,1846
A11E	O	Beatmung > 249 Stunden, mit komplexer OR-Prozedur, ohne hochkomplexen Eingriff, ohne int. Komplexbeh. > 1764 / 1656 / 1656 P., ohne kompliz. Konstellation, Alter > 15 Jahre oder mit intensivmedizinischer Komplexbehandlung > 588 / 828 / - Aufwandspunkte	6,640	-	21,0	6	0,857	37	0,196	-	x	x	3,2954
A11F	O	Beatmung > 249 Stunden oder > 95 Stunden mit intensivmedizinischer Komplexbehandlung > 1764 / 1656 / 1656 Aufwandspunkte, mit bestimmter OR-Prozedur oder kompliz. Konstellation oder intensivmed. Komplexbehandlung > - / - / 1104 P. oder Alter < 6 Jahre	6,284	-	20,5	6	0,753	38	0,179	0,252	-	x	3,1861
A11G	O	Beatmung > 249 Stunden, ohne komplexe oder bestimmte OR-Prozedur, ohne intensivmed. Komplexbehandlung > 588 / 828 / 1104 Punkte, ohne kompliz. Konstellation, Alter > 5 Jahre, mit kompl. Diagnose oder Prozedur oder Alter < 16 J. oder äußerst schwere CC	6,031	-	25,0	7	0,736	43	0,164	0,226	-	x	2,7620

Fallpauschalen-Katalog und Pflegeerlöskatalog

Teil a) Bewertungsrelationen bei Versorgung durch Hauptabteilungen

DRG	Partition	Bezeichnung [6]	Bewertungsrelation bei Hauptabteilung	Bewertungsrelation bei Hauptabteilung und Beleghebamme	Mittlere Verweildauer [1]	Untere Grenzverweildauer: Erster Tag mit Abschlag [2], [5]	Untere Grenzverweildauer: Bewertungsrelation pro Tag	Obere Grenzverweildauer: Erster Tag mit zusätzlichem Entgelt [3], [5]	Obere Grenzverweildauer: Bewertungsrelation pro Tag	Externe Verlegung Abschlag pro Tag (Bewertungsrelation)	Verlegungsfallpauschale	Ausnahme von Wiederaufnahme [4]	Pflegeerlös Bewertungsrelation pro Tag
1	2	3	4	5	6	7	8	9	10	11	12	13	14
A11H	O	Beatmung > 249 Stunden, ohne komplexe oder bestimmte OR-Prozedur, ohne IntK > 588 / 828 / 1104 Punkte, ohne komplizierende Konstellation, Alter > 15 Jahre, ohne komplexe Diagnose oder Prozedur, ohne äußerst schwere CC	4,174	-	18,3	5	0,677	33	0,156	0,210	-	x	3,0359
A13A	O	Beatmung > 95 Std. mit hochkompl. Eingriff oder mit int. Komplexbeh. > 1176 / 1380 / - P. oder mit kompl. OR-Prozedur oder bei Lymphom und Leukämie und int. Komplexbeh. > - / 1104 / 1104 P. oder mit kompliz. Konst. u. best. OR-Proz., Alter < 16 Jahre	11,272	-	31,0	9	0,872	49	0,276	-	x	x	3,0363
A13B	O	Beatmung > 95 Stunden mit sehr komplexem Eingriff oder mit komplexer OR-Prozedur und komplizierender Konstellation oder mit best. OR-Proz. und kompliz. Konst., Alter < 16 Jahre od. mit intensivmed. Komplexbeh. > - / 1104 / 1104 Punkte und kompliz. Konst.	8,317	-	19,1	5	0,801	37	0,256	-	x	x	2,6059
A13C	O	Beatmung > 95 Stunden mit komplexer OR-Prozedur, Alter < 6 Jahre oder mit bestimmter OR-Proz. und kompliz. Konstellation od. mit intensivmed. Komplexbeh. > - / - / 1104 Punkte od. Alter < 16 J., außer bei Lymphom und Leukämie, ohne kompliz. Konstellation	7,549	-	27,5	8	0,630	45	0,205	-	x	x	2,6377
A13D	O	Beatmung > 95 Stunden mit komplexer OR-Prozedur, Alter > 5 Jahre oder mit IntK > - / 828 / - Punkte oder kompl. OR-Prozedur od. mit best. OR-Prozedur od. kompliz. Konst. od. mit IntK > 588 / 552 / 552 Punkte od. Alter < 16 Jahre bei bösartiger Neubildung	5,993	-	20,1	6	0,606	38	0,157	-	x	x	2,4516
A13E	O	Beatmung > 95 Stunden, ohne komplexe OR-Prozedur, mit bestimmter OR-Prozedur oder komplizierender Konstellation oder mit intensivmedizinischer Komplexbehandlung > 588 / 552 / 552 Aufwandspunkte und < 1177 / 829 / 1105 Aufwandspunkte od. Alter < 16 Jahre	4,783	-	18,4	5	0,680	36	0,154	-	x	x	2,6914
A13F	O	Beatmung > 95 Stunden, ohne bestimmte OR-Prozedur, ohne komplizierende Konstellation, ohne intensivmed. Komplexbeh. > 588 / 552 / 552 Aufwandspunkte, Alter > 15 Jahre, mit komplexer Diagnose oder Prozedur od. intensivmed. Komplexbeh. > - / 368 / - Punkte	3,412	-	12,6	3	0,776	26	0,174	0,211	-	x	2,9928
A13G	O	Beatmung > 95 Stunden, mit bestimmter OR-Prozedur oder kompliz. Konstellation, mit äußerst schweren CC, verstorben oder verlegt < 9 Tage oder ohne best. OR-Proz., ohne kompliz. Konst., Alter > 15 J., ohne kompliz. Diagnose od. Prozedur, mit äuß. schw. CC	3,536	-	14,4	4	0,655	31	0,146	0,208	-	x	2,3769
A13H	O	Beatmung > 95 Stunden mit bestimmter OR-Prozedur oder kompliz. Konstellation, ohne äußerst schwere CC, verstorben oder verlegt < 9 Tage oder ohne best. OR-Proz., ohne kompliz. Konst., Alter > 15 J., ohne kompliz. Diagnose oder Proz., ohne äuß. schw. CC	2,501	-	11,9	3	0,596	26	0,142	0,181	-	x	2,7955
A15B	O	Knochenmarktransplantation / Stammzelltransfusion, autogen, außer bei Plasmozytom, Alter < 18 Jahre oder bestimmte Entnahme oder intensivmedizinische Komplexbehandlung > 588 / 552 / 552 Aufwandspunkte	8,521	-	29,0	9	0,703	46	0,337	-	x	x	2,4165
A15C	O	Knochenmarktransplantation / Stammzelltransfusion, autogen, außer bei Plasmozytom, Alter > 17 Jahre, ohne bestimmte Entnahme oder bei Plasmozytom, mit bestimmter Entnahme oder intensivmedizinischer Komplexbehandlung > 392 / 368 / 368 Aufwandspunkte	5,380	-	23,4	7	0,499	35	0,201	-	x	x	1,2260
A15D	O	Knochenmarktransplantation / Stammzelltransfusion, autogen, bei Plasmozytom, ohne bestimmte Entnahme	4,000	-	19,5	5	0,438	28	0,176	-	x	x	1,1195
A17A	O	Nierentransplantation mit postoperativem Versagen des Nierentransplantates oder Alter < 16 Jahre oder AB0-inkompatible Transplantation oder schwerste CC	6,552	-	24,0	7	0,569	42	0,227	-	x	x	1,6715
A17B	O	Nierentransplantation ohne postoperatives Versagen des Nierentransplantates, Alter > 15 Jahre oder ohne AB0-inkompatible Transplantation, ohne schwerste CC	4,541	-	16,5	5	0,469	29	0,191	-	x	x	1,4322
A18Z	O	Beatmung > 999 Stunden und Transplantation von Leber, Lunge, Herz und Knochenmark oder Stammzelltransfusion	35,161	-	84,4	-	-	102	0,362	-	x	x	3,5784
A36A	O	Intensivmedizinische Komplexbehandlung > 980 / 1104 / 1656 Aufwandspunkte bei bestimmten Krankheiten und Störungen oder intensivmedizinische Komplexbehandlung > 588 / 552 / 552 P. bei Versagen und Abstoßung eines Transplantates hämatopoetischer Zellen	11,729	-	38,7	12	0,803	57	0,265	-	x	x	2,6035

Fallpauschalen-Katalog und Pflegeerlöskatalog
Teil a) Bewertungsrelationen bei Versorgung durch Hauptabteilungen

DRG	Partition	Bezeichnung [6]	Bewertungsrelation bei Hauptabteilung	Bewertungsrelation bei Hauptabteilung und Beleghebamme	Mittlere Verweildauer [1]	Untere Grenzverweildauer: Erster Tag mit Abschlag [2), 5)]	Untere Grenzverweildauer: Bewertungsrelation pro Tag	Obere Grenzverweildauer: Erster Tag mit zusätzlichem Entgelt [3), 5)]	Obere Grenzverweildauer: Bewertungsrelation pro Tag	Externe Verlegung Abschlag pro Tag (Bewertungsrelation)	Verlegungsfallpauschale	Ausnahme von Wiederaufnahme [4]	Pflegeerlös Bewertungsrelation pro Tag
1	2	3	4	5	6	7	8	9	10	11	12	13	14
A36B	O	Intensivmedizinische Komplexbehandlung > 588 / 552 / 828 und < 981 / 1105 / 1657 Aufwandspunkte bei bestimmten Krankheiten und Störungen oder komplizierende Konstellation bei Versagen und Abstoßung eines Transplantates hämatopoetischer Zellen	7,095	-	27,7	8	0,694	46	0,224	-	x	x	2,1653
A36C	O	Intensivmedizinische Komplexbehandlung > - / - / 552 und < - / - / 829 Aufwandspunkte bei bestimmten Krankheiten und Störungen	5,396	-	27,7	8	0,515	46	0,127	-	x	x	1,9687
A42A	A	Stammzellentnahme bei Eigenspender mit Chemotherapie oder mit schwersten CC, Alter > 15 Jahre	1,979	-	15,9	4	0,368	24	0,141	0,105	-	x	0,7723
A42B	A	Stammzellentnahme bei Eigenspender, Alter < 16 Jahre oder ohne schwerste CC	1,708	-	6,1	1	0,672	14	0,186	0,180	-	x	1,6909
A42C	A	Stammzellentnahme bei Eigenspender ohne Chemotherapie, Alter > 15 Jahre, ohne schwerste CC, ohne Sepsis, ohne komplizierende Konstellation	0,770	-	4,5	1	0,440	10	0,154	0,126	-	x	0,8409
A60A	M	Versagen und Abstoßung eines Organtransplantates, mehr als ein Belegungstag, mit Entfernung eines Organtransplantates oder komplexer OR-Prozedur oder äußerst schweren CC oder komplizierender Konstellation	2,224	-	16,0	4	0,357	32	0,141	-	x	x	1,0270
A60B	M	Versagen und Abstoßung eines Organtransplantates, mehr als ein Belegungstag, ohne Entfernung eines Organtransplantates, ohne komplexe OR-Prozedur, ohne äußerst schwere CC, ohne komplizierende Konstellation, Alter < 16 Jahre	0,889	-	5,2	-	-	14	0,151	-	x	x	1,3180
A60C	M	Versagen und Abstoßung eines Organtransplantates, mehr als ein Belegungstag, ohne Entfernung eines Organtransplantates, ohne komplexe OR-Prozedur, ohne äußerst schwere CC, ohne komplizierende Konstellation, Alter > 15 Jahre	0,665	-	5,9	-	-	15	0,102	-	x	x	0,7410
A60D	M	Versagen und Abstoßung eines Organtransplantates, ein Belegungstag	0,190	-	1,0	-	-	-	-	-	-	x	1,1145
A61A	M	Versagen und Abstoßung eines Transplantates hämatopoetischer Zellen mit äußerst schweren CC oder mit bestimmter akuter Graft-versus-Host-Krankheit, mehr als ein Belegungstag	2,974	-	15,1	4	0,573	31	0,181	0,175	-	x	1,3481
A61B	M	Versagen und Abstoßung eines Transplantates hämatopoetischer Zellen ohne äußerst schwere CC, ohne bestimmte akute Graft-versus-Host-Krankheit oder ein Belegungstag, mit schweren CC oder Alter < 10 Jahre	1,187	-	8,5	2	0,430	20	0,161	0,109	-	x	1,3363
A61C	M	Versagen und Abstoßung eines Transplantates hämatopoetischer Zellen ohne äußerst schwere oder schwere CC, ohne bestimmte akute Graft-versus-Host-Krankheit oder ein Belegungstag, Alter > 9 Jahre	0,742	-	3,8	1	0,557	9	0,183	0,144	-	x	1,0890
A62Z	M	Evaluierungsaufenthalt vor Herztransplantation	2,868	-	16,8	5	0,419	33	0,150	0,141	-	x	0,9839
A63Z	M	Evaluierungsaufenthalt vor Lungen- oder Herz-Lungen-Transplantation	1,559	-	6,4	1	0,840	14	0,165	0,191	-	x	0,8699
A64Z	M	Evaluierungsaufenthalt vor Leber-, Dünndarm- oder Nieren-Pankreas-Transplantation	1,707	-	10,3	2	0,460	23	0,155	0,126	-	x	0,8127
A66Z	M	Evaluierungsaufenthalt vor anderer Organtransplantation	1,019	-	3,0	1	0,468	6	0,325	0,249	-	x	0,8254
A69Z	M	Evaluierungsaufenthalt vor Organtransplantation ohne Aufnahme auf eine Warteliste	1,856	-	10,7	3	0,382	24	0,142	0,127	-	x	0,8350
MDC 01 Krankheiten und Störungen des Nervensystems													
B01A	O	Mehrzeitige komplexe OR-Prozeduren bei Krankheiten und Störungen des Nervensystems, mit komplizierender Konstellation oder Alter < 18 Jahre	6,727	-	20,0	6	0,573	38	0,216	0,195	-	-	2,1623
B01B	O	Mehrzeitige komplexe OR-Prozeduren bei Krankheiten und Störungen des Nervensystems, ohne komplizierende Konstellation, Alter > 17 Jahre	5,425	-	19,7	6	0,403	37	0,187	0,136	-	-	1,3340
B02A	O	Komplexe Kraniotomie oder Wirbelsäulen-Operation bei Neubildung des Nervensystems oder intensivmedizinischer Komplexbehandlung > 392 / 368 / - Punkte, Alter < 6 Jahre mit Eingriff bei BNB oder Alter < 16 Jahre und mehrzeitige komplexe OR-Prozedur	9,420	-	27,8	8	0,658	46	0,217	-	x	-	2,2699
B02B	O	Komplexe Kraniotomie oder WS-OP, Bestr. an mind. 9 T. od. best. Eingr. bei BNB mit intraop. Monit., Alt. < 18 J. od. b. BNB od. IntK > 392 / 368 / - P., mit schwersten CC, Alt. > 15 J. od. oh. mehrz. kompl. OR-Proz. od. Alt. > 5 J. od. oh. Eingr. bei BNB	7,225	-	38,0	12	0,423	56	0,148	-	x	-	1,1317
B02C	O	Komplexe Kraniotomie oder WS-OP, mehr als 8 Bestr., Alter > 17 J. oder ohne best. Eingr. bei BNB mit intraop. Monit. od. bei NB des Nervensystems oder IntK > 392 / 368 / - P., Alter > 15 J. od. oh. mehrz. kompl. OR-Proz. od. Alt. > 5 J., oh. schwerste CC	5,948	-	21,3	6	0,667	37	0,227	-	x	-	2,4294

Fallpauschalen-Katalog und Pflegeerlöskatalog

Teil a) Bewertungsrelationen bei Versorgung durch Hauptabteilungen

DRG	Partition	Bezeichnung [6]	Bewertungsrelation bei Hauptabteilung	Bewertungsrelation bei Hauptabteilung und Beleghebamme	Mittlere Verweildauer [1]	Untere Grenzverweildauer: Erster Tag mit Abschlag [2], [5]	Untere Grenzverweildauer: Bewertungsrelation pro Tag	Obere Grenzverweildauer: Erster Tag mit zusätzlichem Entgelt [3], [5]	Obere Grenzverweildauer: Bewertungsrelation pro Tag	Externe Verlegung Abschlag pro Tag (Bewertungsrelation)	Verlegungsfallpauschale	Ausnahme von Wiederaufnahme [4]	Pflegeerlös Bewertungsrelation pro Tag
1	2	3	4	5	6	7	8	9	10	11	12	13	14
B02D	O	Komplexe Kraniotomie oder Wirbelsäulen-Operation außer bei Neubildung, ohne intensivmedizinische Komplexbehandlung > 392 / 368 / - Aufwandspunkte, Alter < 6 Jahre oder mit bestimmtem Eingriff, Alter < 18 Jahre oder mit best. komplizierenden Faktoren	3,784	-	11,4	3	0,467	24	0,172	-	x	-	1,3718
B02E	O	Komplexe Kraniotomie oder Wirbelsäulen-Operation, ohne bestimmten komplexen Eingriff, Alter > 5 Jahre, ohne bestimmte komplizierende Faktoren	3,457	-	11,5	3	0,704	26	0,212	-	x	-	1,6186
B03Z	O	Bestimmte Eingriffe an Wirbelsäule und Rückenmark bei bösartiger Neubildung oder mit intraoperativem Monitoring oder Eingriffe bei zerebraler Lähmung, Muskeldystrophie, Neuropathie oder nicht akuter Para- / Tetraplegie mit äußerst schweren CC	2,831	-	10,1	2	0,409	22	0,145	0,109	-	-	1,0488
B04A	O	Interventionelle oder beidseitige Eingriffe an den extrakraniellen Gefäßen mit äußerst schweren CC	3,630	-	14,1	4	0,591	28	0,149	-	x	-	1,8250
B04B	O	Beidseitige Eingriffe an den extrakraniellen Gefäßen ohne äußerst schwere CC oder mehrzeitige Eingriffe an den extrakraniellen Gefäßen oder äußerst schwere CC	3,343	-	13,8	4	0,454	28	0,106	-	x	-	1,3240
B04C	O	Eingriffe an den extrakraniellen Gefäßen, ohne mehrzeitige Eingriffe, ohne beidseitige Eingriffe, ohne äußerst schwere CC	1,312	-	4,9	1	0,307	10	0,087	-	x	-	0,9519
B05Z	O	Dekompression bei Karpaltunnelsyndrom oder kleine Eingriffe an den Nerven	0,487	-	2,4	1	0,133	5	0,064	0,064	-	-	0,8738
B07Z	O	Eingriffe an peripheren Nerven, Hirnnerven und anderen Teilen des Nervensystems mit äußerst schweren CC oder komplizierender Diagnose	4,224	-	17,0	5	0,446	35	0,094	0,148	-	-	1,3626
B09Z	O	Andere Eingriffe am Schädel	1,049	-	4,8	1	0,381	10	0,068	0,084	-	-	0,8217
B12Z	O	Implantation eines Herzschrittmachers bei Krankheiten und Störungen des Nervensystems oder perkutan-transluminale Gefäßintervention an Herz und Koronargefäßen	2,337	-	12,8	3	0,389	26	0,085	0,112	-	-	1,1070
B15Z	O	Strahlentherapie bei Krankheiten und Störungen des Nervensystems, Bestrahlungen an mindestens 8 Tagen	2,387	-	18,5	5	0,389	34	0,123	-	x	x	0,8150
B16A	O	Strahlentherapie bei Krankheiten und Störungen des Nervensystems, mehr als ein Belegungstag, Bestrahlungen an mindestens 5 Tagen	1,300	-	9,2	2	0,427	19	0,135	0,138	-	x	0,8327
B16B	O	Strahlentherapie bei Krankheiten und Störungen des Nervensystems, mehr als ein Belegungstag, Bestrahlungen an weniger als 5 Tagen	0,734	-	4,8	-	-	13	0,104	0,125	-	x	0,8879
B17A	O	Eingriffe an peripheren Nerven, Hirnnerven und anderen Teilen des Nervensystems oder Eingriff bei zerebraler Lähmung, Muskeldystrophie oder Neuropathie, mit komplexer Diagnose oder Implantation eines Ereignis-Rekorders	1,923	-	8,7	2	0,391	17	0,094	0,121	-	-	0,9407
B17B	O	Eingriffe an peripheren Nerven, Hirnnerven und and. Teilen des Nervensystems oder Eingr. bei zerebr. Lähmung, Muskeldystr. od. Neurop., mit best. kompl. Eingr., Alter < 16 J. oder mit mäßig kompl. Eingr., Alter < 19 J. oder mit äuß. schw. oder schw. CC	1,893	-	8,1	2	0,310	19	0,120	0,111	-	-	0,9655
B17C	O	Eingriffe an peripheren Nerven, Hirnnerven und anderen Teilen des Nervensystems oder Eingriff bei zerebraler Lähmung, Muskeldystrophie oder Neuropathie, mit komplexem Eingriff	1,686	-	5,0	1	0,276	13	0,075	0,083	-	-	0,7027
B17D	O	Eingriffe an peripheren Nerven, Hirnnerven und anderen Teilen des Nervensystems oder Eingriff bei zerebraler Lähmung, Muskeldystrophie oder Neuropathie, mit mäßig komplexem Eingriff oder best. Eingriff und Alter < 19 J. oder schw. CC oder best. Diagnose	0,977	-	4,2	1	0,308	11	0,070	0,079	-	-	0,7709
B17E	O	Eingriffe an peripheren Nerven, Hirnnerven und anderen Teilen des Nervensystems oder Eingriff bei zerebraler Lähmung, Muskeldystrophie oder Neuropathie, ohne komplexe oder bestimmte Diagnose, ohne mäßig komplexen oder komplexen Eingriff	0,708	-	2,8	1	0,187	6	0,070	0,073	-	-	0,8334
B18A	O	Komplexe Eingriffe an Wirbelsäule und Rückenmark bei Krankheiten und Störungen des Nervensystems	3,986	-	16,8	5	0,367	34	0,089	0,121	-	-	1,0753
B18B	O	Bestimmte Eingriffe an Wirbelsäule und Rückenmark bei Krankheiten und Störungen des Nervensystems außer bei bösartiger Neubildung oder Revision eines Ventrikelshuntes oder operative Eingriffe bei nicht akuter Para- / Tetraplegie	2,292	-	9,9	2	0,391	22	0,068	0,098	-	-	0,9214
B18C	O	Andere Eingriffe an Wirbelsäule und Rückenmark bei Krankheiten und Störungen des Nervensystems außer bei bösartiger Neubildung	1,660	-	6,1	1	0,343	14	0,074	0,103	-	-	1,0606
B18D	O	Mäßig komplexe Eingriffe an Wirbelsäule und Rückenmark bei Krankheiten und Störungen des Nervensystems außer bei bösartiger Neubildung	1,611	-	6,4	1	0,312	13	0,069	0,084	-	-	0,7624

Fallpauschalen-Katalog und Pflegeerlöskatalog
Teil a) Bewertungsrelationen bei Versorgung durch Hauptabteilungen

DRG	Partition	Bezeichnung [5]	Bewertungsrelation bei Hauptabteilung	Bewertungsrelation bei Hauptabteilung und Beleghebamme	Mittlere Verweildauer [1]	Untere Grenzverweildauer: Erster Tag mit Abschlag [2], [5]	Untere Grenzverweildauer: Bewertungsrelation pro Tag	Obere Grenzverweildauer: Erster Tag mit zusätzlichem Entgelt [3], [5]	Obere Grenzverweildauer: Bewertungsrelation pro Tag	Externe Verlegung Abschlag pro Tag (Bewertungsrelation)	Verlegungsfallpauschale	Ausnahme von Wiederaufnahme [4]	Pflegeerlös Bewertungsrelation pro Tag
1	2	3	4	5	6	7	8	9	10	11	12	13	14
B19A	O	Implantation, Revision und Entfernung von Neurostimulatoren und Neurostimulationselektroden bei Krankheiten und Störungen des Nervensystems mit Implantation oder Wechsel eines Neurostimulators	1,338	-	3,2	1	0,339	8	0,060	0,064	-	-	0,8986
B19B	O	Implantation, Revision und Entfernung von Neurostimulatoren und Neurostimulationselektroden bei Krankheiten und Störungen des Nervensystems mit Implantation oder Wechsel eines permanenten oder temporären Elektrodensystems	1,437	-	3,2	1	0,116	8	0,060	0,065	-	-	0,8203
B19C	O	Implantation, Revision und Entfernung von Neurostimulatoren und Neurostimulationselektroden bei Krankheiten und Störungen des Nervensystems ohne Implantation oder Wechsel von Neurostimulatoren und Elektrodensystemen	0,784	-	3,1	1	0,238	7	0,063	0,067	-	-	0,8213
B20A	O	Kraniotomie oder große Wirbelsäulen-Operation mit bestimmter komplexer Prozedur, Alter < 18 Jahre oder mit komplizierenden Faktoren, Alter < 16 Jahre	2,673	-	7,6	2	0,433	15	0,244	-	x	-	1,6342
B20B	O	Kraniotomie oder große WS-Operation mit komplexer Prozedur, mit komplizierenden Faktoren, Alter > 15 Jahre oder Alter < 1 Jahr mit interventionellem oder großem intrakraniellen oder best. Eingriff oder mit kompl. Diagnose od. bei bösartiger Neubildung	2,776	-	9,2	2	0,454	19	0,176	-	x	-	1,2009
B20C	O	Kraniotomie oder große WS-Operation, Alter < 3 Jahre oder interventioneller Eingriff oder Alter < 18 Jahre mit großem intrakraniellen Eingriff oder mit kompl. Diagnose oder best. Eingriff, Alter < 16 J. od. bei bösartiger Neubildung, Alter > 0 Jahre	2,110	-	6,4	1	0,649	15	0,199	-	x	-	1,2279
B20D	O	Kraniotomie oder große WS-OP mit komplexer Prozedur oder ohne komplexe Prozedur, Alter > 2 Jahre, mit komplexer Diagnose oder bestimmtem Eingriff oder mit bestimmter Prozedur oder bei bösartiger Neubildung oder Alter < 16 Jahre	1,941	-	7,0	1	0,662	16	0,152	-	x	-	1,1686
B20E	O	Kraniotomie oder große Wirbelsäulen-Operation ohne komplexe Prozedur, Alter > 2 Jahre, ohne komplexe Diagnose, ohne bestimmten Eingriff, ohne bestimmte Prozedur, außer bei bösartiger Neubildung, Alter > 15 Jahre	1,513	-	7,0	1	0,359	16	0,134	-	x	-	1,1202
B21A	O	Implantation eines Neurostimulators zur Hirnstimulation, Mehrelektrodensystem, mit Sondenimplantation	8,135	-	11,5	3	0,277	20	0,096	0,088	-	-	0,9121
B21B	O	Implantation eines Neurostimulators zur Hirnstimulation, Mehrelektrodensystem, ohne Sondenimplantation	3,742	-	3,2	1	0,045	7	0,087	0,102	-	-	1,0321
B36A	O	Intensivmedizinische Komplexbehandlung > 1764 / 1656 / 1656 Aufwandspunkte oder > 1176 / 1104 / 1104 Aufwandspunkte mit bestimmter OR-Prozedur oder Alter < 10 Jahre bei Krankheiten und Störungen des Nervensystems	10,371	-	31,3	9	0,884	49	0,276	-	x	x	3,0635
B36B	O	Intensivmedizinische Komplexbehandlung > 1176 / 1104 / 1104 Aufwandspunkte ohne bestimmte OR-Prozedur oder > 588 / 552 / 552 Punkte mit best. OR-Prozedur oder best. hochaufw. Implantate oder Alter > 9 Jahre bei Krankheiten und Störungen des Nervensystems	7,539	-	21,0	6	0,886	37	0,290	-	x	x	3,4498
B39A	O	Neurologische Komplexbehandlung des akuten Schlaganfalls mit bestimmter OR-Prozedur, mehr als 72 Stunden mit komplexem Eingriff oder mit komplizierender Konstellation oder intensivmedizinischer Komplexbehandlung > 392 / 368 / - Aufwandspunkte	4,551	-	17,4	5	0,630	34	0,217	-	x	-	1,8701
B39B	O	Neurologische Komplexbehandlung des akuten Schlaganfalls mit bestimmter OR-Prozedur, bis 72 Stunden mit komplexem Eingriff oder mehr als 72 Stunden, ohne kompl. Eingriff, ohne kompliz. Konst., ohne intensivmed. Komplexbehandlung > 392 / 368 / - Punkte	2,620	-	10,5	3	0,561	21	0,144	-	x	-	1,5570
B39C	O	Neurologische Komplexbehandlung des akuten Schlaganfalls mit best. OR-Prozedur, bis 72 Std., ohne kompl. Eing., ohne kompliz. Konst., ohne intensivmed. Komplexbeh. > 392 / 368 / - P. oder and. neurolog. Komplexbeh. des akuten Schlaganf., mehr als 72 Std.	2,083	-	8,8	2	0,542	19	0,129	-	x	-	1,2489
B42A	A	Frührehabilitation bei Krankheiten und Störungen des Nervensystems bis 27 Tage mit neurologischer Komplexbehandlung des akuten Schlaganfalls oder fachübergreifende u. andere Frührehabilitation mit neurologischer Komplexbehandlung des akuten Schlaganfalls	3,042	-	22,8	-	-	35	0,091	0,128	-	-	1,4345
B42B	A	Frührehabilitation bei Krankheiten und Störungen des Nervensystems bis 27 Tage ohne neurologische Komplexbehandlung des akuten Schlaganfalls	2,391	-	20,8	-	-	31	0,078	0,107	-	-	1,2386
B44A	A	Geriatrische frührehabilitative Komplexbehandlung bei Krankheiten und Störungen des Nervensystems mit neurologischer Komplexbehandlung oder anderer neurologischer Komplexbehandlung des akuten Schlaganfalls bei schwerer motorischer Funktionseinschränkung	2,201	-	23,5	-	-	36	0,064	0,085	-	-	0,9917

Fallpauschalen-Katalog und Pflegeerlöskatalog

Teil a) Bewertungsrelationen bei Versorgung durch Hauptabteilungen

DRG	Partition	Bezeichnung [6]	Bewertungsrelation bei Hauptabteilung	Bewertungsrelation bei Hauptabteilung und Beleghebamme	Mittlere Verweildauer [1]	Untere Grenzverweildauer: Erster Tag mit Abschlag [2), 5)]	Untere Grenzverweildauer: Bewertungsrelation pro Tag	Obere Grenzverweildauer: Erster Tag mit zusätzlichem Entgelt [3), 5)]	Obere Grenzverweildauer: Bewertungsrelation pro Tag	Externe Verlegung Abschlag pro Tag (Bewertungsrelation)	Verlegungsfallpauschale	Ausnahme von Wiederaufnahme [4]	Pflegeerlös Bewertungsrelation pro Tag
1	2	3	4	5	6	7	8	9	10	11	12	13	14
B44B	A	Geriatrische frührehabilitative Komplexbehandlung bei Krankheiten und Störungen des Nervensystems mit anderer neurologischer Komplexbehandlung des akuten Schlaganfalls oder schwerer motorischer Funktionseinschränkung	1,523	-	19,8	-	-	30	0,053	0,071	-	-	0,8185
B44C	A	Geriatrische frührehabilitative Komplexbehandlung bei Krankheiten und Störungen des Nervensystems ohne Komplexbehandlung des akuten Schlaganfalls, ohne schwere motorische Funktionseinschränkung	1,287	-	18,0	-	-	26	0,050	0,067	-	-	0,6707
B45Z	A	Intensivmedizinische Komplexbehandlung > 392 / 368 / 828 Aufwandspunkte bei Krankheiten und Störungen des Nervensystems	4,573	-	25,0	7	0,555	43	0,186	0,172	-	x	2,0758
B47A	A	Multimodale Schmerztherapie bei Krankheiten und Störungen des Nervensystems, mindestens 14 Behandlungstage	1,299	-	16,4	-	-	21	0,059	0,075	-	x	0,4427
B47B	A	Multimodale Schmerztherapie bei Krankheiten und Störungen des Nervensystems, weniger als 14 Behandlungstage	0,883	-	10,8	-	-	15	0,059	0,070	-	x	0,4718
B48Z	A	Frührehabilitation bei Multipler Sklerose und zerebellarer Ataxie, nicht akuter Para- / Tetraplegie oder anderen neurologischen Erkrankungen	1,550	-	17,9	-	-	23	0,061	0,081	-	-	0,6128
B60A	M	Nicht akute Paraplegie / Tetraplegie, mehr als ein Belegungstag	0,908	-	8,1	2	0,300	18	0,072	0,104	-	-	0,8926
B60B	M	Nicht akute Paraplegie / Tetraplegie, ein Belegungstag	0,189	-	1,0	-	-	-	-	-	-	-	1,1230
B61A	M	Bestimmte akute Erkrankungen und Verletzungen des Rückenmarks mit komplexem Eingriff, weniger als 14 Belegungstage wegverlegt	3,460	-	8,4	2	0,537	15	0,136	-	x	-	2,0061
B63Z	M	Demenz und andere chronische Störungen der Hirnfunktion	0,603	-	5,9	1	0,387	14	0,069	0,086	-	-	0,8366
B66A	M	Neubildungen des Nervensystems mit äußerst schweren CC, mehr als ein Belegungstag, Alter < 10 Jahre oder mit komplizierender Konstellation	2,149	-	12,2	3	0,504	22	0,160	0,161	-	x	1,8965
B66B	M	Neubildungen des Nervensystems mit äußerst schweren CC, mehr als ein Belegungstag, Alter > 9 Jahre, ohne komplizierende Konstellation	1,508	-	13,8	4	0,296	28	0,075	0,100	-	x	1,1325
B66C	M	Neubildungen des Nervensystems, ein Belegungstag oder ohne äußerst schwere CC, Alter < 16 Jahre	0,620	-	3,4	1	0,261	7	0,173	0,133	-	x	1,8548
B66D	M	Neubildungen des Nervensystems, ein Belegungstag oder ohne äußerst schwere CC, Alter > 15 Jahre	0,609	-	5,2	1	0,371	13	0,079	0,097	-	x	0,9515
B67A	M	Morbus Parkinson mit äußerst schweren CC oder schwerster Beeinträchtigung	1,112	-	12,1	3	0,272	24	0,065	0,084	-	-	0,9895
B67B	M	Morbus Parkinson ohne äußerst schwere CC, ohne schwerste Beeinträchtigung	0,763	-	8,2	2	0,251	17	0,064	0,082	-	-	0,7592
B68A	M	Multiple Sklerose und zerebellare Ataxie mit äußerst schweren CC, mehr als ein Belegungstag	1,620	-	15,8	4	0,321	30	0,070	0,094	-	-	1,1343
B68B	M	Multiple Sklerose und zerebellare Ataxie, ein Belegungstag oder ohne äußerst schwere CC, Alter < 16 Jahre	0,825	-	5,2	1	0,505	11	0,157	0,131	-	-	1,2170
B68C	M	Multiple Sklerose und zerebellare Ataxie, ein Belegungstag oder ohne äußerst schwere CC, Alter > 15 Jahre, mit komplexer Diagnose	0,706	-	5,6	1	0,515	13	0,085	0,102	-	-	0,7124
B68D	M	Multiple Sklerose und zerebellare Ataxie, ein Belegungstag oder ohne äußerst schwere CC, Alter > 15 Jahre, ohne komplexe Diagnose	0,559	-	6,1	1	0,390	14	0,064	0,077	-	-	0,6441
B69A	M	Transitorische ischämische Attacke (TIA) und extrakranielle Gefäßverschlüsse mit neurologischer Komplexbehandlung des akuten Schlaganfalls und äußerst schweren CC	1,473	-	11,0	3	0,360	24	0,091	0,119	-	-	1,3066
B69B	M	Transitorische ischämische Attacke (TIA) und extrakranielle Gefäßverschlüsse mit neurologischer Komplexbehandlung des akuten Schlaganfalls > 72 Stunden	0,904	-	5,5	1	0,449	11	0,114	0,138	-	-	1,5159
B69C	M	Transitorische ischämische Attacke (TIA) und extrakranielle Gefäßverschlüsse mit neurologischer Komplexbehandlung des akuten Schlaganfalls ohne äußerst schwere CC oder mit anderer neurologischer Komplexbehandlung oder mit äußerst schweren CC	0,711	-	4,2	1	0,302	9	0,117	0,128	-	-	1,2340
B69D	M	Transitorische ischämische Attacke (TIA) und extrakranielle Gefäßverschlüsse ohne neurologische Komplexbehandlung des akuten Schlaganfalls, ohne andere neurologische Komplexbehandlung des akuten Schlaganfalls, ohne äußerst schwere CC	0,572	-	4,0	1	0,318	9	0,095	0,112	-	-	0,8219
B70A	M	Apoplexie mit neurologischer Komplexbehandlung des akuten Schlaganfalls, mehr als 72 Stunden, mit komplizierender Diagnose oder bestimmter neurologischer Komplexbehandlung > 96 Stunden	1,715	-	11,0	3	0,425	22	0,108	-	x	-	1,5363
B70B	M	Apoplexie mit neurologischer Komplexbehandlung des akuten Schlaganfalls, mehr als 72 Stunden oder mit komplexem zerebrovaskulären Vasospasmus oder intensivmedizinischer Komplexbehandlung > 196 / 184 / - Aufwandspunkte	1,292	-	8,0	2	0,427	17	0,111	-	x	-	1,3827

Fallpauschalen-Katalog und Pflegeerlöskatalog

Teil a) Bewertungsrelationen bei Versorgung durch Hauptabteilungen

DRG	Parti-tion	Bezeichnung [6]	Bewertungsrelation bei Hauptabteilung	Bewertungsrelation bei Hauptabteilung und Beleghebamme	Mittlere Verweil-dauer [1]	Untere Grenz-verweildauer: Erster Tag mit Abschlag [2], [5]	Untere Grenz-verweildauer: Bewertungs-relation pro Tag	Obere Grenz-verweildauer: Erster Tag mit zusätzlichem Entgelt [3], [5]	Obere Grenz-verweildauer: Bewertungs-relation pro Tag	Externe Verlegung Abschlag pro Tag (Bewertungsrelation)	Verlegungs-fallpauschale	Ausnahme von Wiederaufnahme [4]	Pflegeerlös Bewertungs-relation pro Tag
1	2	3	4	5	6	7	8	9	10	11	12	13	14
B70C	M	Apoplexie ohne komplexen zerebrovask. Vasospasmus, mit neurol. Komplexbeh. des akuten Schlaganfalls bis 72 Std., mit komplizierender Diagnose oder systemischer Thrombolyse oder mit anderer neurol. Komplexbeh. des akuten Schlaganfalls, mehr als 72 Std.	1,190	-	7,1	1	0,590	15	0,115	0,142	-	-	1,2813
B70D	M	Apoplexie ohne komplexen zerebrovaskulären Vasospasmus, ohne komplizierende Diagnose oder systemische Thrombolyse, mit neurol. Komplexbeh. des akuten Schlaganfalls bis 72 Std. oder mit bestimmter neurol. Komplexbeh. des akuten Schlaganfalls bis 72 Std.	0,917	-	6,0	1	0,450	13	0,101	0,123	-	-	1,1271
B70E	M	Apoplexie ohne neurologische Komplexbehandlung des akuten Schlaganfalls, ohne andere neurol. Komplexbeh. des akuten Schlaganfalls, mehr als 72 Stunden, ohne komplexen zerebrovask. Vasospasmus, mit komplizierender Diagnose oder systemischer Thrombolyse	1,130	-	8,0	2	0,373	18	0,097	0,124	-	-	1,2136
B70F	M	Apoplexie ohne neurologische Komplexbehandlung des akuten Schlaganfalls, ohne andere neurologische Komplexbehandlung des akuten Schlaganfalls, ohne komplexen zerebrovaskulären Vasospasmus, ohne komplizierende Diagnose, ohne systemische Thrombolyse	0,765	-	6,3	-	-	14	0,082	0,104	-	-	0,8804
B70G	M	Apoplexie mit neurologischer Komplexbehandlung des akuten Schlaganfalls oder mit anderer neurologischer Komplexbehandlung des akuten Schlaganfalls, verstorben < 4 Tage nach Aufnahme	0,716	-	2,6	-	-	-	-	-	x	-	2,3669
B70H	M	Apoplexie ohne neurologische Komplexbehandlung des akuten Schlaganfalls, ohne andere neurologische Komplexbehandlung des akuten Schlaganfalls, verstorben < 4 Tage nach Aufnahme	0,582	-	2,4	-	-	-	-	-	x	-	2,3545
B70I	M	Apoplexie, ein Belegungstag	0,301	-	1,0	-	-	-	-	-	-	-	1,2978
B71A	M	Erkrankungen an Hirnnerven und peripheren Nerven mit komplexer Diagnose oder Komplexbehandlung der Hand, mehr als ein Belegungstag, mit äußerst schweren CC oder bei Para- / Tetraplegie mit äußerst schweren oder schweren CC	3,502	-	17,7	5	0,585	34	0,112	0,186	-	-	1,3971
B71B	M	Erkrankungen an Hirnnerven und peripheren Nerven mit komplexer Diagnose, mit schweren CC oder bei Para- / Tetraplegie oder mit Komplexbehandlung der Hand oder ohne komplexe Diagnose, mit äußerst schweren oder schweren CC, bei Para- / Tetraplegie	1,469	-	12,2	3	0,361	26	0,082	0,109	-	-	0,9492
B71C	M	Erkrankungen an Hirnnerven und peripheren Nerven ohne Komplexbehandlung der Hand oder mit kompl. Diagnose, ohne schw. CC oder außer bei Para- / Tetraplegie oder ohne komplexe Diagnose, mit äußerst schweren oder schweren CC, außer bei Para- / Tetraplegie	1,154	-	11,3	3	0,279	24	0,069	0,090	-	-	0,8486
B71D	M	Erkrankungen an Hirnnerven und peripheren Nerven ohne komplexe Diagnose, ohne Komplexbehandlung der Hand, ohne äußerst schwere oder schwere CC	0,495	-	4,3	1	0,288	10	0,080	0,113	-	-	0,6507
B72A	M	Infektion des Nervensystems, Alter < 16 Jahre oder bestimmte Enzephalitis mit Intensivmedizinischer Komplexbehandlung > 0 / 0 / 184 Aufwandspunkte	1,257	-	9,5	2	0,429	22	0,132	0,119	-	-	1,4154
B72B	M	Infektion des Nervensystems, mehr als ein Belegungstag, ohne bestimmte Enzephalitis, ohne Intensivmedizinische Komplexbehandlung > 0 / 0 / 184 Aufwandspunkte	1,095	-	9,8	2	0,363	22	0,077	0,100	-	-	0,8209
B73Z	M	Virusmeningitis oder Infektion des Nervensystems, Alter > 15 Jahre oder ein Belegungstag	0,654	-	6,2	1	0,447	13	0,081	0,098	-	-	0,7971
B74Z	M	Komplexbehandlung bei multiresistenten Erregern bei Krankheiten und Störungen des Nervensystems	3,061	-	30,5	-	-	49	0,068	0,092	-	-	1,2632
B75Z	M	Fieberkrämpfe	0,423	-	2,8	1	0,206	6	0,102	0,108	-	-	1,2761
B76B	M	Anfälle, ohne komplexe Diagnostik und Therapie, mehr als ein Belegungstag mit äußerst schweren CC oder Alter < 3 Jahre oder komplexer Diagnose oder EEG, Alter < 1 Jahr, mehr als ein Belegungstag oder mit bestimmter Diagnose, mit komplexer Diagnose	1,526	-	11,8	3	0,374	26	0,089	0,117	-	-	1,5203
B76C	M	Anfälle, ohne komplexe Diagnostik und Therapie, mehr als ein Belegungstag, mit schweren CC, Alter > 2 Jahre, ohne komplexe Diagnose oder EEG, Alter < 1 Jahr, mehr als ein Belegungstag oder mit bestimmter Diagnose, ohne komplexe Diagnose	1,053	-	8,5	2	0,345	19	0,121	0,108	-	-	1,2364
B76D	M	Anfälle, Alter < 6 Jahre oder komplizierende Diagnose oder EEG, mehr als ein Belegungstag	0,547	-	4,0	1	0,309	9	0,094	0,105	-	-	1,1823

Fallpauschalen-Katalog und Pflegeerlöskatalog
Teil a) Bewertungsrelationen bei Versorgung durch Hauptabteilungen

DRG	Partition	Bezeichnung [6]	Bewertungsrelation bei Hauptabteilung	Bewertungsrelation bei Hauptabteilung und Beleghebamme	Mittlere Verweildauer [1]	Untere Grenzverweildauer: Erster Tag mit Abschlag [2), 5)]	Untere Grenzverweildauer: Bewertungsrelation pro Tag	Obere Grenzverweildauer: Erster Tag mit zusätzlichem Entgelt [3), 5)]	Obere Grenzverweildauer: Bewertungsrelation pro Tag	Externe Verlegung Abschlag pro Tag (Bewertungsrelation)	Verlegungsfallpauschale	Ausnahme von Wiederaufnahme [4]	Pflegeerlös Bewertungsrelation pro Tag
1	2	3	4	5	6	7	8	9	10	11	12	13	14
B76E	M	Anfälle, ein Belegungstag oder ohne komplexe Diagnostik und Therapie, ohne äußerst schwere oder schwere CC, ohne EEG, ohne bestimmte Diagnose, Alter > 5 Jahre, ohne komplexe Diagnose	0,509	-	3,9	1	0,287	9	0,091	0,104	-	-	1,0026
B77Z	M	Kopfschmerzen	0,446	-	3,1	1	0,215	7	0,101	0,108	-	-	0,7610
B78A	M	Intrakranielle Verletzung, Alter < 6 Jahre oder mit komplizierender Diagnose oder Intensivmedizinischer Komplexbehandlung > 196 / 184 / - Aufwandspunkte	0,852	-	5,8	1	0,537	14	0,093	0,116	-	-	1,2811
B78B	M	Intrakranielle Verletzung, Alter > 5 Jahre, ohne komplizierende Diagnose, ohne Intensivmedizinische Komplexbehandlung > 196 / 184 / - Aufwandspunkte	0,662	-	5,1	1	0,394	12	0,086	0,102	-	-	1,1137
B79Z	M	Schädelfrakturen, Somnolenz, Sopor	0,523	-	3,8	1	0,295	9	0,095	0,108	-	-	1,3329
B80Z	M	Andere Kopfverletzungen	0,290	-	2,3	1	0,105	5	0,086	0,085	-	-	1,0646
B81A	M	Andere Erkrankungen des Nervensystems mit komplexer Diagnose oder bestimmter aufwendiger / hochaufwendiger Behandlung	0,906	-	6,7	1	0,584	16	0,096	0,117	-	-	1,1548
B81B	M	Andere Erkrankungen des Nervensystems ohne komplexe Diagnose, ohne bestimmte aufwendige / hochaufwendige Behandlung	0,575	-	4,9	1	0,332	12	0,079	0,096	-	-	0,7547
B82Z	M	Andere Erkrankungen an peripheren Nerven	0,345	-	3,5	1	0,163	8	0,074	0,068	-	-	0,6737
B84Z	M	Vaskuläre Myelopathien	1,203	-	8,4	2	0,396	16	0,094	0,127	-	-	0,9310
B85A	M	Degenerative Krankheiten des Nervensystems mit hochkomplexer Diagnose oder mit äußerst schweren oder schweren CC, mehr als ein Belegungstag, mit komplexer Diagnose oder bestimmter aufwendiger / hochaufwendiger Behandlung	1,856	-	15,1	4	0,367	31	0,081	0,113	-	-	1,2123
B85B	M	Degenerative Krankheiten des Nervensystems mit äußerst schweren oder schweren CC, mehr als ein Belegungstag oder mit komplexer Diagnose, zerebrale Lähmungen oder Delirium, Alter < 2 Jahre	0,978	-	9,5	2	0,320	22	0,070	0,094	-	-	1,0951
B85C	M	Degenerative Krankheiten des Nervensystems ohne hochkomplexe Diagnose, ohne äußerst schwere oder schwere CC oder ein Belegungstag, mit komplexer Diagnose, zerebrale Lähmungen oder Delirium, Alter > 1 Jahr	0,660	-	6,3	1	0,462	15	0,072	0,089	-	-	0,9500
B85D	M	Degenerative Krankheiten des Nervensystems ohne hochkomplexe Diagnose, ohne äußerst schwere oder schwere CC oder ein Belegungstag, ohne komplexe Diagnose	0,514	-	4,3	1	0,299	10	0,082	0,095	-	-	0,8397
B86Z	M	Rückenmarkkompression, nicht näher bezeichnet und Krankheit des Rückenmarkes, nicht näher bezeichnet	0,690	-	5,4	1	0,343	14	0,081	0,115	-	-	0,7092
MDC 02 Krankheiten und Störungen des Auges													
C01A	O	Komplexer Eingriff bei penetrierenden Augenverletzungen oder bestimmte Orbitotomie	1,365	-	5,4	1	0,268	12	0,086	0,107	-	-	0,7074
C01B	O	Andere Eingriffe bei penetrierenden Augenverletzungen oder Amnionmembrantransplantation oder bestimmte Biopsie	0,794	-	5,3	1	0,347	13	0,059	0,073	-	-	0,7579
C02Z	O	Enukleationen und Eingriffe an der Orbita oder Strahlentherapie bei bösartiger Neubildung	1,498	-	6,3	1	0,354	14	0,147	0,096	-	x	0,8364
C03A	O	Eingriffe an Retina, Orbita und Augenlid oder Entfernung Augapfel mit komplexem Eingriff oder komplizierenden Faktoren oder mit bestimmtem Eingriff oder bei bösartiger Neubildung, Alter < 16 Jahre	1,061	-	5,1	1	0,212	11	0,059	0,080	-	-	0,7963
C03B	O	Eingriffe an Retina, Orbita und Augenlid oder Entfernung Augapfel ohne komplexen Eingriff, ohne komplizierende Faktoren, mit bestimmtem Eingriff oder bei bösartiger Neubildung, Alter > 15 Jahre	0,787	-	3,4	1	0,106	7	0,056	0,076	-	-	0,6940
C03C	O	Eingriffe an Retina, Orbita und Augenlid oder Entfernung Augapfel, ohne komplexen oder bestimmten Eingriff, außer bei bösartiger Neubildung	0,666	-	3,0	1	0,141	6	0,061	0,065	-	-	0,7342
C04A	O	Hornhauttransplantation mit extrakapsulärer Extraktion der Linse (ECCE) oder Amnionmembrantransplantation oder komplexem Eingriff oder Pars-plana-Vitrektomie oder Alter < 16 Jahre	1,425	-	5,6	1	0,233	12	0,152	0,067	-	x	0,6785
C04B	O	Hornhauttransplantation ohne extrakapsuläre Extraktion der Linse (ECCE), ohne Amnionmembrantransplantation, ohne komplexen Eingriff, ohne Pars-plana-Vitrektomie, Alter > 15 Jahre	1,357	-	5,4	1	0,226	11	0,146	0,079	-	x	0,6661
C05Z	O	Dakryozystorhinostomie	0,616	-	2,8	1	0,182	6	0,057	0,063	-	-	0,7563
C06Z	O	Komplexe Eingriffe bei Glaukom	0,764	-	4,0	1	0,165	9	0,055	0,061	-	-	0,6648

Fallpauschalen-Katalog und Pflegeerlöskatalog
Teil a) Bewertungsrelationen bei Versorgung durch Hauptabteilungen

DRG	Partition	Bezeichnung [6]	Bewertungsrelation bei Hauptabteilung	Bewertungsrelation bei Hauptabteilung und Beleghebamme	Mittlere Verweildauer [1]	Untere Grenzverweildauer: Erster Tag mit Abschlag [2], [5]	Untere Grenzverweildauer: Bewertungsrelation pro Tag	Obere Grenzverweildauer: Erster Tag mit zusätzlichem Entgelt [3], [5]	Obere Grenzverweildauer: Bewertungsrelation pro Tag	Externe Verlegung Abschlag pro Tag (Bewertungsrelation)	Verlegungsfallpauschale	Ausnahme von Wiederaufnahme [4]	Pflegeerlös Bewertungsrelation pro Tag
1	2	3	4	5	6	7	8	9	10	11	12	13	14
C07A	O	Andere Eingriffe bei Glaukom mit extrakapsulärer Extraktion der Linse (ECCE) oder komplexem Eingriff am Auge oder bestimmten Eingriffen bei Glaukom oder Alter < 6 Jahre	0,569	-	2,6	1	0,094	5	0,058	0,060	-	-	0,7555
C07B	O	Andere Eingriffe bei Glaukom ohne extrakapsuläre Extraktion der Linse (ECCE), ohne komplexen Eingriff am Auge, ohne bestimmte Eingriffe bei Glaukom, Alter > 5 Jahre	0,399	-	3,2	1	0,159	7	0,056	0,060	-	-	0,7170
C08A	O	Beidseitige extrakapsuläre Extraktion der Linse (ECCE) oder extrakapsuläre Extraktion der Linse oder bestimmte andere Eingriffe am Auge bei angeborener Fehlbildung der Linse oder Alter < 10 Jahre	0,724	-	3,1	1	0,297	7	0,067	0,072	-	-	0,9019
C08B	O	Extrakapsuläre Extraktion der Linse (ECCE) ohne angeborene Fehlbildung der Linse oder bestimmte Eingriffe am Auge, Alter > 9 Jahre	0,410	-	2,4	1	0,084	5	0,058	0,092	-	-	0,8427
C10A	O	Eingriffe an den Augenmuskeln mit erhöhtem Aufwand	0,652	-	2,3	1	0,118	4	0,065	0,064	-	-	1,2155
C10B	O	Eingriffe an den Augenmuskeln ohne erhöhten Aufwand, mit komplexem Eingriff oder Alter < 6 Jahre	0,590	-	2,2	1	0,124	4	0,090	0,066	-	-	1,1914
C10C	O	Eingriffe an den Augenmuskeln ohne erhöhten Aufwand, ohne komplexen Eingriff, Alter > 5 Jahre	0,511	-	2,3	1	0,070	4	0,062	0,062	-	-	1,1074
C12Z	O	Andere Rekonstruktionen der Augenlider	0,725	-	3,2	1	0,331	7	0,062	0,099	-	-	0,7162
C13Z	O	Eingriffe an Tränendrüse und Tränenwegen	0,439	-	3,0	1	0,125	6	0,060	0,064	-	-	0,8208
C14Z	O	Andere Eingriffe am Auge	0,418	-	2,8	1	0,124	6	0,062	0,064	-	-	0,8121
C15Z	O	Andere Eingriffe an der Retina	0,644	-	3,1	1	0,232	6	0,059	0,062	-	-	0,7486
C16Z	O	Aufwendige Eingriffe am Auge, Alter < 6 Jahre	0,842	-	2,7	1	0,174	6	0,105	0,114	-	-	1,4119
C20A	O	Eingriffe an Kornea, Sklera und Konjunktiva, Eingriffe am Augenlid oder verschiedene Eingriffe an der Linse, Alter < 16 Jahre oder beidseitige Eingriffe an Augen und Tränenwegen oder bestimmte Konjunktivaplastik oder bei bösartiger Neubildung am Auge	0,709	-	3,0	1	0,283	7	0,096	0,071	-	-	0,9550
C20B	O	Eingriffe an Kornea, Sklera und Konjunktiva, Eingriffe am Augenlid oder verschiedene Eingriffe an der Linse, Alter > 15 Jahre, ohne beidseitige Eingriffe an Augen und Tränenwegen, ohne bestimmte Konjunktivaplastik außer bei bösartiger Neubildung am Auge	0,517	-	2,8	1	0,136	6	0,059	0,064	-	-	0,8034
C60Z	M	Akute und schwere Augeninfektionen	0,489	-	6,2	1	0,329	12	0,056	0,068	-	-	0,6916
C61Z	M	Neuro-ophthalmologische und vaskuläre Erkrankungen des Auges	0,518	-	4,2	1	0,280	9	0,084	0,094	-	-	0,6797
C62Z	M	Hyphäma und konservativ behandelte Augenverletzungen	0,295	-	3,1	1	0,135	7	0,064	0,070	-	-	0,7797
C63Z	M	Andere Erkrankungen des Auges oder Augenerkrankungen bei Diabetes mellitus	0,431	-	4,0	1	0,236	9	0,074	0,084	-	-	0,7543
C64Z	M	Glaukom, Katarakt und Erkrankungen des Augenlides	0,206	-	2,4	1	0,097	5	0,060	0,061	-	-	0,7323
C65Z	M	Bösartige Neubildungen des Auges	0,539	-	4,1	1	0,268	10	0,088	0,096	-	x	0,9967
MDC 03 Krankheiten und Störungen des Ohres, der Nase, des Mundes und des Halses													
D01B	O	Kochleaimplantation, unilateral	6,353	-	4,2	1	0,279	8	0,131	0,106	-	-	0,7975
D02A	O	Komplexe Resektionen mit Rekonstruktionen an Kopf und Hals mit komplexem Eingriff oder mit Kombinationseingriff mit äußerst schweren CC	6,205	-	19,5	5	0,419	35	0,217	0,116	-	-	1,3292
D02B	O	Komplexe Resektionen mit Rekonstruktionen an Kopf und Hals ohne komplexen Eingriff, ohne Kombinationseingriff mit äußerst schweren CC	4,411	-	16,0	4	0,365	29	0,175	0,107	-	-	1,1117
D03A	O	Operative Korrektur einer Lippen-Kiefer-Gaumen-Spalte oder bestimmte plastische Rekonstruktion am Kopf mit Hartgaumenplastik oder bestimmte Knochentransplantation an Kiefer- und Gesichtsschädelknochen oder Alter < 2 Jahre	1,595	-	5,2	1	0,288	10	0,110	0,092	-	-	1,4804
D03B	O	Operative Korrektur einer Lippen-Kiefer-Gaumen-Spalte oder bestimmte plastische Rekonstruktion am Kopf ohne Hartgaumenplastik, ohne bestimmte Knochentransplantation an Kiefer- und Gesichtsschädelknochen, Alter > 1 Jahr	1,376	-	5,1	1	0,243	10	0,066	0,079	-	-	0,8727
D04A	O	Bignathe Osteotomie und komplexe Eingriffe am Kiefer oder Rekonstruktion der Trachea oder plastische Rekonstruktion der Ohrmuschel mit mikrovaskulärem Lappen, mit komplexem Eingriff	2,233	-	5,5	1	0,308	10	0,251	0,088	-	-	0,9605
D04B	O	Bignathe Osteotomie und komplexe Eingriffe am Kiefer oder Rekonstruktion der Trachea oder plastische Rekonstruktion der Ohrmuschel mit mikrovaskulärem Lappen, ohne komplexen Eingriff	1,686	-	6,1	1	0,293	12	0,249	0,082	-	-	0,8311

Fallpauschalen-Katalog und Pflegeerlöskatalog

Teil a) Bewertungsrelationen bei Versorgung durch Hauptabteilungen

DRG	Partition	Bezeichnung [6]	Bewertungsrelation bei Hauptabteilung	Bewertungsrelation bei Hauptabteilung und Beleghebamme	Mittlere Verweildauer [1]	Untere Grenzverweildauer: Erster Tag mit Abschlag [2], [5]	Untere Grenzverweildauer: Bewertungsrelation pro Tag	Obere Grenzverweildauer: Erster Tag mit zusätzlichem Entgelt [3], [5]	Obere Grenzverweildauer: Bewertungsrelation pro Tag	Externe Verlegung Abschlag pro Tag (Bewertungsrelation)	Verlegungsfallpauschale	Ausnahme von Wiederaufnahme [4]	Pflegeerlös Bewertungsrelation pro Tag
1	2	3	4	5	6	7	8	9	10	11	12	13	14
D05A	O	Komplexe Parotidektomie	1,522	-	4,6	1	0,220	9	0,068	0,078	-	-	0,7652
D05B	O	Komplexe Eingriffe an den Speicheldrüsen außer komplexe Parotidektomien	1,042	-	3,6	1	0,172	7	0,067	0,072	-	-	0,7340
D06A	O	Komplexe Eingriffe an Nasennebenhöhlen, Mastoid, Mittelohr, Speicheldrüsen, Rachen, Alter < 6 Jahre oder Alter > 15 Jahre mit komplexer Prozedur oder Diagnose, mit Resektion des Felsenbeins oder mit intrakraniellem Eingriff bei bösartiger Neubildung	1,371	-	5,8	1	0,290	12	0,067	0,082	-	-	1,0070
D06B	O	Andere Eingriffe an Nasennebenhöhlen, Mastoid, Mittelohr, Speicheldrüsen, Rachen, Alter > 5 Jahre und Alter < 16 Jahre oder Alter > 15 Jahre, mit komplexer Prozedur oder Diagnose, ohne Resektion am Felsenbein, ohne intrakraniellen Eingriff bei BNB	0,925	-	4,0	1	0,227	9	0,066	0,075	-	-	0,8134
D06C	O	Bestimmte Eingriffe an Nasennebenhöhlen, Mastoid, Mittelohr, Speicheldrüsen, Rachen, Alter > 15 Jahre, ohne komplexe Prozedur, ohne komplexe Diagnose, mit bestimmter Prozedur	0,752	-	3,3	1	0,162	7	0,061	0,098	-	-	0,6756
D08A	O	Eingriffe an Mundhöhle und Mund bei bösartiger Neubildung mit äußerst schweren CC	2,395	-	12,6	3	0,403	26	0,162	0,118	-	-	1,1425
D08B	O	Eingriffe an Mundhöhle und Mund bei bösartiger Neubildung ohne äußerst schwere CC	0,740	-	3,9	1	0,296	9	0,115	0,083	-	-	0,7673
D09Z	O	Tonsillektomie bei bösartiger Neubildung oder verschiedene Eingriffe an Ohr, Nase, Mund und Hals mit äußerst schweren CC	1,305	-	7,7	2	0,262	19	0,119	0,089	-	-	1,0248
D12A	O	Andere aufwendige Eingriffe an Ohr, Nase, Mund und Hals	1,377	-	5,8	1	0,586	14	0,072	0,107	-	-	0,9230
D12B	O	Andere Eingriffe an Ohr, Nase, Mund und Hals	0,797	-	3,8	1	0,275	8	0,064	0,071	-	-	0,7953
D13A	O	Kleine Eingriffe an Nase, Ohr, Mund und Hals mit komplizierender Diagnose oder bestimmtem Eingriff oder Alter < 16 Jahre mit äußerst schweren CC oder Alter < 1 Jahr	0,848	-	3,6	1	0,302	8	0,070	0,082	-	-	0,8609
D13B	O	Kleine Eingriffe an Nase, Ohr, Mund und Hals ohne komplizierende Diagnose, ohne bestimmten Eingriff, Alter > 15 Jahre oder ohne äußerst schwere CC, Alter > 0 Jahre	0,477	-	2,9	1	0,099	6	0,063	0,068	-	-	0,9466
D15A	O	Tracheostomie mit äußerst schweren CC oder mit radikaler zervikaler Lymphadenektomie oder Implantation einer Kiefergelenkendoprothese	3,506	-	18,0	5	0,323	32	0,074	-	x	-	1,1776
D15B	O	Tracheostomie ohne äußerst schwere CC, ohne radikale zervikale Lymphadenektomie	2,072	-	13,4	3	0,339	25	0,067	-	x	-	1,0457
D16Z	O	Materialentfernung an Kiefer und Gesicht	0,696	-	2,6	1	0,144	5	0,064	0,067	-	-	0,8045
D19Z	O	Strahlentherapie bei Krankheiten und Störungen des Ohres, der Nase, des Mundes und des Halses, Bestrahlungen an mindestens 9 Tagen	2,590	-	18,5	5	0,418	35	0,131	0,128	-	x	0,7407
D20A	O	Strahlentherapie bei Krankheiten und Störungen des Ohres, der Nase, des Mundes und des Halses, Bestrahlungen an mindestens 5 Tagen	1,092	-	7,5	-	-	15	0,142	0,125	-	x	0,7763
D20B	O	Strahlentherapie bei Krankheiten und Störungen des Ohres, der Nase, des Mundes und des Halses, Bestrahlungen an weniger als 5 Tagen	0,626	-	3,2	1	0,300	8	0,168	0,163	-	x	0,8227
D22A	O	Eingriffe an Mundhöhle und Mund außer bei bösartiger Neubildung, mit Mundboden- oder Vestibulumplastik oder komplexe Eingriffe am Kopf	1,007	-	6,1	1	0,258	11	0,059	0,070	-	-	0,7511
D22B	O	Eingriffe an Mundhöhle und Mund außer bei bösartiger Neubildung oder Eingriffe an Hals und Kopf, ohne Mundboden- oder Vestibulumplastik, ohne komplexe Eingriffe am Kopf	0,577	-	3,1	1	0,179	7	0,070	0,075	-	-	0,8308
D24A	O	Komplexe Hautplastiken und große Eingriffe an Kopf und Hals mit äußerst schweren CC oder mit Kombinationseingriff ohne äußerst schwere CC	4,114	-	18,6	5	0,341	36	0,076	0,104	-	-	1,0372
D24B	O	Komplexe Hautplastiken und große Eingriffe an Kopf und Hals ohne äußerst schwere CC, ohne Kombinationseingriff	2,228	-	8,5	2	0,300	17	0,073	0,093	-	-	0,8316
D25A	O	Mäßig komplexe Eingriffe an Kopf und Hals bei bösartiger Neubildung oder mit Eingriff an den oberen Atemwegen mit äußerst schweren CC oder Strahlentherapie mit operativem Eingriff	5,290	-	32,0	10	0,295	50	0,146	0,098	-	-	1,1364
D25B	O	Mäßig komplexe Eingriffe an Kopf und Hals bei BNB oder mit Eingriff an den oberen Atemwegen, mit Laryngektomie oder Exzision von Tumorgewebe, ohne äußerst schwere CC oder außer bei bösartiger Neubildung mit äußerst schweren CC	3,753	-	16,6	5	0,275	29	0,073	0,097	-	-	1,0211
D25C	O	Mäßig komplexe Eingriffe an Kopf und Hals bei BNB oder mit Eingriff an den oberen Atemwegen, ohne Laryngektomie, ohne Exzision von Tumorgewebe, ohne äußerst schwere CC	1,827	-	7,8	2	0,265	16	0,161	0,089	-	-	0,8326

Fallpauschalen-Katalog und Pflegeerlöskatalog
Teil a) Bewertungsrelationen bei Versorgung durch Hauptabteilungen

DRG	Partition	Bezeichnung [6]	Bewertungsrelation bei Hauptabteilung	Bewertungsrelation bei Hauptabteilung und Beleghebamme	Mittlere Verweildauer [1]	Untere Grenzverweildauer: Erster Tag mit Abschlag [2), 5)]	Untere Grenzverweildauer: Bewertungsrelation pro Tag	Obere Grenzverweildauer: Erster Tag mit zusätzlichem Entgelt [3), 5)]	Obere Grenzverweildauer: Bewertungsrelation pro Tag	Externe Verlegung Abschlag pro Tag (Bewertungsrelation)	Verlegungsfallpauschale	Ausnahme von Wiederaufnahme [4]	Pflegeerlös Bewertungsrelation pro Tag
1	2	3	4	5	6	7	8	9	10	11	12	13	14
D25D	O	Mäßig komplexe Eingriffe an Kopf und Hals außer bei bösartiger Neubildung ohne äußerst schwere CC	1,175	-	4,9	1	0,502	10	0,066	0,076	-	-	0,8230
D28Z	O	Andere Eingriffe an Kopf und Hals mit komplexem Eingriff oder bei bösartiger Neubildung oder Rekonstruktion mit Gesichtsepithesen oder totale Auflagerungsplastik der Maxilla	1,269	-	4,3	1	0,560	9	0,182	-	x	-	0,8149
D29Z	O	Operationen am Kiefer und andere Eingriffe an Kopf und Hals außer bei bösartiger Neubildung	1,071	-	4,1	1	0,407	9	0,067	0,104	-	-	0,7845
D30A	O	Tonsillektomie außer bei BNB od. versch. Eingriffe Ohr, Nase, Mund, Hals oh. äuß. schw. CC, m. aufw. Eingr. od. Eingr. Mundh., Mund, Alter < 3 J. od. m. kompl. Diag. od. Alter < 16 J. m. äuß. schw. od. schw. CC od. m. Eingr. Ohr, Trachea m. äuß. schw. CC	0,779	-	3,3	1	0,152	7	0,064	0,070	-	-	0,8261
D30B	O	Tonsillektomie außer bei BNB oder verschiedene Eingriffe an Ohr, Nase, Mund und Hals, Alter > 15 oder ohne äußerst schwere oder schwere CC, Alter < 12 Jahre oder Alter > 11 Jahre bei BNB oder mit anderem Eingriff oder ohne Eingriff an Hals, Trachea	0,603	-	3,6	1	0,199	7	0,057	0,063	-	-	0,7969
D30C	O	Kleine Eingriffe an Ohr, Nase, Mund und Hals, Alter > 11 Jahre	0,373	-	2,7	1	0,028	5	0,064	0,067	-	-	0,7820
D33Z	O	Mehrzeitige komplexe OR-Prozeduren bei Krankheiten und Störungen des Ohres, der Nase, des Mundes und des Halses	3,662	-	16,7	5	0,307	33	0,160	0,103	-	-	0,9967
D35Z	O	Eingriffe an Nase, Nasennebenhöhlen bei bösartiger Neubildung	1,032	-	3,8	1	0,222	8	0,180	0,088	-	-	0,7834
D36Z	O	Sehr komplexe Eingriffe an den Nasennebenhöhlen	0,947	-	4,2	1	0,194	9	0,064	0,073	-	-	0,7558
D37A	O	Sehr komplexe Eingriffe an der Nase, Alter < 16 Jahre oder bei Gaumenspalte oder Spaltnase oder plastische Rekonstruktion der Nase mit Rippenknorpeltransplantation	1,652	-	4,4	1	0,212	8	0,064	0,093	-	-	0,8914
D37B	O	Sehr komplexe Eingriffe an der Nase, Alter > 15 Jahre, außer bei Gaumenspalte oder Spaltnase, ohne plastische Rekonstruktion der Nase mit Rippenknorpeltransplantation	1,066	-	3,4	1	0,150	6	0,063	0,068	-	-	0,6670
D38Z	O	Mäßig komplexe Eingriffe an Nase, Nasennebenhöhlen, Gesichtsschädelknochen	0,781	-	3,2	1	0,302	6	0,062	0,066	-	-	0,7533
D39Z	O	Andere Eingriffe an der Nase	0,469	-	2,7	1	0,136	5	0,065	0,069	-	-	0,7968
D40Z	A	Zahnextraktion und -wiederherstellung	0,567	-	2,7	1	0,113	6	0,070	0,072	-	-	1,0621
D60A	M	Bösartige Neubildungen an Ohr, Nase, Mund und Hals, mehr als ein Belegungstag, mit äußerst schweren oder schweren CC	1,272	-	12,2	3	0,297	26	0,098	0,090	-	x	1,0039
D60B	M	Bösartige Neubildungen an Ohr, Nase, Mund und Hals, ein Belegungstag oder ohne äußerst schwere oder schwere CC	0,590	-	3,6	1	0,244	9	0,081	0,091	-	x	0,8807
D61Z	M	Gleichgewichtsstörung, Hörverlust und Tinnitus	0,430	-	3,6	1	0,220	8	0,076	0,088	-	-	0,6769
D63A	M	Otitis media oder Infektionen der oberen Atemwege oder Blutung aus Nase und Rachen mit äußerst schweren CC	0,942	-	6,5	1	0,526	15	0,081	0,126	-	-	1,0626
D63B	M	Otitis media oder Infektionen der oberen Atemwege oder Blutung aus Nase und Rachen ohne äußerst schwere CC	0,326	-	3,2	1	0,146	7	0,066	0,074	-	-	0,9440
D64Z	M	Laryngotracheitis, Laryngospasmus und Epiglottitis	0,271	-	2,2	1	0,119	4	0,079	0,083	-	-	1,3593
D65Z	M	Andere Krankheiten an Ohr, Nase, Mund und Hals oder Verletzung und Deformität der Nase	0,398	-	3,4	1	0,132	8	0,067	0,073	-	-	0,8643
D67Z	M	Erkrankungen von Zähnen und Mundhöhle	0,411	-	3,3	1	0,138	7	0,070	0,075	-	-	0,9248
MDC 04 Krankheiten und Störungen der Atmungsorgane													
E01A	O	Revisionseingriffe, beidseitige Lobektomie, erweiterte Lungenresektionen und andere komplexe Eingriffe mit komplizierender Konstellation, hochkomplexem Eingriff oder komplizierender Diagnose	5,160	-	21,9	6	0,423	40	0,098	0,128	-	-	1,2295
E01B	O	Revisionseingriffe, beidseitige Lobektomie, erweiterte Lungenresektionen und andere komplexe Eingriffe ohne komplizierende Konstellation, ohne hochkomplexen Eingriff, ohne komplizierende Diagnose	3,743	-	15,2	4	0,372	30	0,085	0,115	-	-	1,0264
E02A	O	Andere OR-Prozeduren an den Atmungsorganen mit aufwendigem Eingriff oder schwersten CC oder IntK > 196 / 184 / 368 Punkte oder Alter < 10 Jahre	2,494	-	16,6	5	0,313	33	0,080	0,105	-	-	0,9850
E02B	O	Andere OR-Prozeduren an den Atmungsorganen, Alter > 9 Jahre, mit mäßig aufwendigem Eingriff bei Krankheiten und Störungen der Atmungsorgane oder mehr als ein Belegungstag mit bestimmtem Eingriff an Larynx oder Trachea oder mit äußerst schweren CC	1,651	-	12,0	3	0,311	25	0,071	0,092	-	-	0,7894

Fallpauschalen-Katalog und Pflegeerlöskatalog
Teil a) Bewertungsrelationen bei Versorgung durch Hauptabteilungen

DRG	Partition	Bezeichnung [3]	Bewertungsrelation bei Hauptabteilung	Bewertungsrelation bei Hauptabteilung und Beleghebamme	Mittlere Verweildauer [1]	Untere Grenzverweildauer: Erster Tag mit Abschlag [2), 5)]	Untere Grenzverweildauer: Bewertungsrelation pro Tag	Obere Grenzverweildauer: Erster Tag mit zusätzlichem Entgelt [3), 5)]	Obere Grenzverweildauer: Bewertungsrelation pro Tag	Externe Verlegung Abschlag pro Tag (Bewertungsrelation)	Verlegungsfallpauschale	Ausnahme von Wiederaufnahme [4]	Pflegeerlös Bewertungsrelation pro Tag
1	2	3	4	5	6	7	8	9	10	11	12	13	14
E02C	O	Andere OR-Prozeduren an den Atmungsorganen, Alter > 9 J., mehr als 1 BT, ohne best. Eingr. an Larynx oder Trachea, ohne mäßig aufwend. Eingr., ohne äuß. schw. CC, mit best. endoskop. Lungenvolumenred. oder anderem mäßig kompl. Eingr. oder Alter < 18 J.	0,989	-	5,8	1	0,301	15	0,070	0,089	-	-	0,7614
E02D	O	Andere OR-Prozeduren an den Atmungsorganen, Alter > 17 Jahre, mehr als 1 BT, ohne bestimmten Eingriff an Larynx oder Trachea, ohne mäßig aufwendigen Eingriff, ohne äußerst schwere CC, ohne endoskop. Lungenvolumenred., ohne anderen mäßig kompl. Eingriff	0,855	-	5,0	-	-	13	0,086	0,103	-	-	0,6671
E02E	O	Andere OR-Prozeduren an den Atmungsorganen, Alter > 17 J., ohne best. Eingriff an Larynx oder Trachea, ohne mäßig aufwendigen Eingriff, ohne äußerst schwere CC, ohne endoskop. Lungenvolumenreduktion, ohne andere mäßig kompl. Eingriffe, ein Belegungstag	0,522	-	1,0	-	-	-	-	-	-	-	1,3160
E03Z	O	Brachytherapie oder Therapie mit offenen Nukliden bei Krankheiten und Störungen der Atmungsorgane, mehr als ein Belegungstag	0,668	-	2,4	-	-	5	0,165	0,254	-	x	1,3649
E05A	O	Andere große Eingriffe am Thorax mit bestimmten Eingriffen bei Brustkorbdeformität oder äußerst schweren CC	4,640	-	19,3	5	0,451	35	0,096	0,135	-	-	1,2816
E05B	O	Andere große Eingriffe am Thorax bei bösartiger Neubildung oder Alter < 18 Jahre oder bestimmter Eingriff an der Pulmonalarterie oder Perikarddrainage mit äußerst schweren CC oder Exzision intrakranielles Tumorgewebe	2,902	-	9,1	2	0,416	18	0,087	0,125	-	-	0,9549
E05C	O	Andere große Eingriffe am Thorax oder bestimmte Revisionseingriffe ohne bestimmte Eingriffe bei Brustkorbdeformität, ohne äußerst schwere CC, außer bei bösartiger Neubildung, ohne bestimmten Eingriff an der Pulmonalarterie, Alter > 17 Jahre	2,241	-	9,6	2	0,348	20	0,076	0,094	-	-	0,9007
E06A	O	Andere Lungenresektionen, bestimmte Eingriffe an Thoraxorganen, Thoraxwand, Gefäßsystem oder Mediastinum, Alter < 10 Jahre oder Eingriff am Thorax mit äußerst schweren CC oder bestimmte Lobektomie	3,115	-	15,5	4	0,367	30	0,083	0,110	-	-	1,0672
E06B	O	And. Lungenresek., best. Eingr. an Thoraxorg., Thoraxw., Gefäßsystem od. Mediast., Alter > 9 und < 16 J. od. m. offen chirurg. Pleurolyse m. Eingr. an Lunge/Pleura od. best. atyp. Lungenresek. od. best. Brustkorbkorr. od. best. chirurg. Stab. d. Thoraxw.	2,354	-	10,0	2	0,377	20	0,079	0,103	-	-	0,9725
E06C	O	Andere Lungenresektionen, bestimmte Eingriffe an Thoraxorganen, Thoraxwand, Gefäßsystem oder Mediastinum, Alter > 15 Jahre, ohne offen chirurgische Pleurolyse mit Eingr. an Lunge/Pleura, mit best. Eingriffen an Atmungsorganen, Mediastinum und Brustkorb	1,606	-	7,7	2	0,283	16	0,075	0,090	-	-	0,8087
E07Z	O	Aufwendige Eingriffe bei Schlafapnoesyndrom	0,880	-	4,8	1	0,210	9	0,060	0,068	-	-	0,6231
E08A	O	Strahlentherapie bei Krankheiten und Störungen der Atmungsorgane mit operativem Eingriff oder Beatmung > 24 Stunden	3,257	-	18,5	5	0,428	35	0,149	-	x	x	0,9188
E08B	O	Strahlentherapie bei Krankheiten und Störungen der Atmungsorgane ohne operativen Eingriff oder Beatmung > 24 Stunden, mehr als ein Belegungstag, Bestrahlungen an mindestens 9 Tagen	3,208	-	23,7	7	0,384	42	0,129	-	x	x	0,7099
E08C	O	Strahlentherapie bei Krankheiten und Störungen der Atmungsorgane ohne operativen Eingriff od. Beatmung > 24 Stunden, mehr als ein Belegungstag, Bestrahlungen an mindestens 5 Tagen od. mindestens 10 Bestrahlungen od. zerebrale, stereotaktische Bestrahlung	1,566	-	11,6	3	0,377	26	0,130	0,113	-	x	0,8056
E08D	O	Strahlentherapie bei Krankheiten und Störungen der Atmungsorgane ohne operativen Eingr. oder Beatmung > 24 Stunden, mehr als ein Belegungstag, Bestrahlungen an weniger als 5 Tagen, weniger als 10 Bestrahlungen, ohne zerebrale, stereotaktische Bestrahlung	1,012	-	7,7	2	0,318	18	0,123	-	x	x	0,7844
E36Z	O	Intensivmedizinische Komplexbehandlung > 588 / 552 / 552 Aufwandspunkte oder hochaufwendiges Implantat bei Krankheiten und Störungen der Atmungsorgane	4,827	-	19,0	5	0,788	35	0,241	0,233	-	x	2,8493
E40A	A	Krankheiten und Störungen der Atmungsorgane mit Beatmung > 24 Stunden, mehr als 2 Belegungstage, mit komplexer Prozedur oder int. Komplexbehandlung > 196 / 368 / - Punkte oder komplizierender Diagnose oder Alter < 16 Jahre, mit äußerst schw. CC oder ARDS	3,528	-	16,9	5	0,549	32	0,141	0,185	-	x	2,2582
E40B	A	Krankheiten und Störungen der Atmungsorgane mit Beatmung > 24 Stunden, mehr als 2 Belegungstage, mit komplexer Prozedur, mit äußerst schweren CC, Alter > 15 Jahre oder bei Para- / Tetraplegie	2,527	-	16,1	4	0,469	29	0,106	0,132	-	x	1,9289

Fallpauschalen-Katalog und Pflegeerlöskatalog
Teil a) Bewertungsrelationen bei Versorgung durch Hauptabteilungen

DRG	Partition	Bezeichnung [6]	Bewertungsrelation bei Hauptabteilung	Bewertungsrelation bei Hauptabteilung und Beleghebamme	Mittlere Verweildauer [1]	Untere Grenzverweildauer: Erster Tag mit Abschlag [2), 5)]	Untere Grenzverweildauer: Bewertungsrelation pro Tag	Obere Grenzverweildauer: Erster Tag mit zusätzlichem Entgelt [3), 5)]	Obere Grenzverweildauer: Bewertungsrelation pro Tag	Externe Verlegung Abschlag pro Tag (Bewertungsrelation)	Verlegungsfallpauschale	Ausnahme von Wiederaufnahme [4]	Pflegeerlös Bewertungsrelation pro Tag
1	2	3	4	5	6	7	8	9	10	11	12	13	14
E40C	A	Krankheiten und Störungen der Atmungsorgane mit Beatmung > 24 Stunden, mehr als 2 Belegungstage, mit komplexer Prozedur, ohne äußerst schwere CC, außer bei Para- / Tetraplegie	1,668	-	9,1	2	0,560	21	0,115	0,164	-	x	1,9367
E42A	A	Geriatrische frührehabilitative Komplexbehandlung bei Krankheiten und Störungen der Atmungsorgane mit Komplexbehandlung bei isolationspflichtigen Erregern, COVID-19, Virus nachgewiesen	2,373	-	31,5	-	-	48	0,053	0,072	-	-	0,8464
E42B	A	Geriatrische frührehabilitative Komplexbehandlung bei Krankheiten und Störungen der Atmungsorgane	1,471	-	20,4	-	-	31	0,050	0,067	-	-	0,7652
E60A	M	Zystische Fibrose (Mukoviszidose), Alter < 16 Jahre oder mit äußerst schweren CC oder Lungenembolie oder komplexe respiratorische Insuffizienz, Alter < 16 Jahre	1,178	-	9,0	2	0,378	20	0,130	-	x	-	1,2658
E60B	M	Zystische Fibrose (Mukoviszidose), Alter > 15 Jahre, ohne äußerst schwere CC	0,760	-	6,9	1	0,447	17	0,106	-	x	-	0,7783
E63A	M	Schlafapnoesyndrom oder Polysomnographie oder kardiorespir. Polygraphie bis 2 Belegungstage, Alter < 18 Jahre oder mit best. invasiver kardiologischer Diagnostik oder Kontrolle oder Optimierung einer bestehenden häusl. Beatmung bis 2 BT, Alter < 18 Jahre	0,358	-	2,2	1	0,153	4	0,114	0,109	-	-	1,7695
E63B	M	Schlafapnoesyndrom oder Polysomnographie oder kardiorespiratorische Polygraphie bis 2 Belegungstage, Alter > 17 Jahre, ohne bestimmte invasive kardiologische Diagnostik	0,274	-	2,2	1	0,117	4	0,085	0,085	-	-	0,7204
E64A	M	Respiratorische Insuffizienz, mehr als ein Belegungstag, mit äußerst schweren CC oder Lungenembolie, Alter > 15 Jahre	0,714	-	6,5	1	0,457	14	0,072	0,086	-	-	0,8775
E64B	M	Respiratorische Insuffizienz, mehr als ein Belegungstag, ohne äußerst schwere CC, Alter < 16 Jahre	0,711	-	4,3	-	-	11	0,155	0,125	-	-	1,8793
E64C	M	Respiratorische Insuffizienz, mehr als ein Belegungstag, ohne äußerst schwere CC, Alter > 15 Jahre	0,593	-	6,1	-	-	14	0,066	0,080	-	-	1,0037
E64D	M	Respiratorische Insuffizienz, ein Belegungstag	0,207	-	1,0	-	-	-	-	-	-	-	1,3484
E65A	M	Chron.-obstr. Atemwegserkrankung od. best. Atemwegsinfekt. mit äuß. schw. CC od. best. hochaufw. Beh. od. Bronchitis u. Asthma bronch., mehr als ein BT, mit äuß. schw. od. schw. CC, Alter < 1 J., mit RS-V.-Infekt., mit int. Komplexbeh. > 196 / 184 / - P.	1,452	-	16,6	5	0,237	26	0,061	0,078	-	-	1,0700
E65B	M	Chronisch-obstruktive Atemwegserkrankung oder best. Atemwegsinfektion ohne äußerst schwere CC, mit komplizierender Diagnose oder mit FEV1 < 35% und mehr als ein Belegungstag oder Alter < 1 J. oder mit bestimmter mäßig aufwendiger / aufwendiger Behandlung	0,698	-	8,0	2	0,221	17	0,059	0,076	-	-	0,7430
E65C	M	Chronisch-obstruktive Atemwegserkrankung ohne äußerst schwere CC, ohne komplizierende Diagnose, ohne FEV1 < 35% oder ein Belegungstag oder Alter > 1 Jahr, ohne bestimmte mäßig aufwendige / aufwendige Behandlung	0,540	-	6,0	1	0,335	13	0,058	0,072	-	-	0,7152
E66A	M	Schweres Thoraxtrauma mit komplizierender Diagnose	0,575	-	5,4	1	0,304	12	0,073	0,089	-	-	0,8560
E66B	M	Schweres Thoraxtrauma ohne komplizierende Diagnose	0,416	-	4,1	1	0,193	9	0,070	0,080	-	-	0,7826
E69A	M	Bronchitis und Asthma bronchiale, mehr als ein Belegungstag, mit äußerst schweren oder schweren CC oder bestimmte aufwendige / hochaufwendige Behandlung, Alter < 1 Jahr ohne RS-Virus-Infektion oder bei Para- / Tetraplegie	0,733	-	6,0	1	0,421	13	0,079	0,109	-	-	1,5470
E69B	M	Bronchitis und Asthma bronchiale, mehr als 1 BT u. Alter > 55 J. od. mit äuß. schw. od. schw. CC, Alt. > 0 J. od. 1 BT od. oh. äuß. schw. od. schw. CC, Alt. < 1 J. od. flex. Bronchoskopie, Alt. < 16 J. od. best. mäßig aufw. Beh., m. RS-Virus-Infekt.	0,487	-	5,3	1	0,298	12	0,059	0,087	-	-	0,7886
E69C	M	Bronchitis und Asthma bronchiale, ein Belegungstag oder ohne äuß. schw. oder schw. CC oder Alter < 56 Jahre oder Beschwerden und Symptome der Atmung oder Störungen der Atmung mit Ursache in der Neonatalperiode, ohne bestimmte aufw./hochaufw. Behandlung	0,360	-	3,2	1	0,178	7	0,074	0,081	-	-	1,0251
E70Z	M	Keuchhusten und akute Bronchiolitis	0,414	-	3,9	1	0,221	8	0,070	0,080	-	-	1,5400
E71A	M	Neubildungen der Atmungsorgane, mehr als ein Belegungstag, mit äußerst schweren CC	1,533	-	14,6	4	0,288	29	0,068	0,093	-	x	0,9018
E71B	M	Neubildungen der Atmungsorgane, ein Belegungstag oder ohne äußerst schwere CC, mit Ösophagusprothese oder endoskopischer Stufenbiopsie oder endoskopischer Biopsie am Respirationstrakt mit Chemotherapie, mit int. Komplexbeh. > 196 / 184 / - Punkten	1,166	-	7,7	2	0,327	19	0,089	0,113	-	x	0,6845

Fallpauschalen-Katalog und Pflegeerlöskatalog

Teil a) Bewertungsrelationen bei Versorgung durch Hauptabteilungen

DRG	Partition	Bezeichnung [6]	Bewertungsrelation bei Hauptabteilung	Bewertungsrelation bei Hauptabteilung und Beleghebamme	Mittlere Verweildauer [1]	Untere Grenzverweildauer: Erster Tag mit Abschlag [2), 5)]	Untere Grenzverweildauer: Bewertungsrelation pro Tag	Obere Grenzverweildauer: Erster Tag mit zusätzlichem Entgelt [3), 5)]	Obere Grenzverweildauer: Bewertungsrelation pro Tag	Externe Verlegung Abschlag pro Tag (Bewertungsrelation)	Verlegungsfallpauschale	Ausnahme von Wiederaufnahme [4]	Pflegeerlös Bewertungsrelation pro Tag
1	2	3	4	5	6	7	8	9	10	11	12	13	14
E71C	M	Neubildungen der Atmungsorgane, ein Belegungstag oder ohne äußerst schwere CC, ohne Ösophagusproth., ohne Stufenbiop., ohne Chemotherapie od. ohne endoskop. Biop. am Respir.-Trakt, mit Bronchoskop. mit starrem Instr. oder perkut. Biop. am Respir.-Trakt	0,738	-	5,0	1	0,361	13	0,086	0,103	-	x	0,6506
E71D	M	Neubildungen der Atmungsorgane, ein Belegungstag od. ohne äußerst schwere CC, ohne Ösophagusproth., ohne Stufenbiopsie, ohne Chemoth. od. ohne endoskop. Biop. am Respir.-Trakt, ohne Bronchoskopie mit starrem Instr., ohne perkut. Biopsie am Respir.-Trakt	0,530	-	5,2	1	0,309	13	0,067	0,080	-	x	0,8808
E73A	M	Pleuraerguss mit äußerst schweren CC	1,492	-	14,3	4	0,279	28	0,071	0,091	-	-	1,0088
E73B	M	Pleuraerguss ohne äußerst schwere CC	0,590	-	5,5	1	0,368	13	0,069	0,082	-	-	0,7396
E74Z	M	Interstitielle Lungenerkrankung	0,675	-	6,0	1	0,405	15	0,071	0,087	-	-	0,7756
E75A	M	Andere Krankheiten der Atmungsorgane mit äußerst schweren CC, Alter < 16 Jahre	1,866	-	10,9	3	0,453	24	0,184	0,153	-	-	2,3614
E75B	M	Andere Krankheiten der Atmungsorgane mit äußerst schweren CC, Alter > 15 Jahre	1,128	-	11,3	3	0,267	21	0,066	0,085	-	-	1,1044
E75C	M	Andere Krankheiten der Atmungsorgane ohne äußerst schwere CC oder Beschwerden und Symptome der Atmung mit komplexer Diagnose	0,494	-	4,7	1	0,260	11	0,065	0,076	-	-	0,8389
E76B	M	Tuberkulose bis 14 Belegungstage oder Alter < 18 Jahre mit äußerst schweren oder schweren CC	0,950	-	6,9	1	0,558	15	0,080	0,115	-	-	0,8638
E76C	M	Tuberkulose bis 14 Belegungstag, Alter > 17 Jahre oder ohne äußerst schwere oder schwere CC oder Pneumothorax	0,702	-	6,4	1	0,443	14	0,073	0,090	-	-	0,9173
E77A	M	Bestimmte andere Infektionen und Entzündungen der Atmungsorgane mit intensivmedizinischer Komplexbehandlung > 392 / 368 / - Aufwandspunkte	3,938	-	20,6	6	0,556	38	0,133	0,177	-	-	2,1171
E77B	M	Bestimmte andere Infektionen und Entzündungen der Atmungsorgane mit bestimmter komplizierender Konstellation oder hochkomplexer Diagnose oder intensivmedizinischer Komplexbehandlung > 196 / - / - Aufwandspunkte	2,567	-	23,3	7	0,306	39	0,084	0,105	-	-	1,3524
E77C	M	Bestimmte andere Infektionen und Entzündungen der Atmungsorgane mit Komplexbehandlung bei isolationspflichtigen Erregern oder bestimmter hochaufwendiger Behandlung oder schwersten CC oder weiteren komplizierenden Faktoren	1,931	-	15,3	4	0,368	29	0,085	0,115	-	-	1,2667
E77D	M	Bestimmte andere Infektionen und Entzündungen der Atmungsorgane, Alter > 9 Jahre	1,239	-	11,2	3	0,296	23	0,074	0,099	-	-	1,0038
E78Z	M	Kontrolle oder Optimierung einer bestehenden häuslichen Beatmung, bis 2 Belegungstage, Alter > 17 Jahre	0,251	-	2,0	1	0,095	3	0,083	0,078	-	-	1,0917
E79A	M	Infektionen und Entzündungen der Atmungsorgane mit komplexer Diagnose oder äußerst schweren CC, mehr als ein Belegungstag oder mit äußerst schweren CC mit bestimmten Infektionen oder Entzündungen	1,033	-	11,4	3	0,252	20	0,062	0,081	-	-	1,0291
E79B	M	Infektionen und Entzündungen der Atmungsorgane ohne komplexe Diagnose, ohne äußerst schwere CC oder ein Belegungstag, bei Para- / Tetraplegie oder mit bestimmter mäßig aufwendiger Behandlung oder mit bestimmter Pneumonie, mehr als ein Belegungstag	0,715	-	7,6	2	0,226	16	0,067	0,078	-	-	1,2615
E79C	M	Infektionen und Entzündungen der Atmungsorgane ohne komplexe Diagnose, ohne äußerst schwere CC oder ein Belegungstag, außer bei Para- / Tetraplegie, ohne bestimmte mäßig aufwendige Behandlung	0,605	-	6,6	1	0,388	14	0,064	0,074	-	-	0,9870
MDC 05 Krankheiten und Störungen des Kreislaufsystems													
F01A	O	Implantation Kardioverter / Defibrillator (AICD), Dreikammer-Stim. od. Defibrillator mit subk. Elektrode od. intrak. Pulsgen. mit kompliz. Fakt. od. myokardstim. Sys. od. aufwendige Sondenentf. mit kompliz. Fakt. od. Zweikammer-Stim. mit kompliz. Fakt.	4,997	-	12,8	3	0,365	27	0,079	0,106	-	-	1,1553
F01B	O	Implantation Kardioverter / Defibrillator (AICD), Zweikammer-Stimulation mit komplizierenden Faktoren oder neurologische Komplexbehandlung des akuten Schlaganfalls mehr als 24 Stunden mit komplizierenden Faktoren	3,861	-	12,5	3	0,347	25	0,077	0,099	-	-	1,1673
F01C	O	Implantation Kardioverter / Defibrillator (AICD), Dreikammer-Stimulation oder Defibrillator oder intrakardialer Pulsgenerator, ohne komplizierende Faktoren oder Implantation eines Drucksensors in die Pulmonalarterie	3,084	-	5,8	1	0,441	15	0,063	0,073	-	-	0,8603

Fallpauschalen-Katalog und Pflegeerlöskatalog
Teil a) Bewertungsrelationen bei Versorgung durch Hauptabteilungen

DRG	Partition	Bezeichnung [6)]	Bewertungsrelation bei Hauptabteilung	Bewertungsrelation bei Hauptabteilung und Beleghebamme	Mittlere Verweildauer [1)]	Untere Grenzverweildauer: Erster Tag mit Abschlag [2), 5)]	Untere Grenzverweildauer: Bewertungsrelation pro Tag	Obere Grenzverweildauer: Erster Tag mit zusätzlichem Entgelt [3), 5)]	Obere Grenzverweildauer: Bewertungsrelation pro Tag	Externe Verlegung Abschlag pro Tag (Bewertungsrelation)	Verlegungsfallpauschale	Ausnahme von Wiederaufnahme [4)]	Pflegeerlös Bewertungsrelation pro Tag
1	2	3	4	5	6	7	8	9	10	11	12	13	14
F01D	O	Implantation Kardioverter / Defibrillator (AICD), Zwei- oder Einkammer-Stim. mit äußerst schweren CC oder Einkammer-Stim. mit zusätzlichem Herz- oder Gefäßeingriff oder mit IntK > 392 / 368 / - AP oder best. Sondenentfernung oder Alter < 18 Jahre	3,488	-	12,5	3	0,367	25	0,078	0,108	-	-	1,0702
F01E	O	Implantation Kardioverter / Defibrillator (AICD), Zweikammer-Stimulation oder aufwendige Sondenentfernung, ohne Implantation eines Drucksensors in Pulmonalarterie, ohne Implantation eines intrakardialen Pulsgenerators, Alter > 17 Jahre	2,433	-	5,9	1	0,666	14	0,071	0,083	-	-	0,8988
F01F	O	Impl. Kardioverter / Defibrillator (AICD), Einkammer-Stimulation, ohne zusätzl. Herz- od. Gefäßeingriff, ohne IntK > 392 / 368 / - P., ohne äuß. schw. CC, ohne aufw. Sondenentf., ohne Impl. Drucksens. in Pulmonalart., ohne Impl. Pulsgen., Alter > 17 J.	1,963	-	4,6	1	0,455	12	0,069	0,076	-	-	0,8356
F02A	O	Aggregatwechsel eines Kardioverters / Defibrillators (AICD), Zwei- oder Dreikammer-Stimulation	1,788	-	2,9	1	0,107	7	0,069	0,073	-	-	0,9351
F02B	O	Aggregatwechsel eines Kardioverters / Defibrillators (AICD), Einkammer-Stimulation	1,468	-	2,8	1	0,159	7	0,069	0,072	-	-	0,8984
F03A	O	Herzklappeneingriff mit Herz-Lungen-Maschine, mit bestimmter komplizierender Konstellation	8,786	-	19,2	5	0,696	36	0,267	0,207	-	-	2,0519
F03B	O	Herzklappeneingriff mit Herz-Lungen-Maschine, mit Mehrfacheingriff oder Alter < 1 Jahr oder Eingriff in tiefer Hypothermie oder IntK > 392 / 368 / - Aufwandspunkte oder bestimmter anderer komplizierender Konstellation oder pulmonale Endarteriektomie	6,947	-	15,5	4	0,599	29	0,254	0,182	-	-	1,8123
F03C	O	Herzklappeneingriff mit Herz-Lungen-Maschine, Alter > 0 J., IntK > 196 / 184 / - P. und IntK < 393 / 369 / - P., mit Zweifacheingriff od. bei angeborenem Herzfehler, mit kompl. Eingr. od. best. Herzklappeneingriff oder andere komplizierende Konstellation	6,031	-	16,0	4	0,531	29	0,224	0,154	-	-	1,5412
F03D	O	Herzklappeneingriff mit HLM, Alter > 0 J., IntK < 197 / 185 / - P., mit Zweifacheingr. od. bei angeb. Herzfehler, oh. kompl. Eingr. oder Alter < 16 J. od. oh. Zweifacheingr., auß. bei angeb. Herzfehler, Alter > 15 J. mit Impl. klappentr. Gefäßprothese	4,758	-	13,0	3	0,453	23	0,219	0,129	-	-	1,2885
F03E	O	Herzklappeneingriff mit Herz-Lungen-Maschine, ohne kompliz. Konst., Alter > 15 J., ohne Eingr. in tiefer Hypoth., IntK < 197 / 185 / - P., ohne Zweifacheingr., auß. bei Endokarditis, auß. b. angeb. Herzfehler, ohne Impl. klappentr. Gefäßpr.	3,997	-	11,2	3	0,368	18	0,208	0,118	-	-	1,2410
F05Z	O	Koronare Bypass-Operation mit invasiver kardiologischer Diagnostik oder intraoperativer Ablation, mit komplizierender Konstellation oder Karotiseingriff oder bestimmte Eingriffe mit Herz-Lungen-Maschine in tiefer Hypothermie	5,637	-	13,0	3	0,646	25	0,237	-	x	-	1,7900
F06A	O	Koronare Bypass-Operation mit bestimmten mehrzeitigen komplexen OR-Prozeduren, mit komplizierender Konstellation oder Karotiseingriff oder intensivmedizinischer Komplexbehandlung > 392 / 368 / - Aufwandspunkte	11,534	-	23,0	7	0,727	41	0,256	0,242	-	-	2,3925
F06B	O	Koronare Bypass-Operation mit anderen mehrzeitigen komplexen OR-Prozeduren, ohne komplizierende Konstellation, ohne Karotiseingriff, ohne intensivmedizinische Komplexbehandlung > 392 / 368 / - Aufwandspunkte	7,526	-	22,3	6	0,498	40	0,219	0,150	-	-	1,4710
F06C	O	Koronare Bypass-Operation ohne mehrzeitige komplexe OR-Prozeduren, mit komplizierender Konstellation oder IntK > 392 / 368 / - Aufwandspunkte oder Karotiseingriff	6,069	-	16,0	4	0,687	30	0,215	-	x	-	1,9490
F06D	O	Koronare Bypass-Operation ohne mehrzeitige komplexe OR-Prozeduren, ohne komplizierende Konstellation, mit invasiver kardiologischer Diagnostik oder mit intraoperativer Ablation oder schwersten CC oder Implantation eines herzunterstützenden Systems	4,577	-	13,4	3	0,501	24	0,216	-	x	-	1,5608
F06E	O	Koronare Bypass-Operation ohne mehrzeitige komplexe OR-Prozeduren, ohne komplizierende Konstellation, ohne invasive kardiologische Diagnostik, ohne intraoperative Ablation, ohne schwerste CC, ohne Implantation eines herzunterstützenden Systems	3,594	-	10,3	2	0,552	18	0,216	-	x	-	1,3186
F07A	O	Andere Eingriffe mit Herz-Lungen-Maschine, Alter < 1 Jahr oder mit best. kompliz. Konstellation od. kompl. Operation oder IntK > - / 368 /- P. oder Alter < 18 Jahre mit Reop. Herz od. Perikard oder and. kompliz. Konstellation, mit best. kompl. Eingriffen	6,750	-	14,1	4	0,614	28	0,278	0,203	-	-	2,1504

Fallpauschalen-Katalog und Pflegeerlöskatalog

Teil a) Bewertungsrelationen bei Versorgung durch Hauptabteilungen

DRG	Partition	Bezeichnung [a]	Bewertungsrelation bei Hauptabteilung	Bewertungsrelation bei Hauptabteilung und Beleghebamme	Mittlere Verweildauer [1]	Untere Grenzverweildauer: Erster Tag mit Abschlag [2], [5]	Untere Grenzverweildauer: Bewertungsrelation pro Tag	Obere Grenzverweildauer: Erster Tag mit zusätzlichem Entgelt [3], [5]	Obere Grenzverweildauer: Bewertungsrelation pro Tag	Externe Verlegung Abschlag pro Tag (Bewertungsrelation)	Verlegungsfallpauschale	Ausnahme von Wiederaufnahme [4]	Pflegeerlös Bewertungsrelation pro Tag
1	2	3	4	5	6	7	8	9	10	11	12	13	14
F07B	O	And. Eingr. mit HLM, Alter < 1 J. od. mit best. kompl. Konst. od. IntK > -/368 /- P., oh. best. kompl. Eingr. od. Alter > 0 J., IntK < -/369/- P., m. and. kompl. Eingr. mit Reop. Herz od. Perik. od. mit best. and. kompliz. Konst. od. mit best. Aortklers.	5,518	-	13,8	4	0,447	26	0,228	0,151	-	-	1,5458
F07C	O	Andere Eingr. mit HLM, Alter > 0 J., IntK < - / 369/- P. oder Alter > 17 J. od. ohne Reop. od. ohne and. kompliz. Konst., ohne and. kompl. Eingriffe od. ohne Reop. an Herz od. Perikard od. ohne best. and. kompliz. Konst. od. ohne best. Aortklers.	4,144	-	11,2	3	0,402	20	0,241	0,132	-	-	1,3910
F08A	O	Rekonstruktive Gefäßeingriffe mit komplizierender Konstellation oder komplexe Vakuumbehandlung oder komplexer Aorteneingriff	9,093	-	39,4	12	0,349	57	0,077	0,112	-	-	1,0798
F08B	O	Rekonstruktive Gefäßeingriffe ohne komplizierende Konstellationen, ohne komplexe Vakuumbehandlung, ohne komplexen Aorteneingriff, mit komplexem Eingriff mit Mehretagen- oder Aorteneingriff oder Re-OP oder bestimmten Bypässen, mit äußerst schweren CC	5,315	-	21,3	6	0,373	39	0,081	0,115	-	-	1,0308
F08C	O	Rekonstruktive Gefäßeingriffe ohne kompl. Vakuumbeh., ohne kompl. Aorteneingriff, mit kompl. Eingriff ohne Mehretagen- od. Aorteneingriff, ohne Reop., ohne best. Bypass, mit äußerst schweren CC oder mit best. Aorteneingriff od. best. kompl. Konstellation	4,166	-	18,6	5	0,330	36	0,074	0,101	-	-	0,9277
F08D	O	Rekonstruktive Gefäßeingriffe ohne kompl. Konst., ohne kompl. Aorteneingriff, mit kompl. Eingr. mit Mehretagen- oder Aorteneingriff oder Reop. oder best. Byp., ohne äuß. schw. CC, ohne best. Aorteneingriff oder bestimmter Bypass mit äußerst schweren CC	2,997	-	13,2	3	0,318	25	0,067	0,089	-	-	0,8505
F08E	O	Rekonstruktive Gefäßeingriffe ohne kompl. Konst., ohne kompl. Vakuumbeh., ohne kompl. Aorteneingriff, mit komplex. Eingriff, ohne Mehretagen- oder Aorteneingriff, ohne Reop., ohne bestimmten Bypass, ohne äußerst schwere CC, ohne bestimmten Aorteneingriff	2,427	-	10,7	3	0,238	22	0,064	0,081	-	-	0,7629
F08F	O	Rekonstruktive Gefäßeingriffe ohne komplizierende Konstellation, ohne komplexe Vakuumbehandlung, ohne komplexen Aorteneingriff, ohne komplexen Eingriff, ohne bestimmten Aorteneingriff, mit bestimmtem Eingriff	1,985	-	9,2	2	0,260	18	0,057	0,081	-	-	0,6929
F08G	O	Rekonstruktive Gefäßeingriffe ohne komplizierende Konstellation, ohne komplexe Vakuumbehandlung, ohne komplexen Aorteneingriff, ohne komplexen Eingriff, ohne bestimmten Aorteneingriff, ohne bestimmten Eingriff	1,826	-	7,3	1	0,326	14	0,063	0,078	-	-	0,6943
F09A	O	Andere kardiothorakale Eingriffe, Alter < 16 Jahre, mit komplizierender Konstellation oder Exzision am Vorhof	3,412	-	8,4	2	0,513	17	0,184	0,164	-	-	1,7283
F09B	O	Andere kardiothorakale Eingriffe, Alter > 15 Jahre, ohne kompl. Konst., ohne Exzision am Vorhof, mit mäßig kompl. kardiothorakalen Eingriffe. mit äußerst schweren CC oder best. kardiothorakalem Eingriff oder best. Perikardektomie bei chron. Perikarditis	3,512	-	11,3	3	0,386	23	0,105	0,131	-	-	1,3872
F09C	O	Andere kardiothorakale Eingriffe, Alter > 15 Jahre, ohne kompl. Konst., ohne Exzision am Vorhof, ohne äußerst schwere CC oder ohne mäßig kompl. kardiothorakale Eingr., ohne best. kardiothorakalen Eingr., ohne best. Perikardektomie bei chron. Perikarditis	2,177	-	7,9	2	0,341	17	0,090	0,119	-	-	1,1924
F12A	O	Implantation eines Herzschrittmachers, Dreikammersystem mit äuß. schw. CC oder ablativ. Maßnahmen oder PTCA oder mit aufwendiger Sondenentfernung mit kompliz. Faktoren oder mit Revision eines Herzschrittm. oder AICD ohne Aggregatw. mit kompliz. Faktoren	3,686	-	12,5	3	0,323	28	0,071	0,095	-	-	0,9924
F12B	O	Implantation eines Herzschrittmachers, Dreikammersystem ohne äußerst schwere CC, ohne ablative Maßnahme, ohne PTCA oder Implantation eines Herzschrittmachers ohne aufwendige Sondenentfernung mit komplizierenden Faktoren	2,203	-	5,3	1	0,503	13	0,066	0,093	-	-	0,8367
F12C	O	Implantation eines Herzschrittmachers, Zweikammersystem, mit komplexem Eingriff oder Alter < 16 Jahre	2,519	-	8,6	2	0,297	18	0,072	0,089	-	-	1,0640
F12D	O	Implantation eines Herzschrittmachers, Zweikammersystem, ohne komplexen Eingriff, Alter > 15 Jahre, mit äußerst schweren CC oder isolierter offen chirurgischer Sondenimplantation oder aufwendiger Sondenentfernung oder mäßig komplexer PTCA	2,222	-	11,4	3	0,312	24	0,075	0,102	-	-	1,1451
F12E	O	Implantation eines Herzschrittmachers, Einkammersystem oder Implantation eines Ereignisrekorders, Alter > 15 Jahre, mit invasiver kardiologischer Diagnostik bei bestimmten Eingriffen	1,667	-	7,9	2	0,247	16	0,066	0,083	-	-	0,7953

Fallpauschalen-Katalog und Pflegeerlöskatalog

Teil a) Bewertungsrelationen bei Versorgung durch Hauptabteilungen

DRG	Partition	Bezeichnung [6]	Bewertungsrelation bei Hauptabteilung	Bewertungsrelation bei Hauptabteilung und Beleghebamme	Mittlere Verweildauer [1]	Untere Grenzverweildauer: Erster Tag mit Abschlag [2], [5]	Untere Grenzverweildauer: Bewertungsrelation pro Tag	Obere Grenzverweildauer: Erster Tag mit zusätzlichem Entgelt [3], [5]	Obere Grenzverweildauer: Bewertungsrelation pro Tag	Externe Verlegung Abschlag pro Tag (Bewertungsrelation)	Verlegungsfallpauschale	Ausnahme von Wiederaufnahme [4]	Pflegeerlös Bewertungsrelation pro Tag
1	2	3	4	5	6	7	8	9	10	11	12	13	14
F12F	O	Impl. HSM, Zweikammersys., oh. äuß. schwere CC, oh. isol. offen chir. Sondenimpl., oh. aufw. Sondenentf., oh. mäßig kompl. PTCA od. Impl. HSM, Einkammersys. od. Impl. Ereignisrekorder, oh. invasive kardiol. Diagnostik bei best. Eingriffen, Alter > 15 J.	1,222	-	5,4	1	0,408	12	0,069	0,083	-	-	0,8891
F13A	O	Amputation bei Kreislauferkrankungen an oberer oder unterer Extremität oder Revisionseingriff mit äußerst schweren CC und mehrzeitigen Revisions- oder Rekonstruktionseingriffen	5,186	-	36,0	11	0,282	54	0,064	0,089	-	-	0,9152
F13B	O	Amputation bei Kreislauferkrankungen an oberer oder unterer Extremität oder Revisionseingriff mit äußerst schweren CC, ohne mehrzeitige Revisions- oder Rekonstruktionseingriffe	2,433	-	19,7	6	0,266	38	0,067	0,089	-	-	1,0001
F13C	O	Amputation bei Kreislauferkrankungen an oberer oder unterer Extremität oder Revisionseingriff ohne äußerst schwere CC	1,366	-	11,5	3	0,242	24	0,060	0,077	-	-	0,6936
F14A	O	Komplexe oder mehrfache Gefäßeingriffe außer große rekonstruktive Eingriffe mit äußerst schweren CC	4,104	-	23,0	7	0,279	41	0,068	0,094	-	-	0,9060
F14B	O	Komplexe oder mehrfache Gefäßeingriffe außer große rekonstruktive Eingriffe, ohne äußerst schwere CC	2,272	-	11,3	3	0,260	23	0,065	0,085	-	-	0,7394
F15Z	O	Perkutane Koronarangioplastie mit komplizierender Konstellation oder komplexer Diagn. u. hochkompl. Intervention od. m. best. Rekanalisationsverf., Alt. < 16 J. od. inv. kardiolog. Diagnostik, m. kompliz. Konst. od. Endokarditis, mehr als 2 Belegungstage	3,398	-	21,1	6	0,351	39	0,082	0,110	-	-	1,2704
F17A	O	Wechsel eines Herzschrittmachers, Dreikammersystem oder Alter < 16 Jahre	1,407	-	3,0	1	0,254	7	0,084	0,090	-	-	1,0542
F17B	O	Wechsel eines Herzschrittmachers, Einkammer- oder Zweikammersystem, Alter > 15 Jahre	0,742	-	2,8	1	0,136	6	0,067	0,070	-	-	0,8994
F18A	O	Revision eines Herzschrittmachers oder Kardioverters / Defibrillators (AICD) ohne Aggregatwechsel, Alter < 16 Jahre oder mit äußerst schweren CC, mit komplexem Eingriff oder mit aufwendiger Sondenentfernung	3,112	-	10,4	2	0,370	23	0,106	0,097	-	-	1,0535
F18B	O	Revision Herzschrittmacher od. Kardioverter / Defibrillator (AICD) oh. Aggregatw., Alt. < 16 J. od. mit äuß. schw. CC, oh. kompl. Eingr., oh. aufwend. Sondenentf. od. Alt. > 15 J., oh. äuß. schw. CC mit kompl. Eingr., mit intralum. exp. Extraktionshilfe	1,912	-	9,2	2	0,327	20	0,069	0,099	-	-	0,9119
F18C	O	Revision eines Herzschrittmachers oder Kardioverters / Defibrillators (AICD) ohne Aggregatwechsel, Alter > 15 Jahre, ohne äußerst schwere CC, ohne aufwendige Sondenentfernung, mit komplexem Eingriff, ohne intraluminale expandierende Extraktionshilfe	1,186	-	4,4	1	0,399	10	0,069	0,079	-	-	0,8629
F18D	O	Revision eines Herzschrittmachers oder Kardioverters / Defibrillators (AICD) ohne Aggregatwechsel, Alter > 15 Jahre, ohne äußerst schwere CC, ohne aufwendige Sondenentfernung, ohne komplexen Eingriff	0,627	-	3,8	1	0,335	9	0,064	0,050	-	-	0,8063
F19A	O	Andere transluminale Intervention an Herz, Aorta und Lungengefäßen mit äußerst schweren CC	3,187	-	12,9	3	0,401	27	0,087	0,114	-	-	1,3086
F19B	O	Andere transluminale Intervention an Herz, Aorta und Lungengefäßen ohne äußerst schwere CC oder Radiofrequenzablation über A. renalis oder komplexe koronare Lithoplastie	1,538	-	3,9	1	0,359	9	0,075	0,082	-	-	1,0255
F20Z	O	Beidseitige Unterbindung und Stripping von Venen mit bestimmter Diagnose oder äußerst schweren oder schweren CC	0,954	-	13,0	3	0,068	27	0,058	0,023	-	-	0,5973
F21A	O	Andere OR-Prozeduren bei Kreislauferkrankungen mit hochkomplexem Eingriff oder komplizierender Konstellation	5,577	-	28,7	9	0,311	47	0,075	0,103	-	-	1,0383
F21B	O	Andere OR-Prozeduren bei Kreislauferkrankungen ohne hochkomplexen Eingriff, mit komplexem Eingriff oder bestimmter komplizierender Konstellation	3,244	-	22,5	6	0,295	40	0,064	0,087	-	-	0,8825
F21C	O	Andere OR-Prozeduren bei Kreislauferkrankungen ohne komplexen Eingriff, mit mäßig komplexem Eingriff oder anderer komplizierender Konstellation oder IntK > 196 / 184 / 368 Punkte	1,993	-	17,2	5	0,223	34	0,055	0,073	-	-	0,7489
F21D	O	Andere OR-Prozeduren bei Kreislauferkrankungen ohne komplexen Eingriff, ohne komplizierende Konstellationen, ohne IntK > 196 / 184 / 368 Punkte, ohne mäßig komplexen Eingriff, mit bestimmtem anderen Eingriff	1,358	-	13,4	3	0,253	27	0,052	0,072	-	-	0,7563
F21E	O	Andere OR-Prozeduren bei Kreislauferkrankungen ohne komplexen Eingriff, ohne komplizierende Konstellationen, ohne IntK > 196 / 184 / 368 Punkte, ohne mäßig komplexen Eingriff, ohne bestimmten anderen Eingriff	0,876	-	9,8	2	0,249	20	0,056	0,069	-	-	0,7059

Fallpauschalen-Katalog und Pflegeerlöskatalog
Teil a) Bewertungsrelationen bei Versorgung durch Hauptabteilungen

DRG	Partition	Bezeichnung [6]	Bewertungsrelation bei Hauptabteilung	Bewertungsrelation bei Hauptabteilung und Beleghebamme	Mittlere Verweildauer [1]	Untere Grenzverweildauer: Erster Tag mit Abschlag [2, 5]	Untere Grenzverweildauer: Bewertungsrelation pro Tag	Obere Grenzverweildauer: Erster Tag mit zusätzlichem Entgelt [3, 5]	Obere Grenzverweildauer: Bewertungsrelation pro Tag	Externe Verlegung Abschlag pro Tag (Bewertungsrelation)	Verlegungsfallpauschale	Ausnahme von Wiederaufnahme [4]	Pflegeerlös Bewertungsrelation pro Tag
1	2	3	4	5	6	7	8	9	10	11	12	13	14
F24A	O	Perkutane Koronarangioplastie mit komplexer Diagnose und hochkomplexer Intervention oder mit bestimmten Rekanalisationsverfahren, Alter > 15 Jahre, mit äußerst schweren CC	2,890	-	14,6	4	0,379	28	0,089	0,121	-	-	1,4474
F24B	O	Perkutane Koronarangioplastie mit komplexer Diagnose und hochkomplexer Intervention oder mit bestimmten Rekanalisationsverfahren, Alter > 15 Jahre, ohne äußerst schwere CC	1,410	-	5,6	1	0,541	12	0,075	0,092	-	-	1,0156
F27A	O	Verschiedene Eingriffe bei Diabetes mellitus mit Komplikationen, mit äußerst schweren CC oder Gefäßeingriff oder bestimmter Amputation oder komplexer Arthrodese des Fußes oder komplexem Hauteingriff oder Ringfixateur	2,381	-	20,5	6	0,225	38	0,055	0,073	-	-	0,7612
F27B	O	Verschiedene Eingriffe bei Diabetes mellitus mit Komplikationen, ohne äußerst schwere CC, ohne Gefäßeingriff, ohne bestimmte Amputation, ohne komplexe Arthrodese des Fußes, ohne komplexen Hauteingriff, ohne Ringfixateur, mit mäßig komplexem Eingriff	1,373	-	13,2	3	0,253	26	0,055	0,070	-	-	0,6588
F27C	O	Verschiedene Eingriffe bei Diabetes mellitus mit Komplikationen, ohne äußerst schwere CC, ohne Gefäßeingriff, ohne best. Amputation, ohne komplexe Arthrodese des Fußes, ohne Ringfixateur, ohne mäßig komplexen Eingriff, mit bestimmtem aufwendigen Eingriff	1,187	-	11,3	3	0,229	22	0,057	0,073	-	-	0,7018
F28A	O	Bestimmte Amputation bei Kreislauferkrankungen an unterer Extremität mit zusätzlichem Gefäßeingriff oder mit Hauttransplantation mit äußerst schweren oder schweren CC	3,693	-	23,3	7	0,263	41	0,063	0,087	-	-	0,8319
F28B	O	Bestimmte Amputation bei Kreislauferkrankungen an unterer Extremität ohne zusätzlichen Gefäßeingriff, ohne Hauttransplantation, mit äußerst schweren oder schweren CC	2,060	-	17,3	5	0,239	33	0,059	0,078	-	-	0,8057
F28C	O	Bestimmte Amputation bei Kreislauferkrankungen an unterer Extremität, ohne zusätzlichen Gefäßeingriff, ohne äußerst schwere oder schwere CC	1,686	-	14,9	4	0,238	29	0,055	0,074	-	-	0,7728
F30Z	O	Operation bei komplexem angeborenen Herzfehler oder Hybridchirurgie bei Kindern	5,481	-	12,8	3	0,659	23	0,249	0,191	-	-	2,3341
F36A	O	Intensivmedizinische Komplexbehandlung bei Krankheiten und Störungen des Kreislaufsystems mit komplizierenden Faktoren, > 1176 / 1380 / - Aufwandspunkte oder > 588 / 828 / 1104 Aufwandspunkte mit aufwendigem Eingriff	14,611	-	33,7	10	0,898	52	0,293	-	x	x	3,1744
F36B	O	Intensivmed. Komplexbeh. bei Krankh. und Störungen d. Kreislaufsyst. m. kompliz. Fakt., > 588 / 828 / - P. od. > - / - / 1104 P. m. best. OR-Proz., ohne aufwend. Eingr. od. > - / 552 / 552 P. m. best. Aortenstent od. minimalinv. Eingr. an mehrer. Herzkl.	10,619	-	26,0	8	0,764	44	0,264	-	x	x	2,7744
F36C	O	Intensivmedizinische Komplexbehandlung bei Krankheiten und Störungen des Kreislaufsystems mit komplizierenden Faktoren, > - / 552 / 552 Aufwandspunkte ohne bestimmte OR-Prozedur, ohne bestimmten Aortenstent oder bestimmter mehrzeitiger komplexer Eingriff	8,073	-	22,2	6	0,772	40	0,233	-	x	x	2,3725
F39A	O	Unterbindung und Stripping von Venen mit beidseitigem Eingriff oder bestimmter Diagnose oder äußerst schweren oder schweren CC	0,643	-	6,3	1	0,076	17	0,053	0,033	-	-	0,7427
F39B	O	Unterbindung und Stripping von Venen ohne beidseitigen Eingriff, ohne bestimmte Diagnose, ohne äußerst schwere oder schwere CC	0,562	-	2,4	1	0,052	5	0,069	0,084	-	-	0,9815
F41A	A	Invasive kardiologische Diagnostik bei akutem Myokardinfarkt mit äußerst schweren CC	2,088	-	13,2	3	0,436	24	0,078	0,120	-	-	1,0875
F41B	A	Invasive kardiologische Diagnostik bei akutem Myokardinfarkt ohne äußerst schwere CC	0,768	-	5,0	1	0,316	11	0,075	0,087	-	-	0,9237
F42Z	O	Operation b. kompl. angeb. Herzfehler, Hybridchirurgie, best. Herzklappeneingriffe od. and. Eingriffe m. Herz-Lungen-Maschine m. invas. kardiolog. Diagnostik bei Kindern od. best. rekonstruktive Gefäßeingriffe o. Herz-Lungen-Maschine m. kompl. Eingriff	6,189	-	13,3	3	0,534	27	0,173	0,150	-	-	1,4478
F43A	A	Beatmung > 24 Stunden bei Krankheiten und Störungen des Kreislaufsystems, Alter < 6 Jahre oder intensivmedizinische Komplexbehandlung > 392 / 552 / 552 Aufwandspunkte oder best. Impl. herzunterst. System	4,979	-	21,6	6	0,623	40	0,194	0,191	-	x	2,1925
F43B	A	Beatmung > 24 Stunden bei Krankheiten und Störungen des Kreislaufsystems oh. IntK > 392 / 552 / 552 Pkte, Alter > 5 J. und Alter < 16 J. od. mit kompl. Konstell. od. best. OR-Prozedur od. IntK > - / 368 / - Punkte, ohne best. Impl. herzunterst. System	4,433	-	15,4	4	0,546	30	0,119	0,171	-	x	1,7516

Fallpauschalen-Katalog und Pflegeerlöskatalog
Teil a) Bewertungsrelationen bei Versorgung durch Hauptabteilungen

DRG	Partition	Bezeichnung [6]	Bewertungsrelation bei Hauptabteilung	Bewertungsrelation bei Hauptabteilung und Beleghebamme	Mittlere Verweildauer [1]	Untere Grenzverweildauer: Erster Tag mit Abschlag [2), 5)]	Untere Grenzverweildauer: Bewertungsrelation pro Tag	Obere Grenzverweildauer: Erster Tag mit zusätzlichem Entgelt [3), 5)]	Obere Grenzverweildauer: Bewertungsrelation pro Tag	Externe Verlegung Abschlag pro Tag (Bewertungsrelation)	Verlegungsfallpauschale	Ausnahme von Wiederaufnahme [4]	Pflegeerlös Bewertungsrelation pro Tag
1	2	3	4	5	6	7	8	9	10	11	12	13	14
F43C	A	Beatmung > 24 Stunden bei Krankheiten und Störungen des Kreislaufsystems, Alter > 15 J., ohne intensivmed. Komplexbehandlung > 392 / 368 / 552 Aufwandspunkte, ohne komplizierende Konstellation, ohne best. OR-Prozedur, ohne best. Impl. herzunterst. System	1,865	-	10,5	2	0,558	24	0,109	0,144	-	x	2,0063
F48Z	A	Geriatrische frührehabilitative Komplexbehandlung bei Krankheiten und Störungen des Kreislaufsystems	1,464	-	19,8	-	-	30	0,051	0,069	-	-	0,7177
F49A	A	Invasive kardiologische Diagnostik außer bei akutem Myokardinfarkt, mit äußerst schweren CC oder IntK > 196 / 184 / 368 Aufwandspunkten, mit komplexem Eingriff oder Alter < 10 Jahre	2,783	-	18,0	5	0,398	36	0,099	0,125	-	-	1,3085
F49B	A	Invasive kardiologische Diagnostik außer bei akutem Myokardinfarkt, mit äußerst schweren CC oder IntK > 196 / 184 / 368 Aufwandspunkten, ohne komplexen Eingriff, Alter > 9 Jahre	2,594	-	18,8	5	0,376	36	0,083	0,112	-	-	1,3112
F49C	A	Invasive kardiologische Diagnostik außer bei akutem Myokardinfarkt, ohne äußerst schwere CC, ohne IntK > 196 / 184 / 368 Aufwandspunkte, Alter < 18 Jahre	1,008	-	2,5	1	0,073	6	0,143	0,097	-	-	1,7987
F49D	A	Invasive kardiologische Diagnostik außer bei akutem Myokardinfarkt, ohne äußerst schwere CC, ohne IntK > 196 / 184 / 368 Aufwandspunkte, Alter > 17 Jahre, mit schweren CC, mehr als ein Belegungstag	1,539	-	12,9	3	0,311	26	0,067	0,085	-	-	0,8718
F49E	A	Invasive kardiologische Diagnostik außer bei akutem Myokardinfarkt, ohne IntK > 196 / 184 / 368 Aufwandspunkte, Alter > 17 Jahre, ohne schwere CC bei BT > 1, mit kardialem Mapping oder best. andere kardiologische Diagnostik oder best. komplexer Diagnose	1,058	-	7,0	1	0,438	16	0,067	0,083	-	-	0,7612
F49F	A	Invasive kardiolog. Diagnostik außer bei akutem Myokardinfarkt, o. äußerst schwere CC, ohne IntK > 196 / 184 / 368 P., Alter > 17 J., o. kard. Mapping, o. best. and. kard. Diagnostik, o. schwere CC bei BT > 1, o. best. kompl. Diagnose, mit best. Eingr.	0,813	-	5,5	1	0,296	13	0,065	0,077	-	-	0,7443
F49G	A	Invasive kardiolog. Diagnostik außer bei akutem Myokardinfarkt, o. äußerst schwere CC, ohne IntK > 196 / 184 / 368 P., Alter > 17 J., o. kard. Mapping, o. best. and. kard. Diagnostik, o. schwere CC bei BT > 1, o. best. kompl. Diagnose, ohne best. Eingr.	0,546	-	3,5	1	0,202	8	0,064	0,073	-	-	0,7128
F50A	O	Ablative Maßnahmen bei Herzrhythmusstörungen mit hochkomplexer Ablation im linken Vorhof, Ventrikel oder Pulmonalvenen oder Implantation eines Ereignisrekorders oder Alter < 16 Jahre oder best. angeb. Herzfehler oder mit kompl. Ablation, Alter < 18 Jahre	1,978	-	3,4	1	0,181	8	0,070	0,103	-	-	0,8965
F50B	O	Ablative Maßnahmen bei Herzrhythmusstörungen ohne hochkomplexe Ablation im linken Vorhof, Ventrikel oder Pulmonalvenen, ohne Implantation eines Ereignisrekorders, ohne best. angeb. Herzfehler, mit komplexer Ablation, Alter > 17 Jahre	1,527	-	3,4	1	0,194	8	0,069	0,075	-	-	0,8586
F50C	O	Ablative Maßnahmen bei Herzrhythmusstörungen ohne hochkomplexe Ablation im linken Vorhof, Ventrikel oder Pulmonalvenen, ohne Implantation eines Ereignisrekorders, ohne best. angeb. Herzfehler, ohne komplexe Ablation, Alter > 15 Jahre	1,039	-	3,3	1	0,181	8	0,064	0,069	-	-	0,8869
F51A	O	Endovaskuläre Implantation von Stent-Prothesen an der Aorta, thorakal oder mit bestimmter Aortenprothesenkombination	4,817	-	8,2	2	0,377	17	0,135	0,123	-	-	1,1676
F51B	O	Endovaskuläre Implantation von Stent-Prothesen an der Aorta, nicht thorakal, ohne bestimmte Aortenprothesenkombination	3,486	-	6,2	1	0,387	12	0,085	0,106	-	-	0,8711
F52A	O	Perkutane Koronarangioplastie mit komplexer Diagnose, mit äußerst schweren CC	2,698	-	16,6	5	0,333	32	0,080	0,113	-	-	1,2884
F52B	O	Perkutane Koronarangioplastie mit komplexer Diagnose, ohne äußerst schwere CC oder mit intrakoronarer Brachytherapie oder bestimmte Intervention	1,057	-	5,0	1	0,343	10	0,075	0,089	-	-	0,9758
F56A	O	Perkutane Koronarangioplastie mit bestimmter hochkomplexer Intervention, mit äußerst schweren CC	2,310	-	11,7	3	0,333	24	0,078	0,104	-	-	1,1766
F56B	O	Perkutane Koronarangioplastie mit hochkomplexer Intervention, ohne bestimmte hochkomplexe Intervention oder ohne äußerst schwere CC oder Kryoplastie oder koronare Lithoplastie	1,048	-	3,6	1	0,334	8	0,066	0,072	-	-	0,8558
F58A	O	Perkutane Koronarangioplastie oder bestimmte kardiologische Diagnostik mit Gefäßeingriff, mit äußerst schweren CC	1,801	-	10,8	3	0,295	21	0,071	0,099	-	-	1,0654
F58B	O	Perkutane Koronarangioplastie oder bestimmte kardiologische Diagnostik mit Gefäßeingriff, ohne äußerst schwere CC	0,775	-	3,4	1	0,233	8	0,065	0,072	-	-	0,8152

Fallpauschalen-Katalog und Pflegeerlöskatalog

Teil a) Bewertungsrelationen bei Versorgung durch Hauptabteilungen

DRG	Partition	Bezeichnung [6]	Bewertungsrelation bei Hauptabteilung	Bewertungsrelation bei Hauptabteilung und Beleghebamme	Mittlere Verweildauer [1]	Untere Grenzverweildauer: Erster Tag mit Abschlag [2], [5]	Untere Grenzverweildauer: Bewertungsrelation pro Tag	Obere Grenzverweildauer: Erster Tag mit zusätzlichem Entgelt [3], [5]	Obere Grenzverweildauer: Bewertungsrelation pro Tag	Externe Verlegung Abschlag pro Tag (Bewertungsrelation)	Verlegungsfallpauschale	Ausnahme von Wiederaufnahme [4]	Pflegeerlös Bewertungsrelation pro Tag
1	2	3	4	5	6	7	8	9	10	11	12	13	14
F59A	O	Mäßig komplexe Gefäßeingriffe mit äußerst schweren CC	3,112	-	18,5	5	0,350	35	0,079	0,107	-	-	0,9618
F59B	O	Mäßig komplexe Gefäßeingriffe mit aufwendiger Gefäßintervention, ohne äußerst schwere CC	1,915	-	4,5	1	0,586	11	0,163	0,191	-	-	0,8803
F59C	O	Mäßig komplexe Gefäßeingriffe ohne äußerst schwere CC, ohne aufwendige Gefäßintervention, mit aufwendigem Eingriff oder Mehrfacheingriff oder bestimmter Diagnose oder Alter < 16 Jahre, mehr als ein Belegungstag	1,573	-	6,0	1	0,412	14	0,095	0,117	-	-	0,8128
F59D	O	Mäßig komplexe Gefäßeingriffe ohne äußerst schwere CC, ohne aufwendige Gefäßintervention, mit bestimmtem Eingriff oder anderem Mehrfacheingriff, Alter > 15 Jahre oder ein Belegungstag oder mit pAVK mit Gangrän, mehr als ein Belegungstag	1,178	-	5,4	1	0,282	14	0,087	0,106	-	-	0,7848
F59E	O	Mäßig komplexe Gefäßeingriffe ohne äußerst schwere CC, ohne aufwend. Gefäßinterv., mit best. anderen Eingriff oder best. Mehrfacheingriff oder PTA, mehr als ein Belegungstag, ohne aufwendigen oder bestimmten Eingr., Alter > 15 Jahre oder ein Belegungstag	0,927	-	4,0	1	0,197	10	0,100	0,115	-	-	0,7678
F59F	O	Mäßig komplexe Gefäßeingriffe ohne äußerst schwere CC, ohne aufwendige Gefäßintervention, ohne aufwendigen, bestimmten oder bestimmten anderen Eingriff, ohne Mehrfacheingriff, Alter > 15 Jahre oder ein Belegungstag	0,700	-	2,9	1	0,122	7	0,119	0,126	-	-	0,8238
F60A	M	Akuter Myokardinfarkt ohne invasive kardiologische Diagnostik mit äußerst schweren CC	1,278	-	11,9	3	0,302	24	0,070	0,092	-	-	1,0162
F60B	M	Akuter Myokardinfarkt ohne invasive kardiologische Diagnostik ohne äußerst schwere CC	0,528	-	5,2	1	0,364	12	0,065	0,096	-	-	0,8558
F61A	M	Infektiöse Endokarditis mit komplizierender Diagnose oder mit komplizierender Konstellation	2,980	-	31,4	9	0,282	49	0,064	0,086	-	-	0,9657
F61B	M	Infektiöse Endokarditis ohne komplizierende Diagnose, ohne komplizierende Konstellation	2,172	-	23,7	7	0,260	42	0,060	0,082	-	-	0,7587
F62A	M	Herzinsuffizienz und Schock mit äußerst schweren CC, mit Dialyse oder komplizierender Diagnose oder mit bestimmter hochaufwendiger Behandlung mit intensivmedizinischer Komplexbehandlung > 196 / 184 / 368 Punkte oder komplizierender Konstellation	2,715	-	19,3	5	0,433	37	0,090	0,127	-	-	1,2945
F62B	M	Herzinsuff. und Schock mit äuß. schw. CC, mit Dialyse oder kompliz. Diag. od. mit best. hochaufw. Beh. od. ohne kompliz. Konst., ohne best. hochaufw. Beh., mehr als 1 BT bei best. akuten Nierenvers. mit äuß. schw. CC od. Komplexbeh. des akut. Schlaganf.	1,824	-	17,2	5	0,283	33	0,069	0,092	-	-	1,0156
F62C	M	Herzinsuffizienz und Schock ohne äuß. schw. CC od. ohne Dialyse, ohne kompliz. Diagnose, ohne kompliz. Konst., ohne best. hochaufw. Beh., mehr als 1 Belegungstag, ohne best. akut. Nierenvers. od. ohne äuß. schw. CC. ohne Komplexbeh. des akut. Schlaganf.	0,675	-	8,0	2	0,218	17	0,058	0,072	-	-	0,7850
F62D	M	Herzinsuffizienz und Schock ohne äußerst schwere CC oder ohne Dialyse, ohne komplizierende Diagnose, ohne komplizierende Konstellation, ohne bestimmte hochaufwendige Behandlung, ein Belegungstag	0,194	-	1,0	-	-	-	-	-	-	-	1,1872
F63A	M	Venenthrombose mit äußerst schweren CC	1,294	-	13,2	3	0,299	26	0,064	0,082	-	-	0,8431
F63B	M	Venenthrombose ohne äußerst schwere CC	0,423	-	4,4	1	0,239	10	0,063	0,094	-	-	0,7001
F64Z	M	Hautulkus bei Kreislauferkrankungen	0,626	-	7,7	2	0,205	15	0,056	0,070	-	-	0,7007
F65A	M	Periphere Gefäßkrankheiten mit komplexer Diagnose und äußerst schweren CC oder intensivmedizinische Komplexbehandlung > 196 / 184 / 184 Aufwandspunkte	1,627	-	13,6	4	0,311	27	0,072	0,104	-	-	1,0736
F65B	M	Periphere Gefäßkrankheiten ohne komplexe Diagnose oder ohne äußerst schwere CC, ohne intensivmedizinische Komplexbehandlung > 196 / 184 / 184 Aufwandspunkte	0,533	-	5,8	1	0,276	14	0,065	0,075	-	-	0,7490
F66A	M	Koronararteriosklerose mit äußerst schweren CC	1,166	-	14,4	4	0,223	24	0,056	0,074	-	-	0,8099
F66B	M	Koronararteriosklerose ohne äußerst schwere CC	0,411	-	4,3	1	0,221	10	0,065	0,075	-	-	0,6421
F67A	M	Hypertonie mit komplizierender Diagnose oder äußerst schweren oder schweren CC oder bestimmter hochaufwendiger / mäßig aufwendiger / aufwendiger Behandlung	0,817	-	8,5	2	0,260	19	0,063	0,089	-	-	0,8037
F67B	M	Hypertonie ohne komplizierende Diagnose, ohne äußerst schwere oder schwere CC, ohne bestimmte hochaufwendige / mäßig aufwendige / aufwendige Behandlung, Alter < 18 Jahre	0,428	-	3,4	1	0,197	8	0,087	0,096	-	-	1,0535

Fallpauschalen-Katalog und Pflegeerlöskatalog
Teil a) Bewertungsrelationen bei Versorgung durch Hauptabteilungen

DRG	Partition	Bezeichnung [6]	Bewertungsrelation bei Hauptabteilung	Bewertungsrelation bei Hauptabteilung und Beleghebamme	Mittlere Verweildauer [1]	Untere Grenzverweildauer: Erster Tag mit Abschlag [2], [5]	Untere Grenzverweildauer: Bewertungsrelation pro Tag	Obere Grenzverweildauer: Erster Tag mit zusätzlichem Entgelt [3], [5]	Obere Grenzverweildauer: Bewertungsrelation pro Tag	Externe Verlegung Abschlag pro Tag (Bewertungsrelation)	Verlegungsfallpauschale	Ausnahme von Wiederaufnahme [4]	Pflegeerlös Bewertungsrelation pro Tag
1	2	3	4	5	6	7	8	9	10	11	12	13	14
F67C	M	Hypertonie ohne komplizierende Diagnose, ohne äußerst schwere oder schwere CC, ohne bestimmte hochaufwendige / mäßig aufwendige / aufwendige Behandlung, Alter > 17 Jahre	0,365	-	3,8	1	0,201	8	0,064	0,073	-	-	0,6197
F68A	M	Angeborene Herzkrankheit, Alter < 6 Jahre oder intensivmedizinische Komplexbehandlung > 196 / - / - Aufwandspunkte oder Alter < 16 Jahre mit äußerst schweren oder schweren CC	0,652	-	5,2	1	0,358	13	0,123	0,101	-	-	1,7625
F68B	M	Angeborene Herzkrankheit ohne intensivmedizinische Komplexbehandlung > 196 / - / - Aufwandspunkte, Alter > 5 Jahre und Alter < 16 Jahre, ohne äußerst schwere oder schwere CC oder Alter > 15 Jahre	0,421	-	3,9	1	0,183	10	0,080	0,068	-	-	0,9494
F69A	M	Herzklappenerkrankungen mit äußerst schweren oder schweren CC	1,266	-	14,2	4	0,237	27	0,058	0,077	-	-	0,7944
F69B	M	Herzklappenerkrankungen ohne äußerst schwere oder schwere CC	0,438	-	4,2	1	0,235	10	0,058	0,084	-	-	0,6790
F70A	M	Schwere Arrhythmie und Herzstillstand mit äußerst schweren CC	1,317	-	11,7	3	0,306	24	0,079	0,097	-	-	1,2757
F70B	M	Schwere Arrhythmie und Herzstillstand ohne äußerst schwere CC	0,533	-	4,9	1	0,376	11	0,072	0,086	-	-	0,9205
F71A	M	Nicht schwere kardiale Arrhythmie und Erregungsleitungsstörungen mit äußerst schweren CC, mehr als ein Belegungstag oder mit kathetergestützter elektrophysiologischer Untersuchung des Herzens oder bestimmter hochaufwendiger Behandlung	1,152	-	12,2	3	0,273	24	0,064	0,082	-	-	0,9654
F71B	M	Nicht schwere kardiale Arrhythmie und Erregungsleitungsstörungen ohne äußerst schwere CC oder ein Belegungstag, ohne kathetergestützte elektrophysiologische Untersuchung des Herzens, ohne bestimmte hochaufwendige Behandlung	0,366	-	3,6	1	0,188	8	0,069	0,076	-	-	0,7653
F72A	M	Angina pectoris mit äußerst schweren CC	1,073	-	10,6	3	0,238	20	0,063	0,082	-	-	0,8463
F72B	M	Angina pectoris ohne äußerst schwere CC	0,351	-	3,4	1	0,179	7	0,069	0,110	-	-	0,6774
F73A	M	Synkope und Kollaps, Alter < 14 Jahre, ein Belegungstag	0,208	-	1,0	-	-	-	-	-	-	-	1,5192
F73B	M	Synkope und Kollaps, Alter > 13 Jahre oder mehr als ein Belegungstag	0,417	-	3,9	1	0,235	9	0,071	0,082	-	-	0,7228
F74Z	M	Thoraxschmerz und sonstige und nicht näher bezeichnete Krankheiten des Kreislaufsystems	0,317	-	2,8	1	0,154	6	0,076	0,080	-	-	0,7151
F75A	M	Andere Krankheiten des Kreislaufsystems mit äußerst schweren CC, mehr als ein Belegungstag	1,807	-	15,4	4	0,327	31	0,073	0,098	-	-	0,9828
F75B	M	Andere Krankheiten des Kreislaufsystems ohne äußerst schwere CC oder ein Belegungstag, Alter < 10 Jahre oder Alter < 16 Jahre mit schweren CC	0,962	-	5,9	1	0,657	15	0,142	0,118	-	-	1,7563
F75C	M	Andere Krankheiten des Kreislaufsystems ohne äußerst schwere CC oder ein Belegungstag, Alter > 9 Jahre und Alter < 16 Jahre, ohne schwere CC oder Alter > 15	0,681	-	5,7	1	0,430	14	0,070	0,086	-	-	0,7987
F77A	M	Komplexbehandlung bei isolationspflichtigen Erregern bei Krankheiten und Störungen des Kreislaufsystems, COVID-19, Virus nachgewiesen	2,406	-	28,8	-	-	47	0,055	0,074	-	-	0,9242
F77B	M	Komplexbehandlung bei isolationspflichtigen Erregern bei Krankheiten und Störungen des Kreislaufsystems	2,150	-	25,0	-	-	43	0,057	0,075	-	-	0,9831
F95A	O	Interventioneller Septumverschluss oder Verschluss einer paravalvulären Leckage mit einem kardialen Okkluder, Alter < 18 Jahre oder Vorhofohrverschluss	2,182	-	4,0	1	0,427	11	0,072	0,082	-	-	0,9407
F95B	O	Interventioneller Septumverschluss oder Verschluss einer paravalvulären Leckage mit einem kardialen Okkluder, Alter > 17 Jahre, ohne Vorhofohrverschluss	1,544	-	2,4	1	0,192	5	0,077	0,098	-	-	0,9717
F98A	O	Komplexe minimalinvasive Operationen an Herzklappen ohne minimalinvasiven Eingriff an mehreren Herzklappen, mit hochkomplexem Eingriff oder komplexer Diagnose oder Alter < 30 Jahre oder Implantation eines Wachstumsstents	7,161	-	12,7	3	0,415	27	0,090	0,119	-	-	1,3752
F98B	O	Komplexe minimalinvasive Operationen an Herzklappen ohne minimalinvasiven Eingriff an mehreren Herzklappen, ohne hochkomplexen Eingriff, ohne komplexe Diagnose, Alter > 29 Jahre, ohne Implantation eines Wachstumsstents, mit sehr komplexem Eingriff	5,584	-	9,5	2	0,462	19	0,078	0,111	-	-	1,1473
F98C	O	Komplexe minimalinvasive Operationen an Herzklappen ohne minimalinvasiven Eingriff an mehreren Herzklappen, ohne hochkomplexen Eingriff, ohne komplexe Diagnose, Alter > 29 Jahre, ohne Implantation eines Wachstumsstents, ohne sehr komplexen Eingriff	7,633	-	9,7	2	0,322	22	0,064	0,094	-	-	1,0013

Fallpauschalen-Katalog und Pflegeerlöskatalog
Teil a) Bewertungsrelationen bei Versorgung durch Hauptabteilungen

DRG	Partition	Bezeichnung [6]	Bewertungsrelation bei Hauptabteilung	Bewertungsrelation bei Hauptabteilung und Beleghebamme	Mittlere Verweildauer [1]	Untere Grenzverweildauer: Erster Tag mit Abschlag [2], [5]	Untere Grenzverweildauer: Bewertungsrelation pro Tag	Obere Grenzverweildauer: Erster Tag mit zusätzlichem Entgelt [3], [5]	Obere Grenzverweildauer: Bewertungsrelation pro Tag	Externe Verlegung Abschlag pro Tag (Bewertungsrelation)	Verlegungsfallpauschale	Ausnahme von Wiederaufnahme [4]	Pflegeerlös Bewertungsrelation pro Tag
1	2	3	4	5	6	7	8	9	10	11	12	13	14
MDC 06 Krankheiten und Störungen der Verdauungsorgane													
G01Z	O	Eviszeration des kleinen Beckens	6,097	-	23,4	7	0,354	41	0,130	0,120	-	-	1,1868
G02A	O	Bestimmte Eingriffe an den Verdauungsorganen bei angeb. Fehlbildung, Alter < 2 Jahre oder sehr komplexe Eingriffe an Dünn- und Dickdarm, Alter < 10 Jahre oder best. Eingriffe an Dünn- und Dickdarm mit kompliz. Diagnose, mit bestimmten kompliz. Faktoren	3,902	-	19,0	5	0,363	36	0,081	0,109	-	-	1,1769
G02B	O	Bestimmte komplexe Eingriffe an Dünn- und Dickdarm oder andere Eingriffe an den Verdauungsorganen bei angeb. Fehlbildung, Alter < 2 Jahre oder bestimmte Eingriffe an Dünn- und Dickdarm mit komplizierender Diagnose, ohne bestimmte komplizierende Faktoren	2,777	-	13,8	4	0,287	27	0,072	0,094	-	-	0,9195
G02C	O	Andere komplexe Eingriffe an Dünn- und Dickdarm oder andere Eingriffe an Dünn- und Dickdarm mit komplizierender Diagnose, ohne Eingriffe an den Verdauungsorganen bei angeborener Fehlbildung, Alter < 2 Jahre	2,317	-	12,0	3	0,306	24	0,071	0,090	-	-	0,9166
G03A	O	Große Eingriffe an Magen, Ösophagus und Duodenum oder bestimmte Eingriffe an Dünn- und Dickdarm oder an Magen, Ösophagus und Duodenum mit komplexer Prozedur mit hochkomplexem Eingriff oder intensivmedizinischer Komplexbehandlung > - / 368 / - Aufwandsp.	5,658	-	19,1	5	0,472	36	0,139	0,140	-	-	1,4616
G03B	O	Große Eingriffe an Magen, Ösophagus und Duodenum oder bestimmte Eingriffe an Magen, Ösophagus und Duodenum mit komplexer Prozedur ohne hochkomplexen Eingriff, ohne intensivmedizinische Komplexbehandlung > - / 368 / - Aufwandspkt., mit komplexem Eingriff	4,797	-	19,7	6	0,331	37	0,086	0,112	-	-	1,1533
G03C	O	Große Eingriffe an Magen, Ösophagus und Duodenum oder bestimmte Eingriffe an Magen, Ösophagus und Duodenum mit komplexer Prozedur ohne hochkomplexen Eingriff, ohne intensivmedizinische Komplexbehandlung > - / 368 / - Aufwandspkt., ohne komplexen Eingriff	3,744	-	15,5	4	0,366	29	0,082	0,111	-	-	1,0204
G04Z	O	Adhäsiolyse am Peritoneum, Alter < 4 Jahre od. mit äuß. schw. od. schw. CC oder kleine Eingriffe an Dünn- und Dickdarm oder best. Eingriffe an abd. Gefäßen mit äuß. schw. CC oder Implantation eines Antireflux-Stimulationssystems od. best. Gastrektomie	3,354	-	17,5	5	0,331	34	0,079	0,107	-	-	1,0489
G07A	O	Appendektomie oder laparoskopische Adhäsiolyse bei Peritonitis mit äuß. schw. od. schw. CC od. kl. Eingr. an Dünn- / Dickdarm od. an abdom. Gefäßen, oh. äuß. schw. CC od. best. Anorektoplastik, Alter < 3 Jahre od. mit best. Eingr. an abdominalen Gefäßen	1,844	-	8,5	2	0,370	17	0,091	0,114	-	-	1,3508
G07B	O	Appendekt. od. laparoskop. Adhäsiolyse bei Peritonitis mit äuß. schw. od. schw. CC od. kl. Eingr. an Dünn-/Dickdarm, oh. äuß. schw. CC od. best. Anorektopl., Alt. > 2 J. u. Alt. < 14 J. od. mit laparoskop. Adhäsiolyse od. Rektopexie od. best. Magenexz.	1,747	-	8,9	2	0,297	18	0,070	0,089	-	-	0,9730
G07C	O	Appendektomie bei Peritonitis mit äußerst schweren oder schweren CC oder kleine Eingriffe an Dünn- und Dickdarm ohne äußerst schwere CC oder bestimmte Anorektoplastik, Alter > 13 Jahre, ohne laparoskopische Adhäsiolyse, ohne Rektopexie	1,277	-	7,7	2	0,221	15	0,062	0,076	-	-	0,7142
G08A	O	Komplexe Rekonstruktion der Bauchwand, Alter > 0 Jahre, mit äußerst schweren CC	2,994	-	16,7	5	0,285	33	0,073	0,100	-	-	1,0181
G08B	O	Komplexe Rekonstruktion der Bauchwand, Alter > 0 Jahre, ohne äußerst schwere CC	1,068	-	4,5	1	0,434	10	0,056	0,068	-	-	0,7104
G09Z	O	Beidseitige Eingriffe bei Leisten- und Schenkelhernien, Alter > 55 Jahre oder komplexe Herniotomien oder Operation einer Hydrocele testis oder andere kleine Eingriffe an Dünn- und Dickdarm	0,874	-	2,6	1	0,150	6	0,070	0,072	-	-	0,9349
G10Z	O	Bestimmte Eingriffe an hepatobiliärem System, Pankreas, Niere und Milz	2,821	-	12,9	3	0,340	25	0,072	0,094	-	-	0,9282
G11A	O	Pyloromyotomie oder Anoproktoplastik und Rekonstruktion von Anus und Sphinkter außer bei Analfissuren und Hämorrhoiden, Alter < 6 Jahre	1,048	-	5,1	1	0,271	10	0,072	0,089	-	-	1,4270
G11B	O	Pyloromyotomie oder Anoproktoplastik und Rekonstruktion von Anus und Sphinkter außer bei Analfissuren und Hämorrhoiden, Alter > 5 Jahre	0,597	-	3,3	1	0,195	8	0,060	0,072	-	-	0,7659
G12A	O	Andere OR-Prozeduren an den Verdauungsorganen mit komplexer OR-Prozedur oder mit mäßig komplexer OR-Prozedur, mehr als ein Belegungstag, Alter < 16 Jahre	2,524	-	12,5	3	0,321	27	0,070	0,097	-	-	1,0830

Fallpauschalen-Katalog und Pflegeerlöskatalog
Teil a) Bewertungsrelationen bei Versorgung durch Hauptabteilungen

DRG	Partition	Bezeichnung [6]	Bewertungsrelation bei Hauptabteilung	Bewertungsrelation bei Hauptabteilung und Beleghebamme	Mittlere Verweildauer [1]	Untere Grenzverweildauer: Erster Tag mit Abschlag [2], [5]	Untere Grenzverweildauer: Bewertungsrelation pro Tag	Obere Grenzverweildauer: Erster Tag mit zusätzlichem Entgelt [3], [5]	Obere Grenzverweildauer: Bewertungsrelation pro Tag	Externe Verlegung Abschlag pro Tag (Bewertungsrelation)	Verlegungsfallpauschale	Ausnahme von Wiederaufnahme [4]	Pflegeerlös Bewertungsrelation pro Tag
1	2	3	4	5	6	7	8	9	10	11	12	13	14
G12B	O	Andere OR-Prozeduren an den Verdauungsorganen mit mäßig komplexer OR-Prozedur, mehr als ein Belegungstag, Alter > 15 Jahre	1,767	-	11,9	3	0,278	26	0,065	0,086	-	-	0,8424
G12C	O	Andere OR-Prozeduren an den Verdauungsorganen mit wenig komplexer OR-Prozedur, mehr als ein Belegungstag	1,430	-	9,1	2	0,090	21	0,070	0,089	-	-	0,7533
G12D	O	Andere OR-Prozeduren an den Verdauungsorganen ohne komplexe OR-Prozedur, ein Belegungstag oder ohne mäßig komplexe OR-Prozedur, mit bestimmtem Eingriff oder Alter < 14 Jahre oder bei bösartiger Neubildung der Verdauungsorgane	1,198	-	9,0	2	0,292	20	0,068	0,087	-	-	0,7684
G12E	O	Andere OR-Prozeduren an den Verdauungsorganen ohne komplexe OR-Prozedur, ein Belegungstag oder ohne mäßig komplexe OR-Prozedur, ohne bestimmten Eingriff, Alter > 13 Jahre, außer bei bösartiger Neubildung der Verdauungsorgane	0,771	-	4,5	1	0,273	11	0,066	0,069	-	-	0,7996
G13A	O	Implantation und Wechsel von Neurostimulatoren und Neurostimulationselektroden bei Krankheiten und Störungen der Verdauungsorgane ohne Implantation oder Wechsel eines permanenten Elektrodensystems	0,989	-	2,3	1	0,108	4	0,069	0,077	-	-	0,8238
G13B	O	Implantation und Wechsel von Neurostimulatoren und Neurostimulationselektroden bei Krankheiten und Störungen der Verdauungsorgane mit Implantation oder Wechsel eines permanenten Elektrodensystems	1,376	-	2,5	1	0,127	5	0,063	0,073	-	-	0,7745
G14Z	O	Geriatrische frührehabilitative Komplexbehandlung mit bestimmter OR-Prozedur bei Krankheiten und Störungen der Verdauungsorgane	3,704	-	29,5	-	-	47	0,061	0,083	-	-	0,8877
G15Z	O	Strahlentherapie mit großem abdominellen Eingriff	4,169	-	21,6	6	0,423	39	0,145	0,125	-	-	0,8643
G16A	O	Komplexe Rektumresektion od. and. Rektumres. m. best. Eingr. od. kompl. Diagnose od. mehrz. Enterostomaanlage und -rückverlagerung, m. kompliz. Konstell. od. plast. Rekonstruktion m. myokut. Lappen od. IntK > 196/ 368/ - P. od. endorektale Vakuumtherapie	6,621	-	29,4	9	0,343	47	0,081	0,114	-	-	1,1349
G16B	O	Komplexe Rektumresektion od. andere Rektumres. mit best. Eingr. od. kompl. Diag. od. mehrz. Enterostomaanlage u. -rückverlagerung, ohne kompliz. Konstell. od. plast. Rekonstruktion m. myokut. Lappen od. IntK > 196/ 368/ - P. ohne endorekt. Vakuumtherapie	3,610	-	15,8	4	0,323	31	0,070	0,094	-	-	0,8903
G17A	O	Andere Rektumresektion ohne bestimmten Eingriff oder Implantation eines künstlichen Analsphinkters, bei bösartiger Neubildung oder Alter < 16 Jahre	3,057	-	11,9	3	0,311	23	0,072	0,098	-	-	0,8319
G17B	O	Andere Rektumresektion ohne bestimmten Eingriff oder Implantation eines künstlichen Analsphinkters, außer bei bösartiger Neubildung, Alter > 15 Jahre	2,535	-	11,3	3	0,261	22	0,065	0,084	-	-	0,8658
G18A	O	Bestimmte Eingriffe an Dünn- und Dickdarm oder Anlegen eines Enterostomas oder andere Eingriffe am Darm oder an abdominalen Gefäßen mit bestimmtem hochkomplexem Eingriff oder Diagnose oder mit endorektaler Vakuumtherapie	3,774	-	17,6	5	0,317	34	0,075	0,099	-	-	0,9778
G18B	O	Bestimmte Eingriffe an Dünn- und Dickdarm oder Anlegen eines Enterostomas oder andere Eingriffe am Darm oder an abdominalen Gefäßen mit bestimmter sehr komplexer Prozedur oder Diagnose	2,492	-	12,8	3	0,323	25	0,070	0,093	-	-	0,8820
G18C	O	Bestimmte Eingriffe an Dünn- und Dickdarm oder Anlegen eines Enterostomas oder andere Eingriffe am Darm mit äußerst schweren CC, mit komplexem Eingriff	2,014	-	10,3	2	0,310	21	0,063	0,079	-	-	0,7957
G18D	O	Bestimmte Eingriffe an Dünn- und Dickdarm oder Anlegen eines Enterostomas oder andere Eingriffe am Darm mit äußerst schweren CC, ohne komplexen Eingriff	1,488	-	8,2	2	0,255	17	0,065	0,082	-	-	0,8180
G19A	O	Andere Eingriffe an Magen, Ösophagus und Duodenum außer bei angeborener Fehlbildung oder Alter > 1 Jahr, mit komplizierender Konstellation oder bei bösartiger Neubildung oder Alter < 16 Jahre ohne bestimmte Operationen an Pharynx oder Magenband	3,123	-	16,1	4	0,327	32	0,072	0,097	-	-	1,0033
G19B	O	Andere Eingriffe an Magen, Ösophagus und Duodenum außer bei angeborener Fehlbildung oder Alter > 1 Jahr, ohne komplizierende Konstellation, außer bei bösartiger Neubildung, Alter > 15 Jahre, mit komplexem Eingriff	2,100	-	9,5	2	0,318	21	0,070	0,090	-	-	0,9699
G19C	O	Andere Eingriffe an Magen, Ösophagus und Duodenum außer bei angeborener Fehlbildung oder Alter > 1 Jahr, ohne komplizierende Konstellation, außer bei bösartiger Neubildung, Alter > 15 Jahre, ohne komplexen Eingriff	1,382	-	5,7	1	0,245	12	0,063	0,070	-	-	0,7819
G21A	O	Komplexe Adhäsiolyse am Peritoneum, Alter > 3 J., ohne äußerst schw. oder schw. CC od. andere Eingriffe an Darm u. Enterostoma od. best. Eingriffe am Pharynx od. Verschluss Darmfistel m. äußerst schw. CC od. aufw. Eingriff am Darm oder Alter < 16 Jahre	1,576	-	8,6	2	0,266	17	0,065	0,083	-	-	0,8329

Fallpauschalen-Katalog und Pflegeerlöskatalog
Teil a) Bewertungsrelationen bei Versorgung durch Hauptabteilungen

DRG	Partition	Bezeichnung [6)]	Bewertungsrelation bei Hauptabteilung	Bewertungsrelation bei Hauptabteilung und Beleghebamme	Mittlere Verweildauer [1)]	Untere Grenzverweildauer: Erster Tag mit Abschlag [2), 5)]	Untere Grenzverweildauer: Bewertungsrelation pro Tag	Obere Grenzverweildauer: Erster Tag mit zusätzlichem Entgelt [3), 5)]	Obere Grenzverweildauer: Bewertungsrelation pro Tag	Externe Verlegung Abschlag pro Tag (Bewertungsrelation)	Verlegungsfallpauschale	Ausnahme von Wiederaufnahme [4)]	Pflegeerlös Bewertungsrelation pro Tag
1	2	3	4	5	6	7	8	9	10	11	12	13	14
G21B	O	Andere Eingriffe an Darm und Enterostoma oder bestimmte Eingriffe am Pharynx oder Verschluss Darmfistel ohne äußerst schwere CC, ohne aufwendigen Eingriff am Darm, Alter > 15 Jahre	0,866	-	5,0	1	0,424	12	0,058	0,070	-	-	0,7246
G22A	O	Appendektomie oder laparoskopische Adhäsiolyse bei Peritonitis oder mit äußerst schweren oder schweren CC, Alter < 10 Jahre oder bei bösartiger Neubildung	1,368	-	7,1	1	0,357	14	0,070	0,086	-	-	1,1128
G22B	O	Appendektomie oder laparoskopische Adhäsiolyse bei Peritonitis oder mit äußerst schweren oder schweren CC, Alter > 9 Jahre, mit laparoskopischer Adhäsiolyse oder Alter < 16 Jahre, außer bei bösartiger Neubildung	1,312	-	7,1	1	0,334	15	0,065	0,081	-	-	0,9832
G22C	O	Appendektomie oder laparoskopische Adhäsiolyse bei Peritonitis oder mit äußerst schweren oder schweren CC, Alter > 15 Jahre, außer bei bösartiger Neubildung	1,000	-	5,0	1	0,237	10	0,066	0,077	-	-	0,7022
G23A	O	Appendektomie oder laparoskopische Adhäsiolyse außer bei Peritonitis oder Exzision erkranktes Gewebe Dickdarm ohne äußerst schwere oder schwere CC, Alter < 10 Jahre oder bei bösartiger Neubildung	0,891	-	3,7	1	0,193	7	0,073	0,079	-	-	1,0905
G23B	O	Appendektomie oder laparoskopische Adhäsiolyse außer bei Peritonitis oder Exzision erkranktes Gewebe Dickdarm ohne äußerst schwere oder schwere CC, Alter > 9 Jahre, außer bei bösartiger Neubildung	0,770	-	3,2	1	0,167	7	0,071	0,077	-	-	0,7809
G24A	O	Eingriffe bei Hernien mit plastischer Rekonstruktion der Bauchwand oder bestimmte partielle Resektion des Dickdarmes	1,147	-	4,7	1	0,214	10	0,060	0,073	-	-	0,7420
G24B	O	Eingriffe bei Hernien ohne plastische Rekonstruktion der Bauchwand, mit beidseitigem oder komplexem Eingriff oder Alter < 14 Jahre mit äußerst schweren oder schweren CC	0,803	-	2,9	1	0,158	6	0,061	0,066	-	-	0,7789
G24C	O	Eingriffe bei Hernien ohne plastische Rekonstruktion der Bauchwand, ohne beidseitigen Eingriff, ohne komplexen Eingriff, Alter > 13 Jahre oder ohne äußerst schwere oder schwere CC	0,717	-	2,8	1	0,158	6	0,064	0,068	-	-	0,9268
G26A	O	Andere Eingriffe am Anus oder Anoproktoplastik und Rekonstruktion von Anus und Sphinkter bei Analfissuren und Hämorrhoiden, Alter < 16 Jahre oder bei bestimmter bösartiger Neubildung oder entzündlicher Darmerkrankung oder mit kleinem Eingriff am Rektum	0,676	-	3,9	1	0,272	10	0,068	0,078	-	-	0,8947
G26B	O	Andere Eingriffe am Anus oder Anoproktoplastik und Rekonstruktion von Anus und Sphinkter bei Analfissuren und Hämorrhoiden, Alter > 15 Jahre, außer bei bestimmter bösartiger Neubildung oder entzündlicher Darmerkrankung, ohne kleinen Eingriff am Rektum	0,496	-	2,8	1	0,143	6	0,064	0,067	-	-	0,8213
G27A	O	Strahlentherapie bei Krankheiten und Störungen der Verdauungsorgane, Bestrahlungen an mindestens 8 Tagen, mit äußerst schweren CC	4,320	-	32,7	10	0,364	51	0,134	0,119	-	x	0,8739
G27B	O	Strahlentherapie bei Krankheiten und Störungen der Verdauungsorgane, Bestrahlungen an mindestens 8 Tagen, ohne äußerst schwere CC	2,439	-	18,8	5	0,393	36	0,126	0,117	-	x	0,7391
G29A	O	Strahlentherapie bei Krankheiten und Störungen der Verdauungsorgane, mehr als ein Belegungstag, Bestrahlungen an mindestens 5 Tagen	0,983	-	6,7	-	-	14	0,144	0,125	-	x	0,7631
G29B	O	Strahlentherapie bei Krankheiten und Störungen der Verdauungsorgane, mehr als ein Belegungstag, Bestrahlungen an weniger als 5 Tagen	0,675	-	4,5	-	-	13	0,145	0,116	-	x	0,8694
G33Z	O	Mehrzeitige komplexe OR-Prozeduren oder hochaufwendiges Implantat bei Krankheiten und Störungen der Verdauungsorgane	7,144	-	28,0	8	0,417	46	0,192	0,126	-	-	1,2818
G35Z	O	Komplexe Vakuumbehandlung bei Krankheiten und Störungen der Verdauungsorgane	10,405	-	48,8	15	0,353	67	0,116	0,112	-	-	1,3335
G36A	O	Intensivmedizinische Komplexbehandlung bei Krankheiten und Störungen der Verdauungsorgane > 1470 / 1380 / - Aufwandspunkte oder > 1176 / 1104 / 1104 und < 1471 / 1381 / - Aufwandspunkte oder mit endoösophagealer Vakuumtherapie, mit aufwendigem Eingriff	13,339	-	42,7	13	0,740	61	0,238	-	x	x	2,5636
G36B	O	Intensivmedizinische Komplexbehandlung bei Krankheiten und Störungen der Verdauungsorgane > 1176 / 1104 / 1104 Aufwandspunkte und < 1471 / 1381 / - Aufwandspunkte oder mit endoösophagealer Vakuumtherapie, ohne aufwendigen Eingriff	10,640	-	37,7	12	0,641	56	0,228	-	x	x	2,3648
G36C	O	Intensivmedizinische Komplexbehandlung > 392 / 552 / - Aufwandspunkte und < 1177 / 1105 / - Aufwandspunkte bei Krankheiten und Störungen der Verdauungsorgane	7,212	-	25,8	8	0,612	44	0,212	-	x	x	2,1968
G37Z	O	Multiviszeraleingriff bei Krankheiten und Störungen der Verdauungsorgane	4,695	-	15,9	4	0,446	30	0,095	0,124	-	-	1,1317

Fallpauschalen-Katalog und Pflegeerlöskatalog
Teil a) Bewertungsrelationen bei Versorgung durch Hauptabteilungen

DRG	Partition	Bezeichnung [6]	Bewertungsrelation bei Hauptabteilung	Bewertungsrelation bei Hauptabteilung und Beleghebamme	Mittlere Verweildauer [1]	Untere Grenzverweildauer: Erster Tag mit Abschlag [2], [5]	Untere Grenzverweildauer: Bewertungsrelation pro Tag	Obere Grenzverweildauer: Erster Tag mit zusätzlichem Entgelt [3], [5]	Obere Grenzverweildauer: Bewertungsrelation pro Tag	Externe Verlegung Abschlag pro Tag (Bewertungsrelation)	Verlegungsfallpauschale	Ausnahme von Wiederaufnahme [4]	Pflegeerlös Bewertungsrelation pro Tag
1	2	3	4	5	6	7	8	9	10	11	12	13	14
G38Z	O	Komplizierende Konstellation mit bestimmtem operativen Eingriff bei Krankheiten und Störungen der Verdauungsorgane oder mehrzeitiger komplexer Eingriff am Gastrointestinaltrakt und anderem Organsystem	6,129	-	25,0	7	0,483	43	0,160	0,148	-	-	1,3222
G40A	A	Bestimmte komplizierende Konstellation mit bestimmtem endoskopischen Eingriff bei Krankheiten und Störungen der Verdauungsorgane	4,669	-	29,2	9	0,388	47	0,092	0,128	-	-	1,1346
G40B	A	Andere komplizierende Konstellation mit bestimmtem endoskopischen Eingriff bei Krankheiten und Störungen der Verdauungsorgane	2,749	-	15,2	4	0,471	31	0,105	0,147	-	-	1,2386
G46A	A	Komplexe therapeutische Gastroskopie bei schweren Krankheiten der Verdauungsorgane, mit äußerst schweren CC oder mit schweren CC oder andere Gastroskopie bei schw. Krankh. der Verd.organe, mit äußerst schweren CC, Alter < 15 Jahre, mehr als ein BT	2,173	-	16,9	5	0,295	33	0,072	0,097	-	-	1,0613
G46B	A	Komplexe therapeutische Gastroskopie mit schw. CC od. and. Gastroskopie mit äuß. schw. CC, bei schw. Krankh. der Verd.organe, Alter > 14 J., mehr als 1 BT od. best. Gastroskopie, Alter < 15 J. od. mit kompliz. Faktoren od. ERCP mit and. endoskop. Eingr.	1,617	-	13,5	4	0,263	27	0,068	0,086	-	-	0,9369
G46C	A	Verschiedenartige komplexe und andere Gastroskopie, ohne komplexe therapeutische Gastroskopie bei schw. Krankheiten der Verdauungsorgane und äuß. schw. oder schw. CC, ohne bestimmte Gastroskopie mit kompliz. Faktoren, ohne ERCP mit and. endoskop. Eingr.	0,889	-	6,1	1	0,462	14	0,064	0,078	-	-	0,7377
G47A	A	Andere Gastroskopie oder bestimmte koloskopische Eingriffe, Alter < 16 Jahre oder mit endoskopischer submukosaler Dissektion am Dickdarm, ein Belegungstag	0,718	-	3,2	1	0,298	8	0,129	0,096	-	-	1,3889
G47B	A	Andere Gastroskopie oder bestimmte koloskopische Eingriffe, Alter > 15 Jahre, ohne endoskopische submukosale Dissektion am Dickdarm oder mehr als ein Belegungstag	0,714	-	5,2	1	0,370	12	0,070	0,083	-	-	0,6971
G48A	A	Koloskopie mit äußerst schweren oder schweren CC, komplizierendem Eingriff oder Alter < 15 Jahre oder mehrzeitige endoskopische Blutstillung, mit schwerer Darminfektion oder bei bösartiger Neubildung mit äußerst schweren CC	1,590	-	15,2	4	0,279	30	0,064	0,085	-	-	0,9064
G48B	A	Koloskopie mit äußerst schweren oder schweren CC, komplizierendem Eingriff oder Alter < 15 Jahre oder mehrzeitige endoskopische Blutstillung, ohne schwere Darminfektion, außer bei bösartiger Neubildung oder ohne äußerst schwere CC	1,190	-	9,0	2	0,292	19	0,067	0,085	-	-	0,8572
G50Z	A	Komplexe therapeutische Gastroskopie und bestimmte andere Gastroskopie bei nicht schweren Krankheiten der Verdauungsorgane, mit äußerst schweren oder schweren CC, mehr als ein Belegungstag, Alter > 14 Jahre	1,336	-	11,4	3	0,266	25	0,065	0,085	-	-	0,9828
G52Z	A	Geriatrische frührehabilitative Komplexbehandlung bei Krankheiten und Störungen der Verdauungsorgane	1,476	-	20,2	-	-	31	0,050	0,069	-	-	0,7193
G60A	M	Bösartige Neubildung der Verdauungsorgane, mehr als ein Belegungstag mit äußerst schweren CC oder bestimmte hochaufwendige Behandlung	1,237	-	12,0	3	0,287	25	0,067	0,087	-	x	0,9626
G60B	M	Bösartige Neubildung der Verdauungsorgane, ein Belegungstag oder ohne äußerst schwere CC, ohne bestimmte hochaufwendige Behandlung	0,403	-	3,8	1	0,163	10	0,069	0,077	-	x	0,8391
G64A	M	Entzündliche Darmerkrankung oder andere schwere Erkrankungen der Verdauungsorgane, mit äußerst schweren CC oder Alter < 16 Jahre mit schweren CC	2,339	-	18,5	5	0,360	34	0,081	0,110	-	-	1,0265
G64B	M	Entzündliche Darmerkrankung oder andere schwere Erkrankungen der Verdauungsorgane, ohne äußerst schwere CC, Alter > 15 Jahre oder ohne schwere CC	0,536	-	5,4	1	0,330	12	0,064	0,075	-	-	0,6653
G66Z	M	Abdominalschmerz oder mesenteriale Lymphadenitis, Alter > 55 Jahre und mit CC	0,560	-	5,6	1	0,360	13	0,062	0,088	-	-	0,7631
G67A	M	Ösophagitis, Gastroenteritis, gastrointestinale Blutung, Ulkuserkrankung und verschiedene Erkrankungen der Verdauungsorgane oder Obstruktion des Verdauungstraktes mit bestimmten komplizierenden Faktoren	0,589	-	5,7	1	0,301	13	0,063	0,074	-	-	0,8552
G67B	M	Ösophagitis, Gastroenteritis, gastrointestinale Blutung, Ulkuserkrankung und verschiedene Erkrankungen der Verdauungsorgane oder Obstruktion des Verdauungstraktes mit anderen komplizierenden Faktoren oder mit äußerst schweren CC	0,438	-	4,1	1	0,218	9	0,064	0,073	-	-	0,7971
G67C	M	Ösophagitis, Gastroenteritis, gastrointestinale Blutung, Ulkuserkrankung und verschiedene Erkrankungen der Verdauungsorgane ohne bestimmte oder andere komplizierende Faktoren, ohne äußerst schwere CC	0,389	-	3,4	1	0,191	8	0,066	0,073	-	-	0,7608

Fallpauschalen-Katalog und Pflegeerlöskatalog

Teil a) Bewertungsrelationen bei Versorgung durch Hauptabteilungen

DRG	Partition	Bezeichnung [6]	Bewertungsrelation bei Hauptabteilung	Bewertungsrelation bei Hauptabteilung und Beleghebamme	Mittlere Verweildauer [1]	Untere Grenzverweildauer: Erster Tag mit Abschlag [2], [5]	Untere Grenzverweildauer: Bewertungsrelation pro Tag	Obere Grenzverweildauer: Erster Tag mit zusätzlichem Entgelt [3], [5]	Obere Grenzverweildauer: Bewertungsrelation pro Tag	Externe Verlegung Abschlag pro Tag (Bewertungsrelation)	Verlegungsfallpauschale	Ausnahme von Wiederaufnahme [4]	Pflegeerlös Bewertungsrelation pro Tag
1	2	3	4	5	6	7	8	9	10	11	12	13	14
G70A	M	Andere schwere Erkrankungen der Verdauungsorgane ohne äußerst schwere CC, Alter < 18 Jahre oder mit komplexer Diagnose	0,747	-	5,3	1	0,368	12	0,118	0,099	-	-	1,3148
G70B	M	Andere schwere Erkrankungen der Verdauungsorgane ohne äußerst schwere CC, Alter > 17 Jahre, ohne komplexe Diagnose	0,634	-	5,9	1	0,372	13	0,064	0,078	-	-	0,7597
G71Z	M	Andere mäßig schwere Erkrankungen der Verdauungsorgane	0,457	-	3,3	1	0,155	8	0,064	0,070	-	-	0,7688
G72A	M	Andere leichte bis moderate Erkrankungen der Verdauungsorgane oder Abdominalschmerz oder mesenteriale Lymphadenitis, Alter < 3 Jahre	0,321	-	2,1	1	0,110	4	0,130	0,088	-	-	1,4448
G72B	M	Andere leichte bis moderate Erkrankungen der Verdauungsorgane, Alter > 2 Jahre oder Abdominalschmerz oder mesenteriale Lymphadenitis, Alter > 2 Jahre und Alter < 56 Jahre oder ohne CC	0,312	-	2,6	1	0,134	5	0,073	0,076	-	-	0,7928
G73Z	M	Gastrointestinale Blutung oder Ulkuserkrankung mit äußerst schweren CC, mehr als ein Belegungstag	0,656	-	5,7	-	-	13	0,065	0,078	-	-	0,8452
G74Z	M	Hämorrhoiden oder andere wenig schwere Erkrankungen der Verdauungsorgane	0,385	-	3,3	1	0,176	7	0,064	0,070	-	-	0,7375
G77A	M	Bestimmte Komplexbehandlung bei isolationspflichtigen Erregern bei Krankheiten und Störungen der Verdauungsorgane	1,616	-	19,6	6	0,217	34	0,056	0,074	-	-	1,0648
G77B	M	Andere Komplexbehandlung bei isolationspflichtigen Erregern bei Krankheiten und Störungen der Verdauungsorgane	0,998	-	11,9	-	-	19	0,057	0,073	-	-	0,9798
MDC 07 Krankheiten und Störungen an hepatobiliärem System und Pankreas													
H01A	O	Eingriffe an Pankreas und Leber und portosystemische Shuntoperationen mit großem Eingriff oder Strahlentherapie oder komplexer Eingriff an Gallenblase und Gallenwegen, Alter < 14 J., mit kompl. Eingriff oder intensivmed. Komplexbeh. > 392 / 368 / - P.	5,659	-	23,1	7	0,374	41	0,161	0,129	-	-	1,1623
H01B	O	Eingriffe an Pankreas und Leber und portosystemische Shuntoperationen mit großem Eingriff oder Strahlentherapie oder komplexer Eingriff an Gallenblase und Gallenwegen, Alter < 14 J., ohne kompl. Eingriff, ohne intensivmed. Komplexbeh. > 392 / 368 / - P.	4,307	-	16,4	4	0,433	31	0,157	0,122	-	-	1,0925
H02A	O	Komplexe Eingriffe an Gallenblase und Gallenwegen, Alter > 13 Jahre, bei bösartiger Neubildung oder mit bestimmter biliodigestiver Anastomose	4,009	-	20,2	6	0,290	38	0,071	0,093	-	-	0,8921
H02B	O	Komplexe Eingriffe an Gallenblase und Gallenwegen, Alter > 13 Jahre, außer bei bösartiger Neubildung, ohne bestimmte biliodigestive Anastomose	3,711	-	19,0	5	0,307	36	0,069	0,089	-	-	0,8840
H05Z	O	Laparotomie und mäßig komplexe Eingriffe an Gallenblase und Gallenwegen	2,325	-	12,4	3	0,310	27	0,070	0,091	-	-	0,8514
H06A	O	Andere OR-Prozeduren an hepatobiliärem System und Pankreas mit aufwendigem Eingriff und bestimmten komplizierenden Faktoren	3,226	-	14,8	4	0,335	29	0,078	0,105	-	-	1,0021
H06B	O	Andere OR-Prozeduren an hepatobiliärem System und Pankreas mit bestimmtem Eingriff und komplexer Diagnose, Dialyse, komplexer OR-Prozedur oder komplizierender Konstellation	1,615	-	14,3	4	0,288	28	0,072	0,092	-	-	0,9152
H06C	O	Andere OR-Prozeduren an hepatobiliärem System und Pankreas ohne bestimmten Eingriff und komplexe Diagnose, Dialyse, komplexe OR-Prozedur oder komplizierende Konstellation	0,928	-	6,4	1	0,337	16	0,086	0,105	-	-	0,7536
H07A	O	Cholezystektomie und wenig komplexe Eingriffe an Gallenblase, Gallenwegen, Leber mit sehr komplexer Diagnose oder komplizierender Konstellation	2,591	-	11,7	3	0,317	23	0,071	0,093	-	-	0,9275
H07B	O	Cholezystektomie und wenig komplexe Eingriffe an Gallenblase, Gallenwegen, Leber ohne sehr komplexe Diagnose, ohne komplizierende Konstellation	1,609	-	9,1	2	0,281	20	0,065	0,083	-	-	0,8237
H08A	O	Laparoskopische Cholezystektomie oder bestimmte Eingriffe an Leber und Bauchwand mit komplexer Diagnose oder komplizierender Konstellation	1,609	-	9,1	2	0,271	19	0,063	0,079	-	-	0,7575
H08B	O	Laparoskopische Cholezystektomie oder bestimmte Eingriffe an Leber und Bauchwand, Alter < 12 Jahre oder mit laparoskopischer Steinentfernung	1,601	-	8,3	2	0,237	17	0,061	0,076	-	-	0,6722
H08C	O	Laparoskopische Cholezystektomie oder bestimmte Eingriffe an Leber und Bauchwand, Alter > 11 Jahre	0,817	-	3,6	1	0,242	8	0,064	0,071	-	-	0,7291
H09A	O	Eingriffe an Pankreas und Leber und portosystemische Shuntoperationen, ohne großen Eingriff, ohne Strahlentherapie, mit bestimmtem Eingriff mit äußerst schweren CC oder aufwendiger Eingriff am Dünndarm mit bestimmten komplizierenden Faktoren	5,610	-	25,5	8	0,355	44	0,155	0,121	-	-	1,1221

Fallpauschalen-Katalog und Pflegeerlöskatalog

Teil a) Bewertungsrelationen bei Versorgung durch Hauptabteilungen

DRG	Partition	Bezeichnung [6]	Bewertungsrelation bei Hauptabteilung	Bewertungsrelation bei Hauptabteilung und Beleghebamme	Mittlere Verweildauer [1]	Untere Grenzverweildauer: Erster Tag mit Abschlag [2], [5]	Untere Grenzverweildauer: Bewertungsrelation pro Tag	Obere Grenzverweildauer: Erster Tag mit zusätzlichem Entgelt [3], [5]	Obere Grenzverweildauer: Bewertungsrelation pro Tag	Externe Verlegung Abschlag pro Tag (Bewertungsrelation)	Verlegungsfallpauschale	Ausnahme von Wiederaufnahme [4]	Pflegeerlös Bewertungsrelation pro Tag
1	2	3	4	5	6	7	8	9	10	11	12	13	14
H09B	O	Eingriffe an Pankreas und Leber und portosystemische Shuntoperationen, ohne großen Eingriff, ohne Strahlentherapie, ohne bestimmten Eingriff oder ohne äußerst schwere CC, ohne aufwendigen Eingriff am Dünndarm mit bestimmten komplizierenden Faktoren	2,513	-	9,8	2	0,394	20	0,080	0,112	-	-	0,9266
H12A	O	Verschiedene Eingriffe am hepatobiliären System oder Eingriffe an abdominalen oder pelvinen Gefäßen mit äußerst schweren CC	4,083	-	25,2	7	0,372	43	0,079	0,116	-	-	0,9640
H12B	O	Verschiedene Eingriffe am hepatobiliären System oder Eingriffe an abdominalen oder pelvinen Gefäßen ohne äußerst schwere CC, mit komplexem Eingriff	2,836	-	16,9	5	0,258	34	0,064	0,086	-	-	0,7679
H12C	O	Verschiedene Eingriffe am hepatobiliären System oder Eingriffe an abdominalen oder pelvinen Gefäßen ohne äußerst schwere CC, ohne komplexen Eingriff	1,558	-	11,4	3	0,271	25	0,067	0,087	-	-	0,7237
H15Z	O	Strahlentherapie bei Krankheiten und Störungen an hepatobiliärem System und Pankreas, Bestrahlungen an mindestens 8 Tagen	2,804	-	19,5	6	0,392	35	0,141	0,132	-	x	0,8067
H16A	O	Strahlentherapie bei Krankheiten und Störungen an hepatobiliärem System und Pankreas, mehr als ein Belegungstag, Bestrahlungen an mindestens 5 Tagen	1,339	-	9,8	2	0,432	21	0,132	0,113	-	x	0,7640
H16B	O	Strahlentherapie bei Krankheiten und Störungen an hepatobiliärem System und Pankreas, mehr als ein Belegungstag, Bestrahlungen an weniger als 5 Tagen	0,709	-	3,2	1	0,350	9	0,216	0,167	-	x	0,8670
H29Z	O	Bestimmte selektive Embolisation oder SIRT	1,199	-	3,5	1	0,208	9	0,221	0,203	-	-	0,9511
H33Z	O	Mehrzeitige komplexe OR-Prozeduren bei Krankheiten und Störungen an hepatobiliärem System und Pankreas	7,689	-	30,6	9	0,409	49	0,194	0,128	-	-	1,3198
H36A	O	Intensivmedizinische Komplexbehandlung > 980 / 828 / - Aufwandspunkte bei Krankheiten und Störungen an hepatobiliärem System und Pankreas	8,575	-	31,4	9	0,731	49	0,238	-	x	x	2,6120
H36B	O	Intensivmedizinische Komplexbehandlung > 588 / 552 / 552 und < 981 / 829 / - Aufwandspunkte bei Krankheiten und Störungen an hepatobiliärem System und Pankreas	5,722	-	23,3	7	0,618	41	0,208	-	x	x	2,1743
H38A	O	Bestimmte komplizierende Konstellation mit bestimmtem operativen Eingriff bei Krankheiten und Störungen an hepatobiliärem System und Pankreas	10,667	-	32,6	10	0,567	51	0,223	0,188	-	-	1,9245
H38B	O	Andere komplizierende Konstellation mit bestimmtem operativen Eingriff bei Krankheiten und Störungen an hepatobiliärem System und Pankreas	7,180	-	26,9	8	0,475	45	0,110	0,149	-	-	1,3472
H40A	A	Endoskopische Eingriffe bei Ösophagusvarizenblutung mit äußerst schweren CC	2,376	-	13,2	3	0,534	27	0,094	0,148	-	-	1,1681
H40B	A	Endoskopische Eingriffe bei Ösophagusvarizenblutung ohne äußerst schwere CC	1,033	-	7,7	2	0,277	16	0,076	0,088	-	-	0,9661
H41A	A	Bestimmte ERCP mit äußerst schweren CC oder mit schweren CC oder komplexer Eingriff oder Alter < 16 Jahre, mit komplexer Prozedur, mit Zugang durch retrograde Endoskopie	3,318	-	21,0	6	0,331	39	0,073	0,104	-	-	0,9858
H41B	A	Bestimmte ERCP mit schweren CC oder komplexer Eingriff oder Alter < 16 Jahre, mit komplexer Prozedur, ohne Zugang durch retrograde Endoskopie	2,447	-	15,6	4	0,336	31	0,068	0,091	-	-	0,7926
H41C	A	Best. ERCP mit schw. CC od. kompl. Eingriff oder Alter < 16 J., oh. kompl. Proz. od. and. ERCP, oh. äuß. schw. od. schw. CC, oh. kompl. Eingriff, mit Radiofrequenzabl. und endoskop. Stentimpl. od. and. aufwend. ERCP / best. endoskop. Eingr. m. best. BNB	1,401	-	10,0	2	0,305	21	0,064	0,079	-	-	0,7434
H41D	A	Andere aufwendige ERCP oh. best. ERCP, oh. äuß. schwere oder schwere CC, Alter > 15 Jahre, ohne kompl. Eingr., oh. Radiofrequenzabl. mit endoskop. Stentimpl., ohne and. aufwend. ERCP / best. endoskop. Eingr. m. best. BNB oder best. endoskop. Eingriffe	0,880	-	5,9	1	0,430	13	0,060	0,070	-	-	0,6792
H41E	A	Andere ERCP ohne bestimmte ERCP, ohne äußerst schwere oder schwere CC, Alter > 15 Jahre, ohne komplexen Eingriff, ohne Radiofrequenzablation mit endoskopischer Stentimplantation	0,628	-	4,6	1	0,274	11	0,065	0,075	-	-	0,6803
H44Z	A	Geriatrische frührehabilitative Komplexbehandlung bei Krankheiten und Störungen an hepatobiliärem System und Pankreas	1,448	-	20,2	-	-	31	0,049	0,066	-	-	0,6949
H60Z	M	Leberzirrhose und bestimmte nichtinfektiöse Hepatitiden mit äußerst schweren CC oder komplizierende Konstellation bei bestimmten Krankheiten und Störungen an hepatobiliärem System und Pankreas	1,696	-	14,6	4	0,317	29	0,074	0,101	-	-	0,9989
H61A	M	Bösartige Neubildung an hepatobiliärem System und Pankreas, mehr als ein Belegungstag, mit komplexer Diagnose, mit äußerst schweren CC oder Pfortaderthrombose	1,208	-	11,6	3	0,282	24	0,068	0,089	-	x	0,9091
H61B	M	Bösartige Neubildung an hepatobiliärem System und Pankreas, ein Belegungstag oder ohne komplexe Diagnose oder ohne äußerst schwere CC, ohne Pfortaderthrombose, Alter < 17 Jahre	0,598	-	2,9	1	0,288	6	0,190	0,144	-	x	1,7454

Fallpauschalen-Katalog und Pflegeerlöskatalog
Teil a) Bewertungsrelationen bei Versorgung durch Hauptabteilungen

DRG	Partition	Bezeichnung [3]	Bewertungsrelation bei Hauptabteilung	Bewertungsrelation bei Hauptabteilung und Beleghebamme	Mittlere Verweildauer [1]	Untere Grenzverweildauer: Erster Tag mit Abschlag [2, 5]	Untere Grenzverweildauer: Bewertungsrelation pro Tag	Obere Grenzverweildauer: Erster Tag mit zusätzlichem Entgelt [3, 5]	Obere Grenzverweildauer: Bewertungsrelation pro Tag	Externe Verlegung Abschlag pro Tag (Bewertungsrelation)	Verlegungsfallpauschale	Ausnahme von Wiederaufnahme [4]	Pflegeerlös Bewertungsrelation pro Tag
1	2	3	4	5	6	7	8	9	10	11	12	13	14
H61C	M	Bösartige Neubildung an hepatobiliärem System und Pankreas, ein Belegungstag oder ohne komplexe Diagnose oder ohne äußerst schwere CC, ohne Pfortaderthrombose, Alter > 16 Jahre	0,493	-	4,3	1	0,257	11	0,073	0,085	-	x	0,8126
H62A	M	Erkrankungen des Pankreas außer bösartige Neubildung oder Leberzirrhose und bestimmte nichtinfektiöse Hepatitiden ohne äußerst schwere CC, Alter < 16 Jahre	0,650	-	4,4	1	0,287	11	0,126	0,118	-	-	1,3007
H62B	M	Erkrankungen des Pankreas außer bösartige Neubildung, mit akuter Pankreatitis oder Leberzirrhose oder bestimmter nichtinfektiöser Hepatitis, Alter > 15 Jahre	0,603	-	6,3	1	0,382	14	0,063	0,075	-	-	0,7225
H62C	M	Erkrankungen des Pankreas außer bösartige Neubildung, ohne akute Pankreatitis, ohne Leberzirrhose, ohne bestimmte nichtinfektiöse Hepatitis, Alter > 15 Jahre	0,467	-	4,6	1	0,248	10	0,063	0,074	-	-	0,6592
H63A	M	Erkrankungen der Leber auß. bösart. Neubild., Leberzirr. u. best. nichtinfekt. Hepatitiden u. best. Erkrank. der Gallenwege, mehr als ein Belegungstag, mit kompl. Diag. u. äuß. schw. o. schw. CC od. kompl. Diag od. äuß. schw. od. schw. CC, Alter < 1 J.	1,340	-	11,2	3	0,317	23	0,078	0,103	-	-	0,9979
H63B	M	Erkrankungen der Leber außer bösartige Neubildung, Leberzirrhose und bestimmte nichtinfektiöse Hepatitiden und best. Erkrankungen der Gallenwege, mehr als ein Belegungstag, mit kompl. Diagnose oder äuß. schw. o. schw. CC oder Leberbiopsie, Alter < 18 J.	0,904	-	8,2	2	0,268	17	0,069	0,087	-	-	0,7973
H63C	M	Erkrankungen der Leber außer bösartige Neubildung, Leberzirrhose und bestimmte nichtinfektiöse Hepatitiden und bestimmte Erkrankungen der Gallenwege, ein Belegungstag oder ohne komplexe Diagnose und ohne äußerst schwere oder schwere CC	0,527	-	5,1	1	0,303	11	0,067	0,079	-	-	0,6699
H64Z	M	Erkrankungen von Gallenblase und Gallenwegen	0,424	-	4,5	1	0,237	10	0,062	0,071	-	-	0,7251
H77Z	M	Komplexbehandlung bei isolationspflichtigen Erregern bei Krankheiten und Störungen an hepatobiliärem System und Pankreas	1,831	-	18,1	-	-	35	0,063	0,079	-	-	1,0154
H78Z	M	Bestimmte komplizierende Konstellation bei bestimmten Krankheiten und Störungen an hepatobiliärem System und Pankreas	4,434	-	26,3	8	0,401	44	0,130	0,133	-	-	1,1775
MDC 08 Krankheiten und Störungen an Muskel-Skelett-System und Bindegewebe													
I01Z	O	Beidseitige Eingriffe oder mehrere große Eingriffe an Gelenken der unteren Extremität mit komplexer Diagnose	4,426	-	27,7	8	0,251	46	0,060	0,081	-	-	0,8199
I02A	O	Großflächige Gewebe- / Hauttransplantation außer an der Hand, mit komplizierender Konstellation, Eingriff an mehreren Lokalisationen oder mit schwerem Weichteilschaden, mit äußerst schweren CC und komplexer OR-Prozedur	11,919	-	55,1	17	0,350	73	0,172	0,111	-	-	1,3096
I02B	O	Großfl. Gewebe- / Hauttransplantation m. kompliz. Konst., Eingr. an mehr. Lokal. od. schw. Weichteilsch., m. äuß. schw. CC od. kompl. OR-Proz. od. mit hochkompl. Gewebe-Tx od. Vakuumbeh. od. BNB u. kompl. OR-Proz. od. kompl. Gewebe-Tx m. äuß. schw. CC	8,409	-	39,3	12	0,318	57	0,072	0,101	-	-	1,0174
I02C	O	Großfl. Gewebe- / Hauttransplantation außer an der Hand, mit kompliz. Konst., Eingriff an mehreren Lokalisationen oder schw. Weichteilschaden, bei BNB und kompl. OR-Proz. m. äußerst schweren oder schweren CC od. komplexer Gewebe-Tx m. äußerst schweren CC	5,740	-	32,6	10	0,304	51	0,066	0,099	-	-	0,9422
I02D	O	Kleinflächige oder großflächige Gewebe- / Hauttransplantation außer an der Hand, mit äußerst schweren CC	4,457	-	28,2	8	0,299	46	0,067	0,091	-	-	0,9803
I03A	O	Revision oder Ersatz des Hüftgelenkes mit kompl. Diagnose od. Arthrodese od. Alter < 16 Jahre oder beidseitige od. mehrere gr. Eingr. an Gelenken der unt. Extr. mit kompl. Eingriff, mit äuß. schw. CC oder mehrzeitigem Wechsel oder Eingr. an mehr. Lok.	5,781	-	31,9	10	0,299	50	0,067	0,099	-	-	1,0111
I03B	O	Revision oder Ersatz des Hüftgelenkes mit kompl. Diagnose od. Arthrodese od. Alter < 16 Jahre oder beidseitige od. mehrere gr. Eingr. an Gelenken der unt. Extr. mit kompl. Eingriff, ohne äuß. schw. CC, ohne mehrzeit. Wechsel, ohne Eingr. an mehr. Lok.	2,836	-	16,8	5	0,225	32	0,060	0,075	-	-	0,7608
I04Z	O	Implantation, Wechsel oder Entfernung einer Endoprothese am Kniegelenk mit komplizierender Diagnose oder Arthrodese oder Implantation einer Endoprothese nach vorheriger Explantation oder periprothetische Fraktur an der Schulter oder am Knie	3,076	-	15,5	4	0,286	28	0,060	0,084	-	-	0,8026

Fallpauschalen-Katalog und Pflegeerlöskatalog

Teil a) Bewertungsrelationen bei Versorgung durch Hauptabteilungen

DRG	Partition	Bezeichnung [6)]	Bewertungsrelation bei Hauptabteilung	Bewertungsrelation bei Hauptabteilung und Beleghebamme	Mittlere Verweildauer [1)]	Untere Grenzverweildauer: Erster Tag mit Abschlag [2), 5)]	Untere Grenzverweildauer: Bewertungsrelation pro Tag	Obere Grenzverweildauer: Erster Tag mit zusätzlichem Entgelt [3), 5)]	Obere Grenzverweildauer: Bewertungsrelation pro Tag	Externe Verlegung Abschlag pro Tag (Bewertungsrelation)	Verlegungsfallpauschale	Ausnahme von Wiederaufnahme [4)]	Pflegeerlös Bewertungsrelation pro Tag
1	2	3	4	5	6	7	8	9	10	11	12	13	14
I05A	O	Revision oder Ersatz des Hüftgelenkes ohne komplizierende Diagnose, ohne Arthrodese, ohne komplexen Eingriff, mit äußerst schweren CC	3,334	-	21,4	6	0,306	38	0,071	0,097	-	-	1,1546
I05B	O	Implantation oder Wechsel einer inversen Endoprothese am Schultergelenk oder Implantation einer Sprunggelenkendoprothese	2,267	-	8,4	2	0,240	16	0,061	0,082	-	-	0,7841
I05C	O	Anderer großer Gelenkersatz ohne Implantation oder Wechsel einer inversen Endoprothese am Schultergelenk, ohne Implantation einer Sprunggelenkendoprothese	1,881	-	6,8	1	0,290	14	0,060	0,071	-	-	0,7602
I06A	O	Komplexe Eingriffe an der Wirbelsäule mit hochkomplexem Korrektureingriff oder bestimmtem mehrzeitigen Eingriff oder mit Eingriff an mehreren Lokalisationen oder mit komplizierender Konstellation oder bei Para- / Tetraplegie mit äußerst schweren CC	7,044	-	21,1	6	0,442	39	0,083	0,136	-	-	1,1745
I06B	O	Komplexe Eingriffe an Wirbelsäule, Kopf und Hals mit sehr komplexem Eingriff bei schwerer entzündlicher Erkrankung oder bestimmte bösartige Neubildung am Knochen oder Alter < 19 Jahre	4,745	-	13,5	4	0,303	27	0,112	0,104	-	-	1,1157
I06C	O	Komplexe Eingriffe an Wirbelsäule, Kopf und Hals, Alter > 18 Jahre, ohne Para- / Tetraplegie oder ohne äußerst schwere CC, ohne bösartige Neubildung am Knochen, mit bestimmtem Eingriff ohne schwere entzündliche Erkrankung oder ohne bestimmten Eingriff	3,964	-	13,5	4	0,247	26	0,064	0,085	-	-	0,8288
I07A	O	Amputation bei Krankheiten und Störungen an Muskel-Skelett-System und Bindegewebe	2,101	-	15,3	4	0,275	30	0,062	0,084	-	-	0,9413
I07B	O	Bestimmte Amputation am Fuß	1,496	-	15,1	4	0,198	30	0,056	0,063	-	-	0,6936
I08A	O	Andere Eingriffe an Hüftgelenk und Femur mit hochkomplexem Eingriff bei Beckenfraktur, mit bösartiger Neubildung, mit äußerst schweren CC oder mit weiteren komplizierenden Faktoren	4,389	-	20,8	6	0,331	39	0,081	0,105	-	-	1,1927
I08B	O	Andere Eingriffe an Hüftgelenk und Femur mit sehr komplexem Eingriff bei komplexer Diagnose oder äußerst schweren CC oder Ersatz des Hüftgelenkes mit Eingriff an oberer Extremität oder Wirbelsäule mit bestimmten komplizierenden Faktoren	3,964	-	21,6	6	0,333	40	0,066	0,102	-	-	1,0751
I08C	O	Andere Eingriffe an Hüftgelenk und Femur mit Einbringen von Abstandshaltern oder and. komplexen Eingriffen bei kompl. Diagnose od. äuß. schw. CC oder Ersatz des Hüftgelenkes mit Eingriff an oberer Extremität oder Wirbelsäule ohne best. kompliz. Faktoren	2,928	-	16,2	4	0,284	30	0,066	0,081	-	-	0,9450
I08D	O	Andere Eingriffe an Hüftgelenk und Femur mit komplexer Diagnose oder Prozedur oder äußerst schweren CC	2,523	-	14,0	4	0,266	27	0,066	0,089	-	-	0,9564
I08E	O	Andere Eingriffe an Hüftgelenk und Femur ohne komplexe Diagnose oder Prozedur, ohne äußerst schwere CC, mit bestimmten Eingriffen an Becken und Femur oder mit bestimmten komplizierenden Diagnosen	2,153	-	10,6	3	0,249	20	0,064	0,085	-	-	0,8863
I08F	O	Andere Eingriffe an Hüftgelenk und Femur ohne komplexe Diagnose oder Prozedur, ohne äußerst schwere CC, mehr als ein Belegungstag, mit bestimmten anderen Eingriffen an Hüftgelenk und Femur	1,486	-	9,0	2	0,260	17	0,062	0,080	-	-	0,8549
I08G	O	Andere Eingriffe an Hüftgelenk und Femur ohne komplexe Diagnose oder Prozedur, ohne äußerst schwere CC, mehr als ein Belegungstag, mit mäßig komplexem Eingriff	1,100	-	4,7	1	0,205	11	0,062	0,071	-	-	0,7627
I08H	O	Andere Eingriffe an Hüftgelenk und Femur, ein Belegungstag oder ohne mäßig komplexen Eingriff, mit bestimmtem anderen Eingriff oder Alter < 12 Jahre oder Eingriff an der unteren Extremität	0,880	-	3,0	1	0,167	7	0,070	0,075	-	-	0,9365
I08I	O	Andere Eingriffe an Hüftgelenk und Femur, ein Belegungstag oder ohne mäßig komplexen Eingriff, ohne bestimmten anderen Eingriff, Alter > 11 Jahre, ohne Eingriff an der unteren Extremität	0,822	-	3,1	1	0,196	7	0,069	0,074	-	-	0,9393
I09A	O	Bestimmte Eingriffe an der Wirbelsäule mit sehr komplexer Osteosynthese und äußerst schweren CC oder aufwendiger intensivmedizinischer Komplexbehandlung ab 369 Punkten	6,004	-	26,0	8	0,321	44	0,078	0,106	-	-	1,2313
I09B	O	Bestimmte Eingriffe an der Wirbelsäule mit bestimmten expandierbaren Implantaten oder mehrzeitigen komplexen Eingriffen	5,403	-	20,2	6	0,275	36	0,064	0,086	-	-	0,8906

Fallpauschalen-Katalog und Pflegeerlöskatalog

Teil a) Bewertungsrelationen bei Versorgung durch Hauptabteilungen

DRG	Partition	Bezeichnung [6)]	Bewertungsrelation bei Hauptabteilung	Bewertungsrelation bei Hauptabteilung und Beleghebamme	Mittlere Verweildauer [1)]	Untere Grenzverweildauer: Erster Tag mit Abschlag [2), 5)]	Untere Grenzverweildauer: Bewertungsrelation pro Tag	Obere Grenzverweildauer: Erster Tag mit zusätzlichem Entgelt [3), 5)]	Obere Grenzverweildauer: Bewertungsrelation pro Tag	Externe Verlegung Abschlag pro Tag (Bewertungsrelation)	Verlegungsfallpauschale	Ausnahme von Wiederaufnahme [4)]	Pflegeerlös Bewertungsrelation pro Tag
1	2	3	4	5	6	7	8	9	10	11	12	13	14
I09C	O	Bestimmte Eingriffe an der Wirbelsäule mit best. kompl. Faktoren, mit Wirbelkörperersatz oder komplexer Spondylodese oder andere mehrzeitige komplexe Eingriffe an der Wirbelsäule mit aufwendiger intensmed. Komplexbehandlung ab 185 Aufwandspunkten	4,587	-	18,1	5	0,293	33	0,070	0,092	-	-	0,9646
I09D	O	Bestimmte Eingriffe an der Wirbelsäule mit best. kompl. Faktoren, bei Frakturen der Halswirbelsäule oder sek. bösartiger Neub. des Knochens oder mit anderen mehrz. kompl. Eingriffen ohne aufwendige intensmed. Komplexbehandlung ab 185 Aufwandspunkten	4,314	-	21,3	6	0,298	39	0,070	0,093	-	-	0,9464
I09E	O	Bestimmte Eingriffe an der Wirbelsäule und best. komplizierende Faktoren oder best. Eingriffe an der WS mit best. anderen kompl. Faktoren und Eingriffe ZNS oder transpleuraler Zugang BWS oder best. langstreckige Spondylodese/Osteosynthese oder Diszitis	3,402	-	13,3	3	0,288	26	0,064	0,079	-	-	0,7884
I09F	O	Best. Eingriffe an der Wirbelsäule, best. kompliz. Faktoren od. Alter < 16 Jahre oder knöcherne Dekompression Spinalkanal / best. Osteosynthese > 3 Segm. oder Impl. eines Schrauben-Band-Systems oder Schrauber-Stab-Systems, 1 Segment bei Diszitis	2,699	-	11,5	3	0,238	23	0,059	0,074	-	-	0,7351
I09G	O	Bestimmte Eingriffe an der Wirbelsäule mit bestimmten anderen kompliz. Faktoren oder mit anderen kompl. Faktoren und Frakturen Halswirbelsäule oder BNB der Wirbelsäule mit Kyphoplastie, mit Radiofrequenzablation oder komplexer Eingriff an der Wirbelsäule	2,368	-	8,2	2	0,239	16	0,060	0,084	-	-	0,7080
I09H	O	Bestimmte Eingriffe an der Wirbelsäule mit bestimmten anderen kompliz. Faktoren oder mit anderen kompliz. Faktoren, ohne Frakturen HWS, ohne BNB der Wirbelsäule oder ohne Kyphoplastie od. ohne Radiofrequenzabl., ohne komplexen Eingriff an der Wirbelsäule	1,720	-	7,8	2	0,221	17	0,061	0,074	-	-	0,6820
I09I	O	Bestimmte Eingriffe an der Wirbelsäule ohne komplizierende Faktoren	1,356	-	8,1	2	0,231	17	0,061	0,075	-	-	0,6860
I10A	O	Andere Eingriffe an der Wirbelsäule mit bestimmtem Eingriff an Rückenmark, Spinalkanal, Wirbelsäule, Rumpf mit äußerst schweren CC	3,791	-	19,4	5	0,346	36	0,071	0,097	-	-	1,0041
I10B	O	Andere Eingriffe WS m. best. kompl. Eingriffen od. Para- / Tetrapl. od. Wirbelfraktur m. best. Eingriffen oh. äuß. schw. CC od. best. andere Operationen WS m. äuß. schw. CC u. > 1 BT od. mäßig kompl. Eingriffe u. Diszitis od. Exzision spin. Tumorgewebe	2,158	-	10,9	3	0,242	24	0,063	0,081	-	-	0,7572
I10C	O	Andere Eingriffe an der Wirbelsäule bei Bandscheibeninfektion oder mit bestimmtem Eingriff an der Wirbelsäule	1,553	-	6,0	1	0,257	13	0,063	0,070	-	-	0,7237
I10D	O	Andere Eingriffe an der Wirbelsäule mit komplexem Eingriff an der Wirbelsäule ohne Bandscheibeninfektion, ohne Diszitis, ohne bestimmten anderen Eingriff an der Wirbelsäule	1,277	-	5,4	1	0,231	12	0,060	0,071	-	-	0,6772
I10E	O	Andere Eingriffe an der Wirbelsäule mit mäßig komplexem Eingriff, mit bestimmtem kleinen Eingriff oder wenig komplexer Eingriff, mehr als 1 Belegungstag, Alter < 18 Jahre oder mit bestimmtem anderen kleinen Eingriff	1,039	-	5,2	1	0,368	11	0,059	0,070	-	-	0,6486
I10F	O	Andere Eingriffe an der Wirbelsäule ohne mäßig komplexen Eingriff an der Wirbelsäule mit bestimmtem kleinen Eingriff oder wenig komplexer Eingriff, mehr als ein Belegungstag oder ohne bestimmten anderen kleinen Eingriff, Alter > 17 Jahre	0,881	-	4,9	1	0,086	11	0,062	0,075	-	-	0,6448
I10G	O	Andere Eingriffe an der Wirbelsäule ohne mäßig komplexen Eingriff an der Wirbelsäule, ohne bestimmten kleinen Eingriff, ohne wenig komplexen Eingriff oder ein Belegungstag, mit anderem kleinen Eingriff	0,629	-	4,5	1	0,169	12	0,070	0,077	-	-	0,7479
I10H	O	Andere Eingriffe an der Wirbelsäule ohne mäßig komplexen Eingriff, ohne bestimmten kleinen Eingriff, ohne anderen kleinen Eingriff	0,551	-	2,6	1	0,148	5	0,058	0,068	-	-	0,8393
I11Z	O	Eingriffe zur Verlängerung einer Extremität	2,283	-	7,2	1	0,343	13	0,053	0,083	-	-	0,7549
I12A	O	Knochen- und Gelenkinfektion / -entzündung mit verschiedenen Eingriffen am Muskel-Skelett-System und Bindegewebe mit äußerst schweren CC	3,968	-	24,8	7	0,300	43	0,070	0,092	-	-	0,9953
I12B	O	Knochen- und Gelenkinfektion / -entzündung mit verschiedenen Eingriffen am Muskel-Skelett-System und Bindegewebe mit schweren CC, mit Revision des Kniegelenkes, mit Einbringen oder Wechsel von Abstandshaltern oder Osteomyelitis, Alter < 16 Jahre	2,378	-	17,3	5	0,240	31	0,059	0,077	-	-	0,7899

Fallpauschalen-Katalog und Pflegeerlöskatalog

Teil a) Bewertungsrelationen bei Versorgung durch Hauptabteilungen

DRG	Partition	Bezeichnung [6]	Bewertungsrelation bei Hauptabteilung	Bewertungsrelation bei Hauptabteilung und Beleghebamme	Mittlere Verweildauer [1]	Untere Grenzverweildauer: Erster Tag mit Abschlag [2], [5]	Untere Grenzverweildauer: Bewertungsrelation pro Tag	Obere Grenzverweildauer: Erster Tag mit zusätzlichem Entgelt [3], [5]	Obere Grenzverweildauer: Bewertungsrelation pro Tag	Externe Verlegung Abschlag pro Tag (Bewertungsrelation)	Verlegungsfallpauschale	Ausnahme von Wiederaufnahme [4]	Pflegeerlös Bewertungsrelation pro Tag
1	2	3	4	5	6	7	8	9	10	11	12	13	14
I12C	O	Knochen- und Gelenkinfektion / -entzündung mit verschiedenen Eingriffen am Muskel-Skelett-System und Bindegewebe mit schweren CC, ohne Revision des Kniegelenkes, ohne Einbringen oder Wechsel von Abstandshaltern, ohne Osteomyelitis, Alter > 15 Jahre	1,364	-	10,4	2	0,264	22	0,053	0,069	-	-	0,6875
I13A	O	Bestimmte Eingriffe an den Extremitäten mit komplexem Mehrfacheingriff, mit kompliziererendem Eingriff an Humerus und Tibia oder aufwendiger Osteosynthese	2,931	-	14,8	4	0,241	27	0,056	0,075	-	-	0,7112
I13B	O	Bestimmte Eingriffe an den Extremitäten mit best. Mehrfacheingriff oder kompliz. Diagnose oder bei Endoprothese der oberen Extremität oder mit Fixateur ext., mit best. BNB od. mit Einbringen von Abstandshalt od. Alter < 18 J. mit äuß. schw. od. schw. CC	2,544	-	12,3	3	0,272	23	0,056	0,082	-	-	0,7212
I13C	O	Bestimmte Eingriffe an den Extremitäten mit best. Mehrfacheingr. od. kompliz Diag. od. bei Endopr. der oberen Extrem. od. m. Fix. ext., m. kompl. Eingr. od. schw. Weichteilsch., m. best. kompl. Osteot. od. BNB od. Alter < 18 J. m. äuß. schw. od. schw. CC	1,948	-	8,7	2	0,250	19	0,060	0,071	-	-	0,7379
I13D	O	Bestimmte Eingriffe an den Extremitäten mit bestimmtem anderen Mehrfacheingriff oder komplizierender Diagnose oder bei endoprothetischem Eingriff an der oberen Extremität oder mit Fixateur externe oder bestimmte geschlossene Reposition an der Tibia	1,527	-	7,3	1	0,301	15	0,058	0,068	-	-	0,6819
I13E	O	Bestimmte Eingriffe an den Extremitäten od. bei Endoproth. am Knie m. kompl. Eingr. od. schw. Weichteilsch. od. Pseudarthrose od. best. Osteotom. od. best. Eingr. Knieproth. od. Epiphyseodese od. bei BNB od. Alter > 17 J. od. ohne äuß. schw. od. schw. CC	1,344	-	5,9	1	0,522	13	0,060	0,070	-	-	0,7239
I13F	O	Bestimmte Eingriffe an den Extremitäten mit bestimmtem Eingriff an Unterschenkel und Humerus oder bei bösartiger Neubildung oder kleiner Eingriff bei Knochen- und Gelenkinfektion oder Alter < 18 Jahre mit äußerst schweren oder schweren CC	1,021	-	4,6	1	0,304	10	0,058	0,068	-	-	0,7185
I13G	O	Bestimmte Eingriffe an den Extremitäten ohne bestimmten Eingriff an Unterschenkel und Humerus, außer bei bösartiger Neubildung, ohne kleinen Eingriff bei Knochen- und Gelenkinfektion oder Alter > 17 Jahre oder ohne äußerst schwere oder schwere CC	0,916	-	4,1	1	0,257	10	0,063	0,069	-	-	0,7593
I14Z	O	Revision eines Amputationsstumpfes	1,215	-	9,6	2	0,238	21	0,053	0,068	-	-	0,6739
I15A	O	Operationen am Hirn- und Gesichtsschädel, mit bestimmtem intrakraniellen Eingriff oder komplexem Eingriff an der Mandibula, Alter < 16 Jahre	2,406	-	6,8	1	0,523	14	0,155	0,135	-	-	1,6274
I15B	O	Operationen am Hirn- und Gesichtsschädel, ohne bestimmten intrakraniellen Eingriff, ohne bestimmten Eingriff an der Mandibula oder Alter > 15 Jahre	1,554	-	5,9	1	0,329	13	0,072	0,086	-	-	1,0400
I16A	O	Andere Eingriffe an der Schulter und bestimmte Eingriffe an der oberen Extremität mit bestimmtem Eingriff an Schulter, Oberarm und Ellenbogen	0,832	-	2,6	1	0,129	5	0,069	0,070	-	-	0,8502
I16B	O	Andere Eingriffe an der Schulter und bestimmte Eingriffe an der oberen Extremität ohne bestimmten Eingriff an Schulter, Oberarm und Ellenbogen, mit bestimmtem anderem Eingriff an Klavikula, Schulter und Ellenbogen	0,771	-	2,9	1	0,153	6	0,070	0,075	-	-	0,7914
I16C	O	Andere Eingriffe an der Schulter und bestimmte Eingriffe an der oberen Extremität ohne bestimmten Eingriff an Schulter, Oberarm und Ellenbogen, ohne bestimmten anderen Eingriff an Klavikula, Schulter und Oberarm	0,625	-	2,5	1	0,097	5	0,066	0,048	-	-	0,8368
I17A	O	Aufwendige Operationen am Gesichtsschädel oder Alter < 16 Jahre	1,896	-	6,6	1	0,487	14	0,066	0,095	-	-	0,8698
I17B	O	Operationen am Gesichtsschädel ohne aufwendige Operationen, Alter > 15 Jahre	0,932	-	4,1	1	0,199	9	0,067	0,077	-	-	0,7387
I18A	O	Wenig komplexe Eingriffe an Kniegelenk, Ellenbogengelenk und Unterarm, Alter < 16 Jahre oder mit mäßig komplexem Eingriff oder mit beidseitigem Eingriff am Kniegelenk	0,750	-	3,2	1	0,133	7	0,064	0,070	-	-	0,7808
I18B	O	Wenig komplexe Eingriffe an Kniegelenk, Ellenbogengelenk und Unterarm, Alter > 15 Jahre, ohne mäßig komplexen Eingriff, ohne beidseitigen Eingriff am Kniegelenk	0,666	-	3,0	1	0,161	7	0,067	0,069	-	-	0,7735
I19A	O	Implantation und Wechsel von Neurostimulatoren und Neurostimulationselektroden bei Krankheiten und Störungen an Muskel-Skelett-System und Bindegewebe ohne Implantation oder Wechsel eines permanenten Elektrodensystems	1,219	-	3,8	1	0,209	9	0,054	0,061	-	-	0,6884
I19B	O	Implantation und Wechsel von Neurostimulatoren und Neurostimulationselektroden bei Krankheiten und Störungen an Muskel-Skelett-System und Bindegewebe mit Implantation oder Wechsel eines permanenten Elektrodensystems	1,494	-	3,1	1	0,079	7	0,057	0,094	-	-	0,7297

Fallpauschalen-Katalog und Pflegeerlöskatalog
Teil a) Bewertungsrelationen bei Versorgung durch Hauptabteilungen

DRG	Partition	Bezeichnung [6]	Bewertungsrelation bei Hauptabteilung	Bewertungsrelation bei Hauptabteilung und Beleghebamme	Mittlere Verweildauer [1]	Untere Grenzverweildauer: Erster Tag mit Abschlag [2], [5]	Untere Grenzverweildauer: Bewertungsrelation pro Tag	Obere Grenzverweildauer: Erster Tag mit zusätzlichem Entgelt [3], [5]	Obere Grenzverweildauer: Bewertungsrelation pro Tag	Externe Verlegung Abschlag pro Tag (Bewertungsrelation)	Verlegungsfallpauschale	Ausnahme von Wiederaufnahme [4]	Pflegeerlös Bewertungsrelation pro Tag
1	2	3	4	5	6	7	8	9	10	11	12	13	14
I20A	O	Eingriffe am Fuß mit mehreren hochkomplexen Eingriffen oder Teilwechsel Endoprothese des unteren Sprunggelenks, mit hochkomplexem Eingriff und komplexer Diagnose oder bestimmter Arthrodese	2,143	-	11,5	3	0,211	24	0,052	0,068	-	-	0,6537
I20B	O	Eingriffe am Fuß mit mehreren komplexen Eingriffen oder hochkomplexem Eingriff oder Teilwechsel Endoprothese d. unteren Sprunggelenks oder bei Zerebralparese oder mit komplexem Eingriff und komplexer Diagnose oder mit Eingriff an Sehnen des Rückfußes	1,712	-	9,2	2	0,236	20	0,055	0,069	-	-	0,6564
I20C	O	Eingriffe am Fuß ohne mehrere komplexe Eingriffe, ohne hochkomplexen Eingriff, mit bestimmten komplizierenden Faktoren	1,149	-	5,9	1	0,517	14	0,057	0,070	-	-	0,7294
I20D	O	Eingriffe am Fuß ohne bestimmte komplizierende Faktoren, mit Knochentransplantation oder schwerem Weichteilschaden oder bestimmtem Eingriff am Fuß oder Implantation einer Vorfuß- oder Zehenendoprothese oder Kalkaneusfraktur	0,972	-	3,3	1	0,224	7	0,062	0,078	-	-	0,7537
I20E	O	Andere Eingriffe am Fuß oder chronische Polyarthritis oder Diabetes Mellitus mit Komplikationen oder Alter < 16 Jahre	0,803	-	3,1	1	0,207	7	0,060	0,070	-	-	0,8048
I20F	O	Eingriffe am Fuß ohne komplexe Eingriffe oder komplizierende Faktoren, Alter > 15 Jahre	0,645	-	2,7	1	0,159	6	0,065	0,069	-	-	0,8117
I21Z	O	Lokale Exzision und Entfernung von Osteosynthesematerial an Hüftgelenk, Femur und Wirbelsäule oder komplexe Eingriffe an Ellenbogengelenk und Unterarm oder bestimmte Eingriffe an der Klavikula	0,849	-	3,0	1	0,182	7	0,066	0,068	-	-	0,8128
I22A	O	Gewebe- / Hauttransplantation, außer an der Hand, mit großfläch. Gewebetransplantation, mit komplizierender Konstellation, Eingriff an mehreren Lokalisationen, schwerem Weichteilschaden oder komplexer Gewebetransplantation mit schweren CC	4,057	-	23,4	7	0,249	41	0,057	0,084	-	-	0,7601
I22B	O	Gewebe- / Hauttransplantation, außer an der Hand, mit kleinflächiger Gewebetransplantation od. mit großflächiger Gewebetransplantation ohne kompliz. Konst., oh. Eingr. an mehreren Lokal., oh. schw. Weichteilschaden, oh. kompl. Gewebetranspl. m. schw. CC	3,092	-	22,3	6	0,257	40	0,057	0,077	-	-	0,7642
I23A	O	Andere kleine Eingriffe an Knochen und Weichteilen mit bestimmten kleinen Eingriffen am Knochen oder Alter < 18 Jahre mit äußerst schweren oder schweren CC	0,817	-	3,9	1	0,153	10	0,063	0,070	-	-	0,8288
I23B	O	Andere kleine Eingriffe an Knochen und Weichteilen mit bestimmten kleinen Eigriffen an Knochen und Weichteilen, Alter > 17 Jahre oder ohne äußerst schwere oder schwere CC	0,693	-	2,6	1	0,159	6	0,064	0,069	-	-	0,8552
I23C	O	Andere kleine Eingriffe an Knochen und Weichteilen ohne bestimmte kleine Eingriffe an Knochen und Weichteilen, Alter > 17 Jahre oder ohne äußerst schwere oder schwere CC	0,573	-	2,6	1	0,132	5	0,065	0,066	-	-	0,9074
I24A	O	Arthroskopie oder andere Eingriffe an den Extremitäten oder Eingriffe am Weichteilgewebe mit komplexem Eingriff oder Alter < 16 Jahre	0,667	-	2,8	1	0,178	7	0,072	0,076	-	-	0,9974
I24B	O	Arthroskopie oder andere Eingriffe an den Extremitäten oder Eingriffe am Weichteilgewebe ohne komplexen Eingriff, Alter > 15 Jahre	0,533	-	2,4	1	0,089	5	0,065	0,066	-	-	0,9363
I26A	O	Intensivmedizinische Komplexbehandlung > 785 / 829 / - Aufwandspunkte bei Krankheiten und Störungen an Muskel-Skelett-System und Bindegewebe	9,905	-	33,0	10	0,710	51	0,237	-	x	-	2,3744
I26B	O	Intensivmedizinische Komplexbehandlung > 588 / 552 / 552 Aufwandspunkte bei Krankheiten und Störungen an Muskel-Skelett-System und Bindegewebe oder bestimmte hochaufwendige Implantate	7,296	-	26,6	8	0,607	45	0,206	-	x	-	2,0300
I27A	O	Eingriffe am Weichteilgew. od. kleinfl. Gewebe-Tx m. best. Diagn. u. best. Eingr. od. m. äuß. schw. CC od. b. BNB m. schw. CC, m. best. Diagn. u. kompl. Eingr. od. Nephrekt. od. best. BNB m. best. Eingr. Abdomen od. Thorax od. Tx e. Zehe als Fingerersatz	3,481	-	12,5	3	0,439	26	0,135	0,122	-	-	1,2496
I27B	O	Eingriffe am Weichteilgewebe oder kleinflächige Gewebe-Tx mit äußerst schweren CC oder bei BNB mit schweren CC oder mit kompliz. Faktoren, mit schweren CC oder bei BNB oder mit best. Eingr. am Weichteilgewebe, > 1 Belegungstag oder best. Eingriff	2,978	-	16,9	5	0,290	33	0,071	0,095	-	-	0,9510
I27C	O	Eingriffe am Weichteilgewebe oder kleinflächige Gewebetransplantationen mit schweren CC oder bei BNB oder mit bestimmtem Eingriff am Weichteilgewebe, mehr als ein Belegungstag oder bestimmter Eingriff ohne komplizierende Faktoren	1,266	-	7,2	1	0,362	17	0,063	0,085	-	-	0,8013

Fallpauschalen-Katalog und Pflegeerlöskatalog

Teil a) Bewertungsrelationen bei Versorgung durch Hauptabteilungen

DRG	Partition	Bezeichnung [6]	Bewertungsrelation bei Hauptabteilung	Bewertungsrelation bei Hauptabteilung und Beleghebamme	Mittlere Verweildauer [1]	Untere Grenzverweildauer: Erster Tag mit Abschlag [2], [5]	Untere Grenzverweildauer: Bewertungsrelation pro Tag	Obere Grenzverweildauer: Erster Tag mit zusätzlichem Entgelt [3], [5]	Obere Grenzverweildauer: Bewertungsrelation pro Tag	Externe Verlegung Abschlag pro Tag (Bewertungsrelation)	Verlegungsfallpauschale	Ausnahme von Wiederaufnahme [4]	Pflegeerlös Bewertungsrelation pro Tag
1	2	3	4	5	6	7	8	9	10	11	12	13	14
I27D	O	Bestimmte andere Eingriffe am Weichteilgewebe oder ein Belegungstag	1,008	-	4,1	1	0,365	9	0,064	0,093	-	-	0,7566
I27E	O	Bestimmte kleine Eingriffe am Weichteilgewebe oder ein Belegungstag	0,732	-	3,5	1	0,198	8	0,064	0,070	-	-	0,7843
I28A	O	Andere Eingriffe an Muskel-Skelett-System und Bindegewebe mit bestimmter offen chirurgischer Stabilisierung der Thoraxwand oder bestimmtem Eingriff am Zwerchfell oder Alter < 18 Jahre bei bösartiger Neubildung	2,243	-	11,0	3	0,220	26	0,115	0,073	-	-	1,3143
I28B	O	Andere Eingriffe an Muskel-Skelett-System und Bindegewebe mit komplexem Eingriff an Thorax und Abdomen oder Implantation/Wechsel best. Medikamentenpumpen oder Eingriff bei bösartiger Neubildung an Knochen und Gelenken, mehr als ein Belegungstag	1,617	-	7,5	1	0,576	17	0,072	0,097	-	-	0,8245
I28C	O	Andere Eingriffe an Muskel-Skelett-System und Bindegewebe mit bestimmtem Eingriff an Knochen, Weichteilen oder Bindegewebe, mehr als ein Belegungstag oder Alter < 10 Jahre	1,658	-	11,4	3	0,304	24	0,067	0,096	-	-	0,7892
I28D	O	Andere Eingriffe an Muskel-Skelett-System und Bindegewebe mit mäßig komplexem Eingriff, mehr als ein Belegungstag, Alter > 9 Jahre	1,090	-	8,1	2	0,261	17	0,064	0,091	-	-	0,6539
I28E	O	Andere Eingriffe an Muskel-Skelett-System und Bindegewebe, ohne bestimmte, mäßig komplexe und komplexe Eingriffe, Alter > 9 Jahre oder ein Belegungstag	0,833	-	5,0	1	0,270	14	0,061	0,071	-	-	0,8030
I29A	O	Komplexe Eingriffe am Schultergelenk oder bestimmte Osteosynthesen an der Klavikula, bei komplizierender Diagnose oder Eingriff an mehreren Lokalisationen	1,240	-	3,9	1	0,339	9	0,067	0,068	-	-	0,7728
I29B	O	Komplexe Eingriffe am Schultergelenk oder best. Osteosynthesen an der Klavikula ohne kompliz. Diagnose, ohne Eingriff an mehreren Lokalisationen oder sonst. arthroskopische Rekonstruktion der Rotatorenmanschette mit bestimmten Eingriffen an der Schulter	1,006	-	2,8	1	0,183	6	0,070	0,070	-	-	0,8408
I29C	O	Sonstige arthroskopische Rekonstruktion der Rotatorenmanschette ohne bestimmte Eingriffe an der Schulter	0,807	-	2,7	1	0,154	6	0,065	0,068	-	-	0,8342
I30A	O	Arthroskopischer Eingriff am Hüftgelenk, Alter < 16 Jahre oder komplexe Eingriffe am Kniegelenk mit sehr komplexem Eingriff oder bestimmte komplexe Eingriffe am Kniegelenk, Alter < 18 Jahre, mit äußerst schweren oder schweren CC	1,333	-	5,0	1	0,226	12	0,061	0,070	-	-	0,6823
I30B	O	Arthroskopischer Eingriff am Hüftgelenk, Alter > 15 Jahre oder bestimmte komplexe Eingriffe am Kniegelenk, Alter > 17 Jahre oder ohne äußerst schwere oder schwere CC	0,930	-	2,8	1	0,144	6	0,066	0,069	-	-	0,7879
I30C	O	Komplexe Eingriffe am Kniegelenk ohne bestimmte komplexe Eingriffe am Kniegelenk, Alter > 17 Jahre oder ohne äußerst schwere oder schwere CC oder bestimmte arthroskopische Eingriffe am Hüftgelenk, Alter > 15 Jahre	0,729	-	3,1	1	0,177	7	0,063	0,070	-	-	0,7853
I31A	O	Mehrere komplexe Eingriffe an Ellenbogengelenk und Unterarm oder gelenkübergreifende Weichteildistraktion bei angeborenen Anomalien der Hand, mit aufwendigen Eingriffen am Unterarm	2,134	-	8,7	2	0,247	17	0,061	0,072	-	-	0,7038
I31B	O	Mehrere komplexe Eingriffe an Ellenbogengelenk und Unterarm oder gelenkübergreifende Weichteildistraktion bei angeborenen Anomalien der Hand oder bestimmte Eingriffe bei Mehrfragmentfraktur der Patella, mit bestimmten komplexen Eingriffen am Unterarm	1,400	-	5,4	1	0,489	12	0,062	0,081	-	-	0,7387
I31C	O	Mehrere komplexe Eingriffe an Ellenbogengelenk und Unterarm ohne gelenkübergreifende Weichteildistraktion bei angeborenen Anomalien der Hand, ohne bestimmte Eingriffe bei Mehrfragmentfraktur der Patella, ohne bestimmte komplexe Eingriffe am Unterarm	1,096	-	3,8	1	0,246	9	0,066	0,074	-	-	0,7472
I32A	O	Eingr. an Handgelenk u. Hand mit mehrzeitigem kompl. od. mäßig kompl. Eingr. od. mit Komplexbehandl. Hand od. mit aufwendigem rekonstruktivem Eingr. bei angeborener Fehlbildung der Hand oder mit best. gefäßgestielten Knochentx. bei Pseudarthrose der Hand	1,716	-	9,7	2	0,237	21	0,130	0,065	-	-	0,6744
I32B	O	Eingr. an Handgel. und Hand ohne mehrz. Eingr., oh. Komplexb. Hand, ohne aufw. rekonstr. Eingr., mit kompl. Eingr. od. bei angeb. Anomalie d. Hand od. Pseudarthr., Alter < 6 J. od. mit kompl. Eingr. bei angeb. Fehlb. d. Hand, Alter < 16 J.	1,012	-	2,9	1	0,477	6	0,101	0,114	-	-	1,1901
I32C	O	Eingr. an Handgel. und Hand oh. mehrz. Eingr., oh. Komplexb. Hand, mit kompl. Eingr. od. bei angeb. Anomalie d. Hand od. Pseudarthr., Alter > 5 J. od. mit hochkompl. Eingr. bei angeb. Fehlb. d. Hand, Alter < 16 J. oder mit best. Eingr. od. kompl. Diagn.	1,429	-	6,6	1	0,262	17	0,059	0,062	-	-	0,6972

Fallpauschalen-Katalog und Pflegeerlöskatalog
Teil a) Bewertungsrelationen bei Versorgung durch Hauptabteilungen

DRG	Partition	Bezeichnung [6]	Bewertungsrelation bei Hauptabteilung	Bewertungsrelation bei Hauptabteilung und Beleghebamme	Mittlere Verweildauer [1]	Untere Grenzverweildauer: Erster Tag mit Abschlag [2, 5]	Untere Grenzverweildauer: Bewertungsrelation pro Tag	Obere Grenzverweildauer: Erster Tag mit zusätzlichem Entgelt [3, 5]	Obere Grenzverweildauer: Bewertungsrelation pro Tag	Externe Verlegung Abschlag pro Tag (Bewertungsrelation)	Verlegungsfallpauschale	Ausnahme von Wiederaufnahme [4]	Pflegeerlös Bewertungsrelation pro Tag
1	2	3	4	5	6	7	8	9	10	11	12	13	14
I32D	O	Eingriffe an Handgelenk und Hand mit komplexem Eingriff, ohne komplexe Diagnose oder ohne sehr komplexen Eingriff oder mit komplexer Diagnose oder mit bestimmtem oder beidseitigem Eingriff	0,989	-	3,4	1	0,226	8	0,064	0,070	-	-	0,7729
I32E	O	Bestimmte mäßig komplexe Eingriffe an Handgelenk und Hand, mehr als ein Belegungstag oder Mehrfacheingriff an 3 Strahlen oder Alter < 6 Jahre	0,744	-	2,9	1	0,227	7	0,064	0,070	-	-	0,7427
I32F	O	Eingriffe an Handgelenk und Hand ohne komplexe oder mäßig komplexe Eingriffe oder ohne bestimmtem mäßig komplexen Eingriff, Alter > 5 Jahre, ein Belegungstag	0,599	-	2,4	1	0,081	5	0,065	0,133	-	-	0,9060
I33Z	O	Rekonstruktion von Extremitätenfehlbildungen	1,742	-	5,1	1	0,265	11	0,072	0,086	-	-	0,8859
I34Z	O	Geriatrische frührehabilitative Komplexbehandlung mit bestimmter OR-Prozedur bei Krankheiten und Störungen an Muskel-Skelett-System und Bindegewebe	2,638	-	23,2	-	-	36	0,056	0,074	-	-	0,7830
I36Z	O	Beidseitige oder kombinierte Implantation oder Wechsel einer Endoprothese an Hüft-, Kniegelenk und/oder an der oberen Extremität	2,617	-	10,3	2	0,313	20	0,058	0,081	-	-	0,7898
I37Z	O	Resezierender Eingriff am Becken bei bösartiger Neubildung des Beckens oder Mehretageneingriffe an der unteren Extremität	3,475	-	13,9	4	0,318	26	0,165	0,106	-	-	1,2903
I39Z	O	Strahlentherapie bei Krankheiten und Störungen an Muskel-Skelett-System und Bindegewebe, Bestrahlungen an mindestens 8 Tagen	2,508	-	18,7	5	0,413	33	0,122	-	x	x	0,7682
I41Z	A	Geriatrische frührehabilitative Komplexbehandlung bei Krankheiten und Störungen an Muskel-Skelett-System und Bindegewebe	1,369	-	19,2	-	-	28	0,050	0,069	-	-	0,6878
I42A	A	Multimodale Schmerztherapie bei Krankheiten und Störungen an Muskel-Skelett-System und Bindegewebe, mindestens 14 Tage	1,235	-	16,1	-	-	20	0,057	0,071	-	x	0,4163
I42B	A	Multimodale Schmerztherapie bei Krankheiten und Störungen an Muskel-Skelett-System und Bindegewebe, weniger als 14 Tage	0,861	-	10,2	-	-	15	0,057	0,077	-	x	0,4463
I43A	O	Implantation oder Wechsel bestimmter Endoprothesen am Knie- oder am Ellenbogengelenk oder Prothesenwechsel am Schulter- oder am Sprunggelenk oder Entfernung bestimmter Endoprothesen am Kniegelenk, mit äußerst schweren CC	5,292	-	29,5	9	0,254	48	0,062	0,083	-	-	0,9235
I43B	O	Implantation oder Wechsel bestimmter Endoprothesen am Knie- oder am Ellenbogengelenk oder Prothesenwechsel am Schulter- oder am Sprunggelenk oder Entfernung bestimmter Endoprothesen am Kniegelenk, ohne äußerst schwere CC	2,553	-	9,6	2	0,281	18	0,059	0,079	-	-	0,7369
I44A	O	Bestimmte Endoprotheseneingriffe am Kniegelenk mit äußerst schweren CC oder Implantation bestimmter schaftverankerten Prothese am Knie oder Korrektur einer Brustkorbdeformität	2,234	-	10,1	2	0,273	19	0,057	0,073	-	-	0,7325
I44B	O	Bestimmte Endoprotheseneingriffe am Kniegelenk ohne äußerst schwere CC, mit bestimmtem Wechsel von Endoprothesen oder Implantation einer patientenindividuell angefertigten Endoprothese am Kniegelenk oder Einbringen oder Wechsel von Abstandshaltern	2,072	-	10,8	3	0,210	20	0,061	0,070	-	-	0,7287
I44C	O	Bestimmte Endoprotheseneingriffe am Kniegelenk ohne äußerst schwere CC, ohne bestimmten Wechsel von Endoprothesen oder Prothesenkomponenten, ohne Impl. e. patientenindiv. angefertigten Endoprothese am Knie, ohne Einbringen od. Wechsel von Abstandshaltern	1,687	-	7,7	2	0,223	13	0,060	0,080	-	-	0,6874
I44D	O	Bestimmte Endoprotheseneingriffe am Kniegelenk oder Einbringen einer Entlastungsfeder am Kniegelenk	1,548	-	6,2	1	0,297	11	0,064	0,088	-	-	0,6789
I44E	O	Andere Endoprotheseneingriffe am Kniegelenk	1,227	-	7,1	1	0,314	13	0,060	0,073	-	-	0,6726
I45A	O	Implantation und Ersatz einer Bandscheibenendoprothese, mehr als ein Segment	2,206	-	3,9	1	0,180	7	0,064	0,072	-	-	0,7060
I45B	O	Implantation und Ersatz einer Bandscheibenendoprothese, weniger als 2 Segmente	1,655	-	4,0	1	0,191	8	0,065	0,071	-	-	0,6730
I46A	O	Prothesenwechsel am Hüftgelenk mit äußerst schweren CC oder Eingriff an mehreren Lokalisationen	4,322	-	22,6	7	0,292	41	0,070	0,098	-	-	1,1243
I46B	O	Prothesenwechsel am Hüftgelenk ohne äußerst schwere CC, ohne Eingriff an mehreren Lokalisationen, mit periprothetischer Fraktur	3,150	-	17,0	5	0,254	31	0,064	0,085	-	-	0,9678
I46C	O	Prothesenwechsel am Hüftgelenk ohne äußerst schwere CC, ohne Eingriff an mehreren Lokalisationen, ohne periprothetische Fraktur	2,356	-	11,2	3	0,245	22	0,060	0,080	-	-	0,8010
I47A	O	Revision oder Ersatz des Hüftgelenkes ohne komplizierende Diagnose, ohne Arthrodese, ohne äußerst schwere CC, Alter > 15 Jahre, mit komplizierendem Eingriff	2,196	-	11,3	3	0,235	22	0,060	0,077	-	-	0,7991

Fallpauschalen-Katalog und Pflegeerlöskatalog
Teil a) Bewertungsrelationen bei Versorgung durch Hauptabteilungen

DRG	Partition	Bezeichnung [6]	Bewertungsrelation bei Hauptabteilung	Bewertungsrelation bei Hauptabteilung und Beleghebamme	Mittlere Verweildauer [1]	Untere Grenzverweildauer: Erster Tag mit Abschlag [2], [5]	Untere Grenzverweildauer: Bewertungsrelation pro Tag	Obere Grenzverweildauer: Erster Tag mit zusätzlichem Entgelt [3], [5]	Obere Grenzverweildauer: Bewertungsrelation pro Tag	Externe Verlegung Abschlag pro Tag (Bewertungsrelation)	Verlegungsfallpauschale	Ausnahme von Wiederaufnahme [4]	Pflegeerlös Bewertungsrelation pro Tag
1	2	3	4	5	6	7	8	9	10	11	12	13	14
I47B	O	Revision oder Ersatz des Hüftgelenkes ohne best. kompliz. Faktoren, mit kompl. Diagnose an Becken/Oberschenkel, mit best. endoproth. oder gelenkplast. Eingr. od. m. Impl. od. Wechsel Radiuskopfproth. od. m. kompl. Erstimpl. od. m. Entf. Osteosynthesemat.	1,802	-	9,9	2	0,320	18	0,062	0,083	-	-	0,8533
I47C	O	Revision oder Ersatz des Hüftgelenkes ohne best. kompliz. Faktoren, ohne komplexe Diagnose an Becken/OS, ohne best. endoproth. Eingriff, ohne gelenkpl. Eingriff am Hüftgelenk, ohne Impl. oder Wechsel einer Radiuskopfprothese, ohne Entf. Osteosynthesemat.	1,497	-	7,2	1	0,324	12	0,058	0,076	-	-	0,7097
I50A	O	Gewebe- / Haut-Transplantation außer an der Hand, ohne bestimmte komplizierende Faktoren, mit bestimmtem Eingriff oder bestimmter Vakuumbehandlung mit kontinuierlicher Sogbehandlung ab 8 Tagen	2,540	-	17,5	5	0,223	33	0,055	0,072	-	-	0,6760
I50B	O	Gewebe- / Haut-Transplantation außer an der Hand, ohne bestimmte komplizierende Faktoren, ohne bestimmten Eingriff, mit bestimmter Vakuumbehandlung oder Alter < 16 Jahre	1,466	-	9,9	2	0,272	20	0,052	0,070	-	-	0,6795
I50C	O	Gewebe- / Haut-Transplantation außer an der Hand, ohne bestimmte komplizierende Faktoren, ohne bestimmten Eingriff, ohne bestimmte Vakuumbehandlung, Alter > 15 Jahre	0,723	-	4,3	1	0,207	9	0,064	0,093	-	-	0,6818
I54A	O	Strahlentherapie bei Krankheiten und Störungen an Muskel-Skelett-System und Bindegewebe, bei bösartiger Neubildung, Bestrahlungen an mindestens 5 Tagen oder Alter < 18 Jahre	1,136	-	7,6	2	0,374	18	0,091	0,133	-	x	0,8247
I54B	O	Strahlentherapie bei Krankheiten und Störungen an Muskel-Skelett-System und Bindegewebe, bei bösartiger Neubildung, Bestrahlungen an weniger als 5 Tagen, Alter > 17 Jahre	0,797	-	5,2	1	0,388	14	0,141	0,140	-	x	0,8124
I59Z	O	Andere Eingriffe an den Extremitäten oder am Gesichtsschädel	0,700	-	2,6	1	0,146	5	0,073	0,074	-	-	0,9955
I64A	M	Osteomyelitis, Alter < 16 Jahre	1,182	-	7,2	1	0,845	19	0,111	0,156	-	-	1,1767
I64B	M	Osteomyelitis, Alter > 15 Jahre, mit äußerst schweren oder schweren CC oder Tuberkulose der Knochen und Gelenke	1,119	-	12,6	3	0,277	27	0,063	0,081	-	-	0,8841
I64C	M	Osteomyelitis, Alter > 15 Jahre, ohne äußerst schwere oder schwere CC	0,562	-	6,6	1	0,368	15	0,061	0,071	-	-	0,6591
I65A	M	Bösartige Neubildung des Bindegewebes einschließlich pathologischer Fraktur, Alter < 17 Jahre oder mit äußerst schweren CC, mit hochkomplexer Chemotherapie oder Alter < 16 Jahre mit äußerst schweren oder schweren CC	1,036	-	6,5	1	0,497	14	0,153	0,132	-	x	1,7783
I65B	M	Bösartige Neubildung des Bindegewebes einschließlich pathologischer Fraktur, Alter < 17 Jahre oder mit äußerst schweren CC, ohne hochkomplexe Chemotherapie, Alter > 15 Jahre oder ohne äußerst schwere oder schwere CC	0,829	-	5,7	1	0,442	15	0,139	0,117	-	x	1,3716
I65C	M	Bösartige Neubildung des Bindegewebes einschließlich pathologischer Fraktur, Alter > 16 Jahre, ohne äußerst schwere CC	0,591	-	4,9	1	0,317	11	0,080	0,090	-	x	0,7892
I66A	M	Andere Erkrankungen des Bindegewebes oder Frakturen an Becken und Schenkelhals, mit komplizierender Konstellation oder intensivmedizinischer Komplexbehandlung > 392 / 368 / 368 Aufwandspunkte	3,086	-	20,3	6	0,422	38	0,103	0,139	-	-	1,1321
I66B	M	Andere Erkrankungen des Bindegewebes, mit äußerst schweren CC oder intensivmedizinischer Komplexbehandlung > 196 / 184 / - Aufwandspunkte oder anderen komplizierenden Konstellationen	1,913	-	17,1	5	0,302	32	0,074	0,100	-	-	0,8969
I66C	M	Frakturen an Becken und Schenkelhals, mit äußerst schweren CC oder bestimmte kinder-/jugendrheumatologische Behandlung, Alter < 1 Jahr oder multisystemisches Entzündungssyndrom bei COVID-19 mit intensivmedizinischer Komplexbehandlung im Kindesalter	1,505	-	14,0	4	0,297	28	0,073	0,096	-	-	1,1425
I66D	M	Kinder-/jugendrheum. Komplexbeh. 7 bis 13 Behandlungstage, Alter > 0 Jahre od. Amyloidose, adulte Form des Morbus Still, best. Vaskulitiden od. syst. rheum. Erkrankungen, Alter < 16 Jahre od. m. multisystem. Entzündungssyndrom bei COVID-19, mehr als 1 BT	0,886	-	7,9	2	0,291	14	0,076	0,097	-	-	1,0266
I66E	M	Amyloidose, bestimmte Vaskulitiden oder adulte Form des Morbus Still, Alter > 15 Jahre	0,687	-	6,2	1	0,089	14	0,072	0,090	-	-	0,6535
I66F	M	Frakturen an Becken und Schenkelhals oder systemischer Lupus erythematodes ohne äußerst schwere CC	0,601	-	6,7	1	0,299	15	0,063	0,076	-	-	0,7370

Fallpauschalen-Katalog und Pflegeerlöskatalog

Teil a) Bewertungsrelationen bei Versorgung durch Hauptabteilungen

DRG	Partition	Bezeichnung [6]	Bewertungsrelation bei Hauptabteilung	Bewertungsrelation bei Hauptabteilung und Beleghebamme	Mittlere Verweildauer [1]	Untere Grenzverweildauer: Erster Tag mit Abschlag [2), 5)]	Untere Grenzverweildauer: Bewertungsrelation pro Tag	Obere Grenzverweildauer: Erster Tag mit zusätzlichem Entgelt [3), 5)]	Obere Grenzverweildauer: Bewertungsrelation pro Tag	Externe Verlegung Abschlag pro Tag (Bewertungsrelation)	Verlegungsfallpauschale	Ausnahme von Wiederaufnahme [4]	Pflegeerlös Bewertungsrelation pro Tag
1	2	3	4	5	6	7	8	9	10	11	12	13	14
I66G	M	Andere Erkrankungen des Bindegewebes, mehr als ein Belegungstag, ohne bestimmte Erkrankungen, ohne äußerst schwere CC, ohne intensivmed. Komplexbeh. > 196 / 184 / - Aufwandsp. oder multisystemisches Entzündungssyndrom bei COVID-19, ein Belegungstag	0,538	-	5,8	1	0,260	13	0,064	0,076	-	-	0,5874
I66H	M	Andere Erkrankungen des Bindegewebes oder Frakturen an Becken und Schenkelhals, ein Belegungstag	0,167	-	1,0	-	-	-	-	-	-	-	1,0946
I68A	M	Nicht operativ behandelte Erkrankungen und Verletzungen im Wirbelsäulenbereich, mehr als 1 BT, mit äußerst schw. oder schw. CC od. intensivmed. Komplexbeh. > 196 / 184 / - P. od. bei Para- / Tetraplegie, bei Diszitis od. infektiöser Spondylopathie	2,366	-	22,0	6	0,334	40	0,068	0,100	-	-	1,0050
I68B	M	Nicht operativ behandelte Erkrankungen und Verletzungen im Wirbelsäulenbereich, mehr als 1 BT, mit äuß. schw. oder schw. CC od. bei Para- / Tetraplegie, mit kompl. Diagn. oder ohne äuß. schw. oder schw. CC, ohne Para- / Tetraplegie bei Diszitis	1,311	-	14,2	4	0,256	28	0,063	0,084	-	-	0,8354
I68C	M	Nicht operativ behandelte Erkrankungen und Verletzungen WS, > 1 BT od. and. Femurfraktur, bei Para- / Tetraplegie od. mit äuß. schw. CC od. schw. CC od. Alter > 65 J., oh. kompl. Diagn. od. Kreuzbeinfraktur od. best. mäßig aufw., aufw. od. hochaufw. Beh.	0,780	-	8,4	2	0,254	18	0,064	0,080	-	-	0,7559
I68D	M	Nicht operativ behandelte Erkrankungen und Verletzungen WS, > 1 Belegungstag oder andere Femurfraktur, außer bei Diszitis oder infektiöser Spondylopathie, ohne Kreuzbeinfraktur, ohne best. mäßig aufw., aufw. od. hochaufw. Beh., mit Wirbelsäulenfraktur	0,545	-	5,4	1	0,269	12	0,069	0,102	-	-	0,7254
I68E	M	Nicht operativ behandelte Erkrankungen und Verletzungen WS, > 1 Belegungstag oder andere Femurfraktur, außer bei Diszitis oder infektiöser Spondylopathie, ohne Kreuzbeinfraktur, ohne best. mäßig aufw., aufw. od. hochaufw. Beh., oh. Wirbelsäulenfraktur	0,428	-	4,6	1	0,224	11	0,066	0,071	-	-	0,6254
I68F	M	Nicht operativ behandelte Erkrankungen und Verletzungen im Wirbelsäulenbereich, ein Belegungstag oder Prellung am Oberschenkel	0,196	-	1,0	-	-	-	-	-	-	-	0,9946
I69A	M	Knochenkrankheiten und spezifische Arthropathie mit bestimmter Arthropathie oder Muskel- / Sehnenerkrankung bei Para- /Tetraplegie	0,567	-	7,0	1	0,383	15	0,057	0,070	-	-	0,5780
I69B	M	Knochenkrankheiten und spezifische Arthropathie ohne bestimmte Arthropathie, ohne Muskel- / Sehnenerkrankung bei Para- /Tetraplegie	0,490	-	6,1	1	0,314	14	0,058	0,070	-	-	0,6187
I71A	M	Muskel- und Sehnenerkrankungen außer bei Para- / Tetraplegie oder Verstauchung, Zerrung, Luxation an Hüftgelenk, Becken und Oberschenkel, mit Zerebralparese oder Kontraktur	0,502	-	7,8	2	0,127	19	0,060	0,050	-	-	1,0743
I71B	M	Muskel- und Sehnenerkrankungen außer bei Para- / Tetraplegie oder Verstauchung, Zerrung, Luxation an Hüftgelenk, Becken und Oberschenkel, ohne Zerebralparese, ohne Kontraktur	0,424	-	4,1	1	0,231	9	0,066	0,077	-	-	0,7011
I72Z	M	Entzündung von Sehnen, Muskeln und Schleimbeuteln mit äußerst schweren oder schweren CC oder Frakturen am Femurschaft	1,058	-	10,7	3	0,240	23	0,066	0,086	-	-	0,9541
I73Z	M	Nachbehandlung bei Erkrankungen des Bindegewebes	0,570	-	6,8	1	0,351	16	0,058	0,070	-	-	0,7346
I74A	M	Verletzungen an Unterarm, Handgelenk, Hand oder Fuß oder leichte bis moderate Verletzungen von Schulter, Arm, Ellenbogen, Knie, Bein und Sprunggelenk mit äußerst schweren oder schweren CC oder unspezifische Arthropathien	0,522	-	5,9	1	0,331	13	0,062	0,075	-	-	0,6444
I74B	M	Verletzungen an Unterarm, Handgelenk, Hand oder Fuß oder leichte bis moderate Verletzungen von Schulter, Arm, Ellenbogen, Knie, Bein und Sprunggelenk ohne äußerst schwere oder schwere CC, Alter < 10 Jahre	0,438	-	2,2	1	0,111	4	0,084	0,090	-	-	1,3198
I74C	M	Verletzungen an Unterarm, Handgelenk, Hand oder Fuß oder leichte bis moderate Verletzungen von Schulter, Arm, Ellenbogen, Knie, Bein und Sprunggelenk ohne äußerst schwere oder schwere CC, Alter > 9 Jahre	0,372	-	3,4	1	0,156	8	0,071	0,079	-	-	0,7935
I75A	M	Schwere Verletzungen von Schulter, Arm, Ellenbogen, Knie, Bein und Sprunggelenk mit CC	0,948	-	9,9	2	0,314	22	0,066	0,083	-	-	1,0036
I75B	M	Schwere Verletzungen von Schulter, Arm, Ellenbogen, Knie, Bein und Sprunggelenk ohne CC oder Entzündungen von Sehnen, Muskeln und Schleimbeuteln ohne äußerst schwere oder schwere CC	0,450	-	4,8	1	0,255	11	0,065	0,075	-	-	0,7265
I76A	M	Andere Erkrankungen des Bindegewebes mit komplizierender Diagnose oder äußerst schweren CC oder septische Arthritis mit äußerst schweren CC oder Alter < 16 Jahre	1,425	-	8,5	2	0,489	21	0,084	0,144	-	-	0,7601

Fallpauschalen-Katalog und Pflegeerlöskatalog
Teil a) Bewertungsrelationen bei Versorgung durch Hauptabteilungen

DRG	Partition	Bezeichnung [6]	Bewertungsrelation bei Hauptabteilung	Bewertungsrelation bei Hauptabteilung und Beleghebamme	Mittlere Verweildauer [1]	Untere Grenzverweildauer: Erster Tag mit Abschlag [2), 5)]	Untere Grenzverweildauer: Bewertungsrelation pro Tag	Obere Grenzverweildauer: Erster Tag mit zusätzlichem Entgelt [3), 5)]	Obere Grenzverweildauer: Bewertungsrelation pro Tag	Externe Verlegung Abschlag pro Tag (Bewertungsrelation)	Verlegungsfallpauschale	Ausnahme von Wiederaufnahme [4]	Pflegeerlös Bewertungsrelation pro Tag
1	2	3	4	5	6	7	8	9	10	11	12	13	14
I76B	M	Andere Erkrankungen des Bindegewebes ohne komplizierende Diagnose, ohne äußerst schwere CC oder septische Arthritis ohne äußerst schwere CC, Alter > 15 Jahre	0,522	-	4,7	1	0,244	11	0,066	0,078	-	-	0,7929
I77Z	M	Mäßig schwere Verletzungen von Schulter, Arm, Ellenbogen, Knie, Bein und Sprunggelenk	0,418	-	4,3	1	0,225	10	0,066	0,075	-	-	0,7683
I79Z	M	Fibromyalgie	0,667	-	8,9	2	0,219	17	0,053	0,066	-	-	0,4298
I87A	M	Komplexbehandlung bei isolationspflichtigen Erregern bei Krankheiten und Störungen an Muskel-Skelett-System und Bindegewebe, COVID-19, Virus nachgewiesen	2,105	-	26,1	-	-	42	0,057	0,077	-	-	0,9660
I87B	M	Komplexbehandlung bei isolationspflichtigen Erregern bei Krankheiten und Störungen an Muskel-Skelett-System und Bindegewebe	1,292	-	14,5	-	-	27	0,063	0,081	-	-	0,8804
I95A	O	Implantation einer Tumorendoprothese mit Implantation oder Wechsel einer bestimmten Endoprothese oder Knochentotalersatz am Femur oder Alter < 18 Jahre	4,327	-	15,7	4	0,316	30	0,169	0,094	-	-	0,9204
I95B	O	Implantation einer Tumorendoprothese ohne Implantation oder Wechsel einer bestimmten Endoprothese, ohne Knochentotalersatz am Femur, Alter > 17 Jahre	3,448	-	11,0	3	0,286	22	0,145	0,095	-	-	0,8323
I97Z	A	Rheumatologische Komplexbehandlung bei Krankheiten und Störungen an Muskel-Skelett-System und Bindegewebe	1,147	-	15,4	4	0,228	18	0,073	0,070	-	-	0,4266
I98Z	O	Komplexe Vakuumbehandlung bei Krankheiten und Störungen an Muskel-Skelett-System und Bindegewebe	6,390	-	40,2	12	0,255	58	0,080	0,080	-	-	0,8595
MDC 09 Krankheiten und Störungen an Haut, Unterhaut und Mamma													
J01Z	O	Gewebetransplantation mit mikrovaskulärer Anastomosierung bei bösartiger Neubildung an Haut, Unterhaut und Mamma	3,299	-	8,5	2	0,290	15	0,072	0,088	-	-	0,9545
J02A	O	Hauttransplantation oder bestimmte Lappenplastik an der unteren Extremität bei Ulkus oder Infektion oder ausgedehnte Lymphadenektomie oder Gewebetransplantation mit mikrovaskulärer Anastomose, mit äußerst schweren CC, mit komplexem Eingriff	4,372	-	28,1	8	0,259	46	0,057	0,079	-	-	1,0081
J02B	O	Hauttransplantation oder bestimmte Lappenplastik an der unteren Extr. bei Ulkus od. Infektion od. ausgedehnte Lymphadenekt. oder Gewebetransplant. mit mikrovask. Anastomose, mit äuß. schw. CC, oh. kompl. Eingr. od. oh. äuß. schw. CC, m. kompl. Eingr.	3,090	-	20,5	6	0,243	38	0,060	0,080	-	-	0,9781
J02C	O	Hauttransplantation oder bestimmte Lappenplastik an der unteren Extremität bei Ulkus oder Infektion oder ausgedehnte Lymphadenektomie, ohne äußerst schwere CC, ohne komplexen Eingriff	1,752	-	15,3	4	0,226	31	0,053	0,070	-	-	0,7880
J03Z	O	Eingriffe an der Haut der unteren Extremität bei Ulkus oder Infektion / Entzündung	0,907	-	8,4	2	0,218	18	0,055	0,070	-	-	0,7697
J04Z	O	Eingriffe an der Haut der unteren Extremität außer bei Ulkus oder Infektion / Entzündung	0,562	-	3,4	1	0,209	8	0,070	0,077	-	-	0,6658
J06Z	O	Mastektomie mit Prothesenimplantation und plastischer Operation bei bösartiger Neubildung oder komplexe Prothesenimplantation	1,688	-	6,2	1	0,349	12	0,078	0,094	-	-	0,7287
J07A	O	Best. Eingr. an der Mamma mit Lymphknotenex. oder PCCL >2 oder Impl. Hautexpander oder best. Eingr. an Ovar/Plexus brachialis oder Lymphknotenex. mit Hautransplantation oder Debridement, mit beidseitigem Eingr. oder best. Eingr. Ovar/Plexus brachialis	1,386	-	4,2	1	0,344	9	0,109	0,138	-	-	0,7504
J07B	O	Best. Eingr. an der Mamma mit Lymphknotenex. oder PCCL >2 oder Impl. Hautexpander oder best. Eingr. an Ovar/Plexus brachialis oder Lymphknotenex. mit Hautransplantation oder Debridement, ohne beidseitigen Eingr., ohne best. Eingr. Ovar/Plexus brachialis	1,062	-	3,6	1	0,268	7	0,104	0,119	-	-	0,7773
J08A	O	Bestimmte Hauttransplantation oder Debridement mit Eingriff an Kopf und Hals oder mit bestimmtem Eingriff an Haut und Unterhaut oder Eingriffe an der Haut der unteren Extremität bei Ulkus oder Infektion / Entzündung, mit äußerst schweren CC	2,864	-	21,1	6	0,279	39	0,065	0,088	-	-	0,9696
J08B	O	Bestimmte Hauttransplantation oder Debridement ohne Eingriff an Kopf und Hals, ohne bestimmten Eingriff an Haut und Unterhaut oder ohne äußerst schwere CC	1,145	-	8,9	2	0,241	19	0,058	0,070	-	-	0,7095
J09A	O	Eingriffe bei Sinus pilonidalis und perianal, Alter < 16 Jahre	0,607	-	2,7	1	0,200	6	0,074	0,077	-	-	1,1616
J09B	O	Eingriffe bei Sinus pilonidalis und perianal, Alter > 15 Jahre	0,490	-	2,6	1	0,138	5	0,067	0,069	-	-	0,8625
J10A	O	Plastische Operationen an Haut, Unterhaut und Mamma mit äußerst schweren oder schweren CC oder mit komplexem Eingriff	0,970	-	6,0	1	0,255	14	0,060	0,070	-	-	0,7119

Fallpauschalen-Katalog und Pflegeerlöskatalog
Teil a) Bewertungsrelationen bei Versorgung durch Hauptabteilungen

DRG	Partition	Bezeichnung [6)]	Bewertungsrelation bei Hauptabteilung	Bewertungsrelation bei Hauptabteilung und Beleghebamme	Mittlere Verweildauer [1)]	Untere Grenzverweildauer: Erster Tag mit Abschlag [2), 5)]	Untere Grenzverweildauer: Bewertungsrelation pro Tag	Obere Grenzverweildauer: Erster Tag mit zusätzlichem Entgelt [3), 5)]	Obere Grenzverweildauer: Bewertungsrelation pro Tag	Externe Verlegung Abschlag pro Tag (Bewertungsrelation)	Verlegungsfallpauschale	Ausnahme von Wiederaufnahme [4)]	Pflegeerlös Bewertungsrelation pro Tag
1	2	3	4	5	6	7	8	9	10	11	12	13	14
J10B	O	Plastische Operationen an Haut, Unterhaut und Mamma ohne äußerst schwere oder schwere CC, ohne komplexen Eingriff	0,631	-	3,5	1	0,135	8	0,063	0,070	-	-	0,6919
J11A	O	Andere Eingriffe an Haut, Unterhaut und Mamma mit komplexem Eingriff bei komplizierender Diagnose oder bei Para- / Tetraplegie oder selektive Embolisation bei Hämangiom	1,229	-	10,2	2	0,305	23	0,065	0,084	-	-	0,8079
J11B	O	Andere Eingriffe an Haut, Unterhaut und Mamma mit komplizierender Diagnose oder mit mäßig komplexer Prozedur oder Diagnose oder Alter < 18 Jahre mit äußerst schweren oder schweren CC oder mit bestimmtem Eingriff bei bösartiger Neubildung oder Pemphigoid	0,844	-	5,0	1	0,341	13	0,067	0,081	-	-	0,8104
J11C	O	And. Eingr. an Haut, Unterhaut u. Mamma oh. kompliz. Diag., oh. mäßig kompl. Proz. od. Diagn., Alter > 17 J. od. oh. äuß. schw. oder schw. CC, m. best. Eingr. od. m. Hidradenitis suppurativa od. bei BNB/Pemphigoid od. mit kl. Eingr. an d. Haut u. Weicht.	0,522	-	3,2	1	0,143	7	0,063	0,068	-	-	0,7281
J11D	O	And. Eingr. an Haut, Unterhaut u. Mamma oh. kompliz. Diag., oh. mäßig kompl. Proz. od. Diag., Alter > 17 J. od. oh. äuß. schw. od. schw. CC, oh. best. Eingr., oh. Hidradenitis suppurativa, auß. b. BNB od. Pemphigoid, oh. kl. Eingr. an d. Haut od. Weicht.	0,465	-	2,8	1	0,145	6	0,064	0,070	-	-	0,7926
J12Z	O	Komplexe beidseitige plastische Rekonstruktion der Mamma	4,495	-	8,9	2	0,314	16	0,069	0,098	-	-	0,9912
J14Z	O	Plastische Rekonstruktion der Mamma bei BNB mit aufwend. Rekonstr. oder beidseit. Mastektomie bei BNB oder Strahlenther. mit operat. Proz. bei Krankh. und Störungen an Haut, Unterhaut und Mamma, mit beidseit. Prothesenimpl. oder Impl. eines Hautexpanders	2,183	-	6,9	1	0,390	13	0,075	0,105	-	-	0,7549
J16A	O	Beidseitige Mastektomie bei bösartiger Neubildung	1,595	-	6,3	1	0,409	13	0,086	0,115	-	-	0,7850
J16B	O	Strahlentherapie mit operativer Prozedur bei Krankheiten und Störungen an Haut, Unterhaut und Mamma	1,408	-	4,2	1	0,755	9	0,165	0,180	-	-	0,8269
J17Z	O	Strahlentherapie bei Krankheiten und Störungen an Haut, Unterhaut und Mamma, Bestrahlungen an mindestens 9 Tagen	3,229	-	25,2	7	0,392	43	0,124	0,120	-	x	0,8162
J18A	O	Strahlentherapie bei Krankheiten und Störungen an Haut, Unterhaut und Mamma, mehr als ein Belegungstag, Bestrahlungen an mindestens 5 Tagen	1,993	-	14,4	4	0,383	30	0,133	0,122	-	x	0,8834
J18B	O	Strahlentherapie bei Krankheiten und Störungen an Haut, Unterhaut und Mamma, mehr als ein Belegungstag, Bestrahlungen an weniger als 5 Tagen	1,150	-	9,7	2	0,368	22	0,115	0,095	-	x	0,8632
J21Z	O	Andere Hauttransplantation oder Debridement mit Lymphknotenexzision oder schweren CC	1,322	-	10,4	2	0,278	23	0,058	0,070	-	-	0,7685
J22Z	O	Andere Hauttransplantation oder Debridement ohne komplexen Eingriff, ohne komplexe Diagnose, ohne äußerst schwere oder schwere CC oder mit Weichteildeckung oder Mehrfachtumoren der Haut oder Erysipel	0,662	-	4,4	1	0,299	10	0,059	0,070	-	-	0,6632
J23Z	O	Große Eingriffe an der Mamma bei bösartiger Neubildung ohne komplexen Eingriff, ohne bestimmten Eingriff an den weiblichen Geschlechtsorganen bei bösartiger Neubildung	1,231	-	5,2	1	0,528	11	0,079	0,110	-	-	0,7513
J24A	O	Eingriffe an der Mamma außer bei bösartiger Neubildung mit ausgedehntem Eingriff, mit Protheseninplantation oder bestimmter Mammareduktionsplastik oder beidseitiger Mastopexie	1,259	-	4,1	1	0,336	9	0,064	0,075	-	-	0,7839
J24B	O	Eingriffe an der Mamma außer bei bösartiger Neubildung mit ausgedehntem Eingriff, mit Protheseninplantation, ohne bestimmte Mammareduktionsplastik, ohne beidseitige Mastopexie	1,156	-	3,8	1	0,333	8	0,079	0,086	-	-	0,7293
J24C	O	Eingriffe an der Mamma außer bei bösartiger Neubildung ohne ausgedehnten Eingriff, mit komplexem Eingriff	0,921	-	3,4	1	0,306	7	0,069	0,075	-	-	0,8201
J24D	O	Eingriffe an der Mamma außer bei bösartiger Neubildung ohne ausgedehnten Eingriff, ohne komplexen Eingriff	0,629	-	2,4	1	0,158	5	0,085	0,157	-	-	0,9677
J25Z	O	Kleine Eingriffe an der Mamma bei bösartiger Neubildung ohne äußerst schwere oder schwere CC	0,747	-	2,8	1	0,207	6	0,094	0,099	-	-	0,8382
J26Z	O	Plastische Rekonstruktion der Mamma mit komplexer Hauttransplantation oder große Eingriffe an der Mamma bei bösartiger Neubildung mit komplexem Eingriff oder bestimmtem Eingriff an den weiblichen Geschlechtsorganen bei bösartiger Neubildung	3,428	-	9,3	2	0,339	18	0,071	0,095	-	-	0,8701
J35Z	O	Komplexe Vakuumbehandlung bei Krankheiten und Störungen an Haut, Unterhaut und Mamma	5,260	-	34,7	11	0,252	53	0,078	0,084	-	-	0,8544

Fallpauschalen-Katalog und Pflegeerlöskatalog

Teil a) Bewertungsrelationen bei Versorgung durch Hauptabteilungen

DRG	Partition	Bezeichnung [6]	Bewertungsrelation bei Hauptabteilung	Bewertungsrelation bei Hauptabteilung und Beleghebamme	Mittlere Verweildauer [1]	Untere Grenzverweildauer: Erster Tag mit Abschlag [2), 5)]	Untere Grenzverweildauer: Bewertungsrelation pro Tag	Obere Grenzverweildauer: Erster Tag mit zusätzlichem Entgelt [3), 5)]	Obere Grenzverweildauer: Bewertungsrelation pro Tag	Externe Verlegung Abschlag pro Tag (Bewertungsrelation)	Verlegungsfallpauschale	Ausnahme von Wiederaufnahme [4)]	Pflegeerlös Bewertungsrelation pro Tag
1	2	3	4	5	6	7	8	9	10	11	12	13	14
J44Z	A	Geriatrische frührehabilitative Komplexbehandlung bei Krankheiten und Störungen an Haut, Unterhaut und Mamma	1,432	-	20,5	-	-	31	0,049	0,065	-	-	0,7346
J61A	M	Schwere Erkrankungen der Haut, mehr als ein BT, Alter > 17 Jahre oder mit kompl. Diagn., mit äuß. schw. CC od. Hautulkus bei Para-/Tetraplegie od. hochkompl. Diagn. od. Epid. bullosa, Alter < 10 Jahre oder mit schwerer Erkr. der Haut, mit aufw. Behandl.	1,052	-	12,5	3	0,258	26	0,085	0,074	-	-	1,0781
J61B	M	Schwere Erkrankungen der Haut, mehr als ein Belegungstag, Alter > 17 Jahre, ohne äußerst schwere CC, ohne hochkomplexe Diagnose, mit schwerer Erkrankung der Haut, ohne aufwendige Behandlung	0,765	-	9,0	2	0,251	18	0,058	0,074	-	-	0,5923
J61C	M	Schwere Erkrankungen der Haut, mehr als ein Belegungstag, Alter < 18 Jahre, ohne hochkomplexe Diagnose oder mäßig schwere Hauterkrankungen, mehr als ein Belegungstag	0,480	-	6,0	-	-	13	0,057	0,070	-	-	0,6853
J62A	M	Bösartige Neubildungen der Mamma, mehr als ein Belegungstag, mit äußerst schweren CC	1,405	-	13,1	3	0,335	27	0,070	0,095	-	x	1,0030
J62B	M	Bösartige Neubildungen der Mamma, ein Belegungstag oder ohne äußerst schwere CC	0,624	-	5,9	1	0,407	14	0,070	0,086	-	x	0,9259
J64A	M	Infektion / Entzündung der Haut und Unterhaut oder Hautulkus mit äußerst schweren CC	1,601	-	15,9	4	0,307	31	0,067	0,089	-	-	1,0582
J64B	M	Bestimmte Infektion / Entzündung der Haut und Unterhaut oder Hautulkus ohne äußerst schwere CC oder Alter < 6 Jahre	0,489	-	6,6	1	0,313	14	0,053	0,063	-	-	0,6953
J64C	M	Andere Infektion / Entzündung der Haut und Unterhaut, Alter > 5 Jahre	0,429	-	4,7	1	0,176	11	0,058	0,067	-	-	0,7319
J65A	M	Verletzung der Haut, Unterhaut und Mamma, mehr als 1 Belegungstag	0,346	-	3,2	-	-	8	0,070	0,077	-	-	0,8275
J65B	M	Verletzung der Haut, Unterhaut und Mamma, ein Belegungstag	0,197	-	1,0	-	-	-	-	-	-	-	1,2290
J67A	M	Bestimmte Erkrankungen der Mamma außer bösartige Neubildung oder moderate Hauterkrankungen	0,460	-	4,9	1	0,209	11	0,060	0,071	-	-	0,7106
J67B	M	Andere Erkrankungen der Mamma außer bösartige Neubildung oder leichte Hauterkrankungen	0,324	-	3,6	1	0,047	8	0,062	0,067	-	-	0,8080
J68A	M	Erkrankungen der Haut, ein Belegungstag, mit komplexer Diagnose oder Alter < 16 Jahre	0,202	-	1,0	-	-	-	-	-	-	x	1,3368
J68B	M	Erkrankungen der Haut, ein Belegungstag, ohne komplexe Diagnose, Alter > 15 Jahre	0,163	-	1,0	-	-	-	-	-	-	-	0,9407
J77Z	M	Komplexbehandlung bei isolationspflichtigen Erregern bei Krankheiten und Störungen an Haut, Unterhaut und Mamma	1,364	-	15,6	-	-	30	0,057	0,072	-	-	0,9968
MDC 10 Endokrine, Ernährungs- und Stoffwechselkrankheiten													
K03A	O	Eingriffe an der Nebenniere bei bösartiger Neubildung oder Eingriff an der Hypophyse, Alter < 18 Jahre oder bestimmte zweizeitige Eingriffe an der Hypophyse	3,946	-	13,9	4	0,344	31	0,133	0,115	-	-	1,2246
K03B	O	Eingriffe an der Nebenniere bei bösartiger Neubildung oder Eingriff an der Hypophyse, Alter > 17 Jahre, ohne bestimmte zweizeitige Eingriffe an der Hypophyse	2,016	-	8,9	2	0,357	16	0,158	0,114	-	-	0,8818
K04Z	O	Große Eingriffe bei Adipositas	1,546	-	3,7	1	0,223	7	0,078	0,084	-	-	0,8804
K06A	O	Eingriffe an Schilddrüse, Nebenschilddrüse und Ductus thyreoglossus mit IntK > 392 / 368 / - Punkte oder bei BNB, mit äußerst schweren CC oder Parathyreoidektomie oder äußerst schwere oder schwere CC, mit Thyreoidektomie durch Sternotomie	3,455	-	12,6	3	0,472	27	0,091	0,131	-	-	1,2552
K06B	O	Eingriffe an Schilddrüse, Nebenschilddrüse und Ductus thyreoglossus ohne IntK > 392 / 368 / - Punkte, bei BNB oder mit äuß. schw. oder schw. CC oder Eingr. an der Schilddrüse außer kl. Eingr., mit Thyreoidektomie durch Sternotomie oder Alter < 16 Jahre	1,182	-	3,2	1	0,206	7	0,077	0,083	-	-	0,8802
K06C	O	Eingriffe an Schilddrüse, Nebenschilddrüse u. Ductus thyreogl. ohne IntK > 392 / 368 / - P., auß. bei BNB, oh. äuß. schw. od. schw. CC, mit Eingr. an d. Schilddrüse auß. kl. Eingr., ohne Thyreoidektomie durch Sternotomie, Alter > 15 J. od. Alter < 18 J.	0,979	-	2,8	1	0,074	6	0,072	0,083	-	-	0,8060
K06D	O	Andere Eingriffe an Schilddrüse, Nebenschilddrüse und Ductus thyreoglossus ohne IntK > 392 / 368 / - Punkte, außer bei bösartiger Neubildung, ohne äußerst schwere oder schwere CC oder bestimmte Reduktionseingriffe an Haut und Unterhaut	0,824	-	2,5	1	0,203	5	0,080	0,074	-	-	0,8075

Fallpauschalen-Katalog und Pflegeerlöskatalog

Teil a) Bewertungsrelationen bei Versorgung durch Hauptabteilungen

DRG	Partition	Bezeichnung [6]	Bewertungsrelation bei Hauptabteilung	Bewertungsrelation bei Hauptabteilung und Beleghebamme	Mittlere Verweildauer [1]	Untere Grenzverweildauer: Erster Tag mit Abschlag [2], [5]	Untere Grenzverweildauer: Bewertungsrelation pro Tag	Obere Grenzverweildauer: Erster Tag mit zusätzlichem Entgelt [3], [5]	Obere Grenzverweildauer: Bewertungsrelation pro Tag	Externe Verlegung Abschlag pro Tag (Bewertungsrelation)	Verlegungsfallpauschale	Ausnahme von Wiederaufnahme [4]	Pflegeerlös Bewertungsrelation pro Tag
1	2	3	4	5	6	7	8	9	10	11	12	13	14
K06E	O	Kleine Eingriffe an Schilddrüse, Nebenschilddrüse und Ductus thyreoglossus ohne IntK > 392 / 368 / - Punkte, außer bei bösartiger Neubildung, ohne äußerst schwere oder schwere CC, ohne bestimmte Reduktionseingriffe an Haut und Unterhaut	0,703	-	2,5	1	0,187	5	0,075	0,070	-	-	0,7443
K07A	O	Andere Eingriffe bei Adipositas mit bestimmten größeren Eingriffen am Magen oder Darm	1,466	-	4,3	1	0,201	9	0,067	0,090	-	-	0,7727
K07B	O	Andere Eingriffe bei Adipositas ohne bestimmte größere Eingriffe am Magen oder Darm	1,118	-	3,3	1	0,160	6	0,068	0,073	-	-	0,8269
K09A	O	Andere Prozeduren bei endokrinen, Ernährungs- und Stoffwechselkrankheiten mit hochkomplexem Eingriff oder mit bestimmtem Eingriff, mit äußerst schweren CC oder Alter < 7 Jahre	3,415	-	18,4	5	0,383	36	0,087	0,118	-	-	1,0791
K09B	O	Andere Prozeduren bei endokrinen, Ernährungs- und Stoffwechselkrankheiten mit bestimmtem Eingriff, mit äußerst schweren CC oder Alter < 7 Jahre oder mit mäßig komplexem Eingriff, Alter < 16 Jahre	2,439	-	13,6	4	0,345	28	0,088	0,118	-	-	1,0187
K09C	O	Andere Prozeduren bei endokrinen, Ernährungs- und Stoffwechselkrankheiten mit mäßig komplexem Eingriff, Alter > 15 Jahre	1,569	-	8,9	2	0,291	22	0,070	0,088	-	-	0,8370
K09D	O	Andere Prozeduren bei endokrinen, Ernährungs- und Stoffwechselkrankheiten ohne mäßig komplexen Eingriff	0,851	-	3,9	1	0,317	11	0,061	0,078	-	-	0,7902
K14Z	O	Andere Eingriffe an der Nebenniere oder ausgedehnte Lymphadenektomie	1,605	-	5,0	1	0,278	12	0,075	0,103	-	-	0,8694
K15A	O	Strahlentherapie bei endokrinen, Ernährungs- und Stoffwechselkrankheiten, mehr als ein Belegungstag, mit hochkomplexer Radiojodtherapie	0,891	-	3,2	-	-	6	0,194	0,210	-	x	0,9231
K15B	O	Strahlentherapie bei endokrinen, Ernährungs- und Stoffwechselkrankheiten, mehr als ein Belegungstag, ohne hochkomplexe Radiojodtherapie	1,500	-	12,7	3	0,358	28	0,122	0,098	-	x	0,8614
K15C	O	Strahlentherapie bei endokrinen, Ernährungs- und Stoffwechselkrankheiten, mehr als ein Belegungstag, mit mäßig komplexer Radiojodtherapie bei bösartiger Neubildung oder mit bestimmter nuklearmedizinischer Therapie	0,712	-	3,3	-	-	6	0,211	0,163	-	x	1,1542
K15D	O	Strahlentherapie bei endokrinen, Ernährungs- und Stoffwechselkrankheiten, mehr als ein Belegungstag, mit mäßig komplexer Radiojodtherapie, außer bei bösartiger Neubildung, ohne bestimmte nuklearmedizinische Therapie	0,740	-	6,4	-	-	13	0,116	0,101	-	x	0,7235
K15E	O	Strahlentherapie bei endokrinen, Ernährungs- und Stoffwechselkrankheiten, mehr als ein Belegungstag, mit anderer Radiojodtherapie	0,443	-	3,1	-	-	7	0,141	0,106	-	x	0,8587
K25Z	O	Komplexbehandlung bei multiresistenten Erregern mit bestimmter OR-Prozedur bei endokrinen, Ernährungs- und Stoffwechselkrankheiten	2,456	-	27,1	-	-	45	0,054	0,066	-	-	0,8417
K33Z	O	Mehrzeitige komplexe OR-Prozeduren bei endokrinen, Ernährungs- und Stoffwechselkrankheiten	5,552	-	21,6	6	0,461	40	0,208	0,142	-	-	1,2295
K38Z	O	Hämophagozytäre Erkrankungen	2,771	-	14,9	4	0,534	29	0,179	0,169	-	-	1,3614
K44Z	A	Geriatrische frührehabilitative Komplexbehandlung bei endokrinen, Ernährungs- und Stoffwechselkrankheiten	1,446	-	19,7	-	-	29	0,050	0,069	-	-	0,7675
K60A	M	Diabetes mellitus und schwere Ernährungsstörungen, Alter < 6 Jahre, mit multimodaler Komplexbehandlung bei Diabetes mellitus oder intensivmedizinischer Komplexbehandlung > 196 / 184 / - Aufwandspunkte	1,782	-	12,7	3	0,435	22	0,096	0,129	-	-	1,6878
K60B	M	Diabetes mellitus und schwere Ernährungsstörungen, Alter > 5 Jahre und Alter < 18 Jahre und multimodale Komplexbehandlung bei Diabetes mellitus, ohne intensivmedizinische Komplexbehandlung > 196 / 184 / - Aufwandspunkte	1,163	-	9,5	2	0,381	15	0,117	0,106	-	-	1,2617
K60C	M	Diabetes mellitus und schwere Ernährungsstörungen, Alter > 17 Jahre oder ohne multimodale Komplexbehandlung bei Diabetes mellitus oder schwerste Ernährungsstörungen oder äußerst schwere CC, mehr als ein Belegungstag	1,353	-	12,9	3	0,324	26	0,070	0,089	-	-	1,0659
K60D	M	Diabetes mellitus ohne äußerst schwere CC, Alter < 11 Jahre oder Alter < 16 Jahre mit schweren CC oder multiplen Komplikationen oder Ketoazidose oder Koma, ohne multimodale Komplexbehandlung bei Diabetes mellitus	0,452	-	4,6	1	0,261	11	0,073	0,078	-	-	1,4269
K60E	M	Diabetes mellitus mit schweren CC oder mit komplexer Diagnose, Alter > 15 Jahre, mehr als ein Belegungstag	0,768	-	8,2	2	0,250	16	0,060	0,087	-	-	0,6253
K60F	M	Diabetes mellitus, Alter > 10 Jahre, ein Belegungstag oder ohne äußerst schwere oder schwere CC oder ohne komplexe Diagnose	0,532	-	6,0	1	0,360	12	0,059	0,081	-	-	0,6213
K62A	M	Verschiedene Stoffwechselerkrankungen bei Para- / Tetrapleg. oder mit kompliz. Diagnose oder endoskopischer Einlage eines Magenballons oder Alter < 16 Jahre, mit äußerst schweren CC oder best. aufwendiger / hochaufw. Behandlung, mehr als ein Belegungstag	1,447	-	14,5	4	0,279	28	0,067	0,083	-	-	1,1385

Fallpauschalen-Katalog und Pflegeerlöskatalog
Teil a) Bewertungsrelationen bei Versorgung durch Hauptabteilungen

DRG	Partition	Bezeichnung [6]	Bewertungsrelation bei Hauptabteilung	Bewertungsrelation bei Hauptabteilung und Beleghebamme	Mittlere Verweildauer [1]	Untere Grenzverweildauer: Erster Tag mit Abschlag [2), 5)]	Untere Grenzverweildauer: Bewertungsrelation pro Tag	Obere Grenzverweildauer: Erster Tag mit zusätzlichem Entgelt [3), 5)]	Obere Grenzverweildauer: Bewertungsrelation pro Tag	Externe Verlegung Abschlag pro Tag (Bewertungsrelation)	Verlegungsfallpauschale	Ausnahme von Wiederaufnahme [4]	Pflegeerlös Bewertungsrelation pro Tag
1	2	3	4	5	6	7	8	9	10	11	12	13	14
K62B	M	Verschiedene Stoffwechselerkrankungen bei Para- / Tetrapleg. oder mit kompliz. Diagnose oder endoskop. Einlage eines Magenballons oder Alter < 16 Jahre, ein Belegungstag od. ohne äußerst schwere CC od. ohne best. aufwendige / hochaufwendige Behandlung	0,565	-	5,4	1	0,335	13	0,069	0,083	-	-	1,0386
K62C	M	Verschiedene Stoffwechselerkrankungen außer bei Para- / Tetraplegie, ohne kompliz. Diagnose, ohne endoskopische Einlage eines Magenballons, ohne äußerst schwere CC oder ein Belegungstag, ohne best. aufwendige / hochaufwendige Behandlung, Alter > 15 Jahre	0,486	-	5,3	1	0,299	12	0,063	0,074	-	-	0,8675
K63A	M	Angeborene Stoffwechselstörungen, mehr als ein Belegungstag, Alter < 6 Jahre oder mit komplexer Diagnose oder intensivmedizinischer Komplexbehandlung > 196 / 184 / - Aufwandspunkte	0,696	-	4,2	-	-	11	0,151	0,121	-	-	1,5263
K63B	M	Angeborene Stoffwechselstörungen, mehr als ein Belegungstag, Alter > 5 Jahre, ohne komplexe Diagnose, ohne intensivmedizinische Komplexbehandlung > 196 / 184 / - Aufwandspunkte	0,574	-	5,0	-	-	12	0,073	0,088	-	-	0,8000
K63C	M	Angeborene Stoffwechselstörungen, ein Belegungstag	0,214	-	1,0	-	-	-	-	-	-	-	1,1900
K64A	M	Endokrinopathien mit komplexer Diagnose und äußerst schweren CC oder intensivmedizinischer Komplexbehandlung > 196 / 184 / - Aufwandspunkte	1,735	-	12,9	3	0,417	25	0,130	0,119	-	x	1,3454
K64B	M	Endokrinopathien mit komplexer Diagnose oder äußerst schweren CC, Alter < 6 Jahre, ohne intensivmedizinische Komplexbehandlung > 196 / 184 / - Aufwandspunkte	1,226	-	6,8	1	0,578	14	0,213	0,148	-	x	1,8980
K64C	M	Endokrinopathien mit komplexer Diagnose oder äußerst schweren CC, Alter > 5 Jahre oder mit bestimmter komplexer Diagnose oder mit invasiver endokrinologischer Diagnostik oder Alter < 18 Jahre bei bösartiger Neubildung oder Alter < 1 Jahr	0,750	-	6,8	1	0,492	16	0,074	0,090	-	x	0,9329
K64D	M	Endokrinopathien ohne komplexe Diagnose, ohne bestimmte Diagnose, ohne äußerst schwere CC, ohne invasive endokrinologische Diagnostik, Alter > 17 Jahre oder außer bei bösartiger Neubildung, Alter > 0 Jahre	0,494	-	4,7	1	0,281	11	0,069	0,082	-	x	0,7166
K77Z	M	Komplexbehandlung bei isolationspflichtigen Erregern bei endokrinen, Ernährungs- und Stoffwechselkrankheiten	1,968	-	24,5	-	-	42	0,062	0,073	-	-	1,0505
MDC 11 Krankheiten und Störungen der Harnorgane													
L02A	O	Operatives Einbringen eines Peritonealkatheters, Alter < 10 Jahre oder Blasenrekonstruktion und kontinenter Pouch bei Neubildung mit Multiviszeraleingriff oder Verschluss einer Blasenekstrophie	4,014	-	17,3	5	0,357	31	0,101	0,115	-	-	1,6517
L02B	O	Operatives Einbringen eines Peritonealkatheters, Alter > 9 Jahre mit akuter Niereninsuffizienz oder mit chronischer Niereninsuffizienz mit Dialyse	1,502	-	13,3	3	0,240	27	0,051	0,068	-	-	0,6835
L02C	O	Operatives Einbringen eines Peritonealkatheters, Alter > 9 Jahre mit akuter Niereninsuffizienz oder mit chronischer Niereninsuffizienz mit Dialyse oder transurethrale Injektion bei Ostiuminsuffizienz	0,747	-	3,8	1	0,202	9	0,062	0,069	-	-	0,8930
L03Z	O	Bestimmte Nieren-, Ureter- und große Harnblaseneingriffe bei Neubildung, Alter < 19 Jahre oder mit äußerst schweren CC oder bestimmter Kombinationseingriff, ohne großen Eingriff am Darm	3,824	-	17,4	5	0,307	31	0,160	0,103	-	-	1,0426
L04A	O	Bestimmte komplexe Nieren-, Ureter- und große Harnblaseneingriffe außer bei Neubildung, ohne äußerst schwere CC, ohne Kombinationseingriff oder bestimmte Harnblaseneingriffe oder Alter < 16 Jahre	1,887	-	7,6	2	0,229	16	0,065	0,076	-	-	0,8802
L04B	O	Andere Nieren-, Ureter- und große Harnblaseneingriffe außer bei Neubildung, ohne äußerst schwere CC, ohne Kombinationseingriff, ohne bestimmte Harnblaseneingriffe oder Exzision und Resektion von retroperitonealem Gewebe, Alter > 15 Jahre	1,455	-	6,6	1	0,270	14	0,055	0,070	-	-	0,6746
L06A	O	Bestimmte kleine Eingriffe an den Harnorganen mit äußerst schweren CC	2,299	-	15,0	4	0,312	31	0,070	0,095	-	-	1,0236
L06B	O	Kleine Eingriffe an den Harnorganen ohne äußerst schwere CC oder ohne bestimmte Prozeduren oder Alter < 16 Jahre	0,945	-	5,7	1	0,416	13	0,062	0,074	-	-	0,7759
L06C	O	Andere kleine Eingriffe an den Harnorganen, Alter > 15 Jahre	0,568	-	2,9	1	0,132	6	0,066	0,069	-	-	0,8592
L07Z	O	Andere Nieren-, Ureter-, Prostata- und große Harnblaseneingriffe bei Neubildung, Alter < 19 Jahre oder mit äußerst schweren CC oder anderer Kombinationseingriff oder bestimmte Zystektomien, ohne großen Eingriff am Darm oder komplexe Harnblasenplastik	3,308	-	15,9	4	0,339	31	0,075	0,100	-	-	0,9847

Fallpauschalen-Katalog und Pflegeerlöskatalog

Teil a) Bewertungsrelationen bei Versorgung durch Hauptabteilungen

DRG	Partition	Bezeichnung [6]	Bewertungsrelation bei Hauptabteilung	Bewertungsrelation bei Hauptabteilung und Beleghebamme	Mittlere Verweildauer [1]	Untere Grenzverweildauer: Erster Tag mit Abschlag [2), 5)]	Untere Grenzverweildauer: Bewertungsrelation pro Tag	Obere Grenzverweildauer: Erster Tag mit zusätzlichem Entgelt [3), 5)]	Obere Grenzverweildauer: Bewertungsrelation pro Tag	Externe Verlegung Abschlag pro Tag (Bewertungsrelation)	Verlegungsfallpauschale	Ausnahme von Wiederaufnahme [4]	Pflegeerlös Bewertungsrelation pro Tag
1	2	3	4	5	6	7	8	9	10	11	12	13	14
L08Z	O	Komplexe Eingriffe an der Urethra oder Ureter	1,237	-	5,3	1	0,238	11	0,062	0,101	-	-	0,9076
L09A	O	And. Eingr. bei Erkr. der Harnorg. mit Anl. Dialyseshunt bei akut. Nierenins. od. bei chron. Nierenins. mit Dialyse od. auß. Anl. Dialyseshunt, m. Kalziphylaxie od. best. Laparotomie od. m. kompl. OR-Proz. od. kompl. Eingr., Alt. < 2 J. od. äuß. schw. CC	3,829	-	23,2	7	0,314	41	0,076	0,101	-	-	1,0513
L09B	O	Andere Eingriffe bei Erkrankungen der Harnorgane mit Anlage Dialyseshunt bei akuter Niereninsuffizienz od. bei chronischer Niereninsuff. mit Dialyse od. außer Anlage Dialyseshunt, m. Kalziphylaxie od. best. Laparotomie, Alter > 1 Jahr, ohne äuß. schw. CC	1,808	-	12,0	3	0,255	25	0,060	0,078	-	-	0,7493
L09C	O	Andere Eingriffe bei Erkrankungen der Harnorgane auß. Anlage Dialyseshunt, ohne Kalziphylaxie, ohne best. Laparotomie, ohne best. Eingriff an Präputium od. Nebenschilddrüse, Alter < 2 J. od. mit äuß. schw. CC, ohne kompl. OR-Proz., ohne kompl. Eingriff	2,456	-	18,3	5	0,338	35	0,074	0,106	-	-	1,0228
L09D	O	Andere Eingriffe bei Erkrankungen der Harnorgane ohne Anlage eines Dialyseshunts bei akuter Niereninsuffizienz od. bei chronischer Niereninsuffizienz mit Dialyse, ohne Kalziphylaxie, ohne best. Laparotomie, mit best. anderen Eingriff od. Alter < 18 Jahre	1,385	-	8,2	2	0,252	20	0,068	0,076	-	-	0,8108
L09E	O	Andere Eingriffe bei Erkrankungen der Harnorgane ohne Anlage eines Dialyseshunts bei akuter Niereninsuffizienz oder bei chron. Niereninsuff. mit Dialyse, ohne Kalziphylaxie, ohne best. Laparotomie, ohne bestimmten anderen Eingriff, Alter > 17 Jahre	0,775	-	3,6	1	0,192	9	0,061	0,056	-	-	0,7806
L10Z	O	Blasenrekonstruktion und kontinenter Pouch bei Neubildung ohne Multiviszeraleingriff oder Nieren-, Ureter- und große Harnblaseneingriffe bei Neubildung, Alter < 19 Jahre oder mit äußerst schweren CC oder Kombinationseingriff, mit großem Eingriff am Darm	4,599	-	20,2	6	0,315	35	0,074	0,106	-	-	0,9633
L11Z	O	Komplexe transurethrale, perkutan-transrenale und andere retroperitoneale Eingriffe mit extrakorporaler Stoßwellenlithotripsie (ESWL), ohne äußerst schwere CC	1,480	-	6,5	1	0,402	13	0,065	0,098	-	-	0,7219
L12A	O	Strahlentherapie bei Krankheiten und Störungen der Harnorgane, mehr als ein Belegungstag, Bestrahlungen an mindestens 9 Tagen	3,107	-	25,0	7	0,371	43	0,122	0,116	-	x	0,7374
L12B	O	Strahlentherapie bei Krankheiten und Störungen der Harnorgane, mehr als ein Belegungstag, Bestrahlungen an weniger als 9 Tagen	1,202	-	9,3	2	0,381	23	0,122	0,110	-	x	0,9063
L13A	O	Nieren-, Ureter- und große Harnblaseneingriffe bei Neubildung, Alter > 18 Jahre, ohne Kombinationseingriff, mit bestimmtem Eingriff mit CC oder mit komplexem Eingriff	2,297	-	9,4	2	0,310	18	0,068	0,091	-	-	0,7782
L13B	O	Nieren-, Ureter- und große Harnblaseneingriffe bei Neubildung, Alter > 18 Jahre, ohne Kombinationseingriff, ohne CC, ohne komplexen Eingriff, mit anderem Eingriff	1,879	-	6,5	1	0,332	12	0,068	0,079	-	-	0,7621
L13C	O	Nieren-, Ureter- und große Harnblaseneingriffe bei Neubildung, Alter > 18 Jahre, ohne Kombinationseingriff, ohne äußerst schwere CC, ohne bestimmten Eingriff oder ohne CC, ohne komplexen Eingriff, ohne anderen Eingriff	0,768	-	3,2	1	0,187	7	0,071	0,099	-	-	0,8061
L16A	O	Implantation und Wechsel von Neurostimulatoren und Neurostimulationselektroden bei Krankheiten und Störungen der Harnorgane mit Implantation oder Wechsel eines Neurostimulators	1,193	-	2,9	1	0,127	6	0,066	0,069	-	-	0,7596
L16B	O	Implantation und Wechsel von Neurostimulatoren und Neurostimulationselektroden bei Krankheiten und Störungen der Harnorgane mit Implantation oder Wechsel eines permanenten Elektrodensystems	1,617	-	3,3	1	0,169	7	0,070	0,077	-	-	0,7111
L16C	O	Implantation und Wechsel von Neurostimulatoren und Neurostimulationselektroden bei Krankheiten und Störungen der Harnorgane mit Implantation oder Wechsel eines temporären Elektrodensystems	0,498	-	3,2	1	0,126	6	0,077	0,044	-	-	0,6727
L17A	O	Andere Eingriffe an der Urethra außer bei Para- / Tetraplegie, kleine Eingriffe an den Harnorganen, mit bestimmten Eingriffen an der Urethra oder Alter < 16 Jahre	0,742	-	3,7	1	0,259	9	0,095	0,075	-	-	1,2939
L17B	O	Andere Eingriffe an der Urethra außer bei Para- / Tetraplegie, kleine Eingriffe an den Harnorganen, ohne bestimmte Eingriffe an der Urethra, Alter > 15 Jahre	0,501	-	3,1	1	0,126	7	0,064	0,070	-	-	0,7637
L18A	O	Komplexe transurethrale, perkutan-transrenale und andere retroperitoneale Eingriffe mit äußerst schweren CC	2,508	-	16,0	4	0,361	31	0,070	0,105	-	-	1,0308
L18B	O	Komplexe transurethrale, perkutan-transrenale / andere retroperitoneale Eingriffe oh. ESWL, oh. äußerst schwere CC od. best. Eingriffe Niere od. transurethrale Eingriffe auß. Prostatares. u. kompl. Ureterorenoskop., b. Para-/Tetrapl., m. äuß. schw. CC	1,127	-	5,6	1	0,589	13	0,064	0,074	-	-	0,7468

Fallpauschalen-Katalog und Pflegeerlöskatalog
Teil a) Bewertungsrelationen bei Versorgung durch Hauptabteilungen

DRG	Partition	Bezeichnung [6]	Bewertungsrelation bei Hauptabteilung	Bewertungsrelation bei Hauptabteilung und Beleghebamme	Mittlere Verweildauer [1]	Untere Grenzverweildauer: Erster Tag mit Abschlag [2], [5]	Untere Grenzverweildauer: Bewertungsrelation pro Tag	Obere Grenzverweildauer: Erster Tag mit zusätzlichem Entgelt [3], [5]	Obere Grenzverweildauer: Bewertungsrelation pro Tag	Externe Verlegung Abschlag pro Tag (Bewertungsrelation)	Verlegungsfallpauschale	Ausnahme von Wiederaufnahme [4]	Pflegeerlös Bewertungsrelation pro Tag
1	2	3	4	5	6	7	8	9	10	11	12	13	14
L19Z	O	Transurethrale Eingriffe außer Prostataresektion und komplexe Ureterorenoskopien mit extrakorporaler Stoßwellenlithotripsie (ESWL), ohne äußerst schwere CC oder perkutane Thermo- oder Kryoablation der Niere	1,039	-	3,8	1	0,314	8	0,108	0,123	-	-	0,6934
L20A	O	Transurethrale Eingriffe außer Prostataresektion und komplexe Ureterorenoskopien oder bestimmte Eingriffe an den Harnorganen, mit äußerst schweren CC	2,108	-	15,2	4	0,298	30	0,069	0,088	-	-	0,9389
L20B	O	Transurethrale Eingriffe außer Prostataresektion und komplexe Ureterorenoskopien oder bestimmte Eingriffe an den Harnorganen, ohne äußerst schwere CC oder Alter < 16 Jahre oder Alter > 89 Jahre	0,756	-	3,1	1	0,159	7	0,073	0,080	-	-	0,7916
L20C	O	Transurethrale Eingriffe außer Prostataresektion und komplexe Ureterorenoskopien oder bestimmte Eingriffe an den Harnorganen, ohne äußerst schwere CC oder Alter > 15 Jahre oder Alter < 90 Jahre	0,569	-	3,1	1	0,128	7	0,067	0,070	-	-	0,7536
L33Z	O	Mehrzeitige komplexe OR-Prozeduren oder hochaufwendiges Implantat bei Krankheiten und Störungen der Harnorgane	7,379	-	35,0	11	0,336	53	0,196	0,112	-	-	1,2307
L36A	O	Intensivmedizinische Komplexbehandlung > 588 / 552 / 828 Aufwandspunkte bei Krankheiten und Störungen der Harnorgane	5,768	-	26,5	8	0,565	45	0,191	-	x	x	2,0157
L36B	O	Intensivmedizinische Komplexbehandlung > - / - / 552 Aufwandspunkte bei Krankheiten und Störungen der Harnorgane	4,885	-	20,4	6	0,658	35	0,118	-	x	x	2,0436
L37Z	O	Multiviszeraleingriff bei Krankheiten und Störungen der Harnorgane	3,979	-	17,6	5	0,322	31	0,076	0,103	-	-	1,0061
L38Z	O	Komplizierende Konstellation mit bestimmtem operativen Eingriff bei Krankheiten und Störungen der Harnorgane	5,452	-	24,9	7	0,456	43	0,160	0,140	-	-	1,2827
L40Z	A	Diagnostische Ureterorenoskopie	0,567	-	3,0	1	0,145	7	0,068	0,072	-	-	0,7688
L42A	A	Extrakorporale Stoßwellenlithotripsie (ESWL) bei Harnsteinen mit auxiliären Maßnahmen oder bei Para- / Tetraplegie	0,668	-	3,3	1	0,245	7	0,089	0,150	-	-	0,6539
L42B	A	Extrakorporale Stoßwellenlithotripsie (ESWL) bei Harnsteinen ohne auxiliäre Maßnahmen, außer bei Para- / Tetraplegie	0,544	-	2,9	1	0,193	6	0,107	0,115	-	-	0,7405
L44Z	A	Geriatrische frührehabilitative Komplexbehandlung bei Krankheiten und Störungen der Harnorgane	1,512	-	20,1	-	-	30	0,052	0,071	-	-	0,7852
L60A	M	Niereninsuffizienz, mehr als ein Belegungstag, mit intensivmedizinischer Komplexbehandlung > 392 / 368 / - Aufwandspunkte oder mit Dialyse und akutem Nierenversagen und äußerst schweren CC oder mit Dialyse und komplizierenden Faktoren, Alter < 16 Jahre	2,787	-	19,0	5	0,439	36	0,093	0,131	-	x	1,4216
L60B	M	Niereninsuffizienz, mehr als ein Belegungstag, mit Dialyse und komplizierenden Faktoren oder äußerst schweren CC oder mit intensivmedizinischer Komplexbehandlung > 196 / 184 / - Aufwandspunkte, Alter > 15 Jahre	1,643	-	12,7	3	0,384	26	0,082	0,112	-	x	1,1531
L60C	M	Niereninsuffizienz, mehr als ein Belegungstag, mit Dialyse oder äußerst schweren CC oder Alter < 18 Jahre mit schweren CC, ohne intensivmedizinische Komplexbehandlung > 196 / 184 / - Aufwandspunkte	1,075	-	9,7	2	0,329	22	0,071	0,090	-	x	1,0219
L60D	M	Niereninsuffizienz, mehr als ein Belegungstag, ohne Dialyse, ohne äußerst schwere CC, Alter > 17 Jahre oder ohne schwere CC, ohne intensivmedizinische Komplexbehandlung > 196 / 184 / - Aufwandspunkte	0,606	-	6,6	1	0,290	14	0,061	0,075	-	x	0,8100
L62A	M	Neubildungen der Harnorgane mit äußerst schweren CC oder Alter < 16 Jahre mit schweren CC	1,463	-	13,0	3	0,352	27	0,069	0,095	-	x	1,0314
L62B	M	Neubildungen der Harnorgane ohne äußerst schwere CC oder Alter < 16 Jahre ohne schwere CC	0,779	-	4,3	1	0,421	11	0,184	0,130	-	x	2,0097
L62C	M	Neubildungen der Harnorgane ohne äußerst schwere CC, Alter > 15 Jahre	0,466	-	4,7	1	0,249	12	0,065	0,075	-	x	0,9037
L63A	M	Infektionen der Harnorgane mit bestimmter hochaufwendiger Behandlung oder mit äußerst schweren CC, mit Komplexbehandlung bei isolationspflichtigen Erregern	1,952	-	20,4	6	0,267	38	0,068	0,087	-	-	1,1913
L63B	M	Infektionen der Harnorgane ohne bestimmte hochaufwendige Behandlung, mit best. aufwendiger Behandlung od. mit äußerst schweren CC, ohne Komplexbeh. bei isolationspfl. Erregern oder mit Komplexbeh. bei isolationspfl. Erregern, ohne äußerst schwere CC	1,163	-	12,4	3	0,278	25	0,064	0,081	-	-	1,0572
L63C	M	Infektionen der Harnorgane ohne äußerst schwere CC, ohne Komplexbehandlung bei isolationspflichtigen Erregern, ohne bestimmte aufwendige / hochaufwendige Behandl., Alter < 3 Jahre oder best. schwere Infektionen oder best. mäßig aufwendige Behandlung	0,520	-	5,1	1	0,325	10	0,069	0,082	-	-	1,1753

Fallpauschalen-Katalog und Pflegeerlöskatalog
Teil a) Bewertungsrelationen bei Versorgung durch Hauptabteilungen

DRG	Partition	Bezeichnung [3]	Bewertungsrelation bei Hauptabteilung	Bewertungsrelation bei Hauptabteilung und Beleghebamme	Mittlere Verweildauer [1]	Untere Grenzverweildauer: Erster Tag mit Abschlag [2], [5]	Untere Grenzverweildauer: Bewertungsrelation pro Tag	Obere Grenzverweildauer: Erster Tag mit zusätzlichem Entgelt [3], [5]	Obere Grenzverweildauer: Bewertungsrelation pro Tag	Externe Verlegung Abschlag pro Tag (Bewertungsrelation)	Verlegungsfallpauschale	Ausnahme von Wiederaufnahme [4]	Pflegeerlös Bewertungsrelation pro Tag
1	2	3	4	5	6	7	8	9	10	11	12	13	14
L63D	M	Infektionen der Harnorgane oh. äuß. schwere CC, oh. best. mäßig aufwendige / aufwendige / hochaufw. Behandl., oh. Komplexbeh. b. isolationspfl. Erregern, oh. best. schw. Infektionen, Alter > 2 J. u. < 6 J. od. Alter < 18 J. mit schw. CC od. Alter > 89 J.	0,534	-	6,1	1	0,313	13	0,060	0,072	-	-	0,9647
L63E	M	Infektionen der Harnorgane ohne äußerst schwere CC, ohne best. mäßig aufw. / aufw. / hochaufw. Behandlung, ohne Komplexbeh. b. isolationspfl. Erregern, ohne best. schw. Infektionen, Alter > 5 und < 18 Jahre ohne schwere CC od. Alter > 17 und < 90 Jahre	0,475	-	5,5	1	0,297	12	0,060	0,062	-	-	0,8053
L64A	M	Andere Erkrankungen der Harnorgane mit äußerst schweren oder schweren CC oder bestimmter Diagnose, mehr als ein Belegungstag oder Urethrozystoskopie, bei angeborener Fehlbildung oder Alter < 3 Jahre	0,674	-	4,3	1	0,215	11	0,081	0,087	-	-	1,3227
L64B	M	Andere Erkrankungen der Harnorgane mit äußerst schweren oder schweren CC oder bestimmter Diagnose, mehr als ein Belegungstag oder Urethrozystoskopie, außer bei angeborener Fehlbildung, Alter > 2 Jahre	0,497	-	3,8	1	0,142	9	0,066	0,074	-	-	0,7903
L64C	M	Andere Erkrankungen der Harnorgane ohne äußerst schwere oder schwere CC, ohne bestimmte Diagnose oder ein Belegungstag, bestimmte Eingriffe am Ureter oder Retroperitonealfibrose oder Alter < 16 Jahre	0,367	-	2,6	1	0,104	6	0,075	0,077	-	-	0,8564
L64D	M	Andere Erkrankungen der Harnorgane ohne äußerst schwere oder schwere CC, ohne bestimmte Diagnose oder ein Belegungstag, ohne bestimmte Eingriffe am Ureter, Alter > 15 Jahre	0,286	-	2,6	1	0,100	5	0,075	0,077	-	-	0,7474
L68A	M	Andere mäßig schwere Erkrankungen der Harnorgane, Alter < 16 Jahre	0,516	-	4,3	1	0,227	11	0,080	0,090	-	-	1,1660
L68B	M	Andere mäßig schwere Erkrankungen der Harnorgane, Alter > 15 Jahre	0,375	-	4,2	1	0,179	10	0,064	0,070	-	-	0,7618
L69A	M	Andere schwere Erkrankungen der Harnorgane, mehr als ein Belegungstag, Alter < 16 Jahre	0,792	-	6,8	-	-	16	0,113	0,099	-	-	1,1643
L69B	M	Andere schwere Erkrankungen der Harnorgane, mehr als ein Belegungstag, Alter > 15 Jahre	0,776	-	8,4	2	0,248	19	0,063	0,078	-	-	0,6921
L70A	M	Krankheiten und Störungen der Harnorgane, ein Belegungstag, Alter < 6 Jahre	0,243	-	1,0	-	-	-	-	-	-	-	1,7336
L70B	M	Krankheiten und Störungen der Harnorgane, ein Belegungstag, Alter > 5 Jahre	0,196	-	1,0	-	-	-	-	-	-	-	1,1473
L71Z	M	Niereninsuffizienz, ein Belegungstag mit Dialyse	0,307	-	1,0	-	-	-	-	-	-	x	1,9384
L72Z	M	Thrombotische Mikroangiopathie oder hämolytisch-urämisches Syndrom	1,991	-	10,6	3	0,485	25	0,188	0,171	-	-	1,1556
L73Z	M	Harnblasenlähmung, mehr als ein Belegungstag	0,668	-	6,5	-	-	15	0,069	0,078	-	-	0,9120
L74Z	M	Bestimmte Krankheiten und Störungen der Harnorgane bei Para- / Tetraplegie	0,625	-	5,8	1	0,355	12	0,069	0,083	-	-	1,1128
MDC 12 Krankheiten und Störungen der männlichen Geschlechtsorgane													
M01A	O	Große Eingriffe an den Beckenorganen beim Mann mit äußerst schweren CC	3,494	-	14,4	4	0,327	28	0,079	0,106	-	-	0,8652
M01B	O	Große Eingriffe an den Beckenorganen beim Mann ohne äußerst schwere CC oder bestimmte Eingriffe an den Beckenorganen beim Mann mit äußerst schweren CC	2,337	-	7,1	1	0,496	12	0,072	0,098	-	-	0,6869
M02A	O	Transurethrale Prostataresektion oder bestimmte andere Operationen an der Prostata mit äußerst schweren CC	2,257	-	15,5	4	0,301	31	0,068	0,091	-	-	0,9425
M02B	O	Transurethrale Prostataresektion oder bestimmte andere Operationen an der Prostata ohne äußerst schwere CC	0,762	-	4,5	1	0,277	10	0,059	0,067	-	-	0,6965
M03A	O	Bestimmte Eingriffe am Penis, Alter < 6 Jahre oder aufwendige plastische Rekonstruktion des Penis, Alter < 18 Jahre oder totale Amputation des Penis oder Amputation des Penis mit bestimmter Lymphadenektomie	1,468	-	6,8	1	0,297	14	0,087	0,075	-	-	1,2535
M03B	O	Bestimmte Eingriffe am Penis, Alter > 5 J. oder aufwendige plastische Rekonstruktion des Penis, Alter > 17 J., ohne totale Amputation des Penis, ohne Amputation des Penis mit best. Lymphadenektomie, mit mäßig komplexen Eingriffen am Penis, Alter < 18 J.	1,102	-	4,6	1	0,182	10	0,096	0,070	-	-	1,3027
M03C	O	Mäßig komplexe Eingriffe am Penis, Alter > 17 Jahre, ohne bestimmte Eingriffe am Penis, ohne aufwendige plastische Rekonstruktion des Penis, ohne totale Amputation des Penis, ohne Amputation des Penis mit bestimmter Lymphadenektomie	0,991	-	4,4	1	0,174	10	0,056	0,070	-	-	0,6950
M04A	O	Eingriffe am Hoden oder bestimmte Eingriffe an Urethra und Prostata bei bösartiger Neubildung mit äußerst schweren CC oder bei Fournier-Gangrän oder bestimmte radikale Prostatovesikulektomien oder bestimmte Lymphadenektomie	2,133	-	8,3	2	0,268	17	0,069	0,093	-	-	0,8048

Fallpauschalen-Katalog und Pflegeerlöskatalog

Teil a) Bewertungsrelationen bei Versorgung durch Hauptabteilungen

DRG	Parti-tion	Bezeichnung [6]	Bewertungsrelation bei Hauptabteilung	Bewertungsrelation bei Hauptabteilung und Beleghebamme	Mittlere Verweil-dauer [1]	Untere Grenz-verweildauer: Erster Tag mit Abschlag [2), 5)]	Untere Grenz-verweildauer: Bewertungs-relation pro Tag	Obere Grenz-verweildauer: Erster Tag mit zusätzlichem Entgelt [3), 5)]	Obere Grenz-verweildauer: Bewertungs-relation pro Tag	Externe Verlegung Abschlag pro Tag (Bewertungsrelation)	Verlegungs-fallpauschale	Ausnahme von Wiederaufnahme [4]	Pflegeerlös Bewertungs-relation pro Tag
1	2	3	4	5	6	7	8	9	10	11	12	13	14
M04B	O	Eingriffe am Hoden mit bestimmtem Eingriff bei Orchitis mit Abszess oder bösartiger Neubildung oder bestimmte Eingriffe am Hoden oder bestimmte Eingriffe an Urethra und Prostata bei bösartiger Neubildung	0,884	-	3,6	1	0,197	9	0,078	0,083	-	-	0,7902
M04C	O	Eingriffe am Hoden mit mäßig komplexem Eingriff, Alter < 3 Jahre oder mit schweren CC oder beidseitigem Hodenhochstand, Alter < 14 Jahre	0,771	-	2,3	1	0,154	5	0,072	0,071	-	-	1,4695
M04D	O	Eingriffe am Hoden ohne äußerst schwere CC, ohne bestimmten Eingriff, ohne mäßig komplexen Eingriff oder Alter > 2 Jahre, ohne schwere CC oder ohne beidseitigen Hodenhochstand oder Alter > 13 Jahre	0,637	-	2,8	1	0,154	6	0,063	0,068	-	-	0,8978
M05Z	O	Zirkumzision, andere Eingriffe am Penis oder großflächige Ablationen der Haut	0,546	-	3,0	1	0,149	7	0,064	0,067	-	-	0,9055
M06Z	O	Andere OR-Prozeduren an den männlichen Geschlechtsorganen oder Stanzbiopsie an der Prostata, ein Belegungstag	0,705	-	3,5	1	0,328	8	0,105	0,098	-	-	0,8510
M07Z	O	Brachytherapie bei Krankheiten und Störungen der männlichen Geschlechtsorgane, Implantation von > 10 Seeds	2,052	-	2,0	1	0,374	3	0,224	0,213	-	x	1,0385
M09A	O	OR-Prozeduren an den männlichen Geschlechtsorganen bei bösartiger Neubildung mit äußerst schweren CC oder bestimmte Eingriffe an den Beckenorganen beim Mann ohne äußerst schwere CC oder BNB des Penis	1,511	-	9,0	2	0,253	17	0,057	0,075	-	-	0,7089
M09B	O	OR-Prozeduren an den männlichen Geschlechtsorganen bei bösartiger Neubildung, ohne äußerst schwere CC, ohne BNB des Penis	0,931	-	4,7	1	0,581	10	0,065	0,073	-	-	0,7457
M10A	O	Strahlentherapie bei Krankheiten und Störungen der männlichen Geschlechtsorgane, mehr als ein Belegungstag, Bestrahlungen an mindestens 8 Tagen	3,238	-	24,5	7	0,389	42	0,128	0,122	-	x	0,8539
M10B	O	Radioligandentherapie mit Lutetium-177-PSMA-Liganden	1,497	-	2,3	1	0,748	4	0,441	0,476	-	-	1,3737
M10C	O	Strahlentherapie bei Krankheiten und Störungen der männlichen Geschlechtsorgane, mehr als ein Belegungstag, Bestrahlungen an weniger als 8 Tagen oder interstitielle Brachytherapie	1,074	-	5,2	1	0,111	15	0,088	0,106	-	x	1,0140
M11Z	O	Transurethrale Laserdestruktion und -resektion der Prostata	0,905	-	3,8	1	0,168	8	0,064	0,066	-	-	0,7538
M37Z	O	Große Eingriffe an Darm oder Harnblase bei Erkrankungen und Störungen der männlichen Geschlechtsorgane oder Eingriffe am Hoden bei Fournier-Gangrän mit äußerst schweren CC	4,294	-	22,1	6	0,325	40	0,071	0,098	-	-	1,0386
M38Z	O	Komplizierende Konstellation mit operativem Eingriff bei Krankheiten und Störungen der männlichen Geschlechtsorgane	4,678	-	20,2	6	0,417	38	0,145	0,138	-	-	1,3200
M60A	M	Bösartige Neubildungen der männlichen Geschlechtsorgane, mehr als ein Belegungstag, Alter < 11 Jahre oder mit äußerst schweren CC	1,557	-	14,4	4	0,293	29	0,071	0,095	-	x	1,0136
M60B	M	Bösartige Neubildungen der männlichen Geschlechtsorgane, ein Belegungstag oder Alter > 10 Jahre, ohne äußerst schwere CC	0,573	-	5,3	1	0,230	12	0,068	0,080	-	x	0,8511
M61Z	M	Benigne Prostatahyperplasie	0,448	-	3,7	1	0,045	9	0,066	0,060	-	-	0,7939
M62Z	M	Infektion / Entzündung der männlichen Geschlechtsorgane	0,393	-	4,6	1	0,142	10	0,056	0,065	-	-	0,6881
M64Z	M	Andere Krankheiten der männlichen Geschlechtsorgane und Sterilisation beim Mann	0,353	-	3,0	1	0,161	7	0,067	0,072	-	-	0,8454
MDC 13 Krankheiten und Störungen der weiblichen Geschlechtsorgane													
N01A	O	Beckeneviszeration bei der Frau und komplexe Vulvektomie oder bestimmte Lymphadenektomie mit äußerst schweren CC, ohne komplexen Eingriff, ohne komplizierende Konstellation, mit Multiviszeraleingriff	6,446	-	19,0	5	0,501	35	0,204	0,156	-	-	1,1524
N01B	O	Beckeneviszeration bei der Frau und komplexe Vulvektomie oder bestimmte Lymphadenektomie mit äußerst schweren CC, ohne komplexen Eingriff, ohne komplizierende Konstellation, ohne Multiviszeraleingriff	4,580	-	16,8	5	0,377	31	0,094	0,126	-	-	1,0643
N01C	O	Beckeneviszeration bei der Frau und komplexe Vulvektomie oder bestimmte Lymphadenektomie mit schweren CC	3,266	-	12,1	3	0,372	22	0,086	0,113	-	-	0,9853
N01D	O	Beckeneviszeration bei der Frau und komplexe Vulvektomie oder bestimmte Lymphadenektomie ohne äußerst schwere oder schwere CC	2,592	-	8,4	2	0,348	16	0,084	0,106	-	-	0,8987
N02A	O	Eingriffe an Uterus und Adnexen oder bestimmten Hernien und große operative Eingriffe an Vagina, Zervix und Vulva bei bösartiger Neubildung oder bestimmte Eingriffe am Darm oder Rekonstruktion von Vagina und Vulva, mit äußerst schweren CC	4,454	-	22,8	7	0,338	41	0,082	0,113	-	-	1,2029

Fallpauschalen-Katalog und Pflegeerlöskatalog
Teil a) Bewertungsrelationen bei Versorgung durch Hauptabteilungen

DRG	Partition	Bezeichnung [6]	Bewertungsrelation bei Hauptabteilung	Bewertungsrelation bei Hauptabteilung und Beleghebamme	Mittlere Verweildauer [1]	Untere Grenzverweildauer: Erster Tag mit Abschlag [2], [5]	Untere Grenzverweildauer: Bewertungsrelation pro Tag	Obere Grenzverweildauer: Erster Tag mit zusätzlichem Entgelt [3], [5]	Obere Grenzverweildauer: Bewertungsrelation pro Tag	Externe Verlegung Abschlag pro Tag (Bewertungsrelation)	Verlegungsfallpauschale	Ausnahme von Wiederaufnahme [4]	Pflegeerlös Bewertungsrelation pro Tag
1	2	3	4	5	6	7	8	9	10	11	12	13	14
N02B	O	Eingriffe an Uterus und Adnexen oder bestimmten Hernien und große operative Eingriffe an Vagina, Zervix und Vulva bei BNB oder bestimmte Eingriffe am Darm oder Rekonstruktion von Vagina und Vulva, ohne äußerst schwere CC, mit komplexem Eingriff	2,605	-	10,9	3	0,277	21	0,070	0,092	-	-	0,8831
N02C	O	Eingriffe an Uterus und Adnexen od. best. Hernien und große operative Eingriffe an Vagina, Zervix und Vulva bei BNB od. best. Eingriffe am Darm od. Rekonstruktion von Vagina und Vulva, ohne äuß. schw. CC, ohne kompl. Eingriff, mit mäßig kompl. Eingriff	1,939	-	8,2	2	0,084	16	0,075	0,100	-	-	0,8922
N02D	O	Eingriffe an Uterus und Adnexen oder bestimmten Hernien und große operative Eingriffe an Vagina, Zervix und Vulva bei bösartiger Neubildung, ohne äußerst schwere CC, ohne komplexen Eingriff, ohne mäßig komplexen Eingriff	1,253	-	4,7	1	0,552	11	0,075	0,090	-	-	0,7925
N04Z	O	Hysterektomie außer bei bösartiger Neubildung, mit äußerst schweren oder schweren CC oder mit komplexem Eingriff	1,926	-	9,1	2	0,293	20	0,064	0,088	-	-	0,8910
N05A	O	Ovariektomien und komplexe Eingriffe an den Tubae uterinae außer bei bösartiger Neubildung, mit äußerst schweren oder schweren CC oder bestimmter Eingriff an der Harnblase	2,384	-	11,6	3	0,303	24	0,072	0,095	-	-	1,0085
N05B	O	Ovariektomien und komplexe Eingriffe an den Tubae uterinae außer bei bösartiger Neubildung, ohne äußerst schwere oder schwere CC oder anderer Eingriff an der Harnblase oder Adhäsiolyse, Alter > 15 Jahre	0,755	-	2,7	1	0,179	6	0,071	0,074	-	-	0,8979
N06Z	O	Komplexe rekonstruktive Eingriffe an den weiblichen Geschlechtsorganen oder bestimmte Embolisation an viszeralen u. anderen abdominalen Gefäßen auß. bei bösartiger Neubildung oder andere Hysterektomie auß. bei bösartiger Neubildung mit Beckenbodenplastik	1,031	-	4,3	1	0,176	8	0,058	0,091	-	-	0,7666
N07A	O	Andere Eingriffe an Uterus und Adnexen oder bestimmten Hernien außer bei bösartiger Neubildung, mit komplexer Diagnose oder bestimmte Eingriffe am Uterus oder kleine rekonstruktive Eingriffe an den weiblichen Geschlechtsorganen, mit bestimmtem Eingriff	0,828	-	3,2	1	0,210	7	0,067	0,072	-	-	0,8549
N07B	O	Andere Eingriffe an Uterus und Adnexen oder bestimmten Hernien außer bei bösartiger Neubildung, mit komplexer Diagnose oder bestimmte Eingriffe am Uterus oder kleine rekonstruktive Eingriffe an den weiblichen Geschlechtsorganen, ohne bestimmten Eingriff	0,621	-	3,6	1	0,124	7	0,056	0,066	-	-	0,7533
N08Z	O	Endoskopische Eingriffe an den weiblichen Geschlechtsorg. oder andere Eingriffe an Uterus und Adnexen oder best. Hernien auß. bei bösartiger Neubildung, ohne kompl. Diagnose oder andere kleine Eingriffe an den weiblichen Geschlechtsorg., Alter < 14 Jahre	0,913	-	3,8	1	0,311	8	0,063	0,074	-	-	0,8092
N09A	O	Brachytherapie bei Krankheiten und Störungen der weiblichen Geschlechtsorgane, ein Belegungstag	0,440	-	1,0	-	-	-	-	-	-	x	1,1141
N09B	O	Andere Eingriffe an Vagina, Zervix und Vulva, kleine Eingriffe an Blase, Uterus, Bauchwand und Peritoneum	0,619	-	2,9	1	0,209	7	0,078	0,083	-	-	1,0314
N10Z	O	Diagnostische Kürettage, Hysteroskopie, Sterilisation, Pertubation und kleine Eingriffe an Vagina und Vulva	0,518	-	2,8	1	0,161	6	0,076	0,080	-	-	1,0414
N11A	O	Andere OR-Prozeduren an den weiblichen Geschlechtsorganen mit bestimmtem Eingriff oder komplexer Diagnose mit äußerst schweren CC	2,597	-	17,7	5	0,330	35	0,078	0,104	-	-	0,9689
N11B	O	Andere OR-Prozeduren an den weiblichen Geschlechtsorganen, ohne bestimmten Eingriff, ohne komplexe Diagnose oder äußerst schwere CC	1,121	-	8,8	2	0,273	20	0,066	0,084	-	-	0,8205
N13A	O	Große Eingriffe an Vagina, Zervix und Vulva auß. bei BNB oder kl. Eingriffe an Vagina/Douglasraum oder best. Eingriff an der Harnblase, Alter > 80 Jahre od. äuß. schw. od. schw. CC od. best. Embolisation an viszeralen und and. abdominalen Gefäßen bei BNB	1,491	-	9,6	2	0,297	22	0,065	0,083	-	-	0,8558
N13B	O	Große Eingr. an Vagina, Zervix u. Vulva auß. bei BNB od. kl. Eingriffe an Vagina/Douglasraum od. best. Eingr. an der Harnblase, Alter < 81 Jahre, ohne äuß. schw. od. schw. CC, mit aufwend. Eingr., ohne best. Embol. an visz. u. and. abdom. Gefäßen bei BNB	0,718	-	3,5	1	0,211	8	0,065	0,072	-	-	0,8073
N13C	O	Große Eingriffe an Vagina, Zervix und Vulva außer bei bösartiger Neubildung oder kleine Eingriffe an Vagina und Douglasraum oder bestimmter Eingriff an der Harnblase, Alter < 81 Jahre, ohne äußerst schwere oder schwere CC, ohne aufwendigen Eingriff	0,674	-	3,7	1	0,241	8	0,070	0,055	-	-	0,8406

Fallpauschalen-Katalog und Pflegeerlöskatalog
Teil a) Bewertungsrelationen bei Versorgung durch Hauptabteilungen

DRG	Partition	Bezeichnung [6]	Bewertungsrelation bei Hauptabteilung	Bewertungsrelation bei Hauptabteilung und Beleghebamme	Mittlere Verweildauer [1]	Untere Grenzverweildauer: Erster Tag mit Abschlag [2], [5]	Untere Grenzverweildauer: Bewertungsrelation pro Tag	Obere Grenzverweildauer: Erster Tag mit zusätzlichem Entgelt [3], [5]	Obere Grenzverweildauer: Bewertungsrelation pro Tag	Externe Verlegung Abschlag pro Tag (Bewertungsrelation)	Verlegungsfallpauschale	Ausnahme von Wiederaufnahme [4]	Pflegeerlös Bewertungsrelation pro Tag
1	2	3	4	5	6	7	8	9	10	11	12	13	14
N14Z	O	Best. Hysterektomie auß. bei BNB m. Beckenbodenpl. od. Brachytherapie b. Krankh./Stör. weibl. Geschlechtsorg., > 1 BT, m. äuß. schw. CC od. Ovariektomie u. kompl. Eingriffe an den Tubae uterinae auß. bei BNB, ohne äuß. schw. od. schw. CC, Alter < 16 J.	1,457	-	4,4	1	0,209	9	0,061	0,093	-	-	0,7891
N15Z	O	Strahlentherapie bei Krankheiten und Störungen der weiblichen Geschlechtsorgane, Bestrahlungen an mindestens 9 Tagen	3,182	-	24,2	7	0,384	42	0,127	0,121	-	x	0,8270
N16A	O	Strahlentherapie bei Krankheiten und Störungen der weiblichen Geschlechtsorgane, mehr als ein Belegungstag, Bestrahlungen an mindestens 5 Tagen	1,202	-	7,8	2	0,383	16	0,147	0,128	-	x	0,7803
N16B	O	Strahlentherapie bei Krankheiten und Störungen der weiblichen Geschlechtsorgane, mehr als ein Belegungstag, Bestrahlungen an weniger als 5 Tagen oder Brachytherapie	0,599	-	3,2	1	0,263	8	0,166	0,122	-	x	0,9029
N21A	O	Hysterektomie außer bei bösartiger Neubildung, ohne äuß. schw. oder schw. CC, ohne komplexen Eingriff, ohne Beckenbodenplastik oder subtotale und andere Hysterektomie bei bösartiger Neubildung oder komplexe Myomenukleation, mit aufwendigem Eingriff	1,162	-	4,1	1	0,203	8	0,065	0,072	-	-	0,7759
N21B	O	Hysterektomie außer bei bösartiger Neubildung, ohne äuß. schw. oder schw. CC, ohne komplexen Eingriff, ohne Beckenbodenplastik oder subtotale und andere Hysterektomie bei bösartiger Neubildung oder komplexe Myomenukleation, ohne aufwendigen Eingriff	0,974	-	3,2	1	0,242	6	0,065	0,069	-	-	0,8288
N23Z	O	Andere rekonstruktive Eingriffe an den weiblichen Geschlechtsorganen oder andere Myomenukleation	1,079	-	3,4	1	0,270	7	0,066	0,082	-	-	0,8476
N25Z	O	Andere Eingriffe an Uterus und Adnexen oder bestimmten Hernien außer bei bösartiger Neubildung, ohne komplexe Diagnose oder andere kleine Eingriffe an den weiblichen Geschlechtsorganen, Alter > 13 Jahre	0,701	-	2,7	1	0,174	6	0,070	0,073	-	-	0,9535
N33Z	O	Mehrzeitige komplexe OR-Prozeduren bei Krankheiten und Störungen der weiblichen Geschlechtsorgane	8,657	-	30,5	9	0,424	49	0,229	0,130	-	-	1,4278
N34Z	O	Große Eingriffe an Darm oder Harnblase bei Krankheiten und Störungen der weiblichen Geschlechtsorgane	4,240	-	15,4	4	0,373	29	0,084	0,112	-	-	1,1332
N38Z	O	Komplizierende Konstellation mit best. op. Eingriff bei Krankheiten u. Störungen der weibl. Geschlechtsorg. od. Beckenevisz. bei der Frau u. radikale Vulvektomie od. best. Lymphadenekt. mit äuß. schw. CC, mit kompl. Eingriff od. kompliz. Konstellation	7,301	-	26,5	8	0,460	45	0,193	0,150	-	-	1,2138
N60A	M	Bösartige Neubildung der weiblichen Geschlechtsorgane, mehr als ein Belegungstag, Alter < 19 Jahre oder äußerst schwere CC	1,557	-	14,0	4	0,287	29	0,071	0,095	-	x	0,9985
N60B	M	Bösartige Neubildung der weiblichen Geschlechtsorgane, ein Belegungstag oder Alter > 18 Jahre, ohne äußerst schwere CC	0,566	-	5,1	1	0,336	13	0,070	0,084	-	x	0,9222
N61Z	M	Infektion und Entzündung der weiblichen Geschlechtsorgane	0,357	-	4,2	1	0,119	9	0,060	0,068	-	-	0,7292
N62A	M	Menstruationsstörungen und andere Erkrankungen der weiblichen Geschlechtsorgane mit komplexer Diagnose oder Alter < 16 Jahre	0,364	-	3,2	1	0,158	7	0,070	0,077	-	-	0,8762
N62B	M	Menstruationsstörungen und andere Erkrankungen der weiblichen Geschlechtsorgane ohne komplexe Diagnose, Alter > 15 Jahre	0,266	-	2,5	1	0,118	5	0,072	0,071	-	-	0,8318
MDC 14 Schwangerschaft, Geburt und Wochenbett													
O01A	O	Sekundäre Sectio caesarea mit mehreren komplizierenden Diagnosen, mit intrauteriner Therapie oder komplizierender Konstellation oder Mehrlingsschwangerschaft oder Sectio caesarea mit IntK > 196 / 184 / 184 Punkte	3,419	3,248	14,7	4	0,434	32	0,144	-	x	x	1,1596
O01B	O	Sectio caesarea, Schwangerschaftsd. bis 25 vollend. W. (SSW), m. mehr. kompliz. Diag., m. intraut. Ther. od. kompliz. Konstell. od. Mehrlingsschw. od. bis 33 SSW od. m. kompl. Diag., m. od. oh. kompliz. Diag. m. best. Eingriff b. Sectio od. äuß. schw. CC	2,294	2,069	17,5	5	0,219	36	0,076	0,075	-	x	0,7182
O01C	O	Sectio caesarea mit mehreren kompliz. Diag., Schwangerschaftsdauer 26 bis 33 SSW, oh. best. kompliz. Faktoren od. mit kompliz. Diag., bis 25 SSW od. mit Tamponade einer Blutung od. Thromboembolie in Gestationsperiode m. OR-Proz., oh. äuß. schw. CC	1,367	1,231	10,9	3	0,182	25	0,074	0,062	-	x	0,6697

Fallpauschalen-Katalog und Pflegeerlöskatalog

Teil a) Bewertungsrelationen bei Versorgung durch Hauptabteilungen

DRG	Parti-tion	Bezeichnung [6]	Bewertungsrelation bei Hauptabteilung	Bewertungsrelation bei Hauptabteilung und Beleghebamme	Mittlere Verweil-dauer [1]	Untere Grenz-verweildauer: Erster Tag mit Abschlag [2, 5]	Untere Grenz-verweildauer: Bewertungs-relation pro Tag	Obere Grenz-verweildauer: Erster Tag mit zusätzlichem Entgelt [3, 5]	Obere Grenz-verweildauer: Bewertungs-relation pro Tag	Externe Verlegung Abschlag pro Tag (Bewertungsrelation)	Verlegungs-fallpauschale	Ausnahme von Wiederaufnahme [4]	Pflegeerlös Bewertungs-relation pro Tag
1	2	3	4	5	6	7	8	9	10	11	12	13	14
O01D	O	Sekundäre Sectio caesarea m. mehrer. kompliz. Diagn., Schwangerschaftsdauer > 33 vollendete Wochen (SSW), oh. intraut. Ther., oh. kompliz. Konst., ohne Mehrlingsschw. od. bis 33 SSW od. m. kompl. Diag., mit od. ohne kompliz. Diag., oh. äuß. schw. CC	1,101	0,933	6,2	1	0,202	12	0,046	0,056	-	x	0,6479
O01E	O	Primäre Sectio caesarea ohne äuß. schwere CC, mit komplizierender oder komplexer Diagnose oder Schwangerschaftsdauer bis 33 vollendete Wochen (SSW) oder sekundäre Sectio caesarea, ohne komplexe Diagnose, Schwangerschaftsdauer > 33 vollendete Wochen	0,951	0,799	4,4	1	0,160	8	0,047	0,063	-	x	0,6809
O01F	O	Primäre Sectio caesarea ohne komplexe Diagnose, Schwangerschaftsdauer mehr als 33 vollendete Wochen (SSW)	0,753	0,673	3,3	1	0,120	6	0,051	0,074	-	x	0,7559
O02A	O	Vaginale Entbindung mit komplizierender OR-Prozedur, Schwangerschaftsdauer bis 33 vollendete Wochen oder mit intrauteriner Therapie oder komplizierende Konstellation oder bestimmtem Eingriff oder komplizierender Diagnose oder mit äußerst schweren CC	1,092	0,928	5,6	1	0,494	14	0,061	0,068	-	x	0,8574
O02B	O	Vaginale Entbindung mit komplizierender OR-Prozedur, Schwangerschaftsdauer mehr als 33 vollendete Wochen, ohne intrauterine Therapie, ohne komplizierende Konstellation, ohne bestimmten Eingriff, ohne komplizierende Diagnose, ohne äußerst schwere CC	0,796	0,625	3,6	1	0,255	7	0,050	0,058	-	x	0,6778
O03Z	O	Eingriffe bei Extrauteringravidität	0,685	0,684	2,6	1	0,153	5	0,070	0,072	-	x	0,8657
O04A	O	Stationäre Aufnahme nach Entbindung oder Abort mit OR-Prozedur oder bestimmtem Eingriff an der Mamma mit komplexem Eingriff	1,517	1,495	8,1	2	0,253	17	0,066	0,083	-	x	0,8242
O04B	O	Stationäre Aufnahme nach Entbindung oder Abort mit OR-Prozedur oder bestimmtem Eingriff an der Mamma, ohne komplexen Eingriff	0,626	0,617	3,9	1	0,234	8	0,062	0,068	-	x	0,7941
O04C	O	Stationäre Aufnahme nach Entbindung mit kleinem Eingriff an Uterus, Vagina, Perianalregion und Bauchwand oder Abort mit Dilatation und Kürettage, Aspirationskürettage oder Hysterotomie oder bestimmte Amnionpunktion	0,468	0,457	2,8	1	0,157	6	0,066	0,070	-	x	0,9170
O05A	O	Bestimmte OR-Prozeduren in der Schwangerschaft mit intrauterinem operativen Verschluss des offenen Rückens	2,533	2,496	7,3	1	0,338	13	0,065	0,082	-	x	0,7194
O05B	O	Cerclage und Muttermundverschluss oder komplexe OR-Prozedur oder bestimmte intrauterine Operation am Feten, mehr als ein Belegungstag	0,852	0,795	7,3	1	0,292	18	0,045	0,065	-	x	0,6837
O05C	O	Bestimmte OR-Prozeduren in der Schwangerschaft, ein Belegungstag oder ohne Cerclage, ohne Muttermundverschluss, ohne komplexe OR-Prozedur, ohne bestimmte intrauterine Operation am Feten, mit fetoskopischer Hochfrequenzablation von Gefäßen	0,810	0,769	4,4	1	0,383	11	0,063	0,068	-	x	0,7061
O05D	O	Bestimmte OR-Prozeduren in der Schwangerschaft, ein Belegungstag oder ohne Cerclage, Muttermundverschluss, komplexe OR-Prozedur und bestimmte intrauterine Operation am Feten, mit wenig aufwendigem Eingriff oder intrauterine Therapie des Feten	0,540	0,517	3,1	1	0,200	7	0,064	0,066	-	x	0,7271
O60A	M	Vaginale Entbindung mit mehreren komplizierenden Diagnosen, mindestens eine schwer, Schwangerschaftsdauer bis 33 vollendete Wochen oder mit komplizierender Konstellation	1,252	1,031	12,0	3	0,187	28	0,068	0,062	-	x	0,5920
O60B	M	Vaginale Entbindung mit mehr. kompliz. Diag., mind. eine schwer, > 33 vollend. SSW, ohne kompliz. Konstell. od. Tamp. einer Blutung od. Thromboemb. während der Gestationsp. oh. OR-Proz. od. schwere od. mäßig schwere kompliz. Diag. bis 33 vollend. SSW	0,690	0,523	4,6	1	0,242	10	0,045	0,053	-	x	0,6182
O60C	M	Vaginale Entbindung mit schwerer oder mäßig schwerer komplizierender Diagnose oder Schwangerschaftsdauer bis 33 vollendete Wochen	0,589	0,435	3,5	1	0,194	7	0,046	0,052	-	x	0,6186
O60D	M	Vaginale Entbindung ohne komplizierende Diagnose, Schwangerschaftsdauer mehr als 33 vollendete Wochen	0,491	0,362	2,9	1	0,143	6	0,049	0,052	-	x	0,6702
O61Z	M	Stationäre Aufnahme nach Entbindung oder Abort ohne OR-Prozedur, ohne bestimmten Eingriff an der Mamma	0,297	0,287	3,5	1	0,125	7	0,055	0,061	-	x	0,7034
O63Z	M	Abort ohne Dilatation und Kürettage, Aspirationskürettage oder Hysterotomie	0,247	0,240	2,4	1	0,095	5	0,065	0,066	-	x	0,8225
O65A	M	Andere vorgeburtliche stationäre Aufnahme mit Komplexbehandlung bei isolationspflichtigen Erregern, COVID-19, Virus nachgewiesen	0,762	0,741	7,5	1	0,347	14	0,066	0,081	-	x	1,1902
O65B	M	Andere vorgeburtliche stationäre Aufnahme mit äußerst schweren oder schweren CC oder komplexer Diagnose oder komplizierendem Eingriff oder ein Belegungstag	0,396	0,362	4,3	1	0,226	10	0,051	0,057	-	x	0,7177

Fallpauschalen-Katalog und Pflegeerlöskatalog

Teil a) Bewertungsrelationen bei Versorgung durch Hauptabteilungen

DRG	Partition	Bezeichnung [6]	Bewertungsrelation bei Hauptabteilung	Bewertungsrelation bei Hauptabteilung und Beleghebamme	Mittlere Verweildauer [1]	Untere Grenzverweildauer: Erster Tag mit Abschlag [2, 5]	Untere Grenzverweildauer: Bewertungsrelation pro Tag	Obere Grenzverweildauer: Erster Tag mit zusätzlichem Entgelt [3, 5]	Obere Grenzverweildauer: Bewertungsrelation pro Tag	Externe Verlegung Abschlag pro Tag (Bewertungsrelation)	Verlegungsfallpauschale	Ausnahme von Wiederaufnahme [4]	Pflegeerlös Bewertungsrelation pro Tag
1	2	3	4	5	6	7	8	9	10	11	12	13	14
O65C	M	Andere vorgeburtliche stationäre Aufnahme ohne äußerst schwere oder schwere CC, ohne komplexe Diagnose, ohne komplizierenden Eingriff, mehr als ein Belegungstag	0,326	0,297	3,7	-	-	9	0,051	0,057	-	x	0,6250
MDC 15 Neugeborene													
P01Z	O	Neugeborenes, verstorben < 5 Tage nach Aufnahme mit signifikanter OR-Prozedur	1,719	-	2,5	-	-	-	-	-	x	x	4,9880
P02A	O	Kardiothorakale oder Gefäßeingriffe mit Beatmung > 480 Stunden oder bestimmte Eingriffe bei angeborenen Fehlbildungen mit Beatmung > 899 Stunden	21,134	-	57,2	18	0,893	75	0,336	-	x	x	4,1839
P02B	O	Kardiothorakale oder Gefäßeingriffe bei Neugeborenen, Beatmung > 180 und < 481 Stunden oder bestimmte Eingriffe bei angeborenen Fehlbildungen, Beatmung > 180 und < 900 Stunden oder Eingriff bei univentrikulärem Herzen, Beatmung < 481 Stunden	11,199	-	29,1	9	0,765	47	0,251	-	x	x	3,3235
P02C	O	Kardiothorakale oder Gefäßeingriffe bei Neugeborenen ohne Eingriff bei univentrikulärem Herzen oder bestimmte Eingriffe bei angeborenen Fehlbildungen, ohne Beatmung > 180 Stunden	7,409	-	21,5	6	0,663	36	0,225	0,206	-	x	2,5874
P03A	O	Aufnahmegewicht 1000 - 1499 g, mehrere schwere Probleme mit signifikanter OR-Prozedur oder mehrzeitige komplexe OR-Prozeduren, mit Beatmung > 479 Stunden oder mehrere schwere Probleme ohne signifikante OR-Prozedur mit Beatmung > 599 Stunden	12,571	-	64,8	21	0,560	83	0,217	-	x	x	3,5476
P03B	O	Aufnahmegewicht 1000 - 1499 g mit sig. OR-Prozedur oder Beat. > 120 Std., oh. Beat. > 599 Std. oder oh. mehrere schwere Probleme, oh. Beat. > 479 Std. oder oh. mehrere schwere Probleme oder oh. sig. OR-Prozedur oder oh. mehrzeitige komplexe OR-Prozedur	8,018	-	46,4	14	0,529	64	0,170	-	x	x	2,9045
P04A	O	Aufnahmegewicht 1500 - 1999 g, mehrere schwere Probleme mit sig. OR-Prozedur oder mehrz. kompl. OR-Prozeduren, mit Beatmung > 240 Std. oder mehrere schwere Probleme mit Beatmung > 320 Std. oder temporärer Verschluss eines Bauchwanddefektes	12,132	-	49,8	16	0,675	68	0,243	-	x	x	3,3884
P04B	O	Aufnahmegew. 1500 - 1999 g, sig. OR-Proz. od. Beat. > 120 Std., oh. meh. schw. Probl. od. oh. Beat. > 320 Std., oh. mehrz. kompl. OR-Proz. od. oh. Beat. > 240 Std., oh. sig. OR-Proz. od. oh. Beat. > 240 Std., oh. temp. Verschluss BW-Defekt	5,363	-	32,7	10	0,475	51	0,161	-	x	x	2,7233
P05A	O	Aufnahmegewicht 2000 - 2499 g mit sig. OR-Prozedur oder Beatmung > 95 Stunden, mit mehreren schweren Problemen oder temporärem Verschluss eines Bauchwanddefektes, mit Beatmung > 275 Stunden oder mit mehrzeitigen komplexen OR-Prozeduren	12,058	-	43,7	14	0,751	62	0,237	-	x	x	3,3248
P05B	O	Aufnahmegewicht 2000 - 2499 g mit signifikanter OR-Prozedur oder Beatmung > 95 Stunden, mit mehreren schweren Problemen oder temporärem Verschluss eines Bauchwanddefektes, ohne Beatmung > 275 Stunden, ohne mehrzeitige komplexe OR-Prozeduren	4,767	-	22,3	6	0,602	39	0,190	-	x	x	2,7844
P05C	O	Aufnahmegewicht 2000 - 2499 g mit signifikanter OR-Prozedur oder Beatmung > 95 Stunden, ohne mehrere schwere Probleme, ohne mehrzeitige komplexe OR-Prozeduren, ohne temporären Verschluss eines Bauchwanddefektes	3,255	-	19,2	5	0,524	34	0,165	0,155	-	x	2,7549
P06A	O	Neugeborenes, Aufnahmegewicht > 2499 g, sig. OR-Proz. oder Beatmung > 95 Std., mehrere schwere Probleme mit sig. OR-Proz. oder mit Beatmung > 120 Std. oder best. aufwendige OR-Proz., mit Beatmung > 240 Std. oder mehrz. kompl. OR-Proz. oder Dialyse	8,406	-	31,9	10	0,671	50	0,267	-	x	x	3,4863
P06B	O	Neugeborenes, Aufnahmegewicht > 2499 g, sig. OR-Proz. od. Beatmung > 95 Std., mehrere schwere Probleme mit sig. OR-Proz. od. mit Beatmung > 120 Std. od. best. aufwendige OR-Proz., ohne Beatmung > 240 Std., ohne mehrz. kompl. OR-Proz., ohne Dialyse	3,948	-	16,2	4	0,663	31	0,195	-	x	x	2,8223
P06C	O	Neugeborenes, Aufnahmegewicht > 2499 g mit signifikanter OR-Prozedur oder Beatmung > 95 Stunden, ohne mehrere schwere Probleme oder ohne sig. OR-Prozedur oder ohne Beatmung > 120 Std., ohne bestimmte aufwendige OR-Prozeduren	2,579	-	12,1	3	0,571	25	0,186	-	x	x	2,7627
P60A	M	Neugeborenes, verstorben < 5 Tage nach Aufnahme ohne signifikante OR-Prozedur	0,417	-	1,3	-	-	-	-	-	x	x	3,1611
P60B	M	Neugeborenes, verlegt < 5 Tage nach Aufnahme ohne signifikante OR-Prozedur, zuverlegt oder Beatmung > 24 Stunden	0,396	-	1,8	-	-	-	-	-	x	x	2,7612

Fallpauschalen-Katalog und Pflegeerlöskatalog

Teil a) Bewertungsrelationen bei Versorgung durch Hauptabteilungen

DRG	Partition	Bezeichnung [3]	Bewertungsrelation bei Hauptabteilung	Bewertungsrelation bei Hauptabteilung und Beleghebamme	Mittlere Verweildauer [1]	Untere Grenzverweildauer: Erster Tag mit Abschlag [2], [5]	Untere Grenzverweildauer: Bewertungsrelation pro Tag	Obere Grenzverweildauer: Erster Tag mit zusätzlichem Entgelt [3], [5]	Obere Grenzverweildauer: Bewertungsrelation pro Tag	Externe Verlegung Abschlag pro Tag (Bewertungsrelation)	Verlegungsfallpauschale	Ausnahme von Wiederaufnahme [4]	Pflegeerlös Bewertungsrelation pro Tag
1	2	3	4	5	6	7	8	9	10	11	12	13	14
P60C	M	Neugeborenes, verlegt < 5 Tage nach Aufnahme ohne signifikante OR-Prozedur, nicht zuverlegt, ohne Beatmung > 24 Stunden (Mindestverweildauer 24 Stunden für das Krankenhaus, in dem die Geburt stattfindet)	0,194	-	2,0	-	-	-	-	-	x	x	1,0206
P61A	M	Neugeborenes, Aufnahmegewicht < 600 g mit signifikanter OR-Prozedur	29,048	-	120,3	39	0,688	138	0,252	0,227	-	x	4,1110
P61B	M	Neugeborenes, Aufnahmegewicht < 600 g ohne signifikante OR-Prozedur	22,342	-	100,8	33	0,652	119	0,241	0,216	-	x	3,9015
P61C	M	Neugeborenes, Aufnahmegewicht 600 - 749 g mit signifikanter OR-Prozedur	27,787	-	112,6	37	0,689	131	0,234	0,228	-	x	3,9049
P61D	M	Neugeborenes, Aufnahmegewicht 600 - 749 g ohne signifikante OR-Prozedur	18,698	-	85,0	27	0,661	103	0,222	0,215	-	x	3,8429
P61E	M	Neugeborenes, Aufnahmegewicht < 750 g, verstorben < 29 Tage nach Aufnahme	4,570	-	13,2	-	-	27	0,451	-	x	x	5,4176
P62A	M	Aufnahmegewicht 750 - 999 g mit signifikanter OR-Prozedur	18,761	-	88,3	28	0,609	106	0,219	0,199	-	x	3,4025
P62B	M	Aufnahmegewicht 750 - 874 g ohne signifikante OR-Prozedur	14,056	-	73,5	23	0,580	91	0,206	0,188	-	x	3,4305
P62C	M	Aufnahmegewicht 875 - 999 g ohne signifikante OR-Prozedur	12,161	-	60,5	19	0,604	78	0,196	0,196	-	x	3,3989
P62D	M	Aufnahmegewicht 750 - 999 g, verstorben < 29 Tage nach Aufnahme	5,507	-	12,1	-	-	27	0,395	-	x	x	5,3228
P63Z	M	Aufnahmegewicht 1000 - 1249 g ohne signifikante OR-Prozedur, ohne Beatmung > 120 Stunden	5,064	-	36,1	11	0,421	54	0,140	0,136	-	x	2,0850
P64Z	M	Aufnahmegewicht 1250 - 1499 g ohne signifikante OR-Prozedur, ohne Beatmung > 120 Stunden	3,767	-	28,9	9	0,376	46	0,130	0,126	-	x	1,9958
P65A	M	Aufnahmegewicht 1500 - 1999 g ohne signifikante OR-Prozedur, ohne Beatmung > 120 Stunden, mit mehreren schweren Problemen oder Beatmung > 95 Stunden	3,812	-	27,4	8	0,423	45	0,139	0,134	-	x	1,9858
P65B	M	Aufnahmegewicht 1500 - 1999 g ohne signifikante OR-Prozedur, ohne Beatmung > 95 Stunden, mit schwerem Problem	2,977	-	23,3	7	0,371	40	0,127	0,122	-	x	1,9466
P65C	M	Aufnahmegewicht 1500 - 1999 g ohne signifikante OR-Prozedur, ohne Beatmung > 120 Stunden, mit anderem Problem	1,971	-	16,7	5	0,324	30	0,113	0,111	-	x	1,7546
P65D	M	Aufnahmegewicht 1500 - 1999 g ohne signifikante OR-Prozedur, ohne Beatmung > 120 Stunden, ohne Problem	0,996	-	9,8	2	0,332	21	0,070	0,092	-	x	1,4994
P66A	M	Neugeborenes ohne sign. OR-Prozedur, ohne Beatmung > 95 Std., Aufnahmegew. 2000 - 2499 g mit mehr. schw. Probl. oder Krampfanfall mit best. diag. Maßnahmen oder Beatmung > 48 Std. od. Aufnahmegew. > 2499 g, m. mehr. schw. Probl., m. Hypothermiebehandlung	2,664	-	17,7	5	0,439	33	0,147	0,140	-	x	2,3561
P66B	M	Aufnahmegewicht 2000 - 2499 g ohne signifikante OR-Prozedur, ohne Beatmung > 95 Stunden, mit schwerem Problem, ohne Krampfanfall mit bestimmten diagnostischen Maßnahmen, ohne Beatmung > 48 Stunden	1,735	-	13,1	3	0,444	26	0,125	0,124	-	x	2,0461
P66C	M	Aufnahmegewicht 2000 - 2499 g ohne signifikante OR-Prozedur, ohne Beatmung > 95 Stunden, mit anderem Problem	1,043	-	9,4	2	0,344	20	0,108	0,101	-	x	1,5901
P66D	M	Aufnahmegewicht 2000 - 2499 g ohne signifikante OR-Prozedur, ohne Beatmung > 95 Stunden, ohne Problem	0,211	-	3,3	1	0,085	7	0,044	0,052	-	x	0,8030
P67A	M	Neugeborenes, Aufnahmegewicht > 2499 g ohne signifikante OR-Prozedur, ohne Beatmung > 95 Stunden, mit mehreren schweren Problemen oder mit Hypothermiebehandlung oder Krampfanfall mit bestimmten diagnostischen Maßnahmen oder Beatmung > 24 Stunden	1,455	-	8,0	2	0,478	17	0,153	-	x	x	2,4115
P67B	M	Neugeborenes, Aufnahmegew. > 2499 g mit schw. Prob., oh. Hypothermiebeh., oh. Krampfanfall mit best. diag. Maßnah., oh. Beatmung > 24 Std. od. mit anderem Prob., mehr als ein Belegungstag, neugeb. Mehrling od. mit bestimmter aufwendiger Prozedur	0,675	-	5,4	1	0,431	12	0,114	0,106	-	x	1,8411
P67C	M	Neugeborenes, Aufnahmegew. > 2499 g oh. sig. OR-Proz., oh. Beatmung > 95 Std., ohne schw. Prob., anderes Problem und mehr als ein Belegungstag oder nicht signifikante OR-Prozedur, ohne Mehrling, ohne bestimmte aufwendige Prozeduren	0,438	-	4,2	1	0,217	9	0,069	0,080	-	x	1,4641
P67D	M	Neugeborenes, Aufnahmegewicht > 1999 g ohne OR-Prozedur, ohne Beatmung > 95 Stunden, ohne schweres Problem, ohne anderes Problem oder ein Belegungstag, mit bestimmter Prozedur oder best. Diagnose beim Neugeborenen oder neugeborener Mehrling	0,239	-	3,7	1	0,058	7	0,042	0,048	-	x	0,7249
P67E	M	Neugeborener Einling, Aufnahmegewicht > 2499 g ohne OR-Prozedur, ohne Beatmung > 95 Stunden, ohne schweres Problem, ohne anderes Problem oder ein Belegungstag, ohne bestimmte Prozedur ohne bestimmte Diagnosen beim Neugeborenen	0,168	-	2,8	1	0,077	5	0,041	0,043	-	x	0,5914

Fallpauschalen-Katalog und Pflegeerlöskatalog
Teil a) Bewertungsrelationen bei Versorgung durch Hauptabteilungen

DRG	Partition	Bezeichnung [6]	Bewertungsrelation bei Hauptabteilung	Bewertungsrelation bei Hauptabteilung und Beleghebamme	Mittlere Verweildauer [1]	Untere Grenzverweildauer: Erster Tag mit Abschlag [2, 5]	Untere Grenzverweildauer: Bewertungsrelation pro Tag	Obere Grenzverweildauer: Erster Tag mit zusätzlichem Entgelt [3, 5]	Obere Grenzverweildauer: Bewertungsrelation pro Tag	Externe Verlegung Abschlag pro Tag (Bewertungsrelation)	Verlegungsfallpauschale	Ausnahme von Wiederaufnahme [4]	Pflegeerlös Bewertungsrelation pro Tag
1	2	3	4	5	6	7	8	9	10	11	12	13	14
MDC 16 Krankheiten des Blutes, der blutbildenden Organe und des Immunsystems													
Q01Z	O	Eingriffe an der Milz	2,077	-	9,1	2	0,375	21	0,085	0,117	-	-	1,0854
Q02A	O	Verschiedene OR-Prozeduren bei Krankheiten des Blutes, der blutbildenden Organe und des Immunsystems mit äußerst schweren CC oder bestimmter hochaufwendiger Behandlung	3,109	-	20,9	6	0,336	39	0,079	0,104	-	-	1,0301
Q02B	O	Verschiedene OR-Prozeduren bei Krankheiten des Blutes, der blutbildenden Organe u. des Immunsystems oh. äußerst schwere CC, Alter < 6 J. od. best. Exzisionen u. Resektionen Mediastinum od. Thymus od. mit best. mäßig aufwendiger / aufwendiger Behandlung	1,585	-	5,4	1	0,351	12	0,125	0,109	-	-	1,2506
Q02C	O	Verschiedene OR-Prozeduren bei Krankheiten des Blutes, der blutbildenden Organe u. des Immunsystems oh. äußerst schwere CC, Alter > 5 Jahre, oh. bestimmte Exzisionen u. Resektionen Mediastinum od. Thymus, oh. best. aufwendige / hochaufwendige Behandlung	1,246	-	7,7	2	0,178	18	0,065	0,085	-	-	0,7137
Q03A	O	Kleine Eingriffe bei Krankheiten des Blutes, der blutbildenden Organe und des Immunsystems, Alter < 10 Jahre	0,945	-	4,9	1	0,275	11	0,112	0,092	-	-	1,2907
Q03B	O	Kleine Eingriffe bei Krankheiten des Blutes, der blutbildenden Organe und des Immunsystems, Alter > 9 Jahre	0,724	-	3,4	1	0,254	8	0,082	0,091	-	-	0,7725
Q60A	M	Erkrankungen des retikuloendothelialen Systems, des Immunsystems und Gerinnungsstörungen mit komplexer Diagnose oder äußerst schweren oder schweren CC, mit bestimmter Milzverletzung oder Granulozytenstörung, Alter < 16 Jahre	1,127	-	6,9	1	0,533	14	0,144	0,122	-	-	1,7085
Q60B	M	Erkrankungen des retikuloendothelialen Systems, des Immunsystems und Gerinnungsstörungen mit kompl. Diagnose oder äußerst schweren oder schweren CC, oh. Granulozytenstörung, Alter < 1 Jahr oder Alter < 16 Jahre mit äußerst schweren CC	0,912	-	6,2	1	0,424	18	0,148	0,118	-	-	1,8199
Q60C	M	Erkrankungen des retikuloendothelialen Systems, des Immunsystems und Gerinnungsstörungen mit komplexer Diagnose oder äußerst schweren oder schweren CC, ohne Granulozytenstörung oder Alter > 15 Jahre oder ohne äußerst schwere CC	0,610	-	6,0	1	0,387	14	0,069	0,083	-	-	0,8089
Q60D	M	Erkrankungen des retikuloendothelialen Systems, des Immunsystems und Gerinnungsstörungen ohne komplexe Diagnose, ohne äußerst schwere oder schwere CC	0,446	-	3,9	1	0,235	9	0,070	0,079	-	-	0,8753
Q61A	M	Andere Erkrankungen der Erythrozyten mit äußerst schweren CC	1,579	-	15,2	4	0,286	29	0,066	0,087	-	-	0,9624
Q61B	M	Andere Erkrankungen der Erythrozyten, ohne äußerst schwere CC	0,627	-	5,1	1	0,387	12	0,069	0,081	-	-	0,7686
Q62Z	M	Andere Anämie	0,823	-	6,8	1	0,608	15	0,079	0,098	-	-	0,9462
Q63A	M	Aplastische Anämie, Alter < 16 Jahre oder paroxysmale nächtliche Hämoglobinurie	0,946	-	5,0	1	0,733	12	0,176	0,147	-	-	1,3527
Q63B	M	Aplastische Anämie, Alter > 15 Jahre, ohne paroxysmale nächtliche Hämoglobinurie	0,826	-	6,8	1	0,564	17	0,080	0,097	-	-	0,8681
MDC 17 Hämatologische und solide Neubildungen													
R01A	O	Lymphom und Leukämie mit großen OR-Prozeduren, mit äußerst schweren CC, mit komplexer OR-Prozedur	4,595	-	22,7	7	0,400	41	0,160	0,132	-	-	1,0638
R01B	O	Lymphom und Leukämie mit großen OR-Prozeduren, mit äußerst schweren CC, ohne komplexe OR-Prozedur oder ohne äußerst schwere CC, mit aufwendigem Eingriff an Wirbelsäule oder Gehirn	3,524	-	14,8	4	0,339	29	0,127	0,107	-	-	0,8223
R01C	O	Lymphom und Leukämie mit großen OR-Prozeduren, ohne äußerst schwere CC, mit komplexer OR-Prozedur, ohne aufwendigen Eingriff an Wirbelsäule oder Gehirn	2,468	-	10,7	3	0,361	24	0,118	0,118	-	-	0,9533
R01D	O	Lymphom und Leukämie mit großen OR-Prozeduren, ohne äußerst schwere CC, ohne komplexe OR-Prozedur	1,738	-	8,0	2	0,294	17	0,077	0,097	-	-	0,7109
R02Z	O	Große OR-Prozeduren mit äußerst schweren CC, mit komplexer OR-Prozedur bei hämatologischen und soliden Neubildungen	5,016	-	23,0	7	0,405	41	0,169	0,134	-	-	1,1941
R03Z	O	Lymphom und Leukämie mit bestimmter OR-Prozedur, mit äußerst schweren CC oder mit bestimmter OR-Prozedur mit schweren CC oder mit anderen OR-Prozeduren mit äußerst schweren CC, Alter < 16 Jahre	3,630	-	20,1	6	0,409	38	0,139	0,137	-	-	0,9911
R04A	O	Andere hämatologische und solide Neubildungen mit bestimmter OR-Prozedur, mit äußerst schweren oder schweren CC	2,316	-	14,4	4	0,319	29	0,078	0,104	-	-	0,8978

Fallpauschalen-Katalog und Pflegeerlöskatalog
Teil a) Bewertungsrelationen bei Versorgung durch Hauptabteilungen

DRG	Partition	Bezeichnung [6]	Bewertungsrelation bei Hauptabteilung	Bewertungsrelation bei Hauptabteilung und Beleghebamme	Mittlere Verweildauer [1]	Untere Grenzverweildauer: Erster Tag mit Abschlag [2], [5]	Untere Grenzverweildauer: Bewertungsrelation pro Tag	Obere Grenzverweildauer: Erster Tag mit zusätzlichem Entgelt [3], [5]	Obere Grenzverweildauer: Bewertungsrelation pro Tag	Externe Verlegung Abschlag pro Tag (Bewertungsrelation)	Verlegungsfallpauschale	Ausnahme von Wiederaufnahme [4]	Pflegeerlös Bewertungsrelation pro Tag
1	2	3	4	5	6	7	8	9	10	11	12	13	14
R04B	O	Andere hämatologische und solide Neubildungen mit anderer OR-Prozedur, mit äußerst schweren oder schweren CC	1,338	-	10,1	2	0,361	23	0,075	0,099	-	-	0,7045
R05Z	O	Strahlentherapie bei hämatologischen und soliden Neubildungen, Bestrahlungen an mindestens 9 Tagen oder bei akuter myeloischer Leukämie, Alter < 19 Jahre oder mit äußerst schweren CC	4,470	-	29,5	9	0,431	47	0,135	0,141	-	x	0,9186
R06Z	O	Strahlentherapie bei hämatologischen und soliden Neubildungen, Bestrahlungen an mindestens 9 Tagen oder bei akuter myeloischer Leukämie, Alter > 18 Jahre, ohne äußerst schwere CC	2,828	-	22,3	6	0,392	40	0,126	0,120	-	x	0,7450
R07A	O	Strahlentherapie bei hämatologischen und soliden Neubildungen, außer bei akuter myeloischer Leukämie, Alter < 19 Jahre oder mit äußerst schweren CC oder Bestrahlungen an mindestens 7 Tagen	2,178	-	15,2	4	0,425	29	0,140	0,131	-	x	0,9222
R07B	O	Strahlentherapie bei hämatologischen und soliden Neubildungen, außer bei akuter myeloischer Leukämie, Alter > 18 Jahre, ohne äußerst schwere CC, Bestrahlungen an weniger als 7 Tagen	0,769	-	5,4	1	0,380	13	0,141	0,143	-	x	0,7723
R11A	O	Lymphom und Leukämie mit bestimmter OR-Prozedur, mit schweren CC oder mit anderen OR-Prozeduren, mit äußerst schweren CC, Alter > 15 Jahre	2,453	-	15,8	4	0,382	31	0,087	0,114	-	-	0,8342
R11B	O	Lymphom und Leukämie mit bestimmter OR-Prozedur, ohne äußerst schwere oder schwere CC oder mit anderen OR-Prozeduren, mit schweren CC	1,259	-	5,5	1	0,621	14	0,085	0,120	-	-	0,6965
R11C	O	Lymphom und Leukämie mit anderen OR-Prozeduren ohne äußerst schwere oder schwere CC	0,796	-	4,0	1	0,310	9	0,093	0,106	-	-	0,7319
R12A	O	Andere hämatologische und solide Neubildungen mit großen OR-Prozeduren, mit äußerst schweren CC oder komplexem Eingriff, ohne komplexe OR-Prozedur	3,270	-	15,1	4	0,342	30	0,129	0,103	-	-	0,9962
R12B	O	Andere hämatologische und solide Neubildungen mit großen OR-Prozeduren ohne äußerst schwere CC, ohne komplexen Eingriff, mit komplexer OR-Prozedur	1,949	-	7,5	1	0,463	16	0,162	0,091	-	-	0,8147
R12C	O	Andere hämatologische und solide Neubildungen mit großen OR-Prozeduren ohne äußerst schwere CC, ohne komplexen Eingriff, ohne komplexe OR-Prozedur	1,344	-	5,4	1	0,288	13	0,130	0,092	-	-	0,7688
R13A	O	Andere hämatologische und solide Neubildungen mit bestimmter OR-Prozedur, ohne äußerst schwere oder schwere CC, mit komplexer OR-Prozedur oder komplizierender Konstellation	1,200	-	4,6	1	0,292	10	0,141	0,096	-	-	0,7367
R13B	O	Andere hämatologische und solide Neubildungen mit bestimmter OR-Prozedur, ohne äußerst schwere oder schwere CC, ohne komplexe OR-Prozedur, ohne komplizierende Konstellation	1,012	-	4,4	1	0,462	10	0,132	0,088	-	-	0,7680
R14Z	O	Andere hämatologische und solide Neubildungen mit anderen OR-Prozeduren ohne äußerst schwere oder schwere CC oder Therapie mit offenen Nukliden bei hämatologischen und soliden Neubildungen, mehr als ein Belegungstag	0,719	-	3,3	1	0,274	8	0,091	0,100	-	x	0,7744
R16Z	O	Hochkomplexe Chemotherapie mit operativem Eingriff bei hämatologischen und soliden Neubildungen	3,843	-	19,8	6	0,463	36	0,153	0,156	-	-	1,0944
R60A	M	Akute myeloische Leukämie m. hochkomplexer Chemoth., Alter > 17 J. od. m. int. Chemoth. m. kompliz. Diagnose od. Dialyse od. Portimpl. od. intensivmed. Komplexbeh. > 392 / 368 / - P. od. schwerste CC od. best. kompl. Diagnostik bei Leuk., Alter < 16 J.	6,968	-	46,7	15	0,425	65	0,145	0,142	-	x	0,9934
R60B	M	Akute myeloische Leukämie mit intensiver Chemotherapie mit komplizierender Diagnose od. Dialyse od. Portimplantation od. intensivmed. Komplexbehandlung > 392 / 368 / - Aufwandspunkte od. schwerste CC od best. kompl. Diagnostik bei Leuk., Alter > 15 J.	5,514	-	36,2	11	0,448	54	0,154	0,144	-	x	1,0686
R60C	M	Akute myel. Leukämie m. int. Chemo, äuß. schw. CC od. kompl. Diagnostik b. Leuk. od. Port od. m. mäß. kompl. Chemo m. best. komp iz. Fakt. od. m. äuß. schw. CC m. kompl. Diagnost. od. KomplBeh. isolat.pfl. Erreg. m. Dial. od. äuß. schw. od. schwerste CC	3,300	-	24,3	7	0,404	41	0,131	0,127	-	x	0,9685
R60D	M	Akute myeloische Leukämie mit intensiver Chemoth., ohne kompliz. Diagnose, ohne Dialyse, ohne Portimpl., oh. intensivmed. Komplexbeh. > 392 / 368 / - AufwP., oh. äuß. schwere CC, oh. kompl. Diagnostik b. Leukämie od. mit Dialyse od. äußerst schweren CC	1,908	-	13,8	4	0,374	28	0,143	0,123	-	x	1,0152
R60E	M	Akute myeloische Leukämie mit mäßig komplexer Chemoth., ohne komplizierende Diagnose, ohne Dialyse, ohne Portimpl., ohne äußerst schwere CC od. mit lokaler Chemoth. od. mit Komplexbeh. bei multiresistenten Erregern od. mit kompl. Diagnostik bei Leukämie	0,914	-	7,4	1	0,454	16	0,123	0,108	-	x	0,7840

Fallpauschalen-Katalog und Pflegeerlöskatalog
Teil a) Bewertungsrelationen bei Versorgung durch Hauptabteilungen

DRG	Partition	Bezeichnung [6]	Bewertungsrelation bei Hauptabteilung	Bewertungsrelation bei Hauptabteilung und Beleghebamme	Mittlere Verweildauer [1]	Untere Grenzverweildauer: Erster Tag mit Abschlag [2], [5]	Untere Grenzverweildauer: Bewertungsrelation pro Tag	Obere Grenzverweildauer: Erster Tag mit zusätzlichem Entgelt [3], [5]	Obere Grenzverweildauer: Bewertungsrelation pro Tag	Externe Verlegung Abschlag pro Tag (Bewertungsrelation)	Verlegungsfallpauschale	Ausnahme von Wiederaufnahme [4]	Pflegeerlös Bewertungsrelation pro Tag
1	2	3	4	5	6	7	8	9	10	11	12	13	14
R60F	M	Akute myeloische Leukämie ohne Chemotherapie, ohne Dialyse, ohne äußerst schwere CC, ohne Komplexbehandlung bei multiresistenten Erregern, ohne komplexe Diagnostik bei Leukämie	0,834	-	6,3	1	0,404	15	0,091	0,110	-	x	0,9287
R61A	M	Lymphom und nicht akute Leukämie mit Sepsis oder bestimmter komplizierender Konstellation oder mit Agranulozytose, intrakranieller Metastase oder Portimplantation, mit äuß. schw. CC, Alter > 15 Jahre, mit hochkompl. Chemotherapie oder schwersten CC	5,178	-	31,9	10	0,436	50	0,151	-	x	x	1,2553
R61B	M	Lymphom und nicht akute Leukämie mit Sepsis oder anderer kompliz. Konstell. oder mit kompl. Diagnose oder Portimpl., mit äuß. schw. CC, Alter > 15 Jahre od. mit äuß. schw. CC od. Tumorlyse-Syndrom, mit kompl. Diagnostik bei Leukämie od. mit schwersten CC	2,914	-	19,9	6	0,401	37	0,140	-	x	x	0,9897
R61C	M	Lymphom und nicht akute Leukämie ohne Sepsis, ohne komplizierende Konstellation, mit Agranulozytose oder Portimplantation oder Komplexbehandlung bei isolationspflichtigen Erregern oder komplexer Diagnostik bei Leukämie, Alter < 16 Jahre	2,607	-	12,2	3	0,564	25	0,185	0,171	-	x	1,8928
R61D	M	Lymphom u. nicht akute Leukämie m. Agranuloz., Portimpl., Komplbeh. b. isolat.pfl. Erregern od. kompl. Diag. b. Leuk., > 15 J., m. intens. Chemo od. < 18 J. od. m. äuß. schw. CC od. Tumorlyse-Syndr. od. Blastenkr., oh. kompl. Diag. b. Leuk., oh. schw. CC	1,788	-	14,2	4	0,341	28	0,120	0,111	-	x	0,9389
R61E	M	Lymphom und nicht akute Leukämie ohne Sepsis, ohne komplizierende Konstellation, mit Agranulozytose od. Portimpl. od. Komplbeh. b. isolat.pflicht. Erregern od. komplexe Diagnostik b. Leukämie, oh. äußerst schw. CC, Alter > 17 J., oh. intensive Chemoth.	1,335	-	9,5	2	0,388	21	0,123	0,110	-	x	0,7429
R61F	M	Lymphom und nicht akute Leukämie ohne bestimmte kompliz. Faktoren, oh. äuß. schw. CC, mit kompl. Diagnose od. kompliz. Prozedur, Alter < 16 J. od. best. Lymphom mit best. Chemotherapie od. kompl. Diagnose od. andere Komplexbeh. b. isolationspfl. Erregern	1,036	-	8,0	2	0,341	17	0,129	0,114	-	x	1,0805
R61G	M	Lymphom und nicht akute Leukämie oh. best. kompliz. Faktoren, oh. äuß. schw. CC, Alter < 16 J. od. mit kompl. Diag. od. kompliz. Prozedur, Alter > 15 J., oh. best. Lymphom m. best. Chemoth., oh. kompl. Diagnose, oh. and. Komplbeh. b. isolat.pfl. Erregern	0,992	-	7,5	2	0,275	16	0,125	0,111	-	x	0,7667
R61H	M	Lymphom und nicht akute Leukämie ohne bestimmte komplizierende Faktoren, ohne äußerst schwere CC, ohne komplexe Diagnose, ohne komplizierende Prozedur, Alter > 15 Jahre	0,550	-	4,8	1	0,266	12	0,078	0,091	-	x	0,8294
R62A	M	Andere hämatologische und solide Neubildungen mit kompliz. Diagnose oder Portimplantation oder mit Knochenaffektionen oder best. Metastasen oder äußerst schweren CC oder Dialyse oder Alter < 1 Jahr, mit komplexer Diagnose oder kompliz. Konstellation	1,667	-	12,3	3	0,323	27	0,108	0,092	-	x	0,7980
R62B	M	Andere hämatologische und solide Neubildungen ohne kompliz. Diagnose, ohne Portimplantation, mit Knochenaffektionen oder bestimmten Metastasen oder äußerst schweren CC oder Dialyse oder Alter < 1 Jahr, ohne komplexe Diagnose, ohne kompliz. Konstellation	0,977	-	8,8	2	0,307	21	0,072	0,092	-	x	0,9255
R62C	M	Andere hämatologische und solide Neubildungen ohne komplizierende Diagnose, ohne Portimplantation, ohne Knochenaffektionen, ohne bestimmte Metastasen, ohne äußerst schwere CC, ohne Dialyse, Alter > 0 Jahre	0,578	-	4,9	1	0,249	12	0,070	0,084	-	x	0,7849
R63A	M	Andere akute Leukämie oder bestimmtes Lymphom mit hochkomplexer Chemotherapie, Alter > 17 Jahre	7,805	-	53,0	17	0,427	71	0,154	0,143	-	x	0,9556
R63B	M	Andere akute Leukämie oder bestimmtes Lymphom mit Chemotherapie, mit Dialyse oder Sepsis oder mit Agranulozytose oder Portimplantation, Alter < 16 Jahre oder schwerste CC	5,507	-	25,1	7	0,629	43	0,190	0,194	-	x	1,7117
R63C	M	Andere akute Leukämie mit intensiver Chemotherapie, mit Dialyse oder Sepsis oder mit Agranulozytose oder Portimplantation, mit äußerst schweren CC oder mit komplizierender Konstellation oder Alter < 16 Jahre	4,825	-	27,5	8	0,518	44	0,174	0,162	-	x	1,0279
R63D	M	Andere akute Leukämie mit intens. Chemoth. mit Dialyse od. Sepsis od. mit Agranuloz. od. Portimpl. od. mit äuß. schw. CC od. mit kompliz. Konstell. od. mit mäßig komplexer Chemoth., mit Dialyse od. Sepsis od. mit Agranuloz. od. Portimpl., Alter < 16 J.	3,126	-	17,7	5	0,467	34	0,154	0,152	-	x	1,4190

Fallpauschalen-Katalog und Pflegeerlöskatalog
Teil a) Bewertungsrelationen bei Versorgung durch Hauptabteilungen

DRG	Partition	Bezeichnung [6]	Bewertungsrelation bei Hauptabteilung	Bewertungsrelation bei Hauptabteilung und Beleghebamme	Mittlere Verweildauer [1]	Untere Grenzverweildauer: Erster Tag mit Abschlag [2, 5]	Untere Grenzverweildauer: Bewertungsrelation pro Tag	Obere Grenzverweildauer: Erster Tag mit zusätzlichem Entgelt [3, 5]	Obere Grenzverweildauer: Bewertungsrelation pro Tag	Externe Verlegung Abschlag pro Tag (Bewertungsrelation)	Verlegungsfallpauschale	Ausnahme von Wiederaufnahme [4]	Pflegeerlös Bewertungsrelation pro Tag
1	2	3	4	5	6	7	8	9	10	11	12	13	14
R63E	M	Andere akute Leukämie mit mäßig komplexer oder lokaler Chemotherapie, mit Dialyse oder Sepsis oder mit Agranulozytose oder Portimplantation oder komplizierender Konstellation oder mit äußerst schweren CC	2,422	-	14,7	4	0,458	30	0,156	0,146	-	x	1,1840
R63F	M	Andere akute Leukämie ohne Dialyse, ohne Sepsis, ohne Agranulozytose, ohne Portimplantation, mit mäßig komplexer od. lokaler Chemoth., mit äußerst schweren CC oder ohne Chemoth. mit Dialyse od. Sepsis od. Agranulozyt. od. Portimpl. od. äußerst schw. CC	1,965	-	10,8	3	0,492	22	0,156	0,165	-	x	1,4714
R63G	M	Andere akute Leukämie mit intensiver Chemotherapie, ohne Dialyse, ohne Sepsis, ohne Agranulozytose, ohne Portimplantation, ohne äußerst schwere CC	1,230	-	9,1	2	0,400	21	0,131	0,118	-	x	1,1257
R63H	M	Andere akute Leukämie ohne Dialyse, ohne Sepsis, ohne Agranulozytose, ohne Portimplantation, ohne äußerst schwere CC	0,684	-	4,9	1	0,335	11	0,143	0,117	-	x	1,4562
R65Z	M	Hämatologische und solide Neubildungen, ein Belegungstag	0,259	-	1,0	-	-	-	-	-	-	x	1,3372
R66Z	M	Akute myeloische Leukämie oder andere akute Leukämie oder bestimmtes Lymphom mit hochkomplexer Chemotherapie, Alter < 18 Jahre	8,832	-	42,4	13	0,582	60	0,199	0,189	-	x	1,8810
R77Z	M	Komplexbehandlung bei isolationspflichtigen Erregern bei bestimmten hämatologischen und soliden Neubildungen	4,416	-	30,6	9	0,421	47	0,098	0,133	-	-	1,1680
MDC 18A HIV													
S01Z	O	HIV-Krankheit mit OR-Prozedur	1,887	-	15,7	4	0,276	34	0,128	0,085	-	x	0,8352
S60Z	M	HIV-Krankheit, ein Belegungstag	0,261	-	1,0	-	-	-	-	-	-	x	0,9837
S62Z	M	Bösartige Neubildung bei HIV-Krankheit	1,191	-	6,7	1	0,707	15	0,146	0,159	-	x	0,8477
S63A	M	Infektion bei HIV-Krankheit mit komplexer Diagnose und äußerst schweren CC oder mit komplizierender Konstellation	3,292	-	27,6	8	0,344	46	0,112	0,108	-	x	1,0486
S63B	M	Infektion bei HIV-Krankheit ohne komplexe Diagnose oder ohne äußerst schwere CC, ohne komplizierende Konstellation	1,232	-	12,8	3	0,295	26	0,103	0,083	-	x	0,8170
S65A	M	Andere Erkrankungen bei HIV-Krankheit oder andere HIV-Krankheit mit Herzinfarkt oder bei chronisch ischämischer Herzkrankheit oder äußerst schweren CC	1,875	-	15,5	4	0,356	33	0,112	0,105	-	x	0,7738
S65B	M	Andere Erkrankungen bei HIV-Krankheit oder andere HIV-Krankheit ohne Herzinfarkt, außer bei chronisch ischämischer Herzkrankheit, ohne äußerst schwere CC	0,785	-	8,8	2	0,213	20	0,101	0,070	-	x	0,7035
MDC 18B Infektiöse und parasitäre Krankheiten													
T01A	O	OR-Prozedur bei infektiösen und parasitären Krankheiten mit bestimmter komplexer Prozedur oder komplizierender Konstellation, außer bei sonstiger Sepsis	4,612	-	25,0	7	0,383	43	0,143	-	x	-	1,2143
T01B	O	OR-Prozedur bei infektiösen und parasitären Krankheiten mit bestimmter komplexer Prozedur oder komplizierender Konstellation bei sonstiger Sepsis oder mit bestimmtem komplexen Eingriff oder mit äußerst schweren CC	4,005	-	24,6	7	0,366	43	0,083	0,114	-	-	1,1292
T01C	O	OR-Prozedur bei infektiösen und parasitären Krankheiten mit bestimmter komplexer Prozedur oder komplizierender Konstellation, ohne bestimmten komplexen Eingriff, ohne äußerst schwere CC	2,372	-	18,6	5	0,306	35	0,068	-	x	-	0,9615
T01D	O	OR-Prozedur bei infektiösen und parasitären Krankheiten ohne bestimmte komplexe Prozedur, ohne komplizierende Konstellation, ohne bestimmten komplexen Eingriff, ohne äußerst schwere CC mit bestimmtem anderen Eingriff	1,792	-	14,5	4	0,223	29	0,056	0,072	-	-	0,7496
T01E	O	OR-Prozedur bei infektiösen und parasitären Krankheiten ohne bestimmte komplexe Prozedur, ohne komplizierende Konstellation, ohne bestimmten komplexen Eingriff, ohne äußerst schwere CC, ohne bestimmten anderen Eingriff	0,848	-	6,7	1	0,453	16	0,058	0,070	-	-	0,7496
T36Z	O	Intensivmedizinische Komplexbeh. > 588 / 552 / 552 Aufwandsp. bei infektiösen und parasitären Krankheiten oder OR-Prozedur bei inf. u. parasitären Krankh. mit best. komplexer Prozedur oder kompliz. Konstellation mit IntK > 392 / 368 / - Aufwandspunkte	4,955	-	19,6	6	0,660	37	0,226	-	x	x	2,4600
T44Z	A	Geriatrische frührehabilitative Komplexbehandlung bei infektiösen und parasitären Krankheiten	1,684	-	22,7	-	-	36	0,051	0,071	-	-	0,8208
T60A	M	Sepsis mit komplizierender Konstellation oder bei Zustand nach Organtransplantation, mit äußerst schweren CC oder intensivmedizinische Komplexbehandlung > 392 / 368 / - Aufwandspunkte	3,280	-	18,1	5	0,510	36	0,170	0,161	-	-	1,6367

Fallpauschalen-Katalog und Pflegeerlöskatalog
Teil a) Bewertungsrelationen bei Versorgung durch Hauptabteilungen

DRG	Partition	Bezeichnung [6]	Bewertungsrelation bei Hauptabteilung	Bewertungsrelation bei Hauptabteilung und Beleghebamme	Mittlere Verweildauer [1]	Untere Grenzverweildauer: Erster Tag mit Abschlag [2], [5]	Untere Grenzverweildauer: Bewertungsrelation pro Tag	Obere Grenzverweildauer: Erster Tag mit zusätzlichem Entgelt [3], [5]	Obere Grenzverweildauer: Bewertungsrelation pro Tag	Externe Verlegung Abschlag pro Tag (Bewertungsrelation)	Verlegungsfallpauschale	Ausnahme von Wiederaufnahme [4]	Pflegeerlös Bewertungsrelation pro Tag
1	2	3	4	5	6	7	8	9	10	11	12	13	14
T60B	M	Sepsis mit komplizierender Konstellation oder bei Z. n. Organtransplantation oder mit komplexer Diagnose oder äuß. schw. CC, Alter < 18 J. oder mit Para- / Tetraplegie oder mit bestimmter ERCP oder mit schwersten CC oder mit IntK > 196 / 184 / 368 Punkte	2,508	-	15,1	4	0,465	31	0,154	0,149	-	-	1,5197
T60C	M	Sepsis mit komplizierender Konstellation oder bei Z. n. Organtransplantation oder mit komplexer Diagnose oder äußerst schweren CC, Alter > 17 Jahre, ohne Para- / Tetraplegie, ohne bestimmte ERCP, ohne schwerste CC oder mit IntK > 196 / 184 / 368 Punkte	1,856	-	14,3	4	0,348	29	0,086	0,114	-	-	1,3199
T60D	M	Sepsis mit anderer komplizierender Konstellation, außer bei Z. n. Organtransplantation, ohne komplexe Diagnose, ohne äußerst schwere CC, ohne intensivmedizinische Komplexbehandlung > 196 / 184 / 368 Aufwandspunkte oder Alter < 10 Jahre	1,107	-	10,2	2	0,354	21	0,081	0,096	-	-	1,3359
T60E	M	Sepsis ohne komplizierende Konstellation, außer bei Zustand nach Organtransplantation, ohne komplexe Diagnose, ohne äußerst schwere CC, Alter > 9 Jahre, ohne intensivmedizinische Komplexbehandlung > 196 / 184 / - Aufwandspunkte, mehr als ein Belegungstag	0,812	-	9,6	2	0,255	19	0,062	0,069	-	-	0,9217
T60F	M	Sepsis, verstorben < 5 Tage nach Aufnahme, ohne intensivmedizinische Komplexbehandlung > 196/ 184 / - Aufwandspunkte	0,442	-	1,6	-	-	-	-	-	x	-	1,9385
T60G	M	Sepsis ohne komplizierende Konstellation, außer bei Zustand nach Organtransplantation, ohne komplexe Diagnose, ohne äußerst schwere CC, Alter > 9 Jahre, ohne intensivmedizinische Komplexbehandlung > 196 / 184 / - Aufwandspunkte, ein Belegungstag	0,248	-	1,0	-	-	-	-	-	-	-	1,2454
T61Z	M	Postoperative und posttraumatische Infektionen	0,477	-	5,6	1	0,269	13	0,055	0,066	-	-	0,7074
T62A	M	Fieber unbekannter Ursache mit äußerst schweren oder schweren CC, Alter > 5 Jahre	0,801	-	6,8	1	0,428	15	0,072	0,101	-	-	0,9455
T62B	M	Fieber unbekannter Ursache ohne äußerst schwere oder schwere CC oder Alter < 6 Jahre	0,417	-	3,7	1	0,226	8	0,074	0,083	-	-	0,9444
T63A	M	Virale Erkrankung bei Zustand nach Organtransplantation oder mit intensivmedizinischer Komplexbehandlung > 196 / 184 / - Aufwandspunkte oder Alter < 14 Jahre mit komplexer Diagnose	1,201	-	9,6	2	0,383	21	0,122	0,107	-	-	1,0220
T63B	M	Schwere virale Erkrankung, außer bei Zustand nach Organtransplantation, ohne intensivmedizinische Komplexbehandlung > 196 / 184 / - Aufwandspunkte, Alter > 13 Jahre oder ohne komplexe Diagnose	0,763	-	6,8	1	0,458	13	0,061	0,101	-	-	0,8974
T63C	M	Mäßig schwere virale Erkrankung, außer bei Zustand nach Organtransplantation, ohne intensivmedizinische Komplexbehandlung > 196 / 184 / - Aufwandspunkte, Alter > 13 Jahre oder ohne komplexe Diagnose	0,417	-	4,1	1	0,217	9	0,067	0,076	-	-	0,9907
T63D	M	Andere virale Erkrankung, außer bei Zustand nach Organtransplantation ohne intensivmedizinische Komplexbehandlung > 196 / 184 / - Aufwandspunkte, Alter > 13 Jahre oder ohne komplexe Diagnose	0,350	-	3,3	1	0,167	7	0,074	0,081	-	-	0,9302
T64A	M	Andere infektiöse und parasitäre Krankheiten mit bestimmter komplexer Diagnose, Alter < 16 Jahre oder mit intensivmedizinischer Komplexbehandlung > 196 / 184 / - Aufwandspunkte	1,068	-	7,5	1	0,523	17	0,159	0,124	-	-	1,7426
T64B	M	Andere infektiöse und parasitäre Krankheiten mit komplexer Diagnose, Alter > 15 Jahre, mehr als ein Belegungstag, ohne intensivmedizinische Komplexbehandlung > 196 / 184 / - Aufwandspunkte	0,911	-	8,9	2	0,300	19	0,070	0,086	-	-	0,7729
T64C	M	Andere infektiöse und parasitäre Krankheiten mit komplexer Diagnose, Alter > 15 Jahre, ein Belegungstag oder ohne komplexe Diagnose, ohne intensivmedizinische Komplexbehandlung > 196 / 184 / - Aufwandspunkte	0,643	-	6,9	1	0,435	15	0,064	0,078	-	-	0,8450
T77Z	M	Komplexbehandlung bei isolationspflichtigen Erregern bei infektiösen und parasitären Krankheiten	1,360	-	15,4	-	-	28	0,065	0,079	-	-	1,1720
MDC 19 Psychische Krankheiten und Störungen													
U40Z	A	Geriatrische frührehabilitative Komplexbehandlung bei psychischen Krankheiten und Störungen	1,237	-	17,7	-	-	25	0,048	0,064	-	-	0,6594
U42B	A	Multimodale Schmerztherapie bei psychischen Krankheiten und Störungen, Alter > 18 Jahre, mindestens 14 Behandlungstage	1,253	-	16,9	-	-	21	0,057	0,069	-	x	0,4602

Fallpauschalen-Katalog und Pflegeerlöskatalog
Teil a) Bewertungsrelationen bei Versorgung durch Hauptabteilungen

DRG	Partition	Bezeichnung [6]	Bewertungsrelation bei Hauptabteilung	Bewertungsrelation bei Hauptabteilung und Beleghebamme	Mittlere Verweildauer [1]	Untere Grenzverweildauer: Erster Tag mit Abschlag [2, 5]	Untere Grenzverweildauer: Bewertungsrelation pro Tag	Obere Grenzverweildauer: Erster Tag mit zusätzlichem Entgelt [3, 5]	Obere Grenzverweildauer: Bewertungsrelation pro Tag	Externe Verlegung Abschlag pro Tag (Bewertungsrelation)	Verlegungsfallpauschale	Ausnahme von Wiederaufnahme [4]	Pflegeerlös Bewertungsrelation pro Tag
1	2	3	4	5	6	7	8	9	10	11	12	13	14
U42C	A	Multimodale Schmerztherapie bei psychischen Krankheiten und Störungen, Alter > 18 Jahre, weniger als 14 Behandlungstage	0,871	-	9,9	-	-	15	0,057	0,078	-	x	0,5136
U60A	M	Psychiatrische Behandlung, ein Belegungstag, Alter < 16 Jahre	0,252	-	1,0	-	-	-	-	-	-	-	1,6181
U60B	M	Psychiatrische Behandlung, ein Belegungstag, Alter > 15 Jahre	0,188	-	1,0	-	-	-	-	-	-	-	1,0766
U61Z	M	Schizophrene, wahnhafte und akut psychotische Störungen	0,516	-	7,3	1	0,251	17	0,064	0,059	-	-	1,0123
U63Z	M	Schwere affektive Störungen	0,487	-	6,1	1	0,234	15	0,059	0,071	-	-	0,7131
U64Z	M	Angststörungen oder andere affektive und somatoforme Störungen	0,502	-	4,2	1	0,243	10	0,076	0,094	-	-	0,6921
U66Z	M	Ess-, Zwangs- und Persönlichkeitsstörungen und akute psychische Reaktionen oder psychische Störungen in der Kindheit	0,584	-	5,3	1	0,284	15	0,074	0,089	-	-	1,1115
MDC 20 Alkohol- und Drogengebrauch und alkohol- und drogeninduzierte psychische Störungen													
V40Z	A	Qualifizierter Entzug	0,853	-	11,8	3	0,209	18	0,052	0,068	-	-	0,5897
V60A	M	Alkoholintoxikation und Alkoholentzug oder Störungen durch Alkoholmissbrauch und Alkoholabhängigkeit mit psychotischem Syndrom oder HIV-Krankheit	0,698	-	7,2	1	0,518	16	0,068	0,085	-	-	1,0381
V60B	M	Alkoholintoxikation und Alkoholentzug oder Störungen durch Alkoholmissbrauch und Alkoholabhängigkeit ohne psychotisches Syndrom, ohne HIV-Krankheit	0,358	-	4,2	1	0,221	9	0,063	0,070	-	-	0,7805
V61Z	M	Drogenintoxikation und -entzug	0,440	-	5,3	1	0,269	11	0,062	0,073	-	-	0,9364
V63Z	M	Störungen durch Opioidgebrauch und Opioidabhängigkeit	0,434	-	4,8	1	0,276	11	0,076	0,066	-	-	1,0325
V64Z	M	Störungen durch anderen Drogengebrauch und Medikamentenmissbrauch und andere Drogen- und Medikamentenabhängigkeit	0,401	-	2,6	1	0,239	6	0,103	0,107	-	-	1,2815
MDC 21A Polytrauma													
W01B	O	Polytrauma mit Beatmung > 72 Stunden oder komplexen Eingriffen oder IntK > 392 / 368 / 552 Aufwandspunkte, ohne Frührehabilitation, mit Beatmung > 263 Stunden oder mit komplexer Vakuumbehandlung oder mit IntK > 588 / 552 / - Aufwandspunkte	9,391	-	22,6	7	0,813	41	0,296	-	x	-	2,3296
W01C	O	Polytrauma mit Beatmung > 72 Stunden oder komplexen Eingriffen oder IntK > 392 / 368 / 552 Aufwandspunkte, ohne Frührehabilitation, ohne Beatmung > 263 Stunden, ohne komplexe Vakuumbehandlung, ohne IntK > 588 / 552 / - Aufwandspunkte	3,788	-	12,4	3	0,670	26	0,215	-	x	-	1,8890
W02A	O	Polytrauma mit anderen komplexen Eingriffen mit komplizierender Konstellation oder Eingriffen an mehreren Lokalisationen oder mit intensivmedizinischer Komplexbehandlung > 392 / 368 / - Aufwandspunkte	7,780	-	22,4	6	0,542	38	0,107	-	x	-	1,3451
W02B	O	Polytrauma mit anderen komplexen Eingriffen ohne komplizierende Konstellation, ohne Eingriffe an mehreren Lokalisationen, ohne intensivmedizinische Komplexbehandlung > 392 / 368 / - Aufwandspunkte	4,520	-	17,1	5	0,379	33	0,096	0,129	-	-	1,3477
W04A	O	Polytrauma mit anderen Eingriffen oder Beatmung > 24 Stunden, mit komplizierender Konstellation oder Eingriffen an mehreren Lokalisationen	5,484	-	18,1	5	0,472	33	0,105	0,153	-	-	1,4391
W04B	O	Polytrauma mit anderen Eingriffen oder Beatmung > 24 Stunden, ohne komplizierende Konstellation, ohne Eingriffe an mehreren Lokalisationen, mit bestimmten anderen Eingriffen oder Beatmung mehr als 24 Stunden	3,147	-	13,5	3	0,496	27	0,094	0,125	-	-	1,2464
W04C	O	Polytrauma mit anderen Eingriffen oder Beatmung > 24 Stunden, ohne komplizierende Konstellation, ohne Eingriffe an mehreren Lokalisationen, ohne bestimmte andere Eingriffe, ohne Beatmung > 24 Stunden	2,334	-	13,2	3	0,408	27	0,078	0,111	-	-	1,1198
W36Z	O	Intensivmedizinische Komplexbehandlung > 784 / 828 / 828 Aufwandspunkte bei Polytrauma oder Polytrauma mit Beatmung oder Kraniotomie mit endovaskulärer Implantation von Stent-Prothesen an der Aorta	11,516	-	26,8	8	0,890	45	0,292	-	x	x	2,7754
W60Z	M	Polytrauma, verstorben < 5 Tage nach Aufnahme, ohne komplizierende Konstellationen, ohne Beatmung > 24 Stunden, ohne komplexe oder bestimmte andere Eingriffe	0,496	-	1,2	-	-	-	-	-	x	-	1,3712
W61A	M	Polytrauma ohne signifikante Eingriffe mit komplizierender Diagnose oder mit intensivmedizinischer Komplexbehandlung > 196 / 184 / - Aufwandspunkte oder Alter < 12 Jahre	1,641	-	9,7	2	0,523	21	0,107	0,139	-	-	1,3868
W61B	M	Polytrauma ohne signifikante Eingriffe, ohne komplizierende Diagnose, ohne intensivmedizinische Komplexbehandlung > 196 / 184 / - Aufwandspunkte, Alter > 11 Jahre	1,161	-	9,3	2	0,371	21	0,083	0,108	-	-	1,0085

Fallpauschalen-Katalog und Pflegeerlöskatalog
Teil a) Bewertungsrelationen bei Versorgung durch Hauptabteilungen

DRG	Partition	Bezeichnung [6]	Bewertungsrelation bei Hauptabteilung	Bewertungsrelation bei Hauptabteilung und Beleghebamme	Mittlere Verweildauer [1]	Untere Grenzverweildauer: Erster Tag mit Abschlag [2), 5)]	Untere Grenzverweildauer: Bewertungsrelation pro Tag	Obere Grenzverweildauer: Erster Tag mit zusätzlichem Entgelt [3), 5)]	Obere Grenzverweildauer: Bewertungsrelation pro Tag	Externe Verlegung Abschlag pro Tag (Bewertungsrelation)	Verlegungsfallpauschale	Ausnahme von Wiederaufnahme [4]	Pflegeerlös Bewertungsrelation pro Tag
1	2	3	4	5	6	7	8	9	10	11	12	13	14
MDC 21B Verletzungen, Vergiftungen und toxische Wirkungen von Drogen und Medikamenten													
X01A	O	Rekonstruktive Operation bei Verletzungen mit komplizierender Konstellation oder freier Lappenplastik mit mikrovaskulärer Anastomosierung oder mit schweren Weichteilschäden oder komplexer OR-Prozedur oder best. komplexem Eingriff, mit äuß. schweren CC	4,262	-	27,0	8	0,270	45	0,064	-	x	-	0,9920
X01B	O	Rekonstruktive Operation bei Verletzungen ohne kompliz. Konstellation, ohne freie Lappenplastik mit mikrovask. Anastomosierung, mit schweren Weichteilschäden oder komplex. OR-Prozedur oder best. mäßig kompl. Eingriff oder äußerst schw. CC, mehr als 1 BT	1,843	-	13,9	4	0,206	29	0,051	-	x	-	0,6649
X01C	O	Rekonstruktive Operation bei Verletzungen ohne kompliz. Konstellation, ohne freie Lappenplastik mit mikrovask. Anastomosierung, ohne schwere Weichteilschäden, ohne kompl. OR-Prozedur, ohne äuß. schw. CC, mit best. Nervennaht oder Hautplastik, > 1 BT	1,036	-	4,5	1	0,191	11	0,060	0,069	-	-	0,7126
X01D	O	Rekonstruktive Operation bei Verletzungen ohne kompliz. Konstellation, ohne freie Lappenplastik mit mikrovask. Anastomosierung, ohne schwere Weichteilschäden, ohne kompl. OR-Prozedur, ohne äuß. schw. CC, ohne best. Nervennaht oder Hautplastik oder 1 BT	0,762	-	4,0	1	0,179	10	0,061	0,071	-	-	0,7817
X04Z	O	Andere Eingriffe bei Verletzungen der unteren Extremität	0,978	-	6,2	1	0,493	15	0,059	0,074	-	-	0,7005
X05A	O	Andere Eingriffe bei Verletzungen der Hand, mit komplexem Eingriff	0,802	-	3,3	1	0,313	7	0,066	0,098	-	-	0,7319
X05B	O	Andere Eingriffe bei Verletzungen der Hand, ohne komplexen Eingriff	0,551	-	2,9	1	0,145	6	0,067	0,070	-	-	0,8055
X06A	O	Andere Eingriffe bei anderen Verletzungen mit äußerst schweren CC	2,741	-	14,8	4	0,362	30	0,084	0,111	-	-	1,2753
X06B	O	Andere Eingriffe bei anderen Verletzungen ohne äußerst schwere CC, mit komplexer OR-Prozedur oder Alter > 65 Jahre mit bestimmtem Eingriff oder mit schweren CC	1,090	-	6,3	1	0,470	15	0,064	0,076	-	-	0,8109
X06C	O	Andere Eingriffe bei anderen Verletzungen ohne äußerst schwere oder schwere CC, ohne komplexe OR-Prozedur, Alter < 66 Jahre oder ohne bestimmten Eingriff	0,700	-	4,1	1	0,294	10	0,063	0,072	-	-	0,7651
X07A	O	Replantation bei traumatischer Amputation, mit Replantation mehr als einer Zehe oder mehr als eines Fingers	5,971	-	18,4	5	0,300	34	0,097	0,093	-	-	1,0088
X07B	O	Replantation bei traumatischer Amputation, mit Replantation eines Fingers oder einer Zehe	2,637	-	9,2	2	0,291	19	0,067	0,085	-	-	0,8228
X33Z	O	Mehrzeitige komplexe OR-Prozeduren bei Verletzungen, Vergiftungen und toxischen Wirkungen von Drogen und Medikamenten	5,388	-	24,7	7	0,368	42	0,176	0,114	-	-	1,4722
X60Z	M	Verletzungen und allergische Reaktionen	0,329	-	2,9	1	0,153	7	0,072	0,076	-	-	0,9435
X62Z	M	Vergiftungen / Toxische Wirkungen von Drogen, Medikamenten und anderen Substanzen oder Folgen einer medizinischen Behandlung oder bestimmte Erfrierungen und andere Traumata	0,429	-	3,7	1	0,241	9	0,069	0,078	-	-	0,9918
X64Z	M	Andere Krankheit verursacht durch Verletzung, Vergiftung oder toxische Wirkung	0,297	-	2,6	1	0,141	5	0,080	0,078	-	-	1,0617
MDC 22 Verbrennungen													
Y02A	O	Andere Verbrennungen mit Hauttransplantation oder anderen Eingriffen bei Sepsis oder mit kompliz. Konst., hochkomplexem Eingriff, vierzeitigen bestimmten OR-Prozeduren oder intensivmedizinischer Komplexbehandlung > 588 / 552 / 552 Aufwandspunkte	10,196	-	27,1	8	0,875	45	0,314	0,277	-	-	2,2596
Y02B	O	Andere Verbrenn. m. Haut-Tx. od. and. Eingr. auß. b. Sep., oh. kompliz. Konst., oh. hochkompl. Eingr., oh. vierz. best. OR-Proz., oh. IntK > 588 / 552 / 552 Aufwandsp., m. äuß. schw. CC, kompliz. Diagn., kompl. Proz., Dialyse od. Beatm. > 24 Std.	5,761	-	19,0	5	0,737	34	0,137	0,217	-	-	1,9604
Y02C	O	Andere Verbrenn. m. Haut-Tx. od. and. Eingr. oh. äuß. schw. CC, oh. kompliz. Diagn., oh. komplexe Proz., oh. Dialyse, oh. Beat. > 24 Std., oh. kompliz. Konst., oh. IntK > 588 / 552 / 552 Aufwandsp., oh. best. Spalthauttranspl., Alter < 18 J.	2,350	-	9,6	2	0,479	22	0,102	0,123	-	-	1,3033
Y02D	O	Andere Verbrenn. m. Hauttr. od. and. Eingr. oh. äuß. schw. CC, oh. kompliz. Diagn., oh. komplexe Proz., oh. Dialyse, oh. Beat. > 24 Std., oh. kompliz. Konst., oh. IntK > 588 / 552 / 552 Aufwandsp., oh. best. Spalthauttranspl., Alter > 17 J.	1,939	-	10,6	3	0,314	21	0,065	0,111	-	-	1,1028
Y03Z	O	Andere Verbrennungen mit anderen Eingriffen	0,889	-	4,6	1	0,556	11	0,071	0,108	-	-	1,2347
Y62Z	M	Andere Verbrennungen	0,399	-	3,9	-	-	10	0,063	0,081	-	-	1,0456
Y63Z	M	Verbrennungen, ein Belegungstag	0,180	-	1,0	-	-	-	-	-	-	-	1,3566

Fallpauschalen-Katalog und Pflegeerlöskatalog
Teil a) Bewertungsrelationen bei Versorgung durch Hauptabteilungen

DRG	Partition	Bezeichnung [6]	Bewertungsrelation bei Hauptabteilung	Bewertungsrelation bei Hauptabteilung und Beleghebamme	Mittlere Verweildauer [1]	Untere Grenzverweildauer: Erster Tag mit Abschlag [2), 5)]	Untere Grenzverweildauer: Bewertungsrelation pro Tag	Obere Grenzverweildauer: Erster Tag mit zusätzlichem Entgelt [3), 5)]	Obere Grenzverweildauer: Bewertungsrelation pro Tag	Externe Verlegung Abschlag pro Tag (Bewertungsrelation)	Verlegungsfallpauschale	Ausnahme von Wiederaufnahme [4)]	Pflegeerlös Bewertungsrelation pro Tag
1	2	3	4	5	6	7	8	9	10	11	12	13	14
MDC 23 Faktoren, die den Gesundheitszustand beeinflussen, und andere Inanspruchnahme des Gesundheitswesens													
Z01A	O	OR-Prozeduren bei anderen Zuständen, die zur Inanspruchnahme des Gesundheitswesens führen mit komplexem Eingriff oder komplizierender Konstellation	2,124	-	10,8	3	0,315	24	0,071	0,101	-	-	1,0725
Z01B	O	OR-Prozeduren bei anderen Zuständen, die zur Inanspruchnahme des Gesundheitswesens führen ohne komplexen Eingriff, ohne komplizierende Konstellation, mit bestimmtem Eingriff	0,938	-	3,2	1	0,250	7	0,075	0,082	-	-	0,8835
Z01C	O	OR-Prozeduren bei anderen Zuständen, die zur Inanspruchnahme des Gesundheitswesens führen ohne komplexen Eingriff, ohne komplizierende Konstellation, ohne bestimmten Eingriff	0,488	-	3,8	1	0,216	9	0,068	0,071	-	-	0,8014
Z03Z	O	Nierenspende (Lebendspende)	2,365	-	7,7	2	0,308	13	0,117	0,103	-	-	1,1961
Z64A	M	Andere Faktoren, die den Gesundheitszustand beeinflussen, Nachbehandlung nach abgeschlossener Behandlung mit komplexer Radiojoddiagnostik	0,721	-	2,3	1	0,357	4	0,220	0,218	-	-	1,1417
Z64B	M	Andere Faktoren, die den Gesundheitszustand beeinflussen, Nachbehandlung nach abgeschlossener Behandlung mit bestimmter Radiojoddiagnostik, mit bestimmtem Kontaktanlass	0,513	-	2,9	1	0,206	7	0,105	0,110	-	-	1,0851
Z64C	M	Andere Faktoren, die den Gesundheitszustand beeinflussen, Nachbehandlung nach abgeschlossener Behandlung ohne Radiojoddiagnostik, ohne bestimmten Kontaktanlass oder allergologische Provokationstestung bis 2 Belegungstage	0,282	-	2,5	1	0,087	5	0,074	0,077	-	-	0,9518
Z65Z	M	Beschwerden, Symptome, andere Anomalien und Nachbehandlung	0,455	-	4,0	1	0,267	10	0,070	0,085	-	-	0,8569
Z66Z	M	Vorbereitung zur Lebendspende	0,764	-	2,4	1	0,394	5	0,213	0,218	-	-	1,0198
MDC 24 Sonstige DRGs													
801A	O	Ausgedehnte OR-Proz. oh. Bezug zur Hauptdiagnose mit bestimmter kompl. Konst. oder Strahlenth. oder endovaskulärer Impl. von Stent-Proth. an der Aorta oder intensivmediz. Komplexbehandlung > 392 / 368 / - Aufwandsp. od. Alter < 18 J. mit kompl. Faktoren	4,837	-	24,9	7	0,472	43	0,152	0,145	-	x	1,4602
801B	O	Ausgedehnte OR-Prozedur ohne Bezug zur Hauptdiagnose mit hochkomplexer OR-Prozedur oder mit komplizierender Konstellation, Alter > 17 Jahre oder ohne komplizierende Faktoren oder mit komplexer OR-Prozedur oder schweren CC, Alter < 16 Jahre	3,451	-	20,4	6	0,332	38	0,078	0,103	-	x	1,0755
801C	O	Ausgedehnte OR-Prozedur ohne Bezug zur Hauptdiagnose mit komplexer OR-Prozedur oder anderem Eingriff an Kopf und Wirbelsäule oder mit neurologischer Komplexbehandlung des akuten Schlaganfalls oder bei Para- / Tetraplegie	2,772	-	18,7	5	0,315	35	0,070	0,096	-	x	0,9830
801D	O	Ausgedehnte OR-Prozedur ohne Bezug zur Hauptdiagnose mit bestimmter OR-Prozedur oder mit intensivmediz. Komplexbeh. > 196 / 184 / 368 Aufwandspunkte oder bestimmte nicht ausgedehnte OR-Prozedur mit neurolog. Komplexbehandlung des akuten Schlaganfalls	2,459	-	17,2	5	0,282	32	0,069	0,091	-	x	0,9217
801E	O	Ausgedehnte OR-Prozedur ohne Bezug zur Hauptdiagnose ohne komplizierende Konstellation, ohne hochkomplexe, komplexe oder bestimmte OR-Prozedur	1,890	-	15,0	4	0,271	28	0,064	0,081	-	x	0,7966
802A	O	Bestimmte nicht ausgedehnte OR-Prozedur ohne Bezug zur Hauptdiagnose oder andere nicht ausgedehnte OR-Prozedur mit intensivmedizinischer Komplexbehandlung > 196 / 184 / 368 Aufwandspunkte	2,047	-	15,1	4	0,313	29	0,070	0,096	-	x	0,9638
802B	O	Andere nicht ausgedehnte OR-Prozedur ohne Bezug zur Hauptdiagnose mit mäßig komplexer OR-Prozedur	1,808	-	14,9	4	0,282	27	0,066	0,088	-	x	0,7958
802C	O	Andere nicht ausgedehnte OR-Prozedur ohne Bezug zur Hauptdiagnose ohne mäßig komplexe OR-Prozedur	1,584	-	12,2	3	0,280	26	0,066	0,082	-	x	0,8651
802D	O	Wenig komplexe nicht ausgedehnte OR-Prozedur ohne Bezug zur Hauptdiagnose	0,963	-	7,4	1	0,544	19	0,064	0,079	-	x	0,8051
863Z	M	Neonatale Diagnose ohne Bezug zu Alter oder Gewicht	0,733	-	4,7	1	0,312	12	0,092	0,109	-	x	1,5689
Fehler-DRGs													
960Z	M	Nicht gruppierbar	-	-	-	-	-	-	-	-	-	-	-
961Z	M	Unzulässige Hauptdiagnose	-	-	-	-	-	-	-	-	-	-	-
962Z	M	Unzulässige Kodierung einer Sectio caesarea	-	-	-	-	-	-	-	-	-	-	-

Fallpauschalen-Katalog und Pflegeerlöskatalog
Teil b) Bewertungsrelationen bei Versorgung durch Belegabteilungen

DRG	Partition	Bezeichnung [6]	Bewertungsrelation bei Belegoperateur	Bewertungsrelation bei Belegoperateur und Beleganästhesist	Bewertungsrelation bei Belegoperateur und Beleghebamme	Bewertungsrelation bei Belegoperateur, Beleganästhesist und Beleghebamme	Mittlere Verweildauer [1]	Untere Grenzverweildauer: Erster Tag mit Abschlag [2), 5)]	Untere Grenzverweildauer: Bewertungsrelation pro Tag	Obere Grenzverweildauer: Erster Tag mit zusätzlichem Entgelt [3), 5)]	Obere Grenzverweildauer: Bewertungsrelation pro Tag	Externe Verlegung Abschlag pro Tag (Bewertungsrelation)	Verlegungsfallpauschale	Ausnahme von Wiederaufnahme [4)]	Pflegeerlös Bewertungsrelation pro Tag
1	2	3	4	5	6	7	8	9	10	11	12	13	14	15	16
Prä-MDC															
A13E	O	Beatmung > 95 Stunden, ohne komplexe OR-Prozedur, mit bestimmter OR-Prozedur oder komplizierender Konstellation oder mit intensivmedizinischer Komplexbehandlung > 588 / 552 / 552 Aufwandspunkte und < 1177 / 829 / 1105 Aufwandspunkte od. Alter < 16 Jahre	4,551	4,475	-	-	18,4	5	0,660	36	0,151	-	x	x	2,6914
A13F	O	Beatmung > 95 Stunden, ohne bestimmte OR-Prozedur, ohne komplizierende Konstellation, ohne intensivmed. Komplexbeh. > 588 / 552 / 552 Aufwandspunkte, Alter > 15 Jahre, mit komplexer Diagnose oder Prozedur od. intensivmed. Komplexbeh. > - / 368 / - Punkte	3,309	3,289	-	-	12,6	3	0,762	26	0,171	0,209	-	x	2,9928
A13G	O	Beatmung > 95 Stunden, mit bestimmter OR-Prozedur oder kompliz. Konstellation, mit äußerst schweren CC, verstorben oder verlegt < 9 Tage oder ohne best. OR-Proz., ohne kompliz. Konst., Alter > 15 J., ohne kompliz. Diagnose od. Prozedur, mit äuß. schw. CC	3,170	3,135	-	-	14,4	4	0,598	31	0,119	0,188	-	x	2,3769
A13H	O	Beatmung > 95 Stunden mit bestimmter OR-Prozedur oder kompliz. Konstellation, ohne äußerst schwere CC, verstorben oder verlegt < 9 Tage oder ohne best. OR-Proz., ohne kompliz. Konst., Alter > 15 J., ohne kompliz. Diagnose oder Proz., ohne äuß. schw. CC	2,402	2,393	-	-	11,9	3	0,580	26	0,138	0,178	-	x	2,7955
A15D	O	Knochenmarktransplantation / Stammzelltransfusion, autogen, bei Plasmozytom, ohne bestimmte Entnahme	3,559	3,559	-	-	18,4	5	0,365	27	0,153	-	x	x	1,1195
A42C	A	Stammzellentnahme bei Eigenspender ohne Chemotherapie, Alter > 15 Jahre, ohne schwerste CC, ohne Sepsis, ohne komplizierende Konstellation	0,648	0,647	-	-	4,5	1	0,328	10	0,128	0,104	-	x	0,8409
A60C	M	Versagen und Abstoßung eines Organtransplantates, mehr als ein Belegungstag, ohne Entfernung eines Organtransplantates, ohne komplexe OR-Prozedur, ohne äußerst schwere CC, ohne komplizierende Konstellation, Alter > 15 Jahre	0,540	0,533	-	-	5,9	-	-	15	0,083	-	x	x	0,7410
A60D	M	Versagen und Abstoßung eines Organtransplantates, ein Belegungstag	0,145	0,144	-	-	1,0	-	-	-	-	-	-	x	1,1145
MDC 01 Krankheiten und Störungen des Nervensystems															
B04C	O	Eingriffe an den extrakraniellen Gefäßen, ohne mehrzeitige Eingriffe, ohne beidseitige Eingriffe, ohne äußerst schwere CC	1,111	1,025	-	-	5,7	1	0,134	11	0,067	-	x	-	0,9519
B05Z	O	Dekompression bei Karpaltunnelsyndrom oder kleine Eingriffe an den Nerven	0,371	0,326	-	-	2,3	1	0,091	5	0,047	0,047	-	-	0,8738
B09Z	O	Andere Eingriffe am Schädel	0,847	0,771	-	-	4,5	1	0,373	10	0,059	0,068	-	-	0,8217
B15Z	O	Strahlentherapie bei Krankheiten und Störungen des Nervensystems, Bestrahlungen an mindestens 8 Tagen	2,001	1,998	-	-	18,5	5	0,326	34	0,104	-	x	x	0,8150
B16A	O	Strahlentherapie bei Krankheiten und Störungen des Nervensystems, mehr als ein Belegungstag, Bestrahlungen an mindestens 5 Tagen	1,079	1,078	-	-	9,2	2	0,352	19	0,111	0,113	-	x	0,8327
B16B	O	Strahlentherapie bei Krankheiten und Störungen des Nervensystems, mehr als ein Belegungstag, Bestrahlungen an weniger als 5 Tagen	0,628	0,626	-	-	4,8	-	-	13	0,088	0,107	-	x	0,8879
B17B	O	Eingriffe an peripheren Nerven, Hirnnerven und and. Teilen des Nervensystems oder Eingr. bei zerebr. Lähmung, Muskeldystr. od. Neurop., mit best. kompl. Eingr., Alter < 16 J. oder mit mäßig kompl. Eingr., Alter < 19 J. oder mit äuß. schw. oder schw. CC	1,493	1,385	-	-	8,1	2	0,246	19	0,100	0,089	-	-	0,9655
B17C	O	Eingriffe an peripheren Nerven, Hirnnerven und anderen Teilen des Nervensystems oder Eingriff bei zerebraler Lähmung, Muskeldystrophie oder Neuropathie, mit komplexem Eingriff	1,310	1,180	-	-	5,0	1	0,222	13	0,058	0,074	-	-	0,7027
B17D	O	Eingriffe an peripheren Nerven, Hirnnerven und anderen Teilen des Nervensystems oder Eingriff bei zerebraler Lähmung, Muskeldystrophie oder Neuropathie, mit mäßig komplexem Eingriff oder best. Eingriff und Alter < 19 J. oder schw. CC oder best. Diagnose	0,760	0,686	-	-	3,4	1	0,242	10	0,064	0,070	-	-	0,7709
B17E	O	Eingriffe an peripheren Nerven, Hirnnerven und anderen Teilen des Nervensystems oder Eingriff bei zerebraler Lähmung, Muskeldystrophie oder Neuropathie, ohne komplexe oder bestimmte Diagnose, ohne mäßig komplexen oder komplexen Eingriff	0,548	0,481	-	-	2,8	1	0,138	6	0,052	0,054	-	-	0,8334

Fallpauschalen-Katalog und Pflegeerlöskatalog
Teil b) Bewertungsrelationen bei Versorgung durch Belegabteilungen

DRG	Parti-tion	Bezeichnung [6)]	Bewertungsrelation bei Belegoperateur	Bewertungsrelation bei Belegoperateur und Beleganästhesist	Bewertungsrelation bei Belegoperateur und Beleghebamme	Bewertungsrelation bei Belegoperateur, Beleganästhesist und Beleghebamme	Mittlere Verweil-dauer [1)]	Untere Grenz-verweildauer: Erster Tag mit Abschlag [2), 5)]	Untere Grenz-verweildauer: Bewertungs-relation pro Tag	Obere Grenz-verweildauer: Erster Tag mit zusätzlichem Entgelt [3), 5)]	Obere Grenz-verweildauer: Bewertungs-relation pro Tag	Externe Verlegung Abschlag pro Tag (Bewertungsrelation)	Verlegungs-fallpauschale	Ausnahme von Wiederaufnahme [4)]	Pflegeerlös Bewertungs-relation pro Tag
1	2	3	4	5	6	7	8	9	10	11	12	13	14	15	16
B18B	O	Bestimmte Eingriffe an Wirbelsäule und Rückenmark bei Krankheiten und Störungen des Nervensystems außer bei bösartiger Neubildung oder Revision eines Ventrikelshuntes oder operative Eingriffe bei nicht akuter Para- / Tetraplegie	1,740	1,611	-	-	9,9	2	0,251	22	0,054	0,070	-	-	0,9214
B18C	O	Andere Eingriffe an Wirbelsäule und Rückenmark bei Krankheiten und Störungen des Nervensystems außer bei bösartiger Neubildung	1,329	1,223	-	-	6,1	1	0,257	14	0,059	0,075	-	-	1,0606
B18D	O	Mäßig komplexe Eingriffe an Wirbelsäule und Rückenmark bei Krankheiten und Störungen des Nervensystems außer bei bösartiger Neubildung	1,277	1,157	-	-	6,4	1	0,244	13	0,055	0,067	-	-	0,7624
B19A	O	Implantation, Revision und Entfernung von Neurostimulatoren und Neurostimulationselektroden bei Krankheiten und Störungen des Nervensystems mit Implantation oder Wechsel eines Neurostimulators	1,294	1,223	-	-	3,2	1	0,376	8	0,045	0,049	-	-	0,8986
B19B	O	Implantation, Revision und Entfernung von Neurostimulatoren und Neurostimulationselektroden bei Krankheiten und Störungen des Nervensystems mit Implantation oder Wechsel eines permanenten oder temporären Elektrodensystems	1,320	1,263	-	-	3,2	1	0,087	8	0,044	0,046	-	-	0,8203
B19C	O	Implantation, Revision und Entfernung von Neurostimulatoren und Neurostimulationselektroden bei Krankheiten und Störungen des Nervensystems ohne Implantation oder Wechsel von Neurostimulatoren und Elektrodensystemen	0,627	0,560	-	-	3,1	1	0,208	7	0,045	0,049	-	-	0,8213
B20B	O	Kraniotomie oder große WS-Operation mit komplexer Prozedur, mit komplizierenden Faktoren, Alter > 15 Jahre oder Alter < 1 Jahr mit interventionellem oder großem intrakraniellen oder best. Eingriff oder mit kompl. Diagnose od. bei bösartiger Neubildung	2,277	2,116	-	-	9,8	2	0,389	19	0,158	-	x	-	1,2009
B20C	O	Kraniotomie oder große WS-Operation, Alter < 3 Jahre oder interventioneller Eingriff oder Alter < 18 Jahre mit großem intrakraniellen Eingriff oder mit kompl. Diagnose oder best. Eingriff, Alter < 16 J. od. bei bösartiger Neubildung, Alter > 0 Jahre	1,738	1,628	-	-	6,4	1	0,535	15	0,169	-	x	-	1,2279
B20D	O	Kraniotomie oder große WS-OP mit komplexer Prozedur oder ohne komplexe Prozedur, Alter > 2 Jahre, mit komplexer Diagnose oder bestimmtem Eingriff oder mit bestimmter Prozedur oder bei bösartiger Neubildung oder Alter < 16 Jahre	1,589	1,488	-	-	7,0	1	0,450	16	0,126	-	x	-	1,1686
B20E	O	Kraniotomie oder große Wirbelsäulen-Operation ohne komplexe Prozedur, Alter > 2 Jahre, ohne komplexe Diagnose, ohne bestimmten Eingriff, ohne bestimmte Prozedur, außer bei bösartiger Neubildung, Alter > 15 Jahre	1,210	1,135	-	-	7,0	1	0,366	16	0,113	-	x	-	1,1202
B63Z	M	Demenz und andere chronische Störungen der Hirnfunktion	0,529	0,528	-	-	7,0	1	0,314	15	0,057	0,064	-	-	0,8366
B66D	M	Neubildungen des Nervensystems, ein Belegungstag oder ohne äußerst schwere CC, Alter > 15 Jahre	0,493	0,492	-	-	5,2	1	0,289	13	0,058	0,091	-	x	0,9515
B67B	M	Morbus Parkinson ohne äußerst schwere CC, ohne schwerste Beeinträchtigung	0,564	0,564	-	-	8,2	2	0,185	17	0,051	0,064	-	-	0,7592
B68D	M	Multiple Sklerose und zerebellare Ataxie, ein Belegungstag oder ohne äußerst schwere CC, Alter > 15 Jahre, ohne komplexe Diagnose	0,452	0,452	-	-	6,1	1	0,313	14	0,052	0,064	-	-	0,6441
B69D	M	Transitorische ischämische Attacke (TIA) und extrakranielle Gefäßverschlüsse ohne neurologische Komplexbehandlung des akuten Schlaganfalls, ohne andere neurologische Komplexbehandlung des akuten Schlaganfalls, ohne äußerst schwere CC	0,490	0,490	-	-	4,0	1	0,253	9	0,070	0,100	-	-	0,8219
B70E	M	Apoplexie ohne neurologische Komplexbehandlung des akuten Schlaganfalls, ohne andere neurol. Komplexbeh. des akuten Schlaganfalls, mehr als 72 Stunden, ohne komplexen zerebrovask. Vasospasmus, mit komplizierender Diagnose oder systemischer Thrombolyse	1,005	1,004	-	-	8,0	2	0,332	18	0,086	0,110	-	-	1,2136
B70F	M	Apoplexie ohne neurologische Komplexbehandlung des akuten Schlaganfalls, ohne andere neurologische Komplexbehandlung des akuten Schlaganfalls, ohne komplexen zerebrovaskulären Vasospasmus, ohne komplizierende Diagnose, ohne systemische Thrombolyse	0,673	0,673	-	-	7,5	-	-	16	0,058	0,077	-	-	0,8804
B70G	M	Apoplexie mit neurologischer Komplexbehandlung des akuten Schlaganfalls oder mit anderer neurologischer Komplexbehandlung des akuten Schlaganfalls, verstorben < 4 Tage nach Aufnahme	0,692	0,689	-	-	2,6	-	-	-	-	-	x	-	2,3669
B70H	M	Apoplexie ohne neurologische Komplexbehandlung des akuten Schlaganfalls, ohne andere neurologische Komplexbehandlung des akuten Schlaganfalls, verstorben < 4 Tage nach Aufnahme	0,521	0,515	-	-	2,4	-	-	-	-	-	x	-	2,3545

Fallpauschalen-Katalog und Pflegeerlöskatalog
Teil b) Bewertungsrelationen bei Versorgung durch Belegabteilungen

DRG	Partition	Bezeichnung [6]	Bewertungsrelation bei Belegoperateur	Bewertungsrelation bei Belegoperateur und Beleganästhesist	Bewertungsrelation bei Belegoperateur und Beleghebamme	Bewertungsrelation bei Belegoperateur, Beleganästhesist und Beleghebamme	Mittlere Verweildauer [1]	Untere Grenzverweildauer: Erster Tag mit Abschlag [2), 5)]	Untere Grenzverweildauer: Bewertungsrelation pro Tag	Obere Grenzverweildauer: Erster Tag mit zusätzlichem Entgelt [3), 5)]	Obere Grenzverweildauer: Bewertungsrelation pro Tag	Externe Verlegung Abschlag pro Tag (Bewertungsrelation)	Verlegungsfallpauschale	Ausnahme von Wiederaufnahme [4]	Pflegeerlös Bewertungsrelation pro Tag
1	2	3	4	5	6	7	8	9	10	11	12	13	14	15	16
B70I	M	Apoplexie, ein Belegungstag	0,268	0,268	-	-	1,0	-	-	-	-	-	-	-	1,2978
B71D	M	Erkrankungen an Hirnnerven und peripheren Nerven ohne komplexe Diagnose, ohne Komplexbehandlung der Hand, ohne äußerst schwere oder schwere CC	0,435	0,435	-	-	5,2	1	0,228	11	0,059	0,070	-	-	0,6507
B76E	M	Anfälle, ein Belegungstag oder ohne komplexe Diagnostik und Therapie, ohne äußerst schwere oder schwere CC, ohne EEG, ohne bestimmte Diagnose, Alter > 5 Jahre, ohne komplexe Diagnose	0,419	0,419	-	-	3,9	1	0,225	9	0,071	0,084	-	-	1,0026
B77Z	M	Kopfschmerzen	0,361	0,361	-	-	3,1	1	0,169	7	0,079	0,086	-	-	0,7610
B78A	M	Intrakranielle Verletzung, Alter < 6 Jahre oder mit komplizierender Diagnose oder Intensivmedizinischer Komplexbehandlung > 196 / 184 / - Aufwandspunkte	0,693	0,688	-	-	5,8	1	0,394	14	0,081	0,099	-	-	1,2811
B78B	M	Intrakranielle Verletzung, Alter > 5 Jahre, ohne komplizierende Diagnose, ohne Intensivmedizinische Komplexbehandlung > 196 / 184 / - Aufwandspunkte	0,544	0,542	-	-	5,1	1	0,293	12	0,073	0,087	-	-	1,1137
B79Z	M	Schädelfrakturen, Somnolenz, Sopor	0,452	0,450	-	-	3,8	1	0,239	9	0,081	0,094	-	-	1,3329
B80Z	M	Andere Kopfverletzungen	0,236	0,235	-	-	2,3	1	0,081	4	0,068	0,070	-	-	1,0646
B81B	M	Andere Erkrankungen des Nervensystems ohne komplexe Diagnose, ohne bestimmte aufwendige / hochaufwendige Behandlung	0,508	0,507	-	-	5,8	1	0,265	13	0,059	0,072	-	-	0,7547
B82Z	M	Andere Erkrankungen an peripheren Nerven	0,279	0,279	-	-	3,5	1	0,126	8	0,062	0,056	-	-	0,6737
B85C	M	Degenerative Krankheiten des Nervensystems ohne hochkomplexe Diagnose, ohne äußerst schwere oder schwere CC oder ein Belegungstag, mit komplexer Diagnose, zerebrale Lähmungen oder Delirium, Alter > 1 Jahr	0,536	0,535	-	-	6,3	1	0,366	15	0,060	0,072	-	-	0,9500
B85D	M	Degenerative Krankheiten des Nervensystems ohne hochkomplexe Diagnose, ohne äußerst schwere oder schwere CC oder ein Belegungstag, ohne komplexe Diagnose	0,442	0,440	-	-	4,3	1	0,255	10	0,069	0,080	-	-	0,8397
MDC 02 Krankheiten und Störungen des Auges															
C01A	O	Komplexer Eingriff bei penetrierenden Augenverletzungen oder bestimmte Orbitotomie	0,993	0,896	-	-	5,4	1	0,173	12	0,064	0,055	-	-	0,7074
C01B	O	Andere Eingriffe bei penetrierenden Augenverletzungen oder Amnionmembrantransplantation oder bestimmte Biopsie	0,605	0,573	-	-	5,3	1	0,312	13	0,044	0,053	-	-	0,7579
C03A	O	Eingriffe an Retina, Orbita und Augenlid oder Entfernung Augapfel mit komplexem Eingriff oder komplizierenden Faktoren oder mit bestimmtem Eingriff oder bei bösartiger Neubildung, Alter < 16 Jahre	0,799	0,732	-	-	4,2	1	0,202	10	0,047	0,054	-	-	0,7963
C03B	O	Eingriffe an Retina, Orbita und Augenlid oder Entfernung Augapfel ohne komplexen Eingriff, ohne komplizierende Faktoren, mit bestimmtem Eingriff oder bei bösartiger Neubildung, Alter > 15 Jahre	0,471	0,426	-	-	2,4	1	0,040	5	0,038	0,070	-	-	0,6940
C03C	O	Eingriffe an Retina, Orbita und Augenlid oder Entfernung Augapfel, ohne komplexen oder bestimmten Eingriff, außer bei bösartiger Neubildung	0,362	0,333	-	-	2,2	1	0,006	4	0,038	0,076	-	-	0,7342
C04A	O	Hornhauttransplantation mit extrakapsulärer Extraktion der Linse (ECCE) oder Amnionmembrantransplantation oder komplexem Eingriff oder Pars-plana-Vitrektomie oder Alter < 16 Jahre	1,212	1,164	-	-	5,0	1	0,159	12	0,122	0,053	-	x	0,6785
C04B	O	Hornhauttransplantation ohne extrakapsuläre Extraktion der Linse (ECCE), ohne Amnionmembrantransplantation, ohne komplexen Eingriff, ohne Pars-plana-Vitrektomie, Alter > 15 Jahre	1,027	1,004	-	-	3,5	1	0,098	6	0,148	0,046	-	x	0,6661
C05Z	O	Dakryozystorhinostomie	0,483	0,425	-	-	2,2	1	0,144	5	0,046	0,047	-	-	0,7563
C06Z	O	Komplexe Eingriffe bei Glaukom	0,395	0,371	-	-	3,6	1	0,102	7	0,034	0,040	-	-	0,6648
C07A	O	Andere Eingriffe bei Glaukom mit extrakapsulärer Extraktion der Linse (ECCE) oder komplexem Eingriff am Auge oder bestimmten Eingriffen bei Glaukom oder Alter < 6 Jahre	0,453	0,424	-	-	3,0	1	0,062	6	0,040	0,043	-	-	0,7555
C07B	O	Andere Eingriffe bei Glaukom ohne extrakapsuläre Extraktion der Linse (ECCE), ohne komplexen Eingriff am Auge, ohne bestimmte Eingriffe bei Glaukom, Alter > 5 Jahre	0,248	0,233	-	-	2,7	1	0,083	6	0,037	0,031	-	-	0,7170
C08A	O	Beidseitige extrakapsuläre Extraktion der Linse (ECCE) oder extrakapsuläre Extraktion der Linse oder bestimmte andere Eingriffe am Auge bei angeborener Fehlbildung der Linse oder Alter < 10 Jahre	0,578	0,530	-	-	3,7	1	0,178	8	0,047	0,054	-	-	0,9019

Fallpauschalen-Katalog und Pflegeerlöskatalog
Teil b) Bewertungsrelationen bei Versorgung durch Belegabteilungen

DRG	Partition	Bezeichnung [5]	Bewertungsrelation bei Belegoperateur	Bewertungsrelation bei Belegoperateur und Beleganästhesist	Bewertungsrelation bei Belegoperateur und Beleghebamme	Bewertungsrelation bei Belegoperateur, Beleganästhesist und Beleghebamme	Mittlere Verweildauer [1]	Untere Grenzverweildauer: Erster Tag mit Abschlag [2), 5)]	Untere Grenzverweildauer: Bewertungsrelation pro Tag	Obere Grenzverweildauer: Erster Tag mit zusätzlichem Entgelt [3), 5)]	Obere Grenzverweildauer: Bewertungsrelation pro Tag	Externe Verlegung Abschlag pro Tag (Bewertungsrelation)	Verlegungsfallpauschale	Ausnahme von Wiederaufnahme [4]	Pflegeerlös Bewertungsrelation pro Tag
1	2	3	4	5	6	7	8	9	10	11	12	13	14	15	16
C08B	O	Extrakapsuläre Extraktion der Linse (ECCE) ohne angeborene Fehlbildung der Linse oder bestimmte Eingriffe am Auge, Alter > 9 Jahre	0,271	0,254	-	-	2,4	1	0,031	4	0,031	0,038	-	-	0,9135
C10A	O	Eingriffe an den Augenmuskeln mit erhöhtem Aufwand	0,538	0,470	-	-	2,3	1	0,099	4	0,046	0,046	-	-	1,2155
C10B	O	Eingriffe an den Augenmuskeln ohne erhöhten Aufwand, mit komplexem Eingriff oder Alter < 6 Jahre	0,497	0,439	-	-	2,2	1	0,101	4	0,067	0,047	-	-	1,1914
C10C	O	Eingriffe an den Augenmuskeln ohne erhöhten Aufwand, ohne komplexen Eingriff, Alter > 5 Jahre	0,445	0,397	-	-	2,3	1	0,079	4	0,046	0,048	-	-	1,1074
C12Z	O	Andere Rekonstruktionen der Augenlider	0,524	0,482	-	-	3,2	1	0,233	7	0,048	0,052	-	-	0,7162
C13Z	O	Eingriffe an Tränendrüse und Tränenwegen	0,351	0,323	-	-	3,0	1	0,092	6	0,044	0,047	-	-	0,8208
C14Z	O	Andere Eingriffe am Auge	0,268	0,249	-	-	2,7	1	0,074	6	0,037	0,040	-	-	0,8121
C15Z	O	Andere Eingriffe an der Retina	0,503	0,464	-	-	2,7	1	0,178	6	0,046	0,059	-	-	0,7486
C20A	O	Eingriffe an Kornea, Sklera und Konjunktiva, Eingriffe am Augenlid oder verschiedene Eingriffe an der Linse, Alter < 16 Jahre oder beidseitige Eingriffe an Augen und Tränenwegen oder bestimmte Konjunktivaplastik oder bei bösartiger Neubildung am Auge	0,578	0,521	-	-	3,0	1	0,222	7	0,073	0,054	-	-	0,9550
C20B	O	Eingriffe an Kornea, Sklera und Konjunktiva, Eingriffe am Augenlid oder verschiedene Eingriffe an der Linse, Alter > 15 Jahre, ohne beidseitige Eingriffe an Augen und Tränenwegen, ohne bestimmte Konjunktivaplastik außer bei bösartiger Neubildung am Auge	0,411	0,381	-	-	2,7	1	0,093	6	0,046	0,048	-	-	0,8034
C60Z	M	Akute und schwere Augeninfektionen	0,313	0,313	-	-	5,0	1	0,231	11	0,044	0,052	-	-	0,6916
C61Z	M	Neuro-ophthalmologische und vaskuläre Erkrankungen des Auges	0,410	0,409	-	-	3,7	1	0,216	8	0,070	0,084	-	-	0,6797
C62Z	M	Hyphäma und konservativ behandelte Augenverletzungen	0,220	0,220	-	-	3,1	1	0,095	7	0,049	0,055	-	-	0,7797
C63Z	M	Andere Erkrankungen des Auges oder Augenerkrankungen bei Diabetes mellitus	0,336	0,335	-	-	3,8	1	0,175	9	0,061	0,068	-	-	0,7543
C64Z	M	Glaukom, Katarakt und Erkrankungen des Augenlides	0,137	0,137	-	-	2,3	1	0,068	4	0,043	0,043	-	-	0,7323
MDC 03 Krankheiten und Störungen des Ohres, der Nase, des Mundes und des Halses															
D01B	O	Kochleaimplantation, unilateral	6,160	6,045	-	-	4,2	1	0,240	8	0,114	0,092	-	-	0,7975
D02A	O	Komplexe Resektionen mit Rekonstruktionen an Kopf und Hals mit komplexem Eingriff oder mit Kombinationseingriff mit äußerst schweren CC	4,967	4,552	-	-	19,5	5	0,365	35	0,202	0,101	-	-	1,3292
D02B	O	Komplexe Resektionen mit Rekonstruktionen an Kopf und Hals ohne komplexen Eingriff, ohne Kombinationseingriff mit äußerst schweren CC	3,744	3,401	-	-	16,0	4	0,329	29	0,188	0,092	-	-	1,1117
D03A	O	Operative Korrektur einer Lippen-Kiefer-Gaumen-Spalte oder bestimmte plastische Rekonstruktion am Kopf mit Hartgaumenplastik oder bestimmte Knochentransplantation an Kiefer- und Gesichtsschädelknochen oder Alter < 2 Jahre	1,182	1,054	-	-	5,2	1	0,181	10	0,084	0,053	-	-	1,4804
D03B	O	Operative Korrektur einer Lippen-Kiefer-Gaumen-Spalte oder bestimmte plastische Rekonstruktion am Kopf ohne Hartgaumenplastik, ohne bestimmte Knochentransplantation an Kiefer- und Gesichtsschädelknochen, Alter > 1 Jahr	1,010	0,886	-	-	5,1	1	0,144	10	0,049	0,045	-	-	0,8727
D04A	O	Bignathe Osteotomie und komplexe Eingriffe am Kiefer oder Rekonstruktion der Trachea oder plastische Rekonstruktion der Ohrmuschel mit mikrovaskulärem Lappen, mit komplexem Eingriff	1,764	1,582	-	-	4,5	1	0,223	8	0,209	0,076	-	-	0,9605
D04B	O	Bignathe Osteotomie und komplexe Eingriffe am Kiefer oder Rekonstruktion der Trachea oder plastische Rekonstruktion der Ohrmuschel mit mikrovaskulärem Lappen, ohne komplexen Eingriff	1,361	1,227	-	-	6,1	1	0,238	12	0,231	0,067	-	-	0,8311
D05A	O	Komplexe Parotidektomie	1,169	1,029	-	-	3,8	1	0,154	8	0,058	0,065	-	-	0,7652
D05B	O	Komplexe Eingriffe an den Speicheldrüsen außer komplexe Parotidektomien	0,600	0,521	-	-	2,9	1	0,076	5	0,038	0,040	-	-	0,7340
D06A	O	Komplexe Eingriffe an Nasennebenhöhlen, Mastoid, Mittelohr, Speicheldrüsen, Rachen, Alter < 6 Jahre oder Alter > 15 Jahre mit komplexer Prozedur oder Diagnose, mit Resektion des Felsenbeins oder mit intrakraniellem Eingriff bei bösartiger Neubildung	1,138	1,024	-	-	5,8	1	0,234	12	0,056	0,067	-	-	1,0070

Fallpauschalen-Katalog und Pflegeerlöskatalog
Teil b) Bewertungsrelationen bei Versorgung durch Belegabteilungen

DRG	Partition	Bezeichnung [6]	Bewertungsrelation bei Belegoperateur	Bewertungsrelation bei Belegoperateur und Beleganästhesist	Bewertungsrelation bei Belegoperateur und Beleghebamme	Bewertungsrelation bei Belegoperateur, Beleganästhesist und Beleghebamme	Mittlere Verweildauer [1]	Untere Grenzverweildauer: Erster Tag mit Abschlag [2), 5)]	Untere Grenzverweildauer: Bewertungsrelation pro Tag	Obere Grenzverweildauer: Erster Tag mit zusätzlichem Entgelt [3), 5)]	Obere Grenzverweildauer: Bewertungsrelation pro Tag	Externe Verlegung Abschlag pro Tag (Bewertungsrelation)	Verlegungsfallpauschale	Ausnahme von Wiederaufnahme [4)]	Pflegeerlös Bewertungsrelation pro Tag
1	2	3	4	5	6	7	8	9	10	11	12	13	14	15	16
D06B	O	Andere Eingriffe an Nasennebenhöhlen, Mastoid, Mittelohr, Speicheldrüsen, Rachen, Alter > 5 Jahre und Alter < 16 Jahre oder Alter > 15 Jahre, mit komplexer Prozedur oder Diagnose, ohne Resektion am Felsenbein, ohne intrakraniellen Eingriff bei BNB	0,549	0,488	-	-	2,8	1	0,084	5	0,040	0,043	-	-	0,8134
D06C	O	Bestimmte Eingriffe an Nasennebenhöhlen, Mastoid, Mittelohr, Speicheldrüsen, Rachen, Alter > 15 Jahre, ohne komplexe Prozedur, ohne komplexe Diagnose, mit bestimmter Prozedur	0,417	0,366	-	-	2,6	1	0,121	5	0,036	0,037	-	-	0,7731
D08B	O	Eingriffe an Mundhöhle und Mund bei bösartiger Neubildung ohne äußerst schwere CC	0,597	0,552	-	-	3,9	1	0,232	9	0,094	0,068	-	-	0,7673
D09Z	O	Tonsillektomie bei bösartiger Neubildung oder verschiedene Eingriffe an Ohr, Nase, Mund und Hals mit äußerst schweren CC	0,982	0,901	-	-	7,7	2	0,193	19	0,097	0,066	-	-	1,0248
D12A	O	Andere aufwendige Eingriffe an Ohr, Nase, Mund und Hals	1,073	0,967	-	-	4,8	1	0,419	13	0,065	0,099	-	-	0,9230
D12B	O	Andere Eingriffe an Ohr, Nase, Mund und Hals	0,430	0,379	-	-	2,9	1	0,106	6	0,033	0,039	-	-	0,7953
D13A	O	Kleine Eingriffe an Nase, Ohr, Mund und Hals mit komplizierender Diagnose oder bestimmtem Eingriff oder Alter < 16 Jahre mit äußerst schweren CC oder Alter < 1 Jahr	0,647	0,573	-	-	2,9	1	0,191	8	0,066	0,063	-	-	0,8609
D13B	O	Kleine Eingriffe an Nase, Ohr, Mund und Hals ohne komplizierende Diagnose, ohne bestimmten Eingriff, Alter > 15 Jahre oder ohne äußerst schwere CC, Alter > 0 Jahre	0,370	0,338	-	-	2,5	1	0,070	6	0,052	0,053	-	-	0,9466
D15A	O	Tracheostomie mit äußerst schweren CC oder mit radikaler zervikaler Lymphadenektomie oder Implantation einer Kiefergelenkendoprothese	2,667	2,478	-	-	18,0	5	0,248	32	0,062	-	x	-	1,1776
D15B	O	Tracheostomie ohne äußerst schwere CC, ohne radikale zervikale Lymphadenektomie	1,664	1,563	-	-	13,4	3	0,266	25	0,055	-	x	-	1,0457
D16Z	O	Materialentfernung an Kiefer und Gesicht	0,550	0,479	-	-	2,7	1	0,108	5	0,046	0,048	-	-	0,8045
D19Z	O	Strahlentherapie bei Krankheiten und Störungen des Ohres, der Nase, des Mundes und des Halses, Bestrahlungen an mindestens 9 Tagen	2,371	2,365	-	-	18,5	5	0,389	35	0,112	0,114	-	x	0,7407
D20A	O	Strahlentherapie bei Krankheiten und Störungen des Ohres, der Nase, des Mundes und des Halses, Bestrahlungen an mindestens 5 Tagen	1,021	1,019	-	-	7,5	-	-	15	0,134	0,100	-	x	0,7763
D20B	O	Strahlentherapie bei Krankheiten und Störungen des Ohres, der Nase, des Mundes und des Halses, Bestrahlungen an weniger als 5 Tagen	0,536	0,535	-	-	3,2	1	0,256	8	0,143	0,141	-	x	0,8227
D22A	O	Eingriffe an Mundhöhle und Mund außer bei bösartiger Neubildung, mit Mundboden- oder Vestibulumplastik oder komplexe Eingriffe am Kopf	0,715	0,646	-	-	5,0	1	0,165	10	0,046	0,055	-	-	0,7511
D22B	O	Eingriffe an Mundhöhle und Mund außer bei bösartiger Neubildung oder Eingriffe an Hals und Kopf, ohne Mundboden- oder Vestibulumplastik, ohne komplexe Eingriffe am Kopf	0,335	0,291	-	-	2,9	1	0,071	7	0,035	0,036	-	-	0,8308
D24A	O	Komplexe Hautplastiken und große Eingriffe an Kopf und Hals mit äußerst schweren CC oder mit Kombinationseingriff ohne äußerst schwere CC	3,294	3,022	-	-	18,6	5	0,279	36	0,063	0,085	-	-	1,0372
D24B	O	Komplexe Hautplastiken und große Eingriffe an Kopf und Hals ohne äußerst schwere CC, ohne Kombinationseingriff	1,751	1,571	-	-	6,9	1	0,326	15	0,068	0,084	-	-	0,8316
D25C	O	Mäßig komplexe Eingriffe an Kopf und Hals bei BNB oder mit Eingriff an den oberen Atemwegen, ohne Laryngektomie, ohne Exzision von Tumorgewebe, ohne äußerst schwere CC	1,405	1,271	-	-	6,5	1	0,292	15	0,130	0,076	-	-	0,8326
D25D	O	Mäßig komplexe Eingriffe an Kopf und Hals außer bei bösartiger Neubildung ohne äußerst schwere CC	0,515	0,462	-	-	4,0	1	0,117	9	0,038	0,044	-	-	0,8230
D28Z	O	Andere Eingriffe an Kopf und Hals mit komplexem Eingriff oder bei bösartiger Neubildung oder Rekonstruktion mit Gesichtsepithesen oder totale Auflagerungsplastik der Maxilla	0,603	0,530	-	-	2,8	1	0,080	6	0,134	-	x	-	0,7847
D29Z	O	Operationen am Kiefer und andere Eingriffe an Kopf und Hals außer bei bösartiger Neubildung	0,761	0,676	-	-	3,3	1	0,248	8	0,057	0,062	-	-	0,7845
D30A	O	Tonsillektomie außer bei BNB od. versch. Eingriffe Ohr, Nase, Mund, Hals oh. äuß. schw. CC, m. aufw. Eingr. od. Eingr. Mundh., Mund, Alter < 3 J. od. m. kompl. Diag. od. Alter < 16 J. m. äuß. schw. od. schw. CC od. m. Eingr. Ohr, Trachea m. äuß. schw. CC	0,458	0,400	-	-	2,6	1	0,047	5	0,038	0,041	-	-	0,8261

Fallpauschalen-Katalog und Pflegeerlöskatalog
Teil b) Bewertungsrelationen bei Versorgung durch Belegabteilungen

DRG	Partition	Bezeichnung [6]	Bewertungsrelation bei Belegoperateur	Bewertungsrelation bei Belegoperateur und Beleganästhesist	Bewertungsrelation bei Belegoperateur und Beleghebamme	Bewertungsrelation bei Belegoperateur, Beleganästhesist und Beleghebamme	Mittlere Verweildauer [1]	Untere Grenzverweildauer: Erster Tag mit Abschlag [2, 5]	Untere Grenzverweildauer: Bewertungsrelation pro Tag	Obere Grenzverweildauer: Erster Tag mit zusätzlichem Entgelt [3, 5]	Obere Grenzverweildauer: Bewertungsrelation pro Tag	Externe Verlegung Abschlag pro Tag (Bewertungsrelation)	Verlegungsfallpauschale	Ausnahme von Wiederaufnahme [4]	Pflegeerlös Bewertungsrelation pro Tag
1	2	3	4	5	6	7	8	9	10	11	12	13	14	15	16
D30B	O	Tonsillektomie außer bei BNB oder verschiedene Eingriffe an Ohr, Nase, Mund und Hals, Alter > 15 oder ohne äußerst schwere oder schwere CC, Alter < 12 Jahre oder Alter > 11 Jahre bei BNB oder mit anderem Eingriff oder ohne Eingriff an Hals, Trachea	0,342	0,306	-	-	3,1	1	0,084	6	0,032	0,035	-	-	0,7455
D30C	O	Kleine Eingriffe an Ohr, Nase, Mund und Hals, Alter > 11 Jahre	0,278	0,258	-	-	2,4	1	0,008	5	0,052	0,054	-	-	0,7820
D35Z	O	Eingriffe an Nase, Nasennebenhöhlen bei bösartiger Neubildung	0,854	0,766	-	-	3,8	1	0,184	8	0,160	0,073	-	-	0,7834
D36Z	O	Sehr komplexe Eingriffe an den Nasennebenhöhlen	0,732	0,648	-	-	3,4	1	0,153	9	0,055	0,060	-	-	0,7558
D37A	O	Sehr komplexe Eingriffe an der Nase, Alter < 16 Jahre oder bei Gaumenspalte oder Spaltnase oder plastische Rekonstruktion der Nase mit Rippenknorpeltransplantation	1,229	1,070	-	-	3,6	1	0,137	8	0,051	0,057	-	-	0,8914
D37B	O	Sehr komplexe Eingriffe an der Nase, Alter > 15 Jahre, außer bei Gaumenspalte oder Spaltnase, ohne plastische Rekonstruktion der Nase mit Rippenknorpeltransplantation	0,602	0,545	-	-	2,3	1	0,084	4	0,041	0,041	-	-	0,6670
D38Z	O	Mäßig komplexe Eingriffe an Nase, Nasennebenhöhlen, Gesichtsschädelknochen	0,417	0,367	-	-	2,7	1	0,096	5	0,036	0,037	-	-	0,7371
D39Z	O	Andere Eingriffe an der Nase	0,366	0,329	-	-	2,5	1	0,101	5	0,050	0,051	-	-	0,7968
D40Z	A	Zahnextraktion und -wiederherstellung	0,441	0,401	-	-	2,6	1	0,082	6	0,053	0,054	-	-	1,0621
D60A	M	Bösartige Neubildungen an Ohr, Nase, Mund und Hals, mehr als ein Belegungstag, mit äußerst schweren oder schweren CC	0,993	0,985	-	-	12,2	3	0,228	26	0,077	0,071	-	x	1,0039
D60B	M	Bösartige Neubildungen an Ohr, Nase, Mund und Hals, ein Belegungstag oder ohne äußerst schwere oder schwere CC	0,486	0,460	-	-	4,3	1	0,178	9	0,061	0,071	-	x	0,8807
D61Z	M	Gleichgewichtsstörung, Hörverlust und Tinnitus	0,373	0,373	-	-	3,9	1	0,173	8	0,060	0,075	-	-	0,6769
D63B	M	Otitis media oder Infektionen der oberen Atemwege oder Blutung aus Nase und Rachen ohne äußerst schwere CC	0,183	0,181	-	-	3,3	1	0,086	7	0,041	0,043	-	-	0,9440
D64Z	M	Laryngotracheitis, Laryngospasmus und Epiglottitis	0,190	0,189	-	-	2,2	1	0,079	4	0,058	0,059	-	-	1,3593
D65Z	M	Andere Krankheiten an Ohr, Nase, Mund und Hals oder Verletzung und Deformität der Nase	0,326	0,314	-	-	3,3	1	0,095	8	0,053	0,087	-	-	0,8643
D67Z	M	Erkrankungen von Zähnen und Mundhöhle	0,324	0,312	-	-	3,3	1	0,092	7	0,054	0,082	-	-	0,9248
MDC 04 Krankheiten und Störungen der Atmungsorgane															
E02B	O	Andere OR-Prozeduren an den Atmungsorganen Alter > 9 Jahre, mit mäßig aufwendigem Eingriff bei Krankheiten und Störungen der Atmungsorgane oder mehr als ein Belegungstag mit bestimmtem Eingriff an Larynx oder Trachea oder mit äußerst schweren CC	1,343	1,312	-	-	12,0	3	0,249	25	0,057	0,076	-	-	0,7894
E02C	O	Andere OR-Prozeduren an den Atmungsorganen Alter > 9 J., mehr als 1 BT, ohne best. Eingr. an Larynx oder Trachea, ohne mäßig aufwend. Eingr., ohne äuß. schw. CC, mit best. endoskop. Lungenvolumenred. oder anderem mäßig kompl. Eingr. oder Alter < 18 J.	0,753	0,705	-	-	5,8	1	0,215	15	0,062	0,064	-	-	0,7614
E02D	O	Andere OR-Prozeduren an den Atmungsorganen Alter > 17 Jahre, mehr als 1 BT, ohne bestimmten Eingriff an Larynx oder Trachea ohne mäßig aufwendigen Eingriff, ohne äußerst schwere CC, ohne endoskop. Lungenvolumenred., ohne anderen mäßig kompl. Eingriff	0,677	0,660	-	-	4,0	-	-	12	0,084	0,099	-	-	0,6671
E02E	O	Andere OR-Prozeduren an den Atmungsorganen Alter > 17 J., ohne best. Eingriff an Larynx oder Trachea, ohne mäßig aufwendigen Eingriff, ohne äußerst schwere CC, ohne endoskop. Lungenvolumenreduktion, ohne andere mäßig kompl. Eingriffe, ein Belegungstag	0,440	0,420	-	-	1,0	-	-	-	-	-	-	-	1,3160
E07Z	O	Aufwendige Eingriffe bei Schlafapnoesyndrom	0,565	0,504	-	-	3,9	1	0,116	8	0,043	0,048	-	-	0,6231
E08B	O	Strahlentherapie bei Krankheiten und Störungen der Atmungsorgane ohne operativen Eingriff oder Beatmung > 24 Stunden, mehr als ein Belegungstag, Bestrahlungen an mindestens 9 Tagen	2,658	2,650	-	-	24,3	7	0,317	42	0,110	-	x	x	0,7099
E08C	O	Strahlentherapie bei Krankheiten und Störungen der Atmungsorgane ohne operativen Eingriff od. Beatmung > 24 Stunden, mehr als ein Belegungstag, Bestrahlungen an mindestens 5 Tagen od. mindestens 10 Bestrahlungen od. zerebrale, stereotaktische Bestrahlung	1,323	1,320	-	-	11,5	3	0,319	26	0,108	0,102	-	x	0,8056

Fallpauschalen-Katalog und Pflegeerlöskatalog
Teil b) Bewertungsrelationen bei Versorgung durch Belegabteilungen

DRG	Partition	Bezeichnung 6)	Bewertungsrelation bei Belegoperateur	Bewertungsrelation bei Belegoperateur und Beleganästhesist	Bewertungsrelation bei Belegoperateur und Beleghebamme	Bewertungsrelation bei Belegoperateur, Beleganästhesist und Beleghebamme	Mittlere Verweildauer 1)	Untere Grenzverweildauer: Erster Tag mit Abschlag 2), 5)	Untere Grenzverweildauer: Bewertungsrelation pro Tag	Obere Grenzverweildauer: Erster Tag mit zusätzlichem Entgelt 3), 5)	Obere Grenzverweildauer: Bewertungsrelation pro Tag	Externe Verlegung Abschlag pro Tag (Bewertungsrelation)	Verlegungsfallpauschale	Ausnahme von Wiederaufnahme 4)	Pflegeerlös Bewertungsrelation pro Tag
1	2	3	4	5	6	7	8	9	10	11	12	13	14	15	16
E08D	O	Strahlentherapie bei Krankheiten und Störungen der Atmungsorgane ohne operativen Eingr. oder Beatmung > 24 Stunden, mehr als ein Belegungstag, Bestrahlungen an weniger als 5 Tagen, weniger als 10 Bestrahlungen, ohne zerebrale, stereotaktische Bestrahlung	0,880	0,876	-	-	6,3	1	0,457	17	0,120	-	x	x	0,7844
E40C	A	Krankheiten und Störungen der Atmungsorgane mit Beatmung > 24 Stunden, mehr als 2 Belegungstage, mit komplexer Prozedur, ohne äußerst schwere CC, außer bei Para- / Tetraplegie	1,451	1,448	-	-	9,1	2	0,504	21	0,084	0,149	-	x	1,9367
E63B	M	Schlafapnoesyndrom oder Polysomnographie oder kardiorespiratorische Polygraphie bis 2 Belegungstage, Alter > 17 Jahre, ohne bestimmte invasive kardiologische Diagnostik	0,115	0,115	-	-	2,1	1	0,029	4	0,040	0,038	-	-	0,7204
E64A	M	Respiratorische Insuffizienz, mehr als ein Belegungstag, mit äußerst schweren CC oder Lungenembolie, Alter > 15 Jahre	0,561	0,561	-	-	5,7	1	0,347	13	0,065	0,080	-	-	0,8775
E64B	M	Respiratorische Insuffizienz, mehr als ein Belegungstag, ohne äußerst schwere CC, Alter < 16 Jahre	0,632	0,622	-	-	4,3	-	-	11	0,137	0,111	-	-	1,8793
E64C	M	Respiratorische Insuffizienz, mehr als ein Belegungstag, ohne äußerst schwere CC, Alter > 15 Jahre	0,465	0,465	-	-	6,1	-	-	14	0,051	0,065	-	-	1,0037
E64D	M	Respiratorische Insuffizienz, ein Belegungstag	0,179	0,179	-	-	1,0	-	-	-	-	-	-	-	1,3484
E65A	M	Chron.-obstr. Atemwegserkrankung od. best. Atemwegsinfekt. mit äuß. schw. CC od. best. hochaufw. Beh. od. Bronchitis u. Asthma bronch., mehr als ein BT, mit äuß. schw. od. schw. CC, Alter < 1 J., mit RS-V.-Infekt., mit int. Komplexbeh. > 196 / 184 / - P.	1,113	1,112	-	-	16,6	5	0,183	26	0,049	0,062	-	-	1,0700
E65B	M	Chronisch-obstruktive Atemwegserkrankung oder best. Atemwegsinfektion ohne äußerst schwere CC, mit komplizierender Diagnose oder mit FEV1 < 35% und mehr als ein Belegungstag oder Alter < 1 J. oder mit bestimmter mäßig aufwendiger / aufwendiger Behandlung	0,572	0,572	-	-	7,9	2	0,184	17	0,047	0,064	-	-	0,7430
E65C	M	Chronisch-obstruktive Atemwegserkrankung ohne äußerst schwere CC, ohne komplizierende Diagnose, ohne FEV1 < 35% oder ein Belegungstag oder Alter > 1 Jahr, ohne bestimmte mäßig aufwendige / aufwendige Behandlung	0,448	0,448	-	-	5,9	1	0,257	13	0,046	0,066	-	-	0,7152
E66A	M	Schweres Thoraxtrauma mit komplizierender Diagnose	0,480	0,479	-	-	5,4	1	0,230	12	0,061	0,074	-	-	0,8560
E66B	M	Schweres Thoraxtrauma ohne komplizierende Diagnose	0,359	0,359	-	-	4,8	1	0,140	10	0,054	0,062	-	-	0,7826
E69B	M	Bronchitis und Asthma bronchiale, mehr als 1 BT u. Alter > 55 J. od. mit äuß. schw. od. schw. CC, Alt. > 0 J. od. 1 BT od. oh. äuß. schw. od. schw. CC, Alt. < 1 J. od. flex. Bronchoskopie, Alt. < 16 J. od. best. mäßig aufw. Beh., m. RS-Virus-Infekt.	0,405	0,404	-	-	6,1	1	0,244	12	0,044	0,055	-	-	0,7886
E69C	M	Bronchitis und Asthma bronchiale, ein Belegungstag oder ohne äuß. schw. oder schw. CC oder Alter < 56 Jahre oder Beschwerden und Symptome der Atmung oder Störungen der Atmung mit Ursache in der Neonatalperiode, ohne bestimmte aufw./hochaufw. Behandlung	0,294	0,294	-	-	3,6	1	0,119	7	0,056	0,063	-	-	1,0251
E70Z	M	Keuchhusten und akute Bronchiolitis	0,310	0,310	-	-	4,6	1	0,136	9	0,053	0,047	-	-	1,5400
E71A	M	Neubildungen der Atmungsorgane, mehr als ein Belegungstag, mit äußerst schweren CC	1,236	1,233	-	-	14,4	4	0,232	29	0,057	0,074	-	x	0,9018
E71B	M	Neubildungen der Atmungsorgane, ein Belegungstag oder ohne äußerst schwere CC, mit Ösophagusprothese oder endoskopischer Stufenbiopsie oder endoskopischer Biopsie am Respirationstrakt mit Chemotherapie, mit int. Komplexbeh. > 196 / 184 / - Punkten	0,966	0,963	-	-	7,7	2	0,275	19	0,069	0,095	-	x	0,6845
E71C	M	Neubildungen der Atmungsorgane, ein Belegungstag oder ohne äußerst schwere CC, ohne Ösophagusproth., ohne Stufenbiop., ohne Chemotherapie od. ohne endoskop. Biop. am Respir.-Trakt, mit Bronchoskop. mit starrem Instr. oder perkut. Biop. am Respir.-Trakt	0,581	0,576	-	-	5,0	1	0,268	13	0,070	0,084	-	x	0,6506
E71D	M	Neubildungen der Atmungsorgane, ein Belegungstag od. ohne äußerst schwere CC, ohne Ösophagusproth., ohne Stufenbiopsie, ohne Chemoth. od. ohne endoskop. Biop. am Respir.-Trakt, ohne Bronchoskopie mit starrem Instr., ohne perkut. Biopsie am Respir.-Trakt	0,450	0,448	-	-	5,9	1	0,234	14	0,051	0,062	-	x	0,8808
E73B	M	Pleuraerguss ohne äußerst schwere CC	0,458	0,455	-	-	4,8	1	0,297	12	0,061	0,071	-	-	0,7396

Fallpauschalen-Katalog und Pflegeerlöskatalog
Teil b) Bewertungsrelationen bei Versorgung durch Belegabteilungen

DRG	Parti-tion	Bezeichnung [6]	Bewertungsrelation bei Belegoperateur	Bewertungsrelation bei Belegoperateur und Beleganästhesist	Bewertungsrelation bei Belegoperateur und Beleghebamme	Bewertungsrelation bei Belegoperateur, Beleganästhesist und Beleghebamme	Mittlere Verweil-dauer [1]	Untere Grenz-verweildauer: Erster Tag mit Abschlag [2, 5]	Untere Grenz-verweildauer: Bewertungs-relation pro Tag	Obere Grenz-verweildauer: Erster Tag mit zusätzlichem Entgelt [3, 5]	Obere Grenz-verweildauer: Bewertungs-relation pro Tag	Externe Verlegung Abschlag pro Tag (Bewertungsrelation)	Verlegungs-fallpauschale	Ausnahme von Wiederaufnahme [4]	Pflegeerlös Bewertungs-relation pro Tag
1	2	3	4	5	6	7	8	9	10	11	12	13	14	15	16
E74Z	M	Interstitielle Lungenerkrankung	0,521	0,520	-	-	6,8	1	0,289	15	0,054	0,059	-	-	0,7756
E75C	M	Andere Krankheiten der Atmungsorgane ohne äußerst schwere CC oder Beschwerden und Symptome der Atmung mit komplexer Diagnose	0,421	0,418	-	-	5,1	1	0,204	11	0,050	0,061	-	-	0,8389
E76C	M	Tuberkulose bis 14 Belegungstag, Alter > 17 Jahre oder ohne äußerst schwere oder schwere CC oder Pneumothorax	0,574	0,571	-	-	6,4	1	0,356	14	0,061	0,073	-	-	0,9173
E77B	M	Bestimmte andere Infektionen und Entzündungen der Atmungsorgane mit bestimmter komplizierender Konstellation oder hochkomplexer Diagnose oder intensivmedizinischer Komplexbehandlung > 196 / - / - Aufwandspunkte	1,968	1,967	-	-	23,3	7	0,244	39	0,060	0,080	-	-	1,3524
E77C	M	Bestimmte andere Infektionen und Entzündungen der Atmungsorgane mit Komplexbehandlung bei isolationspflichtigen Erregern oder bestimmter hochaufwendiger Behandlung oder schwersten CC oder weiteren komplizierenden Faktoren	1,651	1,648	-	-	15,3	4	0,321	29	0,073	0,098	-	-	1,2667
E77D	M	Bestimmte andere Infektionen und Entzündungen der Atmungsorgane, Alter > 9 Jahre	1,025	1,024	-	-	11,2	3	0,246	23	0,061	0,080	-	-	1,0038
E78Z	M	Kontrolle oder Optimierung einer bestehenden häuslichen Beatmung, bis 2 Belegungstage, Alter > 17 Jahre	0,221	0,221	-	-	2,0	1	0,080	3	0,075	0,071	-	-	1,0917
E79A	M	Infektionen und Entzündungen der Atmungsorgane mit komplexer Diagnose oder äußerst schweren CC, mehr als ein Belegungstag oder mit äußerst schweren CC mit bestimmten Infektionen oder Entzündungen	0,830	0,830	-	-	12,4	3	0,202	21	0,047	0,062	-	-	1,0291
E79B	M	Infektionen und Entzündungen der Atmungsorgane ohne komplexe Diagnose, ohne äußerst schwere CC oder ein Belegungstag, bei Para- / Tetraplegie oder mit bestimmter mäßig aufwendiger Behandlung oder mit bestimmter Pneumonie, mehr als ein Belegungstag	0,598	0,598	-	-	8,8	2	0,178	17	0,049	0,061	-	-	1,2615
E79C	M	Infektionen und Entzündungen der Atmungsorgane ohne komplexe Diagnose, ohne äußerst schwere CC oder ein Belegungstag, außer bei Para- / Tetraplegie, ohne bestimmte mäßig aufwendige Behandlung	0,475	0,475	-	-	7,1	1	0,275	14	0,045	0,058	-	-	0,9870
MDC 05 Krankheiten und Störungen des Kreislaufsystems															
F01C	O	Implantation Kardioverter / Defibrillator (AICD), Dreikammer-Stimulation oder Defibrillator oder intrakardialer Pulsgenerator, ohne komplizierende Faktoren oder Implantation eines Drucksensors in die Pulmonalarterie	2,814	2,770	-	-	5,0	1	0,332	14	0,057	0,078	-	-	0,8603
F01D	O	Implantation Kardioverter / Defibrillator (AICD), Zwei- oder Einkammer-Stim. mit äußerst schweren CC oder Einkammer-Stim. mit zusätzlichem Herz- oder Gefäßeingriff oder mit IntK > 392 / 368 / - AP oder best. Sondenentfernung oder Alter < 18 Jahre	3,114	3,064	-	-	12,5	3	0,322	25	0,067	0,094	-	-	1,0702
F01E	O	Implantation Kardioverter / Defibrillator (AICD), Zweikammer-Stimulation oder aufwendige Sondenentfernung, ohne Implantation eines Drucksensors in Pulmonalarterie, ohne Implantation eines intrakardialen Pulsgenerators, Alter > 17 Jahre	2,222	2,186	-	-	5,9	1	0,574	14	0,060	0,069	-	-	0,8988
F01F	O	Impl. Kardioverter / Defibrillator (AICD), Einkammer-Stimulation, ohne zusätzl. Herz- od. Gefäßeingriff, ohne IntK > 392 / 368 / - P., ohne äuß. schw. CC, ohne aufw. Sondenentf., ohne Impl. Drucksens. in Pulmonalart., ohne Impl. Pulsgen., Alter > 17 J.	1,814	1,781	-	-	4,6	1	0,403	12	0,058	0,065	-	-	0,8356
F02A	O	Aggregatwechsel eines Kardioverters / Defibrillators (AICD), Zwei- oder Dreikammer-Stimulation	1,672	1,639	-	-	2,9	1	0,095	7	0,057	0,060	-	-	0,9351
F02B	O	Aggregatwechsel eines Kardioverters / Defibrillators (AICD), Einkammer-Stimulation	1,355	1,320	-	-	2,8	1	0,204	7	0,054	0,058	-	-	0,8984
F08B	O	Rekonstruktive Gefäßeingriffe ohne komplizierende Konstellationen, ohne komplexe Vakuumbehandlung, ohne komplexen Aorteneingriff, mit komplexem Eingriff mit Mehretagen- oder Aorteneingriff oder Re-OP oder bestimmten Bypässen, mit äußerst schweren CC	4,328	4,063	-	-	21,3	6	0,303	39	0,070	0,095	-	-	1,0308
F08C	O	Rekonstruktive Gefäßeingriffe ohne kompl. Vakuumbeh., ohne kompl. Aorteneingriff, mit kompl. Eingriff ohne Mehretagen- od. Aorteneingriff, ohne Reop., ohne best. Bypass, mit äußerst schweren CC oder mit best. Aorteneingriff od. best. kompl. Konstellation	3,444	3,230	-	-	18,6	5	0,272	36	0,062	0,083	-	-	0,9277

Fallpauschalen-Katalog und Pflegeerlöskatalog
Teil b) Bewertungsrelationen bei Versorgung durch Belegabteilungen

DRG	Partition	Bezeichnung [6]	Bewertungsrelation bei Belegoperateur	Bewertungsrelation bei Belegoperateur und Beleganästhesist	Bewertungsrelation bei Belegoperateur und Beleghebamme	Bewertungsrelation bei Belegoperateur, Beleganästhesist und Beleghebamme	Mittlere Verweildauer [1]	Untere Grenzverweildauer: Erster Tag mit Abschlag [2), 5)]	Untere Grenzverweildauer: Bewertungsrelation pro Tag	Obere Grenzverweildauer: Erster Tag mit zusätzlichem Entgelt [3), 5)]	Obere Grenzverweildauer: Bewertungsrelation pro Tag	Externe Verlegung Abschlag pro Tag (Bewertungsrelation)	Verlegungsfallpauschale	Ausnahme von Wiederaufnahme [4]	Pflegeerlös Bewertungsrelation pro Tag
1	2	3	4	5	6	7	8	9	10	11	12	13	14	15	16
F08D	O	Rekonstruktive Gefäßeingriffe ohne kompl. Konst., ohne kompl. Aorteneingriff, mit kompl. Eingr. mit Mehretagen- oder Aorteneingriff oder Reop. oder best. Byp., ohne äuß. schw. CC, ohne best. Aorteneingriff oder bestimmter Bypass mit äußerst schweren CC	2,372	2,184	-	-	12,8	3	0,251	25	0,056	0,072	-	-	0,8505
F08E	O	Rekonstruktive Gefäßeingriffe ohne kompl. Konst., ohne kompl. Vakuumbeh., ohne kompl. Aorteneingriff, mit komplex. Eingriff, ohne Mehretagen- oder Aorteneingriff, ohne Reop., ohne bestimmten Bypass, ohne äußerst schwere CC, ohne bestimmten Aorteneingriff	1,938	1,786	-	-	10,6	3	0,185	21	0,049	0,064	-	-	0,7629
F08F	O	Rekonstruktive Gefäßeingriffe ohne komplizierende Konstellation, ohne komplexe Vakuumbehandlung, ohne komplexen Aorteneingriff, ohne komplexen Eingriff, ohne bestimmten Aorteneingriff, mit bestimmtem Eingriff	1,574	1,437	-	-	10,1	2	0,207	19	0,042	0,055	-	-	0,6929
F08G	O	Rekonstruktive Gefäßeingriffe ohne komplizierende Konstellation, ohne komplexe Vakuumbehandlung, ohne komplexen Aorteneingriff, ohne komplexen Eingriff, ohne bestimmten Aorteneingriff, ohne bestimmten Eingriff	1,480	1,349	-	-	8,0	2	0,164	14	0,046	0,058	-	-	0,6943
F12B	O	Implantation eines Herzschrittmachers, Dreikammersystem ohne äußerst schwere CC, ohne ablative Maßnahme, ohne PTCA oder Implantation eines Herzschrittmachers ohne aufwendige Sondenentfernung mit komplizierenden Faktoren	1,927	1,894	-	-	5,3	1	0,554	13	0,052	0,067	-	-	0,8367
F12C	O	Implantation eines Herzschrittmachers, Zweikammersystem, mit komplexem Eingriff oder Alter < 16 Jahre	2,177	2,141	-	-	8,6	2	0,254	18	0,060	0,079	-	-	1,0640
F12D	O	Implantation eines Herzschrittmachers, Zweikammersystem, ohne komplexen Eingriff, Alter > 15 Jahre, mit äußerst schweren CC oder isolierter offen chirurgischer Sondenimplantation oder aufwendiger Sondenentfernung oder mäßig komplexer PTCA	1,906	1,872	-	-	11,4	3	0,266	24	0,065	0,087	-	-	1,1451
F12E	O	Implantation eines Herzschrittmachers, Einkammersystem oder Implantation eines Ereignisrekorders, Alter > 15 Jahre, mit invasiver kardiologischer Diagnostik bei bestimmten Eingriffen	1,383	1,375	-	-	7,9	2	0,190	16	0,052	0,065	-	-	0,7953
F12F	O	Impl. HSM, Zweikammersys., oh. äuß. schwere CC, oh. isol. offen chir. Sondenimpl., oh. aufw. Sondenentf., oh. mäßig kompl. PTCA od. Impl. HSM, Einkammersys. od. Impl. Ereignisrekorder, oh. invasive kardiol. Diagnostik bei best. Eingriffen, Alter > 15 J.	1,026	1,001	-	-	4,4	1	0,344	11	0,066	0,075	-	-	0,8891
F13A	O	Amputation bei Kreislauferkrankungen an oberer oder unterer Extremität oder Revisionseingriff mit äußerst schweren CC und mehrzeitigen Revisions- oder Rekonstruktionseingriffen	4,234	3,990	-	-	36,0	11	0,228	54	0,051	0,071	-	-	0,9152
F13B	O	Amputation bei Kreislauferkrankungen an oberer oder unterer Extremität oder Revisionseingriff mit äußerst schweren CC, ohne mehrzeitige Revisions- oder Rekonstruktionseingriffe	1,969	1,890	-	-	19,7	6	0,213	38	0,054	0,072	-	-	1,0001
F13C	O	Amputation bei Kreislauferkrankungen an oberer oder unterer Extremität oder Revisionseingriff ohne äußerst schwere CC	1,076	1,022	-	-	10,3	2	0,256	23	0,047	0,067	-	-	0,6936
F14A	O	Komplexe oder mehrfache Gefäßeingriffe außer große rekonstruktive Eingriffe mit äußerst schweren CC	3,393	3,183	-	-	23,0	7	0,234	41	0,057	0,080	-	-	0,9060
F14B	O	Komplexe oder mehrfache Gefäßeingriffe außer große rekonstruktive Eingriffe, ohne äußerst schwere CC	1,794	1,666	-	-	10,0	2	0,262	22	0,055	0,071	-	-	0,7394
F17B	O	Wechsel eines Herzschrittmachers, Einkammer- oder Zweikammersystem, Alter > 15 Jahre	0,602	0,585	-	-	2,5	1	0,086	6	0,050	0,053	-	-	0,8994
F18C	O	Revision eines Herzschrittmachers oder Kardioverters / Defibrillators (AICD) ohne Aggregatwechsel, Alter > 15 Jahre, ohne äußerst schwere CC, ohne aufwendige Sondenentfernung, mit komplexem Eingriff, ohne intraluminale expandierende Extraktionshilfe	0,966	0,919	-	-	4,4	1	0,350	10	0,056	0,066	-	-	0,8629
F18D	O	Revision eines Herzschrittmachers oder Kardioverters / Defibrillators (AICD) ohne Aggregatwechsel, Alter > 15 Jahre, ohne äußerst schwere CC, ohne aufwendige Sondenentfernung, ohne komplexen Eingriff	0,569	0,539	-	-	3,8	1	0,291	9	0,053	0,058	-	-	0,8063

Fallpauschalen-Katalog und Pflegeerlöskatalog
Teil b) Bewertungsrelationen bei Versorgung durch Belegabteilungen

DRG	Parti-tion	Bezeichnung [6]	Bewertungsrelation bei Belegoperateur	Bewertungsrelation bei Belegoperateur und Beleganästhesist	Bewertungsrelation bei Belegoperateur und Beleghebamme	Bewertungsrelation bei Belegoperateur, Beleganästhesist und Beleghebamme	Mittlere Verweil-dauer [1]	Untere Grenz-verweildauer: Erster Tag mit Abschlag [2), 5)]	Untere Grenz-verweildauer: Bewertungs-relation pro Tag	Obere Grenz-verweildauer: Erster Tag mit zusätzlichem Entgelt [3), 5)]	Obere Grenz-verweildauer: Bewertungs-relation pro Tag	Externe Verlegung Abschlag pro Tag (Bewertungsrelation)	Verlegungs-fallpauschale	Ausnahme von Wiederaufnahme [4]	Pflegeerlös Bewertungs-relation pro Tag
1	2	3	4	5	6	7	8	9	10	11	12	13	14	15	16
F19B	O	Andere transluminale Intervention an Herz, Aorta und Lungengefäßen ohne äußerst schwere CC oder Radiofrequenzablation über A. renalis oder komplexe koronare Lithoplastie	1,307	1,298	-	-	3,4	1	0,290	9	0,066	0,103	-	-	1,0255
F21C	O	Andere OR-Prozeduren bei Kreislauferkrankungen ohne komplexen Eingriff, mit mäßig komplexem Eingriff oder anderer komplizierender Konstellation oder IntK > 196 / 184 / 368 Punkte	1,514	1,424	-	-	17,2	5	0,161	34	0,039	0,056	-	-	0,7489
F21D	O	Andere OR-Prozeduren bei Kreislauferkrankungen ohne komplexen Eingriff, ohne komplizierende Konstellationen, ohne IntK > 196 / 184 / 368 Punkte, ohne mäßig komplexen Eingriff, mit bestimmtem anderen Eingriff	1,039	0,987	-	-	11,6	3	0,183	26	0,041	0,058	-	-	0,7563
F21E	O	Andere OR-Prozeduren bei Kreislauferkrankungen ohne komplexen Eingriff, ohne komplizierende Konstellationen, ohne IntK > 196 / 184 / 368 Punkte, ohne mäßig komplexen Eingriff, ohne bestimmten anderen Eingriff	0,709	0,692	-	-	9,8	2	0,223	20	0,040	0,056	-	-	0,7059
F24B	O	Perkutane Koronarangioplastie mit komplexer Diagnose und hochkomplexer Intervention oder mit bestimmten Rekanalisationsverfahren, Alter > 15 Jahre, ohne äußerst schwere CC	1,171	1,170	-	-	4,5	1	0,450	11	0,076	0,088	-	-	1,0156
F27A	O	Verschiedene Eingriffe bei Diabetes mellitus mit Komplikationen, mit äußerst schweren CC oder Gefäßeingriff oder bestimmter Amputation oder komplexer Arthrodese des Fußes oder komplexem Hauteingriff oder Ringfixateur	1,810	1,700	-	-	20,5	6	0,169	38	0,040	0,056	-	-	0,7612
F27B	O	Verschiedene Eingriffe bei Diabetes mellitus mit Komplikationen, ohne äußerst schwere CC, ohne Gefäßeingriff, ohne bestimmte Amputation, ohne komplexe Arthrodese des Fußes, ohne komplexen Hauteingriff, ohne Ringfixateur, mit mäßig komplexem Eingriff	1,044	0,990	-	-	12,8	3	0,198	26	0,040	0,057	-	-	0,6588
F27C	O	Verschiedene Eingriffe bei Diabetes mellitus mit Komplikationen, ohne äußerst schwere CC, ohne Gefäßeingriff, ohne best. Amputation, ohne komplexe Arthrodese des Fußes, ohne Ringfixateur, ohne mäßig komplexen Eingriff, mit bestimmtem aufwendigen Eingriff	0,906	0,872	-	-	11,3	3	0,178	22	0,043	0,064	-	-	0,7018
F28A	O	Bestimmte Amputation bei Kreislauferkrankungen an unterer Extremität mit zusätzlichem Gefäßeingriff oder mit Hauttransplantation mit äußerst schweren oder schweren CC	2,982	2,799	-	-	23,3	7	0,209	41	0,051	0,070	-	-	0,8319
F28B	O	Bestimmte Amputation bei Kreislauferkrankungen an unterer Extremität ohne zusätzlichen Gefäßeingriff, ohne Hauttransplantation, mit äußerst schweren oder schweren CC	1,548	1,462	-	-	17,3	5	0,180	33	0,040	0,061	-	-	0,8057
F28C	O	Bestimmte Amputation bei Kreislauferkrankungen an unterer Extremität, ohne zusätzlichen Gefäßeingriff, ohne äußerst schwere oder schwere CC	1,270	1,193	-	-	14,9	4	0,174	29	0,040	0,055	-	-	0,7728
F39A	O	Unterbindung und Stripping von Venen mit beidseitigem Eingriff oder bestimmter Diagnose oder äußerst schweren oder schweren CC	0,482	0,455	-	-	6,3	1	0,045	17	0,038	0,013	-	-	0,7427
F39B	O	Unterbindung und Stripping von Venen ohne beidseitigen Eingriff, ohne bestimmte Diagnose, ohne äußerst schwere oder schwere CC	0,431	0,401	-	-	2,4	1	0,033	5	0,050	0,063	-	-	0,9815
F41B	A	Invasive kardiologische Diagnostik bei akutem Myokardinfarkt ohne äußerst schwere CC	0,613	0,613	-	-	4,1	1	0,253	10	0,070	0,084	-	-	0,9237
F43C	A	Beatmung > 24 Stunden bei Krankheiten und Störungen des Kreislaufsystems, Alter > 15 J., ohne intensivmed. Komplexbehandlung > 392 / 368 / 552 Aufwandspunkte, ohne komplizierende Konstellation, ohne best. OR-Prozedur, ohne best. Impl. herzunterst. System	1,687	1,684	-	-	10,5	2	0,512	24	0,102	0,134	-	x	2,0063
F49D	A	Invasive kardiologische Diagnostik außer bei akutem Myokardinfarkt, ohne äußerst schwere CC, ohne IntK > 196 / 184 / 368 Aufwandspunkte, Alter > 17 Jahre, mit schweren CC, mehr als ein Belegungstag	1,272	1,271	-	-	12,9	3	0,258	26	0,055	0,073	-	-	0,8718
F49E	A	Invasive kardiologische Diagnostik außer bei akutem Myokardinfarkt, ohne IntK > 196 / 184 / 368 Aufwandspunkte, Alter > 17 Jahre, ohne schwere CC bei BT > 1, mit kardialem Mapping oder best. andere kardiologische Diagnostik oder best. komplexer Diagnose	0,804	0,804	-	-	6,8	1	0,333	16	0,051	0,066	-	-	0,7612

Fallpauschalen-Katalog und Pflegeerlöskatalog
Teil b) Bewertungsrelationen bei Versorgung durch Belegabteilungen

DRG	Parti-tion	Bezeichnung [6]	Bewertungsrelation bei Belegoperateur	Bewertungsrelation bei Belegoperateur und Beleganästhesist	Bewertungsrelation bei Belegoperateur und Beleghebamme	Bewertungsrelation bei Belegoperateur, Beleganästhesist und Beleghebamme	Mittlere Verweil-dauer [1]	Untere Grenz-verweildauer: Erster Tag mit Abschlag [2), 5)]	Untere Grenz-verweildauer: Bewertungs-relation pro Tag	Obere Grenz-verweildauer: Erster Tag mit zusätzlichem Entgelt [3), 5)]	Obere Grenz-verweildauer: Bewertungs-relation pro Tag	Externe Verlegung Abschlag pro Tag (Bewertungsrelation)	Verlegungs-fallpauschale	Ausnahme von Wiederaufnahme [4)]	Pflegeerlös Bewertungs-relation pro Tag
1	2	3	4	5	6	7	8	9	10	11	12	13	14	15	16
F49F	A	Invasive kardiolog. Diagnostik außer bei akutem Myokardinfarkt, o. äußerst schwere CC, ohne IntK > 196 / 184 / 368 P., Alter > 17 J., o. kard. Mapping, o. best. and. kard. Diagnostik, o. schwere CC bei BT > 1, o. best. kompl. Diagnose, mit best. Eingr.	0,622	0,622	-	-	4,5	1	0,227	12	0,059	0,068	-	-	0,7443
F49G	A	Invasive kardiolog. Diagnostik außer bei akutem Myokardinfarkt, o. äußerst schwere CC, ohne IntK > 196 / 184 / 368 P., Alter > 17 J., o. kard. Mapping, o. best. and. kard. Diagnostik, o. schwere CC bei BT > 1, o. best. kompl. Diagnose, ohne best. Eingr.	0,408	0,408	-	-	2,8	1	0,158	7	0,057	0,063	-	-	0,7128
F50A	O	Ablative Maßnahmen bei Herzrhythmusstörungen mit hochkomplexer Ablation im linken Vorhof, Ventrikel oder Pulmonalvenen oder Implantation eines Ereignisrekorders oder Alter < 16 Jahre oder best. angeb. Herzfehler oder mit kompl. Ablation, Alter < 18 Jahre	1,714	1,704	-	-	2,8	1	0,152	8	0,063	0,067	-	-	0,8965
F50B	O	Ablative Maßnahmen bei Herzrhythmusstörungen ohne hochkomplexe Ablation im linken Vorhof, Ventrikel oder Pulmonalvenen, ohne Implantation eines Ereignisrekorders, ohne best. angeb. Herzfehler, mit komplexer Ablation, Alter > 17 Jahre	1,299	1,296	-	-	2,8	1	0,180	8	0,062	0,064	-	-	0,8586
F50C	O	Ablative Maßnahmen bei Herzrhythmusstörungen ohne hochkomplexe Ablation im linken Vorhof, Ventrikel oder Pulmonalvenen, ohne Implantation eines Ereignisrekorders, ohne best. angeb. Herzfehler, ohne komplexe Ablation, Alter > 15 Jahre	0,872	0,872	-	-	2,6	1	0,188	7	0,060	0,062	-	-	0,8869
F51B	O	Endovaskuläre Implantation von Stent-Prothesen an der Aorta, nicht thorakal, ohne bestimmte Aortenprothesenkombination	3,203	3,082	-	-	6,2	1	0,330	12	0,071	0,095	-	-	0,8711
F52A	O	Perkutane Koronarangioplastie mit komplexer Diagnose, mit äußerst schweren CC	2,281	2,272	-	-	16,6	5	0,281	32	0,070	0,095	-	-	1,2884
F52B	O	Perkutane Koronarangioplastie mit komplexer Diagnose, ohne äußerst schwere CC oder mit intrakoronarer Brachytherapie oder bestimmte Intervention	0,866	0,865	-	-	4,1	1	0,278	10	0,074	0,085	-	-	0,9758
F56A	O	Perkutane Koronarangioplastie mit bestimmter hochkomplexer Intervention, mit äußerst schweren CC	1,973	1,970	-	-	11,7	3	0,325	24	0,069	0,099	-	-	1,1766
F56B	O	Perkutane Koronarangioplastie mit hochkomplexer Intervention, ohne bestimmte hochkomplexe Intervention oder ohne äußerst schwere CC oder Kryoplastie oder koronare Lithoplastie	0,851	0,851	-	-	2,9	1	0,272	8	0,059	0,063	-	-	0,8558
F58A	O	Perkutane Koronarangioplastie oder bestimmte kardiologische Diagnostik mit Gefäßeingriff, mit äußerst schweren CC	1,531	1,529	-	-	10,3	2	0,335	21	0,067	0,084	-	-	1,0654
F58B	O	Perkutane Koronarangioplastie oder bestimmte kardiologische Diagnostik mit Gefäßeingriff, ohne äußerst schwere CC	0,616	0,616	-	-	2,7	1	0,189	7	0,059	0,061	-	-	0,8152
F59A	O	Mäßig komplexe Gefäßeingriffe mit äußerst schweren CC	2,623	2,526	-	-	18,5	5	0,297	35	0,067	0,090	-	-	0,9618
F59B	O	Mäßig komplexe Gefäßeingriffe mit aufwendiger Gefäßintervention, ohne äußerst schwere CC	1,761	1,734	-	-	4,5	1	0,528	11	0,153	0,179	-	-	0,8803
F59C	O	Mäßig komplexe Gefäßeingriffe ohne äußerst schwere CC, ohne aufwendige Gefäßintervention, mit aufwendigem Eingriff oder Mehrfacheingriff oder bestimmter Diagnose oder Alter < 16 Jahre, mehr als ein Belegungstag	1,354	1,285	-	-	5,8	1	0,355	14	0,083	0,099	-	-	0,8128
F59D	O	Mäßig komplexe Gefäßeingriffe ohne äußerst schwere CC, ohne aufwendige Gefäßintervention, mit bestimmtem Eingriff oder anderem Mehrfacheingriff, Alter > 15 Jahre oder ein Belegungstag oder mit pAVK mit Gangrän, mehr als ein Belegungstag	0,951	0,903	-	-	4,4	1	0,184	13	0,081	0,097	-	-	0,7848
F59E	O	Mäßig komplexe Gefäßeingriffe ohne äußerst schwere CC, ohne aufwend. Gefäßinterv., mit best. anderen Eingriff oder best. Mehrfacheingriff oder PTA, mehr als ein Belegungstag, ohne aufwendigen oder bestimmten Eingr., Alter > 15 Jahre oder ein Belegungstag	0,763	0,737	-	-	3,2	1	0,146	10	0,099	0,108	-	-	0,7678
F59F	O	Mäßig komplexe Gefäßeingriffe ohne äußerst schwere CC, ohne aufwendige Gefäßintervention, ohne aufwendigen, bestimmten oder bestimmten anderen Eingriff, ohne Mehrfacheingriff, Alter > 15 Jahre oder ein Belegungstag	0,592	0,578	-	-	2,3	1	0,108	6	0,122	0,122	-	-	0,8238
F60B	M	Akuter Myokardinfarkt ohne invasive kardiologische Diagnostik ohne äußerst schwere CC	0,443	0,443	-	-	5,3	1	0,287	12	0,057	0,069	-	-	0,8558

Fallpauschalen-Katalog und Pflegeerlöskatalog
Teil b) Bewertungsrelationen bei Versorgung durch Belegabteilungen

DRG	Parti-tion	Bezeichnung [6)]	Bewertungsrelation bei Belegoperateur	Bewertungsrelation bei Belegoperateur und Beleganästhesist	Bewertungsrelation bei Belegoperateur und Beleghebamme	Bewertungsrelation bei Belegoperateur, Beleganästhesist und Beleghebamme	Mittlere Verweil-dauer [1)]	Untere Grenz-verweildauer: Erster Tag mit Abschlag [2), 6)]	Untere Grenz-verweildauer: Bewertungs-relation pro Tag	Obere Grenz-verweildauer: Erster Tag mit zusätzlichem Entgelt [3), 5)]	Obere Grenz-verweildauer: Bewertungs-relation pro Tag	Externe Verlegung Abschlag pro Tag (Bewertungsrelation)	Verlegungs-fallpauschale	Ausnahme von Wiederaufnahme [4)]	Pflegeerlös Bewertungs-relation pro Tag
1	2	3	4	5	6	7	8	9	10	11	12	13	14	15	16
F61B	M	Infektiöse Endokarditis ohne komplizierende Diagnose, ohne komplizierende Konstellation	1,749	1,746	-	-	23,7	7	0,209	42	0,048	0,067	-	-	0,7587
F62B	M	Herzinsuff. und Schock mit äuß. schw. CC, mit Dialyse oder kompliz. Diag. od. mit best. hochaufw. Beh. od. ohne kompliz. Konst., ohne best. hochaufw. Beh., mehr als 1 BT bei best. akuten Nierenvers. mit äuß. schw. CC od. Komplexbeh. des akut. Schlaganf.	1,479	1,473	-	-	17,2	5	0,231	33	0,055	0,076	-	-	1,0156
F62C	M	Herzinsuffizienz und Schock ohne äuß. schw. CC od. ohne Dialyse, ohne kompliz. Diagnose, ohne kompliz. Konst., ohne best. hochaufw. Beh., mehr als 1 Belegungstag, ohne best. akut. Nierenvers. od. ohne äuß. schw. CC, ohne Komplexbeh. des akut. Schlaganf.	0,498	0,498	-	-	7,6	2	0,162	16	0,045	0,057	-	-	0,7850
F62D	M	Herzinsuffizienz und Schock ohne äußerst schwere CC oder ohne Dialyse, ohne komplizierende Diagnose, ohne komplizierende Konstellation, ohne bestimmte hochaufwendige Behandlung, ein Belegungstag	0,175	0,175	-	-	1,0	-	-	-	-	-	-	-	1,1872
F63B	M	Venenthrombose ohne äußerst schwere CC	0,335	0,335	-	-	4,4	1	0,178	10	0,050	0,057	-	-	0,7001
F64Z	M	Hautulkus bei Kreislauferkrankungen	0,511	0,510	-	-	8,8	2	0,168	16	0,040	0,052	-	-	0,7007
F65B	M	Periphere Gefäßkrankheiten ohne komplexe Diagnose oder ohne äußerst schwere CC, ohne intensivmedizinische Komplexbehandlung > 196 / 184 / 184 Aufwandspunkte	0,463	0,460	-	-	6,9	1	0,212	15	0,046	0,057	-	-	0,7490
F66B	M	Koronararteriosklerose ohne äußerst schwere CC	0,316	0,315	-	-	3,5	1	0,180	9	0,057	0,086	-	-	0,6421
F67A	M	Hypertonie mit komplizierender Diagnose oder äußerst schweren oder schweren CC oder bestimmter hochaufwendiger / mäßig aufwendiger / aufwendiger Behandlung	0,650	0,650	-	-	8,5	2	0,208	19	0,050	0,071	-	-	0,8037
F67B	M	Hypertonie ohne komplizierende Diagnose, ohne äußerst schwere oder schwere CC, ohne bestimmte hochaufwendige / mäßig aufwendige / aufwendige Behandlung, Alter < 18 Jahre	0,316	0,316	-	-	3,4	1	0,137	8	0,064	0,070	-	-	1,0535
F67C	M	Hypertonie ohne komplizierende Diagnose, ohne äußerst schwere oder schwere CC, ohne bestimmte hochaufwendige / mäßig aufwendige / aufwendige Behandlung, Alter > 17 Jahre	0,282	0,282	-	-	3,6	1	0,146	8	0,054	0,061	-	-	0,6197
F68B	M	Angeborene Herzkrankheit ohne intensivmedizinische Komplexbehandlung > 196 / - / - Aufwandspunkte, Alter > 5 Jahre und Alter < 16 Jahre, ohne äußerst schwere oder schwere CC oder Alter > 15 Jahre	0,334	0,329	-	-	3,9	1	0,154	10	0,065	0,054	-	-	0,9494
F69B	M	Herzklappenerkrankungen ohne äußerst schwere oder schwere CC	0,341	0,341	-	-	3,8	1	0,186	10	0,060	0,069	-	-	0,6790
F70B	M	Schwere Arrhythmie und Herzstillstand ohne äußerst schwere CC	0,434	0,434	-	-	4,9	1	0,297	11	0,062	0,074	-	-	0,9205
F71A	M	Nicht schwere kardiale Arrhythmie und Erregungsleitungsstörungen mit äußerst schweren CC, mehr als ein Belegungstag oder mit kathetergestützter elektrophysiologischer Untersuchung des Herzens oder bestimmter hochaufwendiger Behandlung	0,966	0,966	-	-	12,2	3	0,231	24	0,053	0,070	-	-	0,9654
F71B	M	Nicht schwere kardiale Arrhythmie und Erregungsleitungsstörungen ohne äußerst schwere CC oder ein Belegungstag, ohne kathetergestützte elektrophysiologische Untersuchung des Herzens, ohne bestimmte hochaufwendige Behandlung	0,279	0,278	-	-	3,2	1	0,140	8	0,059	0,064	-	-	0,7653
F72B	M	Angina pectoris ohne äußerst schwere CC	0,268	0,268	-	-	3,0	1	0,116	7	0,056	0,075	-	-	0,6774
F73B	M	Synkope und Kollaps, Alter > 13 Jahre oder mehr als ein Belegungstag	0,329	0,329	-	-	3,6	1	0,179	8	0,064	0,070	-	-	0,7228
F74Z	M	Thoraxschmerz und sonstige und nicht näher bezeichnete Krankheiten des Kreislaufsystems	0,254	0,254	-	-	2,6	1	0,111	6	0,067	0,070	-	-	0,7151
F75C	M	Andere Krankheiten des Kreislaufsystems ohne äußerst schwere CC oder ein Belegungstag, Alter > 9 Jahre und Alter < 16 Jahre, ohne schwere CC oder Alter > 15	0,583	0,579	-	-	5,3	1	0,364	13	0,064	0,076	-	-	0,7987
F95A	O	Interventioneller Septumverschluss oder Verschluss einer paravalvulären Leckage mit einem kardialen Okkluder, Alter < 18 Jahre oder Vorhofohrverschluss	1,945	1,920	-	-	3,2	1	0,369	10	0,064	0,085	-	-	0,9407
F95B	O	Interventioneller Septumverschluss oder Verschluss einer paravalvulären Leckage mit einem kardialen Okkluder, Alter > 17 Jahre, ohne Vorhofohrverschluss	1,430	1,422	-	-	2,4	1	0,146	5	0,062	0,085	-	-	0,9717

Fallpauschalen-Katalog und Pflegeerlöskatalog
Teil b) Bewertungsrelationen bei Versorgung durch Belegabteilungen

DRG	Partition	Bezeichnung [6]	Bewertungsrelation bei Belegoperateur	Bewertungsrelation bei Belegoperateur und Beleganästhesist	Bewertungsrelation bei Belegoperateur und Beleghebamme	Bewertungsrelation bei Belegoperateur, Beleganästhesist und Beleghebamme	Mittlere Verweildauer [1]	Untere Grenzverweildauer: Erster Tag mit Abschlag [2), 5)]	Untere Grenzverweildauer: Bewertungsrelation pro Tag	Obere Grenzverweildauer: Erster Tag mit zusätzlichem Entgelt [3), 5)]	Obere Grenzverweildauer: Bewertungsrelation pro Tag	Externe Verlegung Abschlag pro Tag (Bewertungsrelation)	Verlegungsfallpauschale	Ausnahme von Wiederaufnahme [4]	Pflegeerlös Bewertungsrelation pro Tag
1	2	3	4	5	6	7	8	9	10	11	12	13	14	15	16
MDC 06 Krankheiten und Störungen der Verdauungsorgane															
G02A	O	Bestimmte Eingriffe an den Verdauungsorganen bei angeb. Fehlbildung, Alter < 2 Jahre oder sehr komplexe Eingriffe an Dünn- und Dickdarm, Alter < 10 Jahre oder best. Eingriffe an Dünn- und Dickdarm mit kompliz. Diagnose, mit bestimmten kompliz. Faktoren	3,202	2,993	-	-	19,0	5	0,304	36	0,069	0,090	-	-	1,1769
G02B	O	Bestimmte komplexe Eingriffe an Dünn- und Dickdarm oder andere Eingriffe an den Verdauungsorganen bei angeb. Fehlbildung, Alter < 2 Jahre oder bestimmte Eingriffe an Dünn- und Dickdarm mit komplizierender Diagnose, ohne bestimmte komplizierende Faktoren	2,217	2,061	-	-	12,2	3	0,283	25	0,064	0,088	-	-	0,9195
G02C	O	Andere komplexe Eingriffe an Dünn- und Dickdarm oder andere Eingriffe an Dünn- und Dickdarm mit komplizierender Diagnose, ohne Eingriffe an den Verdauungsorganen bei angeborener Fehlbildung, Alter < 2 Jahre	1,868	1,729	-	-	12,0	3	0,243	24	0,055	0,074	-	-	0,9166
G04Z	O	Adhäsiolyse am Peritoneum, Alter < 4 Jahre od. mit äuß. schw. od. schw. CC oder kleine Eingriffe an Dünn- und Dickdarm oder best. Eingriffe an abd. Gefäßen mit äuß. schw. CC oder Implantation eines Antireflux-Stimulationssystems od. best. Gastrektomie	2,777	2,606	-	-	17,5	5	0,278	34	0,063	0,093	-	-	1,0489
G07B	O	Appendekt. od. laparoskop. Adhäsiolyse bei Peritonitis mit äuß. schw. od. schw. CC od. kl. Eingr. an Dünn-/Dickdarm, oh. äuß. schw. CC od. best. Anorektopl., Alt. > 2 J. u. Alt. < 14 J. od. mit laparoskop. Adhäsiolyse od. Rektopexie od. best. Magenexz.	1,404	1,301	-	-	8,9	2	0,229	18	0,054	0,070	-	-	0,9730
G07C	O	Appendektomie bei Peritonitis mit äußerst schweren oder schweren CC oder kleine Eingriffe an Dünn- und Dickdarm ohne äußerst schwere CC oder bestimmte Anorektoplastik, Alter > 13 Jahre, ohne laparoskopische Adhäsiolyse, ohne Rektopexie	0,945	0,869	-	-	7,7	2	0,138	15	0,047	0,051	-	-	0,7142
G08B	O	Komplexe Rekonstruktion der Bauchwand, Alter > 0 Jahre, ohne äußerst schwere CC	0,812	0,728	-	-	3,6	1	0,328	9	0,045	0,051	-	-	0,7104
G09Z	O	Beidseitige Eingriffe bei Leisten- und Schenkelhernien, Alter > 55 Jahre oder komplexe Herniotomien oder Operation einer Hydrocele testis oder andere kleine Eingriffe an Dünn- und Dickdarm	0,702	0,618	-	-	2,5	1	0,117	5	0,052	0,053	-	-	0,9349
G11B	O	Pyloromyotomie oder Anoproktoplastik und Rekonstruktion von Anus und Sphinkter außer bei Analfissuren und Hämorrhoiden, Alter > 5 Jahre	0,439	0,418	-	-	3,2	1	0,129	8	0,036	0,084	-	-	0,7659
G12B	O	Andere OR-Prozeduren an den Verdauungsorganen mit mäßig komplexer OR-Prozedur, mehr als ein Belegungstag, Alter > 15 Jahre	1,437	1,349	-	-	11,9	3	0,223	26	0,053	0,070	-	-	0,8424
G12C	O	Andere OR-Prozeduren an den Verdauungsorganen mit wenig komplexer OR-Prozedur, mehr als ein Belegungstag	1,031	0,965	-	-	9,1	2	0,183	21	0,053	0,058	-	-	0,7533
G12D	O	Andere OR-Prozeduren an den Verdauungsorganen ohne komplexe OR-Prozedur, ein Belegungstag oder ohne mäßig komplexe OR-Prozedur, mit bestimmtem Eingriff oder Alter < 14 Jahre oder bei bösartiger Neubildung der Verdauungsorgane	0,968	0,937	-	-	9,0	2	0,235	20	0,056	0,070	-	-	0,7684
G12E	O	Andere OR-Prozeduren an den Verdauungsorganen ohne komplexe OR-Prozedur, ein Belegungstag oder ohne mäßig komplexe OR-Prozedur, ohne bestimmten Eingriff, Alter > 13 Jahre, außer bei bösartiger Neubildung der Verdauungsorgane	0,578	0,527	-	-	4,5	1	0,193	11	0,053	0,045	-	-	0,7996
G13A	O	Implantation und Wechsel von Neurostimulatoren und Neurostimulationselektroden bei Krankheiten und Störungen der Verdauungsorgane ohne Implantation oder Wechsel eines permanenten Elektrodensystems	0,877	0,831	-	-	2,3	1	0,078	4	0,045	0,057	-	-	0,8238
G13B	O	Implantation und Wechsel von Neurostimulatoren und Neurostimulationselektroden bei Krankheiten und Störungen der Verdauungsorgane mit Implantation oder Wechsel eines permanenten Elektrodensystems	1,242	1,183	-	-	2,5	1	0,091	5	0,045	0,054	-	-	0,7745
G16B	O	Komplexe Rektumresektion od. andere Rektumres. mit best. Eingr. od. kompl. Diag. od. mehrz. Enterostomaanlage u. -rückverlagerung, ohne kompliz. Konstell. od. plast. Rekonstruktion m. myokut. Lappen od. IntK > 196/ 368/ - P. ohne endorekt. Vakuumtherapie	2,930	2,708	-	-	15,8	4	0,277	31	0,057	0,077	-	-	0,8903
G17A	O	Andere Rektumresektion ohne bestimmten Eingriff oder Implantation eines künstlichen Analsphinkters, bei bösartiger Neubildung oder Alter < 16 Jahre	2,474	2,290	-	-	10,7	3	0,248	22	0,064	0,084	-	-	0,8319

Fallpauschalen-Katalog und Pflegeerlöskatalog

Teil b) Bewertungsrelationen bei Versorgung durch Belegabteilungen

DRG	Partition	Bezeichnung [6]	Bewertungsrelation bei Belegoperateur	Bewertungsrelation bei Belegoperateur und Beleganästhesist	Bewertungsrelation bei Belegoperateur und Beleghebamme	Bewertungsrelation bei Belegoperateur, Beleganästhesist und Beleghebamme	Mittlere Verweildauer [1]	Untere Grenzverweildauer: Erster Tag mit Abschlag [2], [5]	Untere Grenzverweildauer: Bewertungsrelation pro Tag	Obere Grenzverweildauer: Erster Tag mit zusätzlichem Entgelt [3], [5]	Obere Grenzverweildauer: Bewertungsrelation pro Tag	Externe Verlegung Abschlag pro Tag (Bewertungsrelation)	Verlegungsfallpauschale	Ausnahme von Wiederaufnahme [4]	Pflegeerlös Bewertungsrelation pro Tag
1	2	3	4	5	6	7	8	9	10	11	12	13	14	15	16
G17B	O	Andere Rektumresektion ohne bestimmten Eingriff oder Implantation eines künstlichen Analsphinkters, außer bei bösartiger Neubildung, Alter > 15 Jahre	2,054	1,891	-	-	11,2	3	0,206	22	0,052	0,067	-	-	0,8658
G18A	O	Bestimmte Eingriffe an Dünn- und Dickdarm oder Anlegen eines Enterostomas oder andere Eingriffe am Darm oder an abdominalen Gefäßen mit bestimmtem hochkomplexem Eingriff oder Diagnose oder mit endorektaler Vakuumtherapie	3,088	2,870	-	-	17,6	5	0,273	34	0,060	0,085	-	-	0,9778
G18B	O	Bestimmte Eingriffe an Dünn- und Dickdarm oder Anlegen eines Enterostomas oder andere Eingriffe am Darm oder an abdominalen Gefäßen mit bestimmter sehr komplexer Prozedur oder Diagnose	1,997	1,858	-	-	11,3	3	0,252	23	0,063	0,081	-	-	0,8820
G18C	O	Bestimmte Eingriffe an Dünn- und Dickdarm oder Anlegen eines Enterostomas oder andere Eingriffe am Darm mit äußerst schweren CC, mit komplexem Eingriff	1,585	1,460	-	-	9,0	2	0,258	19	0,048	0,069	-	-	0,7957
G18D	O	Bestimmte Eingriffe an Dünn- und Dickdarm oder Anlegen eines Enterostomas oder andere Eingriffe am Darm mit äußerst schweren CC, ohne komplexen Eingriff	1,136	1,047	-	-	6,7	1	0,265	16	0,053	0,069	-	-	0,8180
G19B	O	Andere Eingriffe an Magen, Ösophagus und Duodenum außer bei angeborener Fehlbildung oder Alter > 1 Jahr, ohne komplizierende Konstellation, außer bei bösartiger Neubildung, Alter > 15 Jahre, mit komplexem Eingriff	1,748	1,632	-	-	9,5	2	0,260	21	0,058	0,074	-	-	0,9699
G19C	O	Andere Eingriffe an Magen, Ösophagus und Duodenum außer bei angeborener Fehlbildung oder Alter > 1 Jahr, ohne komplizierende Konstellation, außer bei bösartiger Neubildung, Alter > 15 Jahre, ohne komplexen Eingriff	1,063	0,963	-	-	4,7	1	0,174	11	0,053	0,062	-	-	0,7819
G21A	O	Komplexe Adhäsiolyse am Peritoneum, Alter > 3 J., ohne äußerst schw. oder schw. CC od. andere Eingriffe an Darm u. Enterostoma od. best. Eingriffe am Pharynx od. Verschluss Darmfistel m. äußerst schw. CC od. aufw. Eingriff am Darm oder Alter < 16 Jahre	1,202	1,099	-	-	7,0	1	0,284	15	0,057	0,070	-	-	0,8329
G21B	O	Andere Eingriffe an Darm und Enterostoma oder bestimmte Eingriffe am Pharynx oder Verschluss Darmfistel ohne äußerst schwere CC, ohne aufwendigen Eingriff am Darm, Alter > 15 Jahre	0,644	0,592	-	-	4,1	1	0,325	11	0,049	0,056	-	-	0,7246
G22A	O	Appendektomie oder laparoskopische Adhäsiolyse bei Peritonitis oder mit äußerst schweren oder schweren CC, Alter < 10 Jahre oder bei bösartiger Neubildung	1,088	1,003	-	-	7,1	1	0,279	14	0,054	0,067	-	-	1,1128
G22B	O	Appendektomie oder laparoskopische Adhäsiolyse bei Peritonitis oder mit äußerst schweren oder schweren CC, Alter > 9 Jahre, mit laparoskopischer Adhäsiolyse oder Alter < 16 Jahre, außer bei bösartiger Neubildung	1,033	0,951	-	-	6,9	1	0,247	15	0,051	0,064	-	-	0,9832
G22C	O	Appendektomie oder laparoskopische Adhäsiolyse bei Peritonitis oder mit äußerst schweren oder schweren CC, Alter > 15 Jahre, außer bei bösartiger Neubildung	0,794	0,729	-	-	5,0	1	0,177	10	0,050	0,058	-	-	0,7022
G23A	O	Appendektomie oder laparoskopische Adhäsiolyse außer bei Peritonitis oder Exzision erkranktes Gewebe Dickdarm ohne äußerst schwere oder schwere CC, Alter < 10 Jahre oder bei bösartiger Neubildung	0,712	0,644	-	-	3,7	1	0,149	7	0,054	0,060	-	-	1,0905
G23B	O	Appendektomie oder laparoskopische Adhäsiolyse außer bei Peritonitis oder Exzision erkranktes Gewebe Dickdarm ohne äußerst schwere oder schwere CC, Alter > 9 Jahre, außer bei bösartiger Neubildung	0,613	0,557	-	-	3,1	1	0,127	6	0,053	0,059	-	-	0,7809
G24A	O	Eingriffe bei Hernien mit plastischer Rekonstruktion der Bauchwand oder bestimmte partielle Resektion des Dickdarmes	0,832	0,745	-	-	3,8	1	0,125	9	0,052	0,043	-	-	0,7420
G24B	O	Eingriffe bei Hernien ohne plastische Rekonstruktion der Bauchwand, mit beidseitigem oder komplexem Eingriff oder Alter < 14 Jahre mit äußerst schweren oder schweren CC	0,650	0,583	-	-	2,6	1	0,138	6	0,046	0,048	-	-	0,7789
G24C	O	Eingriffe bei Hernien ohne plastische Rekonstruktion der Bauchwand, ohne beidseitigen Eingriff, ohne komplexen Eingriff, Alter > 13 Jahre oder ohne äußerst schwere oder schwere CC	0,486	0,429	-	-	2,5	1	0,094	6	0,044	0,067	-	-	0,9268
G26A	O	Andere Eingriffe am Anus oder Anoproktoplastik und Rekonstruktion von Anus und Sphinkter bei Analfissuren und Hämorrhoiden, Alter < 16 Jahre oder bei bestimmter bösartiger Neubildung oder entzündlicher Darmerkrankung oder mit kleinem Eingriff am Rektum	0,507	0,465	-	-	3,2	1	0,211	9	0,052	0,063	-	-	0,8947
G26B	O	Andere Eingriffe am Anus oder Anoproktoplastik und Rekonstruktion von Anus und Sphinkter bei Analfissuren und Hämorrhoiden, Alter > 15 Jahre, außer bei bestimmter bösartiger Neubildung oder entzündlicher Darmerkrankung, ohne kleinen Eingriff am Rektum	0,281	0,256	-	-	2,3	1	0,070	4	0,039	0,078	-	-	0,8213

Fallpauschalen-Katalog und Pflegeerlöskatalog
Teil b) Bewertungsrelationen bei Versorgung durch Belegabteilungen

DRG	Parti-tion	Bezeichnung [6]	Bewertungsrelation bei Belegoperateur	Bewertungsrelation bei Belegoperateur und Beleganästhesist	Bewertungsrelation bei Belegoperateur und Beleghebamme	Bewertungsrelation bei Belegoperateur, Beleganästhesist und Beleghebamme	Mittlere Verweil-dauer [1]	Untere Grenz-verweildauer: Erster Tag mit Abschlag [2), 5)]	Untere Grenz-verweildauer: Bewertungs-relation pro Tag	Obere Grenz-verweildauer: Erster Tag mit zusätzlichem Entgelt [3), 5)]	Obere Grenz-verweildauer: Bewertungs-relation pro Tag	Externe Verlegung Abschlag pro Tag (Bewertungsrelation)	Verlegungs-fallpauschale	Ausnahme von Wiederaufnahme [4]	Pflegeerlös Bewertungs-relation pro Tag
1	2	3	4	5	6	7	8	9	10	11	12	13	14	15	16
G27B	O	Strahlentherapie bei Krankheiten und Störungen der Verdauungsorgane, Bestrahlungen an mindestens 8 Tagen, ohne äußerst schwere CC	2,074	2,070	-	-	19,6	6	0,289	37	0,100	0,097	-	x	0,7391
G29A	O	Strahlentherapie bei Krankheiten und Störungen der Verdauungsorgane, mehr als ein Belegungstag, Bestrahlungen an mindestens 5 Tagen	0,850	0,848	-	-	6,8	-	-	14	0,128	0,107	-	x	0,7631
G29B	O	Strahlentherapie bei Krankheiten und Störungen der Verdauungsorgane, mehr als ein Belegungstag, Bestrahlungen an weniger als 5 Tagen	0,549	0,548	-	-	3,9	-	-	12	0,136	0,105	-	x	0,8694
G46B	A	Komplexe therapeutische Gastroskopie mit schw. CC od. and. Gastroskopie mit äuß. schw. CC, bei schw. Krankh. der Verd.organe, Alter > 14 J., mehr als 1 BT od. best. Gastroskopie, Alter < 15 J. od. mit kompliz. Faktoren od. ERCP mit and. endoskop. Eingr.	1,322	1,319	-	-	13,5	4	0,217	27	0,056	0,073	-	-	0,9369
G46C	A	Verschiedenartige komplexe und andere Gastroskopie, ohne komplexe therapeutische Gastroskopie bei schw. Krankheiten der Verdauungsorgane und äuß. schw. oder schw. CC, ohne bestimmte Gastroskopie mit kompliz. Faktoren, ohne ERCP mit and. endoskop. Eingr.	0,684	0,678	-	-	4,9	1	0,366	13	0,054	0,076	-	-	0,7377
G47B	A	Andere Gastroskopie oder bestimmte koloskopische Eingriffe, Alter > 15 Jahre, ohne endoskopische submukosale Dissektion am Dickdarm oder mehr als ein Belegungstag	0,567	0,564	-	-	5,0	1	0,294	12	0,057	0,069	-	-	0,6971
G48B	A	Koloskopie mit äußerst schweren oder schweren CC, komplizierendem Eingriff oder Alter < 15 Jahre oder mehrzeitige endoskopische Blutstillung, ohne schwere Darminfektion, außer bei bösartiger Neubildung oder ohne äußerst schwere CC	0,936	0,932	-	-	9,0	2	0,234	19	0,055	0,070	-	-	0,8572
G60A	M	Bösartige Neubildung der Verdauungsorgane, mehr als ein Belegungstag mit äußerst schweren CC oder bestimmte hochaufwendige Behandlung	0,995	0,989	-	-	12,0	3	0,230	25	0,055	0,070	-	x	0,9626
G60B	M	Bösartige Neubildung der Verdauungsorgane, ein Belegungstag oder ohne äußerst schwere CC, ohne bestimmte hochaufwendige Behandlung	0,325	0,324	-	-	4,3	1	0,108	10	0,053	0,059	-	x	0,8391
G64B	M	Entzündliche Darmerkrankung oder andere schwere Erkrankungen der Verdauungsorgane, ohne äußerst schwere CC, Alter > 15 Jahre oder ohne schwere CC	0,431	0,430	-	-	5,8	1	0,263	13	0,049	0,056	-	-	0,6653
G66Z	M	Abdominalschmerz oder mesenteriale Lymphadenitis, Alter > 55 Jahre und mit CC	0,448	0,448	-	-	5,6	1	0,265	13	0,051	0,063	-	-	0,7631
G67A	M	Ösophagitis, Gastroenteritis, gastrointestinale Blutung, Ulkuserkrankung und verschiedene Erkrankungen der Verdauungsorgane oder Obstruktion des Verdauungstraktes mit bestimmten komplizierenden Faktoren	0,455	0,453	-	-	6,2	1	0,238	14	0,049	0,061	-	-	0,8552
G67B	M	Ösophagitis, Gastroenteritis, gastrointestinale Blutung, Ulkuserkrankung und verschiedene Erkrankungen der Verdauungsorgane oder Obstruktion des Verdauungstraktes mit anderen komplizierenden Faktoren oder mit äußerst schweren CC	0,194	0,194	-	-	3,7	1	0,064	9	0,037	0,013	-	-	0,7971
G67C	M	Ösophagitis, Gastroenteritis, gastrointestinale Blutung, Ulkuserkrankung und verschiedene Erkrankungen der Verdauungsorgane ohne bestimmte oder andere komplizierende Faktoren, ohne äußerst schwere CC	0,174	0,174	-	-	3,2	1	0,063	8	0,034	0,036	-	-	0,7608
G70B	M	Andere schwere Erkrankungen der Verdauungsorgane ohne äußerst schwere CC, Alter > 17 Jahre, ohne komplexe Diagnose	0,500	0,499	-	-	6,4	1	0,265	14	0,049	0,059	-	-	0,7597
G71Z	M	Andere mäßig schwere Erkrankungen der Verdauungsorgane	0,340	0,338	-	-	2,7	1	0,131	7	0,056	0,059	-	-	0,7688
G72B	M	Andere leichte bis moderate Erkrankungen der Verdauungsorgane, Alter > 2 Jahre oder Abdominalschmerz oder mesenteriale Lymphadenitis, Alter > 2 Jahre und Alter < 56 Jahre oder ohne CC	0,241	0,240	-	-	2,6	1	0,094	5	0,059	0,061	-	-	0,7928
G73Z	M	Gastrointestinale Blutung oder Ulkuserkrankung mit äußerst schweren CC, mehr als ein Belegungstag	0,535	0,535	-	-	5,9	-	-	13	0,052	0,065	-	-	0,8452
G74Z	M	Hämorrhoiden oder andere wenig schwere Erkrankungen der Verdauungsorgane	0,297	0,295	-	-	3,1	1	0,136	7	0,051	0,057	-	-	0,7375
MDC 07 Krankheiten und Störungen an hepatobiliärem System und Pankreas															
H06C	O	Andere OR-Prozeduren an hepatobiliärem System und Pankreas ohne bestimmten Eingriff und komplexe Diagnose, Dialyse, komplexe OR-Prozedur oder komplizierende Konstellation	0,784	0,771	-	-	6,4	1	0,236	16	0,074	0,089	-	-	0,7536
H07B	O	Cholezystektomie und wenig komplexe Eingriffe an Gallenblase, Gallenwegen, Leber ohne sehr komplexe Diagnose, ohne komplizierende Konstellation	1,263	1,170	-	-	8,3	2	0,202	19	0,055	0,069	-	-	0,8237

Fallpauschalen-Katalog und Pflegeerlöskatalog

Teil b) Bewertungsrelationen bei Versorgung durch Belegabteilungen

DRG	Partition	Bezeichnung [6]	Bewertungsrelation bei Belegoperateur	Bewertungsrelation bei Belegoperateur und Beleganästhesist	Bewertungsrelation bei Belegoperateur und Beleghebamme	Bewertungsrelation bei Belegoperateur, Beleganästhesist und Beleghebamme	Mittlere Verweildauer [1]	Untere Grenzverweildauer: Erster Tag mit Abschlag [2), 5)]	Untere Grenzverweildauer: Bewertungsrelation pro Tag	Obere Grenzverweildauer: Erster Tag mit zusätzlichem Entgelt [3), 5)]	Obere Grenzverweildauer: Bewertungsrelation pro Tag	Externe Verlegung Abschlag pro Tag (Bewertungsrelation)	Verlegungsfallpauschale	Ausnahme von Wiederaufnahme [4)]	Pflegeerlös Bewertungsrelation pro Tag
1	2	3	4	5	6	7	8	9	10	11	12	13	14	15	16
H08A	O	Laparoskopische Cholezystektomie oder bestimmte Eingriffe an Leber und Bauchwand mit komplexer Diagnose oder komplizierender Konstellation	1,271	1,189	-	-	9,1	2	0,209	19	0,049	0,063	-	-	0,7575
H08B	O	Laparoskopische Cholezystektomie oder bestimmte Eingriffe an Leber und Bauchwand, Alter < 12 Jahre oder mit laparoskopischer Steinentfernung	1,262	1,183	-	-	8,3	2	0,178	17	0,046	0,058	-	-	0,6722
H08C	O	Laparoskopische Cholezystektomie oder bestimmte Eingriffe an Leber und Bauchwand, Alter > 11 Jahre	0,622	0,556	-	-	3,1	1	0,159	8	0,051	0,055	-	-	0,7291
H12C	O	Verschiedene Eingriffe am hepatobiliären System oder Eingriffe an abdominalen oder pelvinen Gefäßen ohne äußerst schwere CC, ohne komplexen Eingriff	1,197	1,155	-	-	11,4	3	0,209	25	0,052	0,068	-	-	0,7237
H40B	A	Endoskopische Eingriffe bei Ösophagusvarizenblutung ohne äußerst schwere CC	0,872	0,869	-	-	7,7	2	0,238	16	0,067	0,077	-	-	0,9661
H41C	A	Best. ERCP mit schw. CC od. kompl. Eingriff oder Alter < 16 J., oh. kompl. Proz. od. and. ERCP, oh. äuß. schw. od. schw. CC, oh. kompl. Eingriff, mit Radiofrequenzabl. und endoskop. Stentimpl. od. and. aufwend. ERCP / best. endoskop. Eingr. m. best. BNB	1,117	1,111	-	-	10,0	2	0,243	21	0,052	0,065	-	-	0,7434
H41D	A	Andere aufwendige ERCP oh. best. ERCP, oh. äuß. schwere oder schwere CC, Alter > 15 Jahre, ohne kompl. Eingr., oh. Radiofrequenzabl. mit endoskop. Stentimpl., ohne and. aufwend. ERCP / best. endoskop. Eingr. m. best. BNB oder best. endoskop. Eingriffe	0,650	0,649	-	-	4,8	1	0,331	12	0,053	0,062	-	-	0,6792
H41E	A	Andere ERCP ohne bestimmte ERCP, ohne äußerst schwere oder schwere CC, Alter > 15 Jahre, ohne komplexen Eingriff, ohne Radiofrequenzablation mit endoskopischer Stentimplantation	0,462	0,461	-	-	3,7	1	0,220	10	0,059	0,066	-	-	0,6803
H61A	M	Bösartige Neubildung an hepatobiliärem System und Pankreas, mehr als ein Belegungstag, mit komplexer Diagnose, mit äußerst schweren CC oder Pfortaderthrombose	0,976	0,974	-	-	11,6	3	0,227	24	0,056	0,071	-	x	0,9091
H61B	M	Bösartige Neubildung an hepatobiliärem System und Pankreas, ein Belegungstag oder ohne komplexe Diagnose oder ohne äußerst schwere CC, ohne Pfortaderthrombose, Alter < 17 Jahre	0,385	0,382	-	-	2,9	1	0,187	6	0,130	0,096	-	x	1,7454
H61C	M	Bösartige Neubildung an hepatobiliärem System und Pankreas, ein Belegungstag oder ohne komplexe Diagnose oder ohne äußerst schwere CC, ohne Pfortaderthrombose, Alter > 16 Jahre	0,405	0,403	-	-	4,6	1	0,194	11	0,054	0,067	-	x	0,8126
H62B	M	Erkrankungen des Pankreas außer bösartige Neubildung, mit akuter Pankreatitis oder Leberzirrhose oder bestimmter nichtinfektiöser Hepatitis, Alter > 15 Jahre	0,480	0,480	-	-	6,7	1	0,283	15	0,047	0,059	-	-	0,7225
H62C	M	Erkrankungen des Pankreas außer bösartige Neubildung, ohne akute Pankreatitis, ohne Leberzirrhose, ohne bestimmte nichtinfektiöse Hepatitis, Alter > 15 Jahre	0,380	0,380	-	-	4,6	1	0,200	10	0,051	0,062	-	-	0,6592
H63B	M	Erkrankungen der Leber außer bösartige Neubildung, Leberzirrhose und bestimmte nichtinfektiöse Hepatitiden und best. Erkrankungen der Gallenwege, mehr als ein Belegungstag, mit kompl. Diagnose oder äuß. schw. o. schw. CC oder Leberbiopsie, Alter < 18 J.	0,736	0,733	-	-	8,2	2	0,217	17	0,057	0,070	-	-	0,7973
H63C	M	Erkrankungen der Leber außer bösartige Neubildung, Leberzirrhose und bestimmte nichtinfektiöse Hepatitiden und bestimmte Erkrankungen der Gallenwege, ein Belegungstag oder ohne komplexe Diagnose und ohne äußerst schwere oder schwere CC	0,407	0,406	-	-	4,5	1	0,241	11	0,054	0,069	-	-	0,6699
H64Z	M	Erkrankungen von Gallenblase und Gallenwegen	0,348	0,347	-	-	5,2	1	0,180	11	0,047	0,057	-	-	0,7251
MDC 08 Krankheiten und Störungen an Muskel-Skelett-System und Bindegewebe															
I01Z	O	Beidseitige Eingriffe oder mehrere große Eingriffe an Gelenken der unteren Extremität mit komplexer Diagnose	3,472	3,266	-	-	25,7	8	0,195	44	0,049	0,067	-	-	0,8199
I03A	O	Revision oder Ersatz des Hüftgelenkes mit kompl. Diagnose od. Arthrodese od. Alter < 16 Jahre oder beidseitige od. mehrere gr. Eingr. an Gelenken der unt. Extr. mit kompl. Eingriff, mit äuß. schw. CC oder mehrzeitigem Wechsel oder Eingr. an mehr. Lok.	4,380	4,143	-	-	31,9	10	0,231	50	0,053	0,077	-	-	1,0111
I03B	O	Revision oder Ersatz des Hüftgelenkes mit kompl. Diagnose od. Arthrodese od. Alter < 16 Jahre oder beidseitige od. mehrere gr. Eingr. an Gelenken der unt. Extr. mit kompl. Eingriff, ohne äuß. schw. CC, ohne mehrzeit. Wechsel, ohne Eingr. an mehr. Lok.	2,250	2,111	-	-	15,4	4	0,210	30	0,047	0,064	-	-	0,7608

Fallpauschalen-Katalog und Pflegeerlöskatalog
Teil b) Bewertungsrelationen bei Versorgung durch Belegabteilungen

DRG	Parti-tion	Bezeichnung [6]	Bewertungsrelation bei Belegoperateur	Bewertungsrelation bei Belegoperateur und Beleganästhesist	Bewertungsrelation bei Belegoperateur und Beleghebamme	Bewertungsrelation bei Belegoperateur, Beleganästhesist und Beleghebamme	Mittlere Verweil-dauer [1]	Untere Grenz-verweildauer: Erster Tag mit Abschlag [2], [5]	Untere Grenz-verweildauer: Bewertungs-relation pro Tag	Obere Grenz-verweildauer: Erster Tag mit zusätzlichem Entgelt [3], [5]	Obere Grenz-verweildauer: Bewertungs-relation pro Tag	Externe Verlegung Abschlag pro Tag (Bewertungsrelation)	Verlegungs-fallpauschale	Ausnahme von Wiederaufnahme [4]	Pflegeerlös Bewertungs-relation pro Tag
1	2	3	4	5	6	7	8	9	10	11	12	13	14	15	16
I04Z	O	Implantation, Wechsel oder Entfernung einer Endoprothese am Kniegelenk mit komplizierender Diagnose oder Arthrodese oder Implantation einer Endoprothese nach vorheriger Explantation oder periprothetische Fraktur an der Schulter oder am Knie	2,376	2,234	-	-	13,8	4	0,199	27	0,051	0,068	-	-	0,8026
I05B	O	Implantation oder Wechsel einer inversen Endoprothese am Schultergelenk oder Implantation einer Sprunggelenkendoprothese	1,860	1,752	-	-	7,6	2	0,174	15	0,048	0,061	-	-	0,7841
I05C	O	Anderer großer Gelenkersatz ohne Implantation oder Wechsel einer inversen Endoprothese am Schultergelenk, ohne Implantation einer Sprunggelenkendoprothese	1,590	1,481	-	-	6,3	1	0,218	13	0,047	0,067	-	-	0,7602
I08C	O	Andere Eingriffe an Hüftgelenk und Femur mit Einbringen von Abstandshaltern oder and. komplexen Eingriffen bei kompl. Diagnose od. äuß. schw. CC oder Ersatz des Hüftgelenkes mit Eingriff an oberer Extremität oder Wirbelsäule ohne best. kompliz. Faktoren	2,384	2,231	-	-	16,2	4	0,247	30	0,054	0,071	-	-	0,9450
I08D	O	Andere Eingriffe an Hüftgelenk und Femur mit komplexer Diagnose oder Prozedur oder äußerst schweren CC	2,016	1,884	-	-	11,4	3	0,256	25	0,062	0,086	-	-	0,9564
I08E	O	Andere Eingriffe an Hüftgelenk und Femur ohne komplexe Diagnose oder Prozedur, ohne äußerst schwere CC, mit bestimmten Eingriffen an Becken und Femur oder mit bestimmten komplizierenden Diagnosen	1,639	1,517	-	-	9,1	2	0,236	18	0,054	0,069	-	-	0,8863
I08F	O	Andere Eingriffe an Hüftgelenk und Femur ohne komplexe Diagnose oder Prozedur, ohne äußerst schwere CC, mehr als ein Belegungstag, mit bestimmten anderen Eingriffen an Hüftgelenk und Femur	1,169	1,084	-	-	7,3	1	0,297	16	0,054	0,070	-	-	0,8549
I08G	O	Andere Eingriffe an Hüftgelenk und Femur ohne komplexe Diagnose oder Prozedur, ohne äußerst schwere CC, mehr als ein Belegungstag, mit mäßig komplexem Eingriff	0,900	0,820	-	-	3,8	1	0,149	10	0,055	0,062	-	-	0,7627
I08H	O	Andere Eingriffe an Hüftgelenk und Femur, ein Belegungstag oder ohne mäßig komplexen Eingriff, mit bestimmtem anderen Eingriff oder Alter < 12 Jahre oder Eingriff an der unteren Extremität	0,698	0,628	-	-	2,5	1	0,098	6	0,061	0,063	-	-	0,9365
I08I	O	Andere Eingriffe an Hüftgelenk und Femur, ein Belegungstag oder ohne mäßig komplexen Eingriff, ohne bestimmten anderen Eingriff, Alter > 11 Jahre, ohne Eingriff an der unteren Extremität	0,621	0,554	-	-	3,1	1	0,120	7	0,051	0,054	-	-	0,9393
I09C	O	Bestimmte Eingriffe an der Wirbelsäule mit best. kompl. Faktoren, mit Wirbelkörperersatz oder komplexer Spondylodese oder andere mehrzeitige komplexe Eingriffe an der Wirbelsäule mit aufwendiger intensmed. Komplexbehandlung ab 185 Aufwandspunkten	3,852	3,608	-	-	18,1	5	0,248	33	0,057	0,078	-	-	0,9646
I09D	O	Bestimmte Eingriffe an der Wirbelsäule mit best. kompl. Faktoren, bei Frakturen der Halswirbelsäule oder sek. bösartiger Neub. des Knochens oder mit anderen mehrz. kompl. Eingriffen ohne aufwendige intensmed. Komplexbehandlung ab 185 Aufwandspunkten	3,670	3,460	-	-	21,3	6	0,256	39	0,059	0,079	-	-	0,9464
I09E	O	Bestimmte Eingriffe an der Wirbelsäule und best. komplizierende Faktoren oder best. Eingriffe an der WS mit best. anderen kompl. Faktoren und Eingriffe ZNS oder transpleuraler Zugang BWS oder best. langstreckige Spondylodese/Osteosynthese oder Diszitis	2,714	2,544	-	-	12,0	3	0,223	25	0,053	0,069	-	-	0,7884
I09F	O	Best. Eingriffe an der Wirbelsäule, best. kompliz. Faktoren od. Alter < 16 Jahre oder knöcherne Dekompression Spinalkanal / best. Osteosynthese > 3 Segm. oder Impl. eines Schrauben-Band-Systems oder Schrauben-Stab-Systems, 1 Segment bei Diszitis	2,187	2,044	-	-	9,4	2	0,225	21	0,051	0,070	-	-	0,7351
I09G	O	Bestimmte Eingriffe an der Wirbelsäule mit bestimmten anderen kompliz. Faktoren oder mit anderen kompl. Faktoren und Frakturen Halswirbelsäule oder BNB der Wirbelsäule mit Kyphoplastie, mit Radiofrequenzablation oder komplexer Eingriff an der Wirbelsäule	1,939	1,786	-	-	6,9	1	0,345	15	0,048	0,070	-	-	0,7080
I09H	O	Bestimmte Eingriffe an der Wirbelsäule mit bestimmten anderen kompliz. Faktoren oder mit anderen kompliz. Faktoren, ohne Frakturen HWS, ohne BNB der Wirbelsäule oder ohne Kyphoplastie od. ohne Radiofrequenzabl., ohne komplexen Eingriff an der Wirbelsäule	1,347	1,252	-	-	6,6	1	0,233	16	0,050	0,062	-	-	0,6820

Fallpauschalen-Katalog und Pflegeerlöskatalog

Teil b) Bewertungsrelationen bei Versorgung durch Belegabteilungen

DRG	Parti-tion	Bezeichnung [6]	Bewertungsrelation bei Belegoperateur	Bewertungsrelation bei Belegoperateur und Beleganästhesist	Bewertungsrelation bei Belegoperateur und Beleghebamme	Bewertungsrelation bei Belegoperateur, Beleganästhesist und Beleghebamme	Mittlere Verweil-dauer [1]	Untere Grenz-verweildauer: Erster Tag mit Abschlag [2), 5)]	Untere Grenz-verweildauer: Bewertungs-relation pro Tag	Obere Grenz-verweildauer: Erster Tag mit zusätzlichem Entgelt [3), 5)]	Obere Grenz-verweildauer: Bewertungs-relation pro Tag	Externe Verlegung Abschlag pro Tag (Bewertungsrelation)	Verlegungs-fallpauschale	Ausnahme von Wiederaufnahme [4)]	Pflegeerlös Bewertungs-relation pro Tag
1	2	3	4	5	6	7	8	9	10	11	12	13	14	15	16
I09I	O	Bestimmte Eingriffe an der Wirbelsäule ohne komplizierende Faktoren	1,074	1,010	-	-	6,8	1	0,239	16	0,052	0,062	-	-	0,6860
I10A	O	Andere Eingriffe an der Wirbelsäule mit bestimmtem Eingriff an Rückenmark, Spinalkanal, Wirbelsäule, Rumpf mit äußerst schweren CC	3,218	3,044	-	-	19,4	5	0,289	36	0,061	0,082	-	-	1,0041
I10B	O	Andere Eingriffe WS m. best. kompl. Eingriffen oc. Para- / Tetrapl. od. Wirbelfraktur m. best. Eingriffen oh. äuß. schw. CC od. best. andere Operationen WS m. äuß. schw. CC u. > 1 BT od. mäßig kompl. Eingriffe u. Diszitis od. Exzision spin. Tumorgewebe	1,738	1,594	-	-	8,9	2	0,239	22	0,054	0,072	-	-	0,7572
I10C	O	Andere Eingriffe an der Wirbelsäule bei Bandscheibeninfektion oder mit bestimmtem Eingriff an der Wirbelsäule	1,227	1,101	-	-	3,6	1	0,185	6	0,048	0,096	-	-	0,7237
I10D	O	Andere Eingriffe an der Wirbelsäule mit komplexem Eingriff an der Wirbelsäule ohne Bandscheibeninfektion, ohne Diszitis, ohne bestimmten anderen Eingriff an der Wirbelsäule	0,757	0,675	-	-	3,6	1	0,095	7	0,037	0,042	-	-	0,6772
I10E	O	Andere Eingriffe an der Wirbelsäule mit mäßig komplexem Eingriff, mit bestimmtem kleinen Eingriff oder wenig komplexer Eingriff, mehr als 1 Belegungstag, Alter < 18 Jahre oder mit bestimmtem anderen kleinen Eingriff	0,581	0,516	-	-	3,6	1	0,094	6	0,038	0,042	-	-	0,6486
I10F	O	Andere Eingriffe an der Wirbelsäule ohne mäßig komplexen Eingriff an der Wirbelsäule mit bestimmtem kleinen Eingriff oder wenig komplexer Eingriff, mehr als ein Belegungstag oder ohne bestimmten anderer kleinen Eingriff, Alter > 17 Jahre	0,697	0,632	-	-	4,7	1	0,106	11	0,047	0,056	-	-	0,6448
I10G	O	Andere Eingriffe an der Wirbelsäule ohne mäßig komplexen Eingriff an der Wirbelsäule, ohne bestimmten kleinen Eingriff, ohne wenig komplexen Eingriff oder ein Belegungstag, mit anderem kleinen Eingriff	0,539	0,504	-	-	3,7	1	0,110	11	0,070	0,066	-	-	0,7479
I10H	O	Andere Eingriffe an der Wirbelsäule ohne mäßig komplexen Eingriff, ohne bestimmten kleinen Eingriff, ohne anderen kleinen Eingriff	0,419	0,374	-	-	2,5	1	0,167	5	0,041	0,068	-	-	0,8393
I11Z	O	Eingriffe zur Verlängerung einer Extremität	1,930	1,772	-	-	7,2	1	0,284	13	0,039	0,068	-	-	0,7549
I12A	O	Knochen- und Gelenkinfektion / -entzündung mit verschiedenen Eingriffen am Muskel-Skelett-System und Bindegewebe mit äußerst schweren CC	3,251	3,072	-	-	24,8	7	0,258	43	0,057	0,079	-	-	0,9953
I12B	O	Knochen- und Gelenkinfektion / -entzündung mit verschiedenen Eingriffen am Muskel-Skelett-System und Bindegewebe mit schweren CC, mit Revision des Kniegelenkes, mit Einbringen oder Wechsel von Abstandshaltern oder Osteomyelitis, Alter < 16 Jahre	1,861	1,739	-	-	16,1	4	0,222	30	0,048	0,064	-	-	0,7899
I12C	O	Knochen- und Gelenkinfektion / -entzündung mit verschiedenen Eingriffen am Muskel-Skelett-System und Bindegewebe mit schweren CC, ohne Revision des Kniegelenkes, ohne Einbringen oder Wechsel von Abstandshaltern, ohne Osteomyelitis, Alter > 15 Jahre	1,002	0,921	-	-	8,5	2	0,174	20	0,045	0,058	-	-	0,6875
I13A	O	Bestimmte Eingriffe an den Extremitäten mit komplexem Mehrfacheingriff, mit komplizierendem Eingriff an Humerus und Tibia oder aufwendiger Osteosynthese	2,417	2,219	-	-	14,8	4	0,193	27	0,043	0,061	-	-	0,7112
I13B	O	Bestimmte Eingriffe an den Extremitäten mit best. Mehrfacheingriff oder kompliz. Diagnose oder bei Endoprothese der oberen Extremität oder mit Fixateur ext., mit best. BNB od. mit Einbringen von Abstandshalt oc. Alter < 18 J. mit äuß. schw. od. schw. CC	1,973	1,808	-	-	12,3	3	0,184	23	0,042	0,056	-	-	0,7212
I13C	O	Bestimmte Eingriffe an den Extremitäten mit best. Mehrfacheingr. od. kompliz Diag. od. bei Endopr. der oberen Extrem. od. m. Fix. ex., m. kompl. Eingr. od. schw. Weichteilsch., m. best. kompl. Osteot. od. BNB od. Alter < 18 J. m. äuß. schw. od. schw. CC	1,539	1,406	-	-	7,1	1	0,308	17	0,052	0,071	-	-	0,7379
I13D	O	Bestimmte Eingriffe an den Extremitäten mit bestimmtem anderen Mehrfacheingriff oder komplizierender Diagnose oder bei endoprothetischem Eingriff an der oberen Extremität oder mit Fixateur externe oder bestimmte geschlossene Reposition an der Tibia	1,142	1,037	-	-	6,0	1	0,162	13	0,049	0,052	-	-	0,6819
I13E	O	Bestimmte Eingriffe an den Extremitäten od. bei Endoproth. am Knie m. kompl. Eingr. od. schw. Weichteilsch. od. Pseudarthrose od. best. Osteotom. od. best. Eingr. Knieproth. od. Epiphyseodese od. bei BNB od. Alter > 17 J. od. ohne äuß. schw. od. schw. CC	1,053	0,955	-	-	4,8	1	0,404	12	0,050	0,059	-	-	0,7239

Fallpauschalen-Katalog und Pflegeerlöskatalog

Teil b) Bewertungsrelationen bei Versorgung durch Belegabteilungen

DRG	Partition	Bezeichnung [6]	Bewertungsrelation bei Belegoperateur	Bewertungsrelation bei Belegoperateur und Beleganästhesist	Bewertungsrelation bei Belegoperateur und Beleghebamme	Bewertungsrelation bei Belegoperateur, Beleganästhesist und Beleghebamme	Mittlere Verweildauer [1]	Untere Grenzverweildauer: Erster Tag mit Abschlag [2], [5]	Untere Grenzverweildauer: Bewertungsrelation pro Tag	Obere Grenzverweildauer: Erster Tag mit zusätzlichem Entgelt [3], [5]	Obere Grenzverweildauer: Bewertungsrelation pro Tag	Externe Verlegung Abschlag pro Tag (Bewertungsrelation)	Verlegungsfallpauschale	Ausnahme von Wiederaufnahme [4]	Pflegeerlös Bewertungsrelation pro Tag
1	2	3	4	5	6	7	8	9	10	11	12	13	14	15	16
I13F	O	Bestimmte Eingriffe an den Extremitäten mit bestimmtem Eingriff an Unterschenkel und Humerus oder bei bösartiger Neubildung oder kleiner Eingriff bei Knochen- und Gelenkinfektion oder Alter < 18 Jahre mit äußerst schweren oder schweren CC	0,788	0,714	-	-	3,8	1	0,252	10	0,048	0,054	-	-	0,7185
I13G	O	Bestimmte Eingriffe an den Extremitäten ohne bestimmten Eingriff an Unterschenkel und Humerus, außer bei bösartiger Neubildung, ohne kleinen Eingriff bei Knochen- und Gelenkinfektion oder Alter > 17 Jahre oder ohne äußerst schwere oder schwere CC	0,704	0,632	-	-	3,3	1	0,189	9	0,051	0,056	-	-	0,7593
I16A	O	Andere Eingriffe an der Schulter und bestimmte Eingriffe an der oberen Extremität mit bestimmtem Eingriff an Schulter, Oberarm und Ellenbogen	0,671	0,599	-	-	2,6	1	0,087	5	0,052	0,053	-	-	0,8502
I16B	O	Andere Eingriffe an der Schulter und bestimmte Eingriffe an der oberen Extremität ohne bestimmten Eingriff an Schulter, Oberarm und Ellenbogen, mit bestimmtem anderem Eingriff an Klavikula, Schulter und Ellenbogen	0,445	0,387	-	-	2,7	1	0,077	6	0,044	0,023	-	-	0,7914
I16C	O	Andere Eingriffe an der Schulter und bestimmte Eingriffe an der oberen Extremität ohne bestimmten Eingriff an Schulter, Oberarm und Ellenbogen, ohne bestimmten anderen Eingriff an Klavikula, Schulter und Oberarm	0,354	0,312	-	-	2,3	1	0,071	5	0,042	0,040	-	-	0,8368
I17A	O	Aufwendige Operationen am Gesichtsschädel oder Alter < 16 Jahre	1,336	1,200	-	-	6,6	1	0,244	14	0,053	0,065	-	-	0,8698
I17B	O	Operationen am Gesichtsschädel ohne aufwendige Operationen, Alter > 15 Jahre	0,749	0,673	-	-	4,1	1	0,155	9	0,053	0,069	-	-	0,7387
I18A	O	Wenig komplexe Eingriffe an Kniegelenk, Ellenbogengelenk und Unterarm, Alter < 16 Jahre oder mit mäßig komplexem Eingriff oder mit beidseitigem Eingriff am Kniegelenk	0,605	0,541	-	-	2,7	1	0,108	7	0,052	0,054	-	-	0,7808
I18B	O	Wenig komplexe Eingriffe an Kniegelenk, Ellenbogengelenk und Unterarm, Alter > 15 Jahre, ohne mäßig komplexen Eingriff, ohne beidseitigen Eingriff am Kniegelenk	0,506	0,449	-	-	2,7	1	0,129	6	0,050	0,054	-	-	0,7735
I19A	O	Implantation und Wechsel von Neurostimulatoren und Neurostimulationselektroden bei Krankheiten und Störungen an Muskel-Skelett-System und Bindegewebe ohne Implantation oder Wechsel eines permanenten Elektrodensystems	1,064	1,006	-	-	3,8	1	0,191	9	0,036	0,044	-	-	0,6884
I19B	O	Implantation und Wechsel von Neurostimulatoren und Neurostimulationselektroden bei Krankheiten und Störungen an Muskel-Skelett-System und Bindegewebe mit Implantation oder Wechsel eines permanenten Elektrodensystems	1,332	1,274	-	-	3,1	1	0,055	7	0,042	0,070	-	-	0,7297
I20A	O	Eingriffe am Fuß mit mehreren hochkomplexen Eingriffen oder Teilwechsel Endoprothese des unteren Sprunggelenks, mit hochkomplexem Eingriff und komplexer Diagnose oder bestimmter Arthrodese	1,666	1,522	-	-	11,5	3	0,141	24	0,039	0,047	-	-	0,6537
I20B	O	Eingriffe am Fuß mit mehreren komplexen Eingriffen oder hochkomplexem Eingriff oder Teilwechsel Endoprothese d. unteren Sprunggelenks oder bei Zerebralparese oder mit komplexem Eingriff und komplexer Diagnose oder mit Eingriff an Sehnen des Rückfußes	1,310	1,192	-	-	7,6	2	0,157	19	0,044	0,056	-	-	0,6564
I20C	O	Eingriffe am Fuß ohne mehrere komplexe Eingriffe, ohne hochkomplexen Eingriff, mit bestimmten komplizierenden Faktoren	0,868	0,784	-	-	4,9	1	0,443	13	0,040	0,054	-	-	0,7294
I20D	O	Eingriffe am Fuß ohne bestimmte komplizierende Faktoren, mit Knochentransplantation oder schwerem Weichteilschaden oder bestimmtem Eingriff am Fuß oder Implantation einer Vorfuß- oder Zehenendoprothese oder Kalkaneusfraktur	0,546	0,478	-	-	2,9	1	0,060	7	0,038	0,038	-	-	0,7537
I20E	O	Andere Eingriffe am Fuß oder chronische Polyarthritis oder Diabetes Mellitus mit Komplikationen oder Alter < 16 Jahre	0,514	0,451	-	-	2,8	1	0,074	7	0,037	0,039	-	-	0,8048
I20F	O	Eingriffe am Fuß ohne komplexe Eingriffe oder komplizierende Faktoren, Alter > 15 Jahre	0,399	0,345	-	-	2,5	1	0,109	5	0,039	0,020	-	-	0,8117
I21Z	O	Lokale Exzision und Entfernung von Osteosynthesematerial an Hüftgelenk, Femur und Wirbelsäule oder komplexe Eingriffe an Ellenbogengelenk und Unterarm oder bestimmte Eingriffe an der Klavikula	0,669	0,595	-	-	2,8	1	0,078	7	0,052	0,045	-	-	0,8128
I22B	O	Gewebe- / Hauttransplantation, außer an der Hand, mit kleinflächiger Gewebetransplantation od. mit großflächiger Gewebetransplantation ohne kompliz. Konst., oh. Eingr. an mehreren Lokal., oh. schw. Weichteilschaden, oh. kompl. Gewebetranspl. m. schw. CC	2,468	2,285	-	-	22,3	6	0,199	40	0,044	0,060	-	-	0,7642

Fallpauschalen-Katalog und Pflegeerlöskatalog
Teil b) Bewertungsrelationen bei Versorgung durch Belegabteilungen

DRG	Parti-tion	Bezeichnung [6]	Bewertungsrelation bei Belegoperateur	Bewertungsrelation bei Belegoperateur und Beleganästhesist	Bewertungsrelation bei Belegoperateur und Beleghebamme	Bewertungsrelation bei Belegoperateur, Beleganästhesist und Beleghebamme	Mittlere Verweil-dauer [1]	Untere Grenz-verweildauer: Erster Tag mit Abschlag [2), 5)]	Untere Grenz-verweildauer: Bewertungs-relation pro Tag	Obere Grenz-verweildauer: Erster Tag mit zusätzlichem Entgelt [3), 5)]	Obere Grenz-verweildauer: Bewertungs-relation pro Tag	Externe Verlegung Abschlag pro Tag (Bewertungsrelation)	Verlegungs-fallpauschale	Ausnahme von Wiederaufnahme [4]	Pflegeerlös Bewertungs-relation pro Tag
1	2	3	4	5	6	7	8	9	10	11	12	13	14	15	16
I23A	O	Andere kleine Eingriffe an Knochen und Weichteilen mit bestimmten kleinen Eingriffen am Knochen oder Alter < 18 Jahre mit äußerst schweren oder schweren CC	0,677	0,608	-	-	3,9	1	0,126	10	0,048	0,055	-	-	0,8288
I23B	O	Andere kleine Eingriffe an Knochen und Weichteilen mit bestimmten kleinen Eigriffen an Knochen und Weichteilen, Alter > 17 Jahre oder ohne äußerst schwere oder schwere CC	0,542	0,483	-	-	2,4	1	0,200	5	0,050	0,101	-	-	0,8552
I23C	O	Andere kleine Eingriffe an Knochen und Weichteilen ohne bestimmte kleine Eingriffe an Knochen und Weichteilen, Alter > 17 Jahre oder ohne äußerst schwere oder schwere CC	0,449	0,401	-	-	2,3	1	0,103	5	0,051	0,051	-	-	0,9074
I24A	O	Arthroskopie oder andere Eingriffe an den Extremitäten oder Eingriffe am Weichteilgewebe mit komplexem Eingriff oder Alter < 16 Jahre	0,525	0,463	-	-	2,7	1	0,136	6	0,054	0,056	-	-	0,9974
I24B	O	Arthroskopie oder andere Eingriffe an den Extremitäten oder Eingriffe am Weichteilgewebe ohne komplexen Eingriff, Alter > 15 Jahre	0,187	0,183	-	-	2,1	1	0,073	4	0,031	0,029	-	-	1,1346
I27B	O	Eingriffe am Weichteilgewebe oder kleinflächige Gewebe-Tx mit äußerst schweren CC oder bei BNB mit schweren CC oder mit kompliz. Faktoren, mit schweren CC oder bei BNB oder mit best. Eingr. am Weichteilgewebe, > 1 Belegungstag oder best. Eingriff	2,435	2,288	-	-	16,9	5	0,246	33	0,059	0,078	-	-	0,9510
I27C	O	Eingriffe am Weichteilgewebe oder kleinflächige Gewebetransplantationen mit schweren CC oder bei BNB oder mit bestimmtem Eingriff am Weichteilgewebe, mehr als ein Belegungstag oder bestimmter Eingriff ohne komplizierende Faktoren	1,048	0,962	-	-	6,0	1	0,336	16	0,057	0,088	-	-	0,8013
I27D	O	Bestimmte andere Eingriffe am Weichteilgewebe oder ein Belegungstag	0,626	0,550	-	-	3,3	1	0,120	9	0,041	0,045	-	-	0,7566
I27E	O	Bestimmte kleine Eingriffe am Weichteilgewebe oder ein Belegungstag	0,551	0,487	-	-	2,8	1	0,138	7	0,053	0,056	-	-	0,7843
I28C	O	Andere Eingriffe an Muskel-Skelett-System und Bindegewebe mit bestimmtem Eingriff an Knochen, Weichteilen oder Bindegewebe, mehr als ein Belegungstag oder Alter < 10 Jahre	1,351	1,298	-	-	11,4	3	0,247	24	0,054	0,077	-	-	0,7892
I28D	O	Andere Eingriffe an Muskel-Skelett-System und Bindegewebe mit mäßig komplexem Eingriff, mehr als ein Belegungstag, Alter > 9 Jahre	0,864	0,829	-	-	8,1	2	0,201	17	0,051	0,072	-	-	0,6539
I28E	O	Andere Eingriffe an Muskel-Skelett-System und Bindegewebe, ohne bestimmte, mäßig komplexe und komplexe Eingriffe, Alter > 9 Jahre oder ein Belegungstag	0,395	0,348	-	-	4,1	1	0,072	13	0,041	0,028	-	-	0,8030
I29A	O	Komplexe Eingriffe am Schultergelenk oder bestimmte Osteosynthesen an der Klavikula, bei komplizierender Diagnose oder Eingriff an mehreren Lokalisationen	0,981	0,880	-	-	3,2	1	0,281	8	0,054	0,067	-	-	0,7728
I29B	O	Komplexe Eingriffe am Schultergelenk oder best. Osteosynthesen an der Klavikula ohne kompliz. Diagnose, ohne Eingriff an mehreren Lokalisationen oder sonst. arthroskopische Rekonstruktion der Rotatorenmanschette mit bestimmten Eingriffen an der Schulter	0,718	0,636	-	-	2,4	1	0,071	5	0,042	0,043	-	-	0,8408
I29C	O	Sonstige arthroskopische Rekonstruktion der Rotatorenmanschette ohne bestimmte Eingriffe an der Schulter	0,593	0,530	-	-	2,6	1	0,107	5	0,041	0,021	-	-	0,8342
I30A	O	Arthroskopischer Eingriff am Hüftgelenk, Alter < 16 Jahre oder komplexe Eingriffe am Kniegelenk mit sehr komplexem Eingriff oder bestimmte komplexe Eingriffe am Kniegelenk, Alter < 18 Jahre, mit äußerst schweren oder schweren CC	1,080	0,973	-	-	5,1	1	0,168	12	0,051	0,057	-	-	0,6823
I30B	O	Arthroskopischer Eingriff am Hüftgelenk, Alter > 15 Jahre oder bestimmte komplexe Eingriffe am Kniegelenk, Alter > 17 Jahre oder ohne äußerst schwere oder schwere CC	0,661	0,598	-	-	2,4	1	0,049	5	0,039	0,038	-	-	0,7879
I30C	O	Komplexe Eingriffe am Kniegelenk ohne bestimmte komplexe Eingriffe am Kniegelenk, Alter > 17 Jahre oder ohne äußerst schwere oder schwere CC oder bestimmte arthroskopische Eingriffe am Hüftgelenk, Alter > 15 Jahre	0,587	0,520	-	-	2,5	1	0,145	6	0,052	0,053	-	-	0,7853
I31A	O	Mehrere komplexe Eingriffe an Ellenbogengelenk und Unterarm oder gelenkübergreifende Weichteildistraktion bei angeborenen Anomalien der Hand, mit aufwendigen Eingriffen am Unterarm	1,727	1,567	-	-	8,7	2	0,190	17	0,046	0,060	-	-	0,7038
I31B	O	Mehrere komplexe Eingriffe an Ellenbogengelenk und Unterarm oder gelenkübergreifende Weichteildistraktion bei angeborenen Anomalien der Hand oder bestimmte Eingriffe bei Mehrfragmentfraktur der Patella, mit bestimmten komplexen Eingriffen am Unterarm	1,118	1,014	-	-	5,4	1	0,360	12	0,049	0,057	-	-	0,7387

Fallpauschalen-Katalog und Pflegeerlöskatalog
Teil b) Bewertungsrelationen bei Versorgung durch Belegabteilungen

DRG	Partition	Bezeichnung [6]	Bewertungsrelation bei Belegoperateur	Bewertungsrelation bei Belegoperateur und Beleganästhesist	Bewertungsrelation bei Belegoperateur und Beleghebamme	Bewertungsrelation bei Belegoperateur, Beleganästhesist und Beleghebamme	Mittlere Verweildauer [1]	Untere Grenzverweildauer: Erster Tag mit Abschlag [2], [5]	Untere Grenzverweildauer: Bewertungsrelation pro Tag	Obere Grenzverweildauer: Erster Tag mit zusätzlichem Entgelt [3], [5]	Obere Grenzverweildauer: Bewertungsrelation pro Tag	Externe Verlegung Abschlag pro Tag (Bewertungsrelation)	Verlegungsfallpauschale	Ausnahme von Wiederaufnahme [4]	Pflegeerlös Bewertungsrelation pro Tag
1	2	3	4	5	6	7	8	9	10	11	12	13	14	15	16
I31C	O	Mehrere komplexe Eingriffe an Ellenbogengelenk und Unterarm ohne gelenkübergreifende Weichteildistraktion bei angeborenen Anomalien der Hand, ohne bestimmte Eingriffe bei Mehrfragmentfraktur der Patella, ohne bestimmte komplexe Eingriffe am Unterarm	0,866	0,775	-	-	3,1	1	0,195	8	0,059	0,062	-	-	0,7472
I32A	O	Eingr. an Handgelenk u. Hand mit mehrzeitigem kompl. od. mäßig kompl. Eingr. od. mit Komplexbehandl. Hand od. mit aufwendigem rekonstruktivem Eingr. bei angeborener Fehlbildung der Hand oder mit best. gefäßgestielten Knochentx. bei Pseudarthrose der Hand	1,716	1,716	-	-	9,7	2	0,237	21	0,130	0,065	-	-	0,6744
I32B	O	Eingr. an Handgel. und Hand ohne mehrz. Eingr., oh. Komplexb. Hand, ohne aufw. rekonstr. Eingr., mit kompl. Eingr. od. bei angeb. Anomalie d. Hand od. Pseudarthr., Alter < 6 J. od. mit kompl. Eingr. bei angeb. Fehlb. d. Hand, Alter < 16 J.	1,012	1,012	-	-	2,9	1	0,477	6	0,101	0,114	-	-	1,1901
I32C	O	Eingr. an Handgel. und Hand oh. mehrz. Eingr., oh. Komplexb. Hand, mit kompl. Eingr. od. bei angeb. Anomalie d. Hand od. Pseudarthr., Alter > 5 J. od. mit hochkompl. Eingr. bei angeb. Fehlb. d. Hand, Alter < 16 J. oder mit best. Eingr. od. kompl. Diagn.	1,124	1,007	-	-	5,6	1	0,179	16	0,050	0,047	-	-	0,6972
I32D	O	Eingriffe an Handgelenk und Hand mit komplexem Eingriff, ohne komplexe Diagnose oder ohne sehr komplexen Eingriff oder mit komplexer Diagnose oder mit bestimmtem oder beidseitigem Eingriff	0,767	0,677	-	-	2,8	1	0,188	7	0,052	0,055	-	-	0,7729
I32E	O	Bestimmte mäßig komplexe Eingriffe an Handgelenk und Hand, mehr als ein Belegungstag oder Mehrfacheingriff an 3 Strahlen oder Alter < 6 Jahre	0,567	0,498	-	-	2,3	1	0,186	6	0,054	0,056	-	-	0,7427
I32F	O	Eingriffe an Handgelenk und Hand ohne komplexe oder mäßig komplexe Eingriffe oder ohne bestimmtem mäßig komplexen Eingriff, Alter > 5 Jahre, ein Belegungstag	0,458	0,404	-	-	2,1	1	0,056	4	0,053	0,055	-	-	0,9060
I36Z	O	Beidseitige oder kombinierte Implantation oder Wechsel einer Endoprothese an Hüft-, Kniegelenk und/oder an der oberen Extremität	2,241	2,105	-	-	10,0	2	0,225	19	0,048	0,061	-	-	0,7898
I39Z	O	Strahlentherapie bei Krankheiten und Störungen an Muskel-Skelett-System und Bindegewebe, Bestrahlungen an mindestens 8 Tagen	2,155	2,150	-	-	18,7	5	0,354	33	0,102	-	x	x	0,7682
I42A	A	Multimodale Schmerztherapie bei Krankheiten und Störungen an Muskel-Skelett-System und Bindegewebe, mindestens 14 Tage	1,071	1,071	-	-	16,6	-	-	21	0,046	0,061	-	x	0,4163
I42B	A	Multimodale Schmerztherapie bei Krankheiten und Störungen an Muskel-Skelett-System und Bindegewebe, weniger als 14 Tage	0,662	0,656	-	-	8,7	-	-	13	0,053	0,066	-	x	0,4463
I43A	O	Implantation oder Wechsel bestimmter Endoprothesen am Knie- oder am Ellenbogengelenk oder Prothesenwechsel am Schulter- oder am Sprunggelenk oder Entfernung bestimmter Endoprothesen am Kniegelenk, mit äußerst schweren CC	4,434	4,192	-	-	29,5	9	0,210	48	0,052	0,069	-	-	0,9235
I43B	O	Implantation oder Wechsel bestimmter Endoprothesen am Knie- oder am Ellenbogengelenk oder Prothesenwechsel am Schulter- oder am Sprunggelenk oder Entfernung bestimmter Endoprothesen am Kniegelenk, ohne äußerst schwere CC	1,659	1,559	-	-	9,1	2	0,150	17	0,045	0,050	-	-	0,7369
I44A	O	Bestimmte Endoprotheseneingriffe am Kniegelenk mit äußerst schweren CC oder Implantation bestimmter schaftverankerten Prothese am Knie oder Korrektur einer Brustkorbdeformität	1,876	1,770	-	-	9,5	2	0,206	18	0,046	0,060	-	-	0,7325
I44B	O	Bestimmte Endoprotheseneingriffe am Kniegelenk ohne äußerst schwere CC, mit bestimmtem Wechsel von Endoprothesen oder Implantation einer patientenindividuell angefertigten Endoprothese am Kniegelenk oder Einbringen oder Wechsel von Abstandshaltern	1,654	1,546	-	-	9,4	2	0,222	19	0,047	0,064	-	-	0,7287
I44C	O	Bestimmte Endoprotheseneingriffe am Kniegelenk ohne äußerst schwere CC, ohne bestimmten Wechsel von Endoprothesen oder Prothesenkomponenten, ohne Impl. e. patientenindiv. angefertigten Endoprothese am Knie, ohne Einbringen od. Wechsel von Abstandshaltern	1,274	1,193	-	-	8,4	2	0,163	13	0,040	0,059	-	-	0,6865
I44D	O	Bestimmte Endoprotheseneingriffe am Kniegelenk oder Einbringen einer Entlastungsfeder am Kniegelenk	1,192	1,112	-	-	7,3	1	0,303	12	0,043	0,063	-	-	0,6575
I44E	O	Andere Endoprotheseneingriffe am Kniegelenk	1,088	1,009	-	-	7,0	1	0,326	13	0,047	0,069	-	-	0,6726
I45A	O	Implantation und Ersatz einer Bandscheibenendoprothese, mehr als ein Segment	2,052	1,933	-	-	3,8	1	0,144	7	0,051	0,058	-	-	0,7060
I45B	O	Implantation und Ersatz einer Bandscheibenendoprothese, weniger als 2 Segmente	1,448	1,342	-	-	3,9	1	0,143	6	0,053	0,061	-	-	0,6730

Fallpauschalen-Katalog und Pflegeerlöskatalog
Teil b) Bewertungsrelationen bei Versorgung durch Belegabteilungen

DRG	Partition	Bezeichnung [6]	Bewertungsrelation bei Belegoperateur	Bewertungsrelation bei Belegoperateur und Beleganästhesist	Bewertungsrelation bei Belegoperateur und Beleghebamme	Bewertungsrelation bei Belegoperateur, Beleganästhesist und Beleghebamme	Mittlere Verweildauer [1]	Untere Grenzverweildauer: Erster Tag mit Abschlag [2], [5]	Untere Grenzverweildauer: Bewertungsrelation pro Tag	Obere Grenzverweildauer: Erster Tag mit zusätzlichem Entgelt [3], [5]	Obere Grenzverweildauer: Bewertungsrelation pro Tag	Externe Verlegung Abschlag pro Tag (Bewertungsrelation)	Verlegungsfallpauschale	Ausnahme von Wiederaufnahme [4]	Pflegeerlös Bewertungsrelation pro Tag
1	2	3	4	5	6	7	8	9	10	11	12	13	14	15	16
I46B	O	Prothesenwechsel am Hüftgelenk ohne äußerst schwere CC, ohne Eingriff an mehreren Lokalisationen, mit periprothetischer Fraktur	2,567	2,419	-	-	17,0	5	0,210	31	0,052	0,070	-	-	0,9678
I46C	O	Prothesenwechsel am Hüftgelenk ohne äußerst schwere CC, ohne Eingriff an mehreren Lokalisationen, ohne periprothetische Fraktur	1,891	1,763	-	-	9,7	2	0,250	20	0,049	0,068	-	-	0,8010
I47A	O	Revision oder Ersatz des Hüftgelenkes ohne komplizierende Diagnose, ohne Arthrodese, ohne äußerst schwere CC, Alter > 15 Jahre, mit komplizierendem Eingriff	1,758	1,639	-	-	10,0	2	0,247	21	0,049	0,066	-	-	0,7991
I47B	O	Revision oder Ersatz des Hüftgelenkes ohne best. kompliz. Faktoren, mit kompl. Diagnose an Becken/Oberschenkel, mit best. endoproth. oder gelenkplast. Eingr. od. m. Impl. od. Wechsel Radiuskopfproth. od. m. kompl. Erstimpl. od. m. Entf. Osteosynthesemat.	1,393	1,305	-	-	9,1	2	0,212	17	0,049	0,065	-	-	0,8533
I47C	O	Revision oder Ersatz des Hüftgelenkes ohne best. kompliz. Faktoren, ohne komplexe Diagnose an Becken/OS, ohne best. endoproth. Eingriff, ohne gelenkpl. Eingriff am Hüftgelenk, ohne Impl. oder Wechsel einer Radiuskopfprothese, ohne Entf. Osteosynthesemat.	1,240	1,180	-	-	8,6	2	0,155	13	0,038	0,049	-	-	0,6684
I50A	O	Gewebe- / Haut-Transplantation außer an der Hand, ohne bestimmte komplizierende Faktoren, mit bestimmtem Eingriff oder bestimmter Vakuumbehandlung mit kontinuierlicher Sogbehandlung ab 8 Tagen	1,894	1,725	-	-	17,5	5	0,148	33	0,041	0,048	-	-	0,6760
I50B	O	Gewebe- / Haut-Transplantation außer an der Hand, ohne bestimmte komplizierende Faktoren, ohne bestimmten Eingriff, mit bestimmter Vakuumbehandlung oder Alter < 16 Jahre	1,191	1,079	-	-	9,9	2	0,217	20	0,039	0,055	-	-	0,6795
I50C	O	Gewebe- / Haut-Transplantation außer an der Hand, ohne bestimmte komplizierende Faktoren, ohne bestimmten Eingriff, ohne bestimmte Vakuumbehandlung, Alter > 15 Jahre	0,571	0,543	-	-	4,3	1	0,164	9	0,048	0,073	-	-	0,6818
I54A	O	Strahlentherapie bei Krankheiten und Störungen an Muskel-Skelett-System und Bindegewebe, bei bösartiger Neubildung, Bestrahlungen an mindestens 5 Tagen oder Alter < 18 Jahre	0,969	0,968	-	-	7,6	2	0,320	18	0,079	0,113	-	x	0,8247
I54B	O	Strahlentherapie bei Krankheiten und Störungen an Muskel-Skelett-System und Bindegewebe, bei bösartiger Neubildung, Bestrahlungen an weniger als 5 Tagen, Alter > 17 Jahre	0,682	0,680	-	-	5,2	1	0,332	14	0,123	0,121	-	x	0,8124
I59Z	O	Andere Eingriffe an den Extremitäten oder am Gesichtsschädel	0,554	0,492	-	-	2,4	1	0,098	5	0,053	0,055	-	-	0,9955
I64C	M	Osteomyelitis, Alter > 15 Jahre, ohne äußerst schwere oder schwere CC	0,487	0,485	-	-	6,6	1	0,322	15	0,051	0,062	-	-	0,6591
I65C	M	Bösartige Neubildung des Bindegewebes einschließlich pathologischer Fraktur, Alter > 16 Jahre, ohne äußerst schwere CC	0,486	0,483	-	-	5,2	1	0,247	11	0,062	0,073	-	x	0,7892
I66E	M	Amyloidose, bestimmte Vaskulitiden oder adulte Form des Morbus Still, Alter > 15 Jahre	0,560	0,559	-	-	6,2	1	0,055	14	0,060	0,074	-	-	0,6535
I66F	M	Frakturen an Becken und Schenkelhals oder systemischer Lupus erythematodes ohne äußerst schwere CC	0,494	0,493	-	-	7,8	2	0,162	16	0,045	0,057	-	-	0,7370
I66G	M	Andere Erkrankungen des Bindegewebes, mehr als ein Belegungstag, ohne bestimmte Erkrankungen, ohne äußerst schwere CC, ohne intensivmed. Komplexbeh. > 196 / 184 / - Aufwandsp. oder multisystemisches Entzündungssyndrom bei COVID-19, ein Belegungstag	0,371	0,371	-	-	4,7	1	0,180	12	0,055	0,064	-	-	0,5874
I66H	M	Andere Erkrankungen des Bindegewebes oder Frakturen an Becken und Schenkelhals, ein Belegungstag	0,131	0,131	-	-	1,0	-	-	-	-	-	-	-	1,0946
I68B	M	Nicht operativ behandelte Erkrankungen und Verletzungen im Wirbelsäulenbereich, mehr als 1 BT, mit äuß. schw. oder schw. CC od. bei Para- / Tetraplegie, mit kompl. Diagn. oder ohne äuß. schw. oder schw. CC, ohne Para- / Tetraplegie bei Diszitis	1,024	1,022	-	-	14,2	4	0,207	28	0,050	0,068	-	-	0,8354
I68C	M	Nicht operativ behandelte Erkrankungen und Verletzungen WS, > 1 BT od. and. Femurfraktur, bei Para- / Tetraplegie od. mit äuß. schw. CC od. schw. CC od. Alter > 65 J., oh. kompl. Diagn. od. Kreuzbeinfraktur od. best. mäßig aufw., aufw. od. hochaufw. Beh.	0,610	0,609	-	-	8,4	2	0,199	18	0,048	0,068	-	-	0,7559

Fallpauschalen-Katalog und Pflegeerlöskatalog
Teil b) Bewertungsrelationen bei Versorgung durch Belegabteilungen

DRG	Partition	Bezeichnung [6]	Bewertungsrelation bei Belegoperateur	Bewertungsrelation bei Belegoperateur und Beleganästhesist	Bewertungsrelation bei Belegoperateur und Beleghebamme	Bewertungsrelation bei Belegoperateur, Beleganästhesist und Beleghebamme	Mittlere Verweildauer [1]	Untere Grenzverweildauer: Erster Tag mit Abschlag [2, 5]	Untere Grenzverweildauer: Bewertungsrelation pro Tag	Obere Grenzverweildauer: Erster Tag mit zusätzlichem Entgelt [3, 5]	Obere Grenzverweildauer: Bewertungsrelation pro Tag	Externe Verlegung Abschlag pro Tag (Bewertungsrelation)	Verlegungsfallpauschale	Ausnahme von Wiederaufnahme [4]	Pflegeerlös Bewertungsrelation pro Tag
1	2	3	4	5	6	7	8	9	10	11	12	13	14	15	16
I68D	M	Nicht operativ behandelte Erkrankungen und Verletzungen WS, > 1 Belegungstag oder andere Femurfraktur, außer bei Diszitis oder infektiöser Spondylopathie, ohne Kreuzbeinfraktur, ohne best. mäßig aufw., aufw. od. hochaufw. Beh., mit Wirbelsäulenfraktur	0,467	0,465	-	-	6,4	1	0,230	13	0,050	0,072	-	-	0,7254
I68E	M	Nicht operativ behandelte Erkrankungen und Verletzungen WS, > 1 Belegungstag oder andere Femurfraktur, außer bei Diszitis oder infektiöser Spondylopathie, ohne Kreuzbeinfraktur, ohne best. mäßig aufw., aufw. od. hochaufw. Beh., oh. Wirbelsäulenfraktur	0,261	0,261	-	-	6,2	1	0,125	12	0,034	0,033	-	-	0,6248
I68F	M	Nicht operativ behandelte Erkrankungen und Verletzungen im Wirbelsäulenbereich, ein Belegungstag oder Prellung am Oberschenkel	0,167	0,164	-	-	1,0	-	-	-	-	-	-	-	0,9946
I69A	M	Knochenkrankheiten und spezifische Arthropathie mit bestimmter Arthropathie oder Muskel- / Sehnenerkrankung bei Para- /Tetraplegie	0,404	0,404	-	-	5,7	1	0,298	14	0,051	0,061	-	-	0,5780
I69B	M	Knochenkrankheiten und spezifische Arthropathie ohne bestimmte Arthropathie, ohne Muskel- / Sehnenerkrankung bei Para- /Tetraplegie	0,388	0,388	-	-	5,9	1	0,251	14	0,044	0,056	-	-	0,6187
I71B	M	Muskel- und Sehnenerkrankungen außer bei Para- / Tetraplegie oder Verstauchung, Zerrung, Luxation an Hüftgelenk, Becken und Oberschenkel, ohne Zerebralparese, ohne Kontraktur	0,325	0,321	-	-	3,9	1	0,172	9	0,053	0,063	-	-	0,7011
I72Z	M	Entzündung von Sehnen, Muskeln und Schleimbeuteln mit äußerst schweren oder schweren CC oder Frakturen am Femurschaft	0,755	0,749	-	-	10,7	3	0,172	23	0,052	0,060	-	-	0,9541
I73Z	M	Nachbehandlung bei Erkrankungen des Bindegewebes	0,456	0,453	-	-	6,8	1	0,267	16	0,047	0,057	-	-	0,7346
I74A	M	Verletzungen an Unterarm, Handgelenk, Hand oder Fuß oder leichte bis moderate Verletzungen von Schulter, Arm, Ellenbogen, Knie, Bein und Sprunggelenk mit äußerst schweren oder schweren CC oder unspezifische Arthropathien	0,381	0,380	-	-	5,9	1	0,258	13	0,051	0,052	-	-	0,6444
I74B	M	Verletzungen an Unterarm, Handgelenk, Hand oder Fuß oder leichte bis moderate Verletzungen von Schulter, Arm, Ellenbogen, Knie, Bein und Sprunggelenk ohne äußerst schwere oder schwere CC, Alter < 10 Jahre	0,337	0,311	-	-	2,2	1	0,074	4	0,061	0,064	-	-	1,3198
I74C	M	Verletzungen an Unterarm, Handgelenk, Hand oder Fuß oder leichte bis moderate Verletzungen von Schulter, Arm, Ellenbogen, Knie, Bein und Sprunggelenk ohne äußerst schwere oder schwere CC, Alter > 9 Jahre	0,300	0,296	-	-	3,4	1	0,114	8	0,059	0,064	-	-	0,7935
I75B	M	Schwere Verletzungen von Schulter, Arm, Ellenbogen, Knie, Bein und Sprunggelenk ohne CC oder Entzündungen von Sehnen, Muskeln und Schleimbeuteln ohne äußerst schwere oder schwere CC	0,342	0,340	-	-	4,5	1	0,189	11	0,053	0,061	-	-	0,7265
I76B	M	Andere Erkrankungen des Bindegewebes ohne komplizierende Diagnose, ohne äußerst schwere CC oder septische Arthritis ohne äußerst schwere CC, Alter > 15 Jahre	0,390	0,382	-	-	4,7	1	0,177	11	0,052	0,075	-	-	0,7929
I77Z	M	Mäßig schwere Verletzungen von Schulter, Arm, Ellenbogen, Knie, Bein und Sprunggelenk	0,335	0,335	-	-	4,3	1	0,169	10	0,054	0,063	-	-	0,7683
I79Z	M	Fibromyalgie	0,528	0,528	-	-	8,9	2	0,175	17	0,042	0,054	-	-	0,4298
MDC 09 Krankheiten und Störungen an Haut, Unterhaut und Mamma															
J01Z	O	Gewebetransplantation mit mikrovaskulärer Anastomosierung bei bösartiger Neubildung an Haut, Unterhaut und Mamma	2,473	2,216	-	-	6,9	1	0,422	13	0,063	0,088	-	-	0,9545
J02B	O	Hauttransplantation oder bestimmte Lappenplastik an der unteren Extr. bei Ulkus od. Infektion od. ausgedehnte Lymphadenekt. oder Gewebetransplant. mit mikrovask. Anastomose, mit äuß. schw. CC, oh. kompl. Eingr. od. oh. äuß. schw. CC, m. kompl. Eingr.	2,469	2,278	-	-	20,5	6	0,196	38	0,046	0,066	-	-	0,9781
J02C	O	Hauttransplantation oder bestimmte Lappenplastik an der unteren Extremität bei Ulkus oder Infektion oder ausgedehnte Lymphadenektomie, ohne äußerst schwere CC, ohne komplexen Eingriff	1,390	1,300	-	-	16,1	4	0,177	32	0,037	0,052	-	-	0,7880
J03Z	O	Eingriffe an der Haut der unteren Extremität bei Ulkus oder Infektion / Entzündung	0,690	0,651	-	-	8,4	2	0,161	18	0,036	0,055	-	-	0,7697
J04Z	O	Eingriffe an der Haut der unteren Extremität außer bei Ulkus oder Infektion / Entzündung	0,459	0,438	-	-	3,8	1	0,162	9	0,054	0,078	-	-	0,6658
J06Z	O	Mastektomie mit Prothesenimplantation und plastischer Operation bei bösartiger Neubildung oder komplexe Prothesenimplantation	1,291	1,182	-	-	5,1	1	0,260	11	0,071	0,085	-	-	0,7287

Fallpauschalen-Katalog und Pflegeerlöskatalog

Teil b) Bewertungsrelationen bei Versorgung durch Belegabteilungen

DRG	Partition	Bezeichnung 6)	Bewertungsrelation bei Belegoperateur	Bewertungsrelation bei Belegoperateur und Beleganästhesist	Bewertungsrelation bei Belegoperateur und Beleghebamme	Bewertungsrelation bei Belegoperateur, Beleganästhesist und Beleghebamme	Mittlere Verweildauer 1)	Untere Grenzverweildauer: Erster Tag mit Abschlag 2), 5)	Untere Grenzverweildauer: Bewertungsrelation pro Tag	Obere Grenzverweildauer: Erster Tag mit zusätzlichem Entgelt 3), 5)	Obere Grenzverweildauer: Bewertungsrelation pro Tag	Externe Verlegung Abschlag pro Tag (Bewertungsrelation)	Verlegungsfallpauschale	Ausnahme von Wiederaufnahme 4)	Pflegeerlös Bewertungsrelation pro Tag
1	2	3	4	5	6	7	8	9	10	11	12	13	14	15	16
J07A	O	Best. Eingr. an der Mamma mit Lymphknotenex. oder PCCL >2 oder Impl. Hautexpander oder best. Eingr. an Ovar/Plexus brachialis oder Lymphknotenex. mit Hautransplantation oder Debridement, mit beidseitigem Eingr. oder best. Eingr. Ovar/Plexus brachialis	1,067	0,977	-	-	3,4	1	0,264	8	0,109	0,161	-	-	0,7504
J07B	O	Best. Eingr. an der Mamma mit Lymphknotenex. oder PCCL >2 oder Impl. Hautexpander oder best. Eingr. an Ovar/Plexus brachialis oder Lymphknotenex. mit Hautransplantation oder Debridement, ohne beidseitigen Eingr., ohne best. Eingr. Ovar/Plexus brachialis	0,806	0,738	-	-	3,1	1	0,154	7	0,096	0,104	-	-	0,7773
J08A	O	Bestimmte Hauttransplantation oder Debridement mit Eingriff an Kopf und Hals oder mit bestimmtem Eingriff an Haut und Unterhaut oder Eingriffe an der Haut der unteren Extremität bei Ulkus oder Infektion / Entzündung, mit äußerst schweren CC	2,260	2,133	-	-	21,1	6	0,216	39	0,049	0,069	-	-	0,9696
J08B	O	Bestimmte Hauttransplantation oder Debridement ohne Eingriff an Kopf und Hals, ohne bestimmten Eingriff an Haut und Unterhaut oder ohne äußerst schwere CC	0,868	0,814	-	-	8,9	2	0,175	19	0,045	0,054	-	-	0,7095
J09A	O	Eingriffe bei Sinus pilonidalis und perianal, Alter < 16 Jahre	0,466	0,412	-	-	2,7	1	0,134	6	0,053	0,056	-	-	1,1616
J09B	O	Eingriffe bei Sinus pilonidalis und perianal, Alter > 15 Jahre	0,279	0,256	-	-	2,4	1	0,074	5	0,038	0,076	-	-	0,8625
J10A	O	Plastische Operationen an Haut, Unterhaut und Mamma mit äußerst schweren oder schweren CC oder mit komplexem Eingriff	0,801	0,762	-	-	6,0	1	0,222	14	0,046	0,064	-	-	0,7119
J10B	O	Plastische Operationen an Haut, Unterhaut und Mamma ohne äußerst schwere oder schwere CC, ohne komplexen Eingriff	0,457	0,415	-	-	2,8	1	0,094	7	0,052	0,055	-	-	0,6919
J11A	O	Andere Eingriffe an Haut, Unterhaut und Mamma mit komplexem Eingriff bei komplizierender Diagnose oder bei Para- / Tetraplegie oder selektive Embolisation bei Hämangiom	0,858	0,824	-	-	10,2	2	0,189	23	0,049	0,055	-	-	0,8079
J11B	O	Andere Eingriffe an Haut, Unterhaut und Mamma mit komplizierender Diagnose oder mit mäßig komplexer Prozedur oder Diagnose oder Alter < 18 Jahre mit äußerst schweren oder schweren CC oder mit bestimmtem Eingriff bei bösartiger Neubildung oder Pemphigoid	0,641	0,593	-	-	4,3	1	0,250	12	0,055	0,064	-	-	0,8104
J11C	O	And. Eingr. an Haut, Unterhaut u. Mamma oh. kompliz. Diag., oh. mäßig kompl. Proz. od. Diagn., Alter > 17 J. od. oh. äuß. schw. oder schw. CC, m. best. Eingr. od. m. Hidradenitis suppurativa od. bei BNB/Pemphigoid od. mit kl. Eingr. an d. Haut u. Weicht.	0,405	0,380	-	-	3,2	1	0,102	7	0,048	0,053	-	-	0,7281
J11D	O	And. Eingr. an Haut, Unterhaut u. Mamma oh. kompliz. Diag., oh. mäßig kompl. Proz. od. Diag., Alter > 17 J. od. oh. äuß. schw. od. schw. CC, oh. best. Eingr., oh. Hidradenitis suppurativa, auß. b. BNB od. Pemphigoid, oh. kl. Eingr. an d. Haut od. Weicht.	0,359	0,335	-	-	2,8	1	0,104	6	0,049	0,054	-	-	0,7926
J14Z	O	Plastische Rekonstruktion der Mamma bei BNB mit aufwend. Rekonstr. oder beidseit. Mastektomie bei BNB oder Strahlenther. mit operat. Proz. bei Krankh. und Störungen an Haut, Unterhaut und Mamma, mit beidseit. Prothesenimpl. oder Impl. eines Hautexpanders	1,685	1,545	-	-	5,7	1	0,278	12	0,066	0,083	-	-	0,7549
J16A	O	Beidseitige Mastektomie bei bösartiger Neubildung	1,219	1,119	-	-	5,4	1	0,309	12	0,079	0,095	-	-	0,7850
J16B	O	Strahlentherapie mit operativer Prozedur bei Krankheiten und Störungen an Haut, Unterhaut und Mamma	1,235	1,166	-	-	4,2	1	0,381	9	0,192	0,144	-	-	0,8269
J17Z	O	Strahlentherapie bei Krankheiten und Störungen an Haut, Unterhaut und Mamma, Bestrahlungen an mindestens 9 Tagen	2,680	2,671	-	-	20,5	6	0,375	38	0,119	0,117	-	x	0,8162
J18A	O	Strahlentherapie bei Krankheiten und Störungen an Haut, Unterhaut und Mamma, mehr als ein Belegungstag, Bestrahlungen an mindestens 5 Tagen	1,626	1,618	-	-	14,4	4	0,315	30	0,107	0,101	-	x	0,8834
J18B	O	Strahlentherapie bei Krankheiten und Störungen an Haut, Unterhaut und Mamma, mehr als ein Belegungstag, Bestrahlungen an weniger als 5 Tagen	0,938	0,934	-	-	9,7	2	0,302	22	0,095	0,083	-	x	0,8632
J21Z	O	Andere Hauttransplantation oder Debridement mit Lymphknotenexzision oder schweren CC	1,031	0,969	-	-	10,4	2	0,217	23	0,045	0,058	-	-	0,7685
J22Z	O	Andere Hauttransplantation oder Debridement ohne komplexen Eingriff, ohne komplexe Diagnose, ohne äußerst schwere oder schwere CC oder mit Weichteildeckung oder Mehrfachtumoren der Haut oder Erysipel	0,474	0,447	-	-	3,6	1	0,220	9	0,048	0,050	-	-	0,6632

Fallpauschalen-Katalog und Pflegeerlöskatalog
Teil b) Bewertungsrelationen bei Versorgung durch Belegabteilungen

DRG	Partition	Bezeichnung [6]	Bewertungsrelation bei Belegoperateur	Bewertungsrelation bei Belegoperateur und Beleganästhesist	Bewertungsrelation bei Belegoperateur und Beleghebamme	Bewertungsrelation bei Belegoperateur, Beleganästhesist und Beleghebamme	Mittlere Verweildauer [1]	Untere Grenzverweildauer: Erster Tag mit Abschlag [2], [5]	Untere Grenzverweildauer: Bewertungsrelation pro Tag	Obere Grenzverweildauer: Erster Tag mit zusätzlichem Entgelt [3], [5]	Obere Grenzverweildauer: Bewertungsrelation pro Tag	Externe Verlegung Abschlag pro Tag (Bewertungsrelation)	Verlegungsfallpauschale	Ausnahme von Wiederaufnahme [4]	Pflegeerlös Bewertungsrelation pro Tag
1	2	3	4	5	6	7	8	9	10	11	12	13	14	15	16
J23Z	O	Große Eingriffe an der Mamma bei bösartiger Neubildung ohne komplexen Eingriff, ohne bestimmten Eingriff an den weiblichen Geschlechtsorganen bei bösartiger Neubildung	0,904	0,826	-	-	4,2	1	0,364	10	0,071	0,097	-	-	0,7513
J24A	O	Eingriffe an der Mamma außer bei bösartiger Neubildung mit ausgedehntem Eingriff, mit Prothesenimplantation oder bestimmter Mammareduktionsplastik oder beidseitiger Mastopexie	0,981	0,896	-	-	3,4	1	0,249	8	0,050	0,055	-	-	0,7839
J24B	O	Eingriffe an der Mamma außer bei bösartiger Neubildung mit ausgedehntem Eingriff, mit Prothesenimplantation, ohne bestimmte Mammareduktionsplastik, ohne beidseitige Mastopexie	0,821	0,739	-	-	3,1	1	0,294	7	0,069	0,074	-	-	0,7293
J24C	O	Eingriffe an der Mamma außer bei bösartiger Neubildung ohne ausgedehnten Eingriff, mit komplexem Eingriff	0,703	0,623	-	-	3,2	1	0,232	7	0,051	0,058	-	-	0,8201
J24D	O	Eingriffe an der Mamma außer bei bösartiger Neubildung ohne ausgedehnten Eingriff, ohne komplexen Eingriff	0,508	0,458	-	-	2,4	1	0,125	5	0,068	0,122	-	-	0,9677
J25Z	O	Kleine Eingriffe an der Mamma bei bösartiger Neubildung ohne äußerst schwere oder schwere CC	0,601	0,547	-	-	2,6	1	0,169	6	0,081	0,082	-	-	0,8382
J61B	M	Schwere Erkrankungen der Haut, mehr als ein Belegungstag, Alter > 17 Jahre, ohne äußerst schwere CC, ohne hochkomplexe Diagnose, mit schwerer Erkrankung der Haut, ohne aufwendige Behandlung	0,566	0,565	-	-	8,0	2	0,186	17	0,049	0,062	-	-	0,5923
J61C	M	Schwere Erkrankungen der Haut, mehr als ein Belegungstag, Alter < 18 Jahre, ohne hochkomplexe Diagnose oder mäßig schwere Hauterkrankungen, mehr als ein Belegungstag	0,414	0,413	-	-	6,5	-	-	13	0,044	0,056	-	-	0,6853
J62A	M	Bösartige Neubildungen der Mamma, mehr als ein Belegungstag, mit äußerst schweren CC	1,135	1,132	-	-	13,1	3	0,289	27	0,057	0,080	-	x	1,0030
J62B	M	Bösartige Neubildungen der Mamma, ein Belegungstag oder ohne äußerst schwere CC	0,490	0,489	-	-	5,7	1	0,309	14	0,057	0,070	-	x	0,9259
J64B	M	Bestimmte Infektion / Entzündung der Haut und Unterhaut oder Hautulkus ohne äußerst schwere CC oder Alter < 6 Jahre	0,372	0,371	-	-	6,9	1	0,220	14	0,040	0,051	-	-	0,6953
J64C	M	Andere Infektion / Entzündung der Haut und Unterhaut, Alter > 5 Jahre	0,330	0,322	-	-	5,2	1	0,107	11	0,043	0,052	-	-	0,7319
J65A	M	Verletzung der Haut, Unterhaut und Mamma, mehr als 1 Belegungstag	0,289	0,286	-	-	3,5	-	-	8	0,056	0,062	-	-	0,8275
J65B	M	Verletzung der Haut, Unterhaut und Mamma, ein Belegungstag	0,164	0,163	-	-	1,0	-	-	-	-	-	-	-	1,2290
J67A	M	Bestimmte Erkrankungen der Mamma außer bösartige Neubildung oder moderate Hauterkrankungen	0,382	0,374	-	-	5,8	1	0,172	12	0,044	0,053	-	-	0,7106
J67B	M	Andere Erkrankungen der Mamma außer bösartige Neubildung oder leichte Hauterkrankungen	0,242	0,239	-	-	3,6	1	0,022	8	0,045	0,050	-	-	0,8080
J68A	M	Erkrankungen der Haut, ein Belegungstag, mit komplexer Diagnose oder Alter < 16 Jahre	0,159	0,156	-	-	1,0	-	-	-	-	-	-	x	1,3368
J68B	M	Erkrankungen der Haut, ein Belegungstag, ohne komplexe Diagnose, Alter > 15 Jahre	0,134	0,131	-	-	1,0	-	-	-	-	-	-	-	0,9407
MDC 10 Endokrine, Ernährungs- und Stoffwechselkrankheiten															
K06B	O	Eingriffe an Schilddrüse, Nebenschilddrüse und Ductus thyreoglossus ohne IntK > 392 / 368 / - Punkte, bei BNB oder mit äuß. schw. oder schw. CC oder Eingr. an der Schilddrüse außer kl. Eingr., mit Thyreoidektomie durch Sternotomie oder Alter < 16 Jahre	0,908	0,797	-	-	3,1	1	0,148	7	0,065	0,069	-	-	0,8802
K06C	O	Eingriffe an Schilddrüse, Nebenschilddrüse u. Ductus thyreogl. ohne IntK > 392 / 368 / - P., auß. bei BNB, oh. äuß. schw. od. schw. CC, mit Eingr. an d. Schilddrüse auß. kl. Eingr., ohne Thyreoidektomie durch Sternotomie, Alter > 15 J. od. Alter < 18 J.	0,791	0,699	-	-	3,1	1	0,072	6	0,059	0,064	-	-	0,8060
K06D	O	Andere Eingriffe an Schilddrüse, Nebenschilddrüse und Ductus thyreoglossus ohne IntK > 392 / 368 / - Punkte, außer bei bösartiger Neubildung, ohne äußerst schwere oder schwere CC oder bestimmte Reduktionseingriffe an Haut und Unterhaut	0,656	0,579	-	-	2,7	1	0,158	5	0,057	0,062	-	-	0,8075
K06E	O	Kleine Eingriffe an Schilddrüse, Nebenschilddrüse und Ductus thyreoglossus ohne IntK > 392 / 368 / - Punkte, außer bei bösartiger Neubildung, ohne äußerst schwere oder schwere CC, ohne bestimmte Reduktionseingriffe an Haut und Unterhaut	0,563	0,493	-	-	2,5	1	0,155	5	0,057	0,061	-	-	0,7443

Fallpauschalen-Katalog und Pflegeerlöskatalog
Teil b) Bewertungsrelationen bei Versorgung durch Belegabteilungen

DRG	Partition	Bezeichnung 6)	Bewertungsrelation bei Belegoperateur	Bewertungsrelation bei Belegoperateur und Beleganästhesist	Bewertungsrelation bei Belegoperateur und Beleghebamme	Bewertungsrelation bei Belegoperateur, Beleganästhesist und Beleghebamme	Mittlere Verweildauer 1)	Untere Grenzverweildauer: Erster Tag mit Abschlag 2), 5)	Untere Grenzverweildauer: Bewertungsrelation pro Tag	Obere Grenzverweildauer: Erster Tag mit zusätzlichem Entgelt 3), 5)	Obere Grenzverweildauer: Bewertungsrelation pro Tag	Externe Verlegung Abschlag pro Tag (Bewertungsrelation)	Verlegungsfallpauschale	Ausnahme von Wiederaufnahme 4)	Pflegeerlös Bewertungsrelation pro Tag
1	2	3	4	5	6	7	8	9	10	11	12	13	14	15	16
K07A	O	Andere Eingriffe bei Adipositas mit bestimmten größeren Eingriffen am Magen oder Darm	1,121	1,025	-	-	3,9	1	0,146	8	0,046	0,060	-	-	0,7727
K07B	O	Andere Eingriffe bei Adipositas ohne bestimmte größere Eingriffe am Magen oder Darm	0,871	0,784	-	-	3,3	1	0,117	6	0,050	0,055	-	-	0,8269
K09C	O	Andere Prozeduren bei endokrinen, Ernährungs- und Stoffwechselkrankheiten mit mäßig komplexem Eingriff, Alter > 15 Jahre	1,173	1,100	-	-	8,9	2	0,229	22	0,056	0,067	-	-	0,8370
K09D	O	Andere Prozeduren bei endokrinen, Ernährungs- und Stoffwechselkrankheiten ohne mäßig komplexen Eingriff	0,695	0,622	-	-	3,9	1	0,263	11	0,055	0,056	-	-	0,7902
K14Z	O	Andere Eingriffe an der Nebenniere oder ausgedehnte Lymphadenektomie	1,302	1,170	-	-	5,0	1	0,228	12	0,063	0,083	-	-	0,8694
K15A	O	Strahlentherapie bei endokrinen, Ernährungs- und Stoffwechselkrankheiten, mehr als ein Belegungstag, mit hochkomplexer Radiojodtherapie	0,723	0,723	-	-	2,7	-	-	5	0,185	0,196	-	x	0,9231
K15B	O	Strahlentherapie bei endokrinen, Ernährungs- und Stoffwechselkrankheiten, mehr als ein Belegungstag, ohne hochkomplexe Radiojodtherapie	1,263	1,256	-	-	12,7	3	0,303	28	0,105	0,084	-	x	0,8614
K15C	O	Strahlentherapie bei endokrinen, Ernährungs- und Stoffwechselkrankheiten, mehr als ein Belegungstag, mit mäßig komplexer Radiojodtherapie bei bösartiger Neubildung oder mit bestimmter nuklearmedizinischer Therapie	0,571	0,571	-	-	3,3	-	-	6	0,176	0,135	-	x	1,1542
K15D	O	Strahlentherapie bei endokrinen, Ernährungs- und Stoffwechselkrankheiten, mehr als ein Belegungstag, mit mäßig komplexer Radiojodtherapie, außer bei bösartiger Neubildung, ohne bestimmte nuklearmedizinische Therapie	0,502	0,502	-	-	5,2	-	-	12	0,073	0,083	-	x	0,7235
K15E	O	Strahlentherapie bei endokrinen, Ernährungs- und Stoffwechselkrankheiten, mehr als ein Belegungstag, mit anderer Radiojodtherapie	0,345	0,345	-	-	3,2	-	-	7	0,108	0,082	-	x	0,8587
K60E	M	Diabetes mellitus mit schweren CC oder mit komplexer Diagnose, Alter > 15 Jahre, mehr als ein Belegungstag	0,604	0,604	-	-	7,9	2	0,196	16	0,051	0,067	-	-	0,6253
K60F	M	Diabetes mellitus, Alter > 10 Jahre, ein Belegungstag oder ohne äußerst schwere oder schwere CC oder ohne komplexe Diagnose	0,392	0,391	-	-	5,4	1	0,256	12	0,048	0,065	-	-	0,6213
K62B	M	Verschiedene Stoffwechselerkrankungen bei Para- / Tetrapleg. oder mit kompliz. Diagnose oder endoskop. Einlage eines Magenballons oder Alter < 16 Jahre, ein Belegungstag od. ohne äußerst schwere CC od. ohne best. aufwendige / hochaufwendige Behandlung	0,454	0,451	-	-	5,6	1	0,268	13	0,055	0,065	-	-	1,0386
K62C	M	Verschiedene Stoffwechselerkrankungen außer bei Para- / Tetraplegie, ohne kompliz. Diagnose, ohne endoskopische Einlage eines Magenballons, ohne äußerst schwere CC oder ein Belegungstag, ohne best. aufwendige / hochaufwendige Behandlung, Alter > 15 Jahre	0,401	0,401	-	-	6,0	1	0,218	12	0,048	0,058	-	-	0,8675
K64C	M	Endokrinopathien mit komplexer Diagnose oder äußerst schweren CC, Alter > 5 Jahre oder mit bestimmter komplexer Diagnose oder mit invasiver endokrinologischer Diagnostik oder Alter < 18 Jahre bei bösartiger Neubildung oder Alter < 1 Jahr	0,624	0,623	-	-	6,8	1	0,400	16	0,064	0,077	-	x	0,9329
K64D	M	Endokrinopathien ohne komplexe Diagnose, ohne bestimmte Diagnose, ohne äußerst schwere CC, ohne invasive endokrinologische Diagnostik, Alter > 17 Jahre oder außer bei bösartiger Neubildung, Alter > 0 Jahre	0,376	0,375	-	-	4,1	1	0,222	10	0,057	0,088	-	x	0,7166
MDC 11 Krankheiten und Störungen der Harnorgane															
L02B	O	Operatives Einbringen eines Peritonealkatheters, Alter > 9 Jahre mit akuter Niereninsuffizienz oder mit chronischer Niereninsuffizienz mit Dialyse	1,202	1,128	-	-	13,3	3	0,183	27	0,039	0,052	-	-	0,6835
L02C	O	Operatives Einbringen eines Peritonealkatheters, Alter > 9 Jahre mit akuter Niereninsuffizienz oder mit chronischer Niereninsuffizienz mit Dialyse oder transurethrale Injektion bei Ostiuminsuffizienz	0,597	0,539	-	-	3,8	1	0,153	9	0,044	0,050	-	-	0,8930
L03Z	O	Bestimmte Nieren-, Ureter- und große Harnblaseneingriffe bei Neubildung, Alter < 19 Jahre oder mit äußerst schweren CC oder bestimmter Kombinationseingriff, ohne großen Eingriff am Darm	3,209	2,981	-	-	19,3	5	0,280	33	0,147	0,082	-	-	1,0426
L04A	O	Bestimmte komplexe Nieren-, Ureter- und große Harnblaseneingriffe außer bei Neubildung, ohne äußerst schwere CC, ohne Kombinationseingriff oder bestimmte Harnblaseneingriffe oder Alter < 16 Jahre	1,522	1,383	-	-	8,0	2	0,178	16	0,046	0,060	-	-	0,8802

Fallpauschalen-Katalog und Pflegeerlöskatalog

Teil b) Bewertungsrelationen bei Versorgung durch Belegabteilungen

DRG	Partition	Bezeichnung [6]	Bewertungsrelation bei Belegoperateur	Bewertungsrelation bei Belegoperateur und Beleganästhesist	Bewertungsrelation bei Belegoperateur und Beleghebamme	Bewertungsrelation bei Belegoperateur, Beleganästhesist und Beleghebamme	Mittlere Verweildauer [1]	Untere Grenzverweildauer: Erster Tag mit Abschlag [2), 5)]	Untere Grenzverweildauer: Bewertungsrelation pro Tag	Obere Grenzverweildauer: Erster Tag mit zusätzlichem Entgelt [3), 5)]	Obere Grenzverweildauer: Bewertungsrelation pro Tag	Externe Verlegung Abschlag pro Tag (Bewertungsrelation)	Verlegungsfallpauschale	Ausnahme von Wiederaufnahme [4)]	Pflegeerlös Bewertungsrelation pro Tag
1	2	3	4	5	6	7	8	9	10	11	12	13	14	15	16
L04B	O	Andere Nieren-, Ureter- und große Harnblaseneingriffe außer bei Neubildung, ohne äußerst schwere CC, ohne Kombinationseingriff, ohne bestimmte Harnblaseneingriffe oder Exzision und Resektion von retroperitonealem Gewebe, Alter > 15 Jahre	1,168	1,047	-	-	7,4	1	0,193	15	0,042	0,048	-	-	0,6746
L06A	O	Bestimmte kleine Eingriffe an den Harnorganen mit äußerst schweren CC	1,828	1,738	-	-	15,0	4	0,245	31	0,058	0,076	-	-	1,0236
L06B	O	Kleine Eingriffe an den Harnorganen ohne äußerst schwere CC oder ohne bestimmte Prozeduren oder Alter < 16 Jahre	0,530	0,484	-	-	5,0	1	0,137	10	0,037	0,046	-	-	0,7759
L06C	O	Andere kleine Eingriffe an den Harnorganen, Alter > 15 Jahre	0,475	0,437	-	-	3,0	1	0,103	6	0,051	0,054	-	-	0,8592
L07Z	O	Andere Nieren-, Ureter-, Prostata- und große Harnblaseneingriffe bei Neubildung, Alter < 19 Jahre oder mit äußerst schweren CC oder anderer Kombinationseingriff oder bestimmte Zystektomien, ohne großen Eingriff am Darm oder komplexe Harnblasenplastik	2,669	2,473	-	-	15,9	4	0,294	31	0,062	0,085	-	-	0,9847
L08Z	O	Komplexe Eingriffe an der Urethra oder Ureter	0,850	0,765	-	-	5,3	1	0,432	12	0,043	0,052	-	-	0,9076
L09D	O	Andere Eingriffe bei Erkrankungen der Harnorgane ohne Anlage eines Dialyseshunts bei akuter Niereninsuffizienz od. bei chronischer Niereninsuffizienz mit Dialyse, ohne Kalziphylaxie, ohne best. Laparotomie, mit best. anderen Eingriff od. Alter < 18 Jahre	1,152	1,075	-	-	8,2	2	0,208	20	0,056	0,067	-	-	0,8108
L09E	O	Andere Eingriffe bei Erkrankungen der Harnorgane ohne Anlage eines Dialyseshunts bei akuter Niereninsuffizienz oder bei chron. Niereninsuff. mit Dialyse, ohne Kalziphylaxie, ohne best. Laparotomie, ohne bestimmten anderen Eingriff, Alter > 17 Jahre	0,617	0,549	-	-	3,6	1	0,142	9	0,044	0,047	-	-	0,7806
L10Z	O	Blasenrekonstruktion und kontinenter Pouch bei Neubildung ohne Multiviszeraleingriff oder Nieren-, Ureter- und große Harnblaseneingriffe bei Neubildung, Alter < 19 Jahre oder mit äußerst schweren CC oder Kombinationseingriff, mit großem Eingriff am Darm	3,774	3,506	-	-	20,2	6	0,268	35	0,064	0,090	-	-	0,9633
L12A	O	Strahlentherapie bei Krankheiten und Störungen der Harnorgane, mehr als ein Belegungstag, Bestrahlungen an mindestens 9 Tagen	2,814	2,798	-	-	25,0	7	0,334	43	0,107	0,102	-	x	0,7374
L12B	O	Strahlentherapie bei Krankheiten und Störungen der Harnorgane, mehr als ein Belegungstag, Bestrahlungen an weniger als 9 Tagen	0,960	0,953	-	-	9,3	2	0,300	23	0,098	0,089	-	x	0,9063
L13A	O	Nieren-, Ureter- und große Harnblaseneingriffe bei Neubildung, Alter > 18 Jahre, ohne Kombinationseingriff, mit bestimmtem Eingriff mit CC oder mit komplexem Eingriff	1,857	1,692	-	-	9,8	2	0,261	18	0,053	0,070	-	-	0,7782
L13B	O	Nieren-, Ureter- und große Harnblaseneingriffe bei Neubildung, Alter > 18 Jahre, ohne Kombinationseingriff, ohne CC, ohne komplexen Eingriff, mit anderem Eingriff	1,529	1,398	-	-	7,8	2	0,187	13	0,049	0,065	-	-	0,7621
L13C	O	Nieren-, Ureter- und große Harnblaseneingriffe bei Neubildung, Alter > 18 Jahre, ohne Kombinationseingriff, ohne äußerst schwere CC, ohne bestimmten Eingriff oder ohne CC, ohne komplexen Eingriff, ohne anderen Eingriff	0,616	0,563	-	-	3,0	1	0,142	7	0,058	0,070	-	-	0,8061
L16A	O	Implantation und Wechsel von Neurostimulatoren und Neurostimulationselektroden bei Krankheiten und Störungen der Harnorgane mit Implantation oder Wechsel eines Neurostimulators	1,073	1,022	-	-	2,9	1	0,096	6	0,050	0,052	-	-	0,7596
L16B	O	Implantation und Wechsel von Neurostimulatoren und Neurostimulationselektroden bei Krankheiten und Störungen der Harnorgane mit Implantation oder Wechsel eines permanenten Elektrodensystems	1,371	1,311	-	-	3,3	1	0,103	7	0,053	0,056	-	-	0,7111
L16C	O	Implantation und Wechsel von Neurostimulatoren und Neurostimulationselektroden bei Krankheiten und Störungen der Harnorgane mit Implantation oder Wechsel eines temporären Elektrodensystems	0,436	0,407	-	-	3,2	1	0,101	6	0,064	0,037	-	-	0,6727
L17A	O	Andere Eingriffe an der Urethra außer bei Para- / Tetraplegie, kleine Eingriffe an den Harnorganen, mit bestimmten Eingriffen an der Urethra oder Alter < 16 Jahre	0,563	0,500	-	-	3,7	1	0,177	9	0,061	0,052	-	-	1,2939
L17B	O	Andere Eingriffe an der Urethra außer bei Para- / Tetraplegie, kleine Eingriffe an den Harnorganen, ohne bestimmte Eingriffe an der Urethra, Alter > 15 Jahre	0,295	0,274	-	-	2,6	1	0,088	5	0,036	0,039	-	-	0,7637
L18A	O	Komplexe transurethrale, perkutan-transrenale und andere retroperitoneale Eingriffe mit äußerst schweren CC	1,965	1,867	-	-	16,0	4	0,271	31	0,060	0,081	-	-	1,0308

Fallpauschalen-Katalog und Pflegeerlöskatalog
Teil b) Bewertungsrelationen bei Versorgung durch Belegabteilungen

DRG	Partition	Bezeichnung [6]	Bewertungsrelation bei Belegoperateur	Bewertungsrelation bei Belegoperateur und Beleganästhesist	Bewertungsrelation bei Belegoperateur und Beleghebamme	Bewertungsrelation bei Belegoperateur, Beleganästhesist und Beleghebamme	Mittlere Verweildauer [1]	Untere Grenzverweildauer: Erster Tag mit Abschlag [2], [5]	Untere Grenzverweildauer: Bewertungsrelation pro Tag	Obere Grenzverweildauer: Erster Tag mit zusätzlichem Entgelt [3], [5]	Obere Grenzverweildauer: Bewertungsrelation pro Tag	Externe Verlegung Abschlag pro Tag (Bewertungsrelation)	Verlegungsfallpauschale	Ausnahme von Wiederaufnahme [4]	Pflegeerlös Bewertungsrelation pro Tag
1	2	3	4	5	6	7	8	9	10	11	12	13	14	15	16
L18B	O	Komplexe transurethrale, perkutan-transrenale / andere retroperitoneale Eingriffe oh. ESWL, oh. äußerst schwere CC od. best. Eingriffe Niere od. transurethrale Eingriffe auß. Prostatares. u. kompl. Ureterorenoskop., b. Para-/Tetrapl., m. äuß. schw. CC	0,564	0,523	-	-	5,3	1	0,134	12	0,036	0,043	-	-	0,7468
L19Z	O	Transurethrale Eingriffe außer Prostataresektion und komplexe Ureterorenoskopien mit extrakorporaler Stoßwellenlithotripsie (ESWL), ohne äußerst schwere CC oder perkutane Thermo- oder Kryoablation der Niere	0,885	0,827	-	-	3,5	1	0,266	8	0,104	0,115	-	-	0,6934
L20A	O	Transurethrale Eingriffe außer Prostataresektion und komplexe Ureterorenoskopien oder bestimmte Eingriffe an den Harnorganen, mit äußerst schweren CC	1,763	1,683	-	-	15,2	4	0,245	30	0,053	0,077	-	-	0,9389
L20B	O	Transurethrale Eingriffe außer Prostataresektion und komplexe Ureterorenoskopien oder bestimmte Eingriffe an den Harnorganen, ohne äußerst schwere CC oder Alter < 16 Jahre oder Alter > 89 Jahre	0,516	0,484	-	-	3,2	1	0,176	7	0,052	0,057	-	-	0,7321
L20C	O	Transurethrale Eingriffe außer Prostataresektion und komplexe Ureterorenoskopien oder bestimmte Eingriffe an den Harnorganen, ohne äußerst schwere CC oder Alter > 15 Jahre oder Alter < 90 Jahre	0,353	0,329	-	-	3,0	1	0,067	6	0,039	0,042	-	-	0,6839
L37Z	O	Multiviszeraleingriff bei Krankheiten und Störungen der Harnorgane	3,295	3,057	-	-	17,6	5	0,274	31	0,065	0,088	-	-	1,0061
L40Z	A	Diagnostische Ureterorenoskopie	0,468	0,427	-	-	3,1	1	0,115	7	0,050	0,056	-	-	0,7688
L42A	A	Extrakorporale Stoßwellenlithotripsie (ESWL) bei Harnsteinen mit auxiliären Maßnahmen oder bei Para- / Tetraplegie	0,542	0,507	-	-	3,3	1	0,183	7	0,079	0,093	-	-	0,6539
L42B	A	Extrakorporale Stoßwellenlithotripsie (ESWL) bei Harnsteinen ohne auxiliäre Maßnahmen, außer bei Para- / Tetraplegie	0,447	0,441	-	-	2,5	1	0,156	5	0,103	0,095	-	-	0,7405
L60B	M	Niereninsuffizienz, mehr als ein Belegungstag, mit Dialyse und komplizierenden Faktoren oder äußerst schweren CC oder mit intensivmedizinischer Komplexbehandlung > 196 / 184 / - Aufwandspunkte, Alter > 15 Jahre	1,376	1,368	-	-	12,7	3	0,322	26	0,070	0,095	-	x	1,1531
L60C	M	Niereninsuffizienz, mehr als ein Belegungstag, mit Dialyse oder äußerst schweren CC oder Alter < 18 Jahre mit schweren CC, ohne intensivmedizinische Komplexbehandlung > 196 / 184 / - Aufwandspunkte	0,892	0,885	-	-	9,7	2	0,296	22	0,058	0,076	-	x	1,0219
L60D	M	Niereninsuffizienz, mehr als ein Belegungstag, ohne Dialyse, ohne äußerst schwere CC, Alter > 17 Jahre oder ohne schwere CC, ohne intensivmedizinische Komplexbehandlung > 196 / 184 / - Aufwandspunkte	0,478	0,477	-	-	6,6	1	0,228	14	0,048	0,061	-	x	0,8100
L62A	M	Neubildungen der Harnorgane mit äußerst schweren CC oder Alter < 16 Jahre mit schweren CC	1,134	1,126	-	-	13,0	3	0,268	27	0,057	0,076	-	x	1,0314
L62B	M	Neubildungen der Harnorgane ohne äußerst schwere CC oder Alter < 16 Jahre ohne schwere CC	0,549	0,536	-	-	4,3	1	0,301	11	0,135	0,093	-	x	2,0097
L62C	M	Neubildungen der Harnorgane ohne äußerst schwere CC, Alter > 15 Jahre	0,354	0,352	-	-	4,5	1	0,194	12	0,053	0,060	-	x	0,9037
L63B	M	Infektionen der Harnorgane ohne bestimmte hochaufwendige Behandlung, mit best. aufwendiger Behandlung od. mit äußerst schweren CC, ohne Komplexbeh. bei isolationspfl. Erregern oder mit Komplexbeh. bei isolationspfl. Erregern, ohne äußerst schwere CC	0,937	0,933	-	-	12,4	3	0,223	25	0,051	0,064	-	-	1,0572
L63C	M	Infektionen der Harnorgane ohne äußerst schwere CC, ohne Komplexbehandlung bei isolationspflichtigen Erregern, ohne bestimmte aufwendige / hochaufwendige Behandl., Alter < 3 Jahre oder best. schwere Infektionen oder best. mäßig aufwendige Behandlung	0,366	0,365	-	-	5,1	1	0,210	10	0,051	0,069	-	-	1,1753
L63D	M	Infektionen der Harnorgane oh. äuß. schwere CC, oh. best. mäßig aufwendige / aufwendige / hochaufw. Behandl., oh. Komplexbeh. b. isolationspfl. Erregern, oh. best. schw. Infektionen, Alter > 2 J. u. < 6 J. od. Alter < 18 J. mit schw. CC od. Alter > 89 J.	0,373	0,372	-	-	5,9	1	0,206	12	0,047	0,051	-	-	0,9647
L63E	M	Infektionen der Harnorgane ohne äußerst schwere CC, ohne best. mäßig aufw. / aufw. / hochaufw. Behandlung, ohne Komplexbeh. b. isolationspfl. Erregern, ohne best. schw. Infektionen, Alter > 5 und < 18 Jahre, ohne schwere CC od. Alter > 17 und < 90 Jahre	0,224	0,224	-	-	4,1	1	0,108	8	0,039	0,046	-	-	0,6532
L64A	M	Andere Erkrankungen der Harnorgane mit äußerst schweren oder schweren CC oder bestimmter Diagnose, mehr als ein Belegungstag oder Urethrozystoskopie, bei angeborener Fehlbildung oder Alter < 3 Jahre	0,528	0,492	-	-	4,3	1	0,153	11	0,065	0,067	-	-	1,3227

Fallpauschalen-Katalog und Pflegeerlöskatalog
Teil b) Bewertungsrelationen bei Versorgung durch Belegabteilungen

DRG	Partition	Bezeichnung [6]	Bewertungsrelation bei Belegoperateur	Bewertungsrelation bei Belegoperateur und Beleganästhesist	Bewertungsrelation bei Belegoperateur und Beleghebamme	Bewertungsrelation bei Belegoperateur, Beleganästhesist und Beleghebamme	Mittlere Verweildauer [1]	Untere Grenzverweildauer: Erster Tag mit Abschlag [2), 5)]	Untere Grenzverweildauer: Bewertungsrelation pro Tag	Obere Grenzverweildauer: Erster Tag mit zusätzlichem Entgelt [3), 5)]	Obere Grenzverweildauer: Bewertungsrelation pro Tag	Externe Verlegung Abschlag pro Tag (Bewertungsrelation)	Verlegungsfallpauschale	Ausnahme von Wiederaufnahme [4)]	Pflegeerlös Bewertungsrelation pro Tag
1	2	3	4	5	6	7	8	9	10	11	12	13	14	15	16
L64B	M	Andere Erkrankungen der Harnorgane mit äußerst schweren oder schweren CC oder bestimmter Diagnose, mehr als ein Belegungstag oder Urethrozystoskopie, außer bei angeborener Fehlbildung, Alter > 2 Jahre	0,284	0,270	-	-	3,2	1	0,080	7	0,043	0,048	-	-	0,7329
L64C	M	Andere Erkrankungen der Harnorgane ohne äußerst schwere oder schwere CC, ohne bestimmte Diagnose oder ein Belegungstag, bestimmte Eingriffe am Ureter oder Retroperitonealfibrose oder Alter < 16 Jahre	0,314	0,300	-	-	2,9	1	0,080	6	0,057	0,061	-	-	0,8564
L64D	M	Andere Erkrankungen der Harnorgane ohne äußerst schwere oder schwere CC, ohne bestimmte Diagnose oder ein Belegungstag, ohne bestimmte Eingriffe am Ureter, Alter > 15 Jahre	0,186	0,186	-	-	2,7	1	0,064	6	0,055	0,043	-	-	0,7474
L68B	M	Andere mäßig schwere Erkrankungen der Harnorgane, Alter > 15 Jahre	0,286	0,282	-	-	3,9	1	0,137	10	0,053	0,059	-	-	0,7618
L69B	M	Andere schwere Erkrankungen der Harnorgane, mehr als ein Belegungstag, Alter > 15 Jahre	0,627	0,625	-	-	8,4	2	0,200	19	0,051	0,064	-	-	0,6921
L70B	M	Krankheiten und Störungen der Harnorgane, ein Belegungstag, Alter > 5 Jahre	0,168	0,166	-	-	1,0	-	-	-	-	-	-	-	1,1473
L74Z	M	Bestimmte Krankheiten und Störungen der Harnorgane bei Para- / Tetraplegie	0,431	0,423	-	-	4,9	1	0,236	11	0,057	0,066	-	-	1,1128
MDC 12 Krankheiten und Störungen der männlichen Geschlechtsorgane															
M01B	O	Große Eingriffe an den Beckenorganen beim Mann ohne äußerst schwere CC oder bestimmte Eingriffe an den Beckenorganen beim Mann mit äußerst schweren CC	1,658	1,504	-	-	10,2	2	0,267	16	0,049	0,068	-	-	0,6869
M02A	O	Transurethrale Prostataresektion oder bestimmte andere Operationen an der Prostata mit äußerst schweren CC	1,855	1,749	-	-	14,7	4	0,238	30	0,061	0,076	-	-	0,9425
M02B	O	Transurethrale Prostataresektion oder bestimmte andere Operationen an der Prostata ohne äußerst schwere CC	0,488	0,453	-	-	4,8	1	0,118	10	0,035	0,041	-	-	0,6696
M03A	O	Bestimmte Eingriffe am Penis, Alter < 6 Jahre oder aufwendige plastische Rekonstruktion des Penis, Alter < 18 Jahre oder totale Amputation des Penis oder Amputation des Penis mit bestimmter Lymphadenektomie	1,083	0,962	-	-	6,8	1	0,202	14	0,057	0,052	-	-	1,2535
M03B	O	Bestimmte Eingriffe am Penis, Alter > 5 J. oder aufwendige plastische Rekonstruktion des Penis, Alter > 17 J., ohne totale Amputation des Penis, ohne Amputation des Penis mit best. Lymphadenektomie, mit mäßig komplexen Eingriffen am Penis, Alter < 18 J.	0,791	0,700	-	-	4,6	1	0,310	10	0,063	0,053	-	-	1,3027
M03C	O	Mäßig komplexe Eingriffe am Penis, Alter > 17 Jahre, ohne bestimmte Eingriffe am Penis, ohne aufwendige plastische Rekonstruktion des Penis, ohne totale Amputation des Penis, ohne Amputation des Penis mit bestimmter Lymphadenektomie	0,755	0,671	-	-	3,5	1	0,110	9	0,044	0,049	-	-	0,6950
M04A	O	Eingriffe am Hoden oder bestimmte Eingriffe an Urethra und Prostata bei bösartiger Neubildung mit äußerst schweren CC oder bei Fournier-Gangrän oder bestimmte radikale Prostatovesikulektomien oder bestimmte Lymphadenektomie	1,768	1,626	-	-	9,7	2	0,233	19	0,050	0,066	-	-	0,8048
M04B	O	Eingriffe am Hoden mit bestimmtem Eingriff bei Orchitis mit Abszess oder bösartiger Neubildung oder bestimmte Eingriffe am Hoden oder bestimmte Eingriffe an Urethra und Prostata bei bösartiger Neubildung	0,696	0,629	-	-	3,3	1	0,153	9	0,068	0,073	-	-	0,7902
M04C	O	Eingriffe am Hoden mit mäßig komplexem Eingriff, Alter < 3 Jahre oder mit schweren CC oder beidseitigem Hodenhochstand, Alter < 14 Jahre	0,575	0,490	-	-	2,3	1	0,096	5	0,049	0,049	-	-	1,4695
M04D	O	Eingriffe am Hoden ohne äußerst schwere CC, ohne bestimmten Eingriff, ohne mäßig komplexen Eingriff oder Alter > 2 Jahre, ohne schwere CC oder ohne beidseitigen Hodenhochstand oder Alter > 13 Jahre	0,359	0,315	-	-	2,5	1	0,058	5	0,036	0,039	-	-	0,7362
M05Z	O	Zirkumzision, andere Eingriffe am Penis oder großflächige Ablationen der Haut	0,448	0,404	-	-	3,2	1	0,116	7	0,047	0,051	-	-	0,9055
M06Z	O	Andere OR-Prozeduren an den männlichen Geschlechtsorganen oder Stanzbiopsie an der Prostata, ein Belegungstag	0,637	0,621	-	-	3,8	1	0,304	9	0,085	0,107	-	-	0,8510
M07Z	O	Brachytherapie bei Krankheiten und Störungen der männlichen Geschlechtsorgane, Implantation von > 10 Seeds	1,871	1,802	-	-	2,0	1	0,481	3	0,191	0,182	-	x	1,0385
M09A	O	OR-Prozeduren an den männlichen Geschlechtsorganen bei bösartiger Neubildung mit äußerst schweren CC oder bestimmte Eingriffe an den Beckenorganen beim Mann ohne äußerst schwere CC oder BNB des Penis	1,217	1,115	-	-	9,2	2	0,201	18	0,045	0,064	-	-	0,7089
M09B	O	OR-Prozeduren an den männlichen Geschlechtsorganen bei bösartiger Neubildung, ohne äußerst schwere CC, ohne BNB des Penis	0,772	0,707	-	-	5,0	1	0,450	11	0,050	0,057	-	-	0,7457

Fallpauschalen-Katalog und Pflegeerlöskatalog
Teil b) Bewertungsrelationen bei Versorgung durch Belegabteilungen

DRG	Partition	Bezeichnung [6]	Bewertungsrelation bei Belegoperateur	Bewertungsrelation bei Belegoperateur und Beleganästhesist	Bewertungsrelation bei Belegoperateur und Beleghebamme	Bewertungsrelation bei Belegoperateur, Beleganästhesist und Beleghebamme	Mittlere Verweildauer [1]	Untere Grenzverweildauer: Erster Tag mit Abschlag [2], [5]	Untere Grenzverweildauer: Bewertungsrelation pro Tag	Obere Grenzverweildauer: Erster Tag mit zusätzlichem Entgelt [3], [5]	Obere Grenzverweildauer: Bewertungsrelation pro Tag	Externe Verlegung Abschlag pro Tag (Bewertungsrelation)	Verlegungsfallpauschale	Ausnahme von Wiederaufnahme [4]	Pflegeerlös Bewertungsrelation pro Tag
1	2	3	4	5	6	7	8	9	10	11	12	13	14	15	16
M10A	O	Strahlentherapie bei Krankheiten und Störungen der männlichen Geschlechtsorgane, mehr als ein Belegungstag, Bestrahlungen an mindestens 8 Tagen	2,569	2,559	-	-	24,5	7	0,311	42	0,106	0,095	-	x	0,8539
M10B	O	Radioligandentherapie mit Lutetium-177-PSMA-Liganden	1,293	1,293	-	-	2,3	1	0,653	4	0,407	0,342	-	-	1,3737
M10C	O	Strahlentherapie bei Krankheiten und Störungen der männlichen Geschlechtsorgane, mehr als ein Belegungstag, Bestrahlungen an weniger als 8 Tagen oder interstitielle Brachytherapie	0,911	0,874	-	-	5,2	1	0,032	15	0,074	0,086	-	x	1,0140
M11Z	O	Transurethrale Laserdestruktion und -resektion der Prostata	0,768	0,697	-	-	4,4	1	0,148	8	0,044	0,058	-	-	0,7538
M60A	M	Bösartige Neubildungen der männlichen Geschlechtsorgane, mehr als ein Belegungstag, Alter < 11 Jahre oder mit äußerst schweren CC	1,269	1,262	-	-	14,4	4	0,239	29	0,059	0,079	-	x	1,0136
M60B	M	Bösartige Neubildungen der männlichen Geschlechtsorgane, ein Belegungstag oder Alter > 10 Jahre, ohne äußerst schwere CC	0,309	0,297	-	-	3,9	1	0,096	10	0,035	0,047	-	x	0,8511
M61Z	M	Benigne Prostatahyperplasie	0,334	0,320	-	-	3,7	-	-	9	0,052	0,052	-	-	0,7939
M62Z	M	Infektion / Entzündung der männlichen Geschlechtsorgane	0,254	0,251	-	-	4,7	1	0,119	9	0,036	0,043	-	-	0,6881
M64Z	M	Andere Krankheiten der männlichen Geschlechtsorgane und Sterilisation beim Mann	0,276	0,268	-	-	3,2	1	0,118	7	0,050	0,054	-	-	0,8454
MDC 13 Krankheiten und Störungen der weiblichen Geschlechtsorgane															
N01D	O	Beckeneviszeration bei der Frau und komplexe Vulvektomie oder bestimmte Lymphadenektomie ohne äußerst schwere oder schwere CC	1,977	1,797	-	-	7,0	1	0,494	14	0,074	0,099	-	-	0,8987
N02B	O	Eingriffe an Uterus und Adnexen oder bestimmter Hernien und große operative Eingriffe an Vagina, Zervix und Vulva bei BNB oder bestimmte Eingriffe am Darm oder Rekonstruktion von Vagina und Vulva, ohne äußerst schwere CC, mit komplexem Eingriff	2,032	1,860	-	-	10,9	3	0,250	21	0,056	0,080	-	-	0,8831
N02C	O	Eingriffe an Uterus und Adnexen od. best. Hernien und große operative Eingriffe an Vagina, Zervix und Vulva bei BNB od. best. Eingriffe am Darm od. Rekonstruktion von Vagina und Vulva, ohne äuß. schw. CC, ohne kompl. Eingriff, mit mäßig kompl. Eingriff	1,475	1,341	-	-	6,6	1	0,331	15	0,068	0,095	-	-	0,8922
N02D	O	Eingriffe an Uterus und Adnexen oder bestimmter Hernien und große operative Eingriffe an Vagina, Zervix und Vulva bei bösartiger Neubildung, ohne äußerst schwere CC, ohne komplexen Eingriff, ohne mäßig komplexen Eingriff	0,983	0,889	-	-	4,2	1	0,448	10	0,065	0,074	-	-	0,7925
N04Z	O	Hysterektomie außer bei bösartiger Neubildung, mit äußerst schweren oder schweren CC oder mit komplexem Eingriff	1,399	1,271	-	-	7,5	2	0,173	18	0,059	0,065	-	-	0,8910
N05B	O	Ovariektomien und komplexe Eingriffe an den Tubae uterinae außer bei bösartiger Neubildung, ohne äußerst schwere oder schwere CC oder anderer Eingriff an der Harnblase oder Adhäsiolyse, Alter > 15 Jahre	0,594	0,527	-	-	2,6	1	0,128	6	0,053	0,058	-	-	0,8979
N06Z	O	Komplexe rekonstruktive Eingriffe an den weiblichen Geschlechtsorganen oder bestimmte Embolisation an viszeralen u. anderen abdominalen Gefäßen auß. bei bösartiger Neubildung oder andere Hysterektomie auß. bei bösartiger Neubildung mit Beckenbodenplastik	0,822	0,745	-	-	4,4	1	0,158	8	0,047	0,055	-	-	0,7666
N07A	O	Andere Eingriffe an Uterus und Adnexen oder bestimmten Hernien außer bei bösartiger Neubildung, mit komplexer Diagnose oder bestimmte Eingriffe am Uterus oder kleine rekonstruktive Eingriffe an den weiblichen Geschlechtsorganen, mit bestimmtem Eingriff	0,546	0,498	-	-	3,2	1	0,102	7	0,034	0,076	-	-	0,8549
N07B	O	Andere Eingriffe an Uterus und Adnexen oder bestimmten Hernien außer bei bösartiger Neubildung, mit komplexer Diagnose oder bestimmte Eingriffe am Uterus oder kleine rekonstruktive Eingriffe an den weiblichen Geschlechtsorganen, ohne bestimmten Eingriff	0,467	0,420	-	-	3,8	1	0,115	7	0,039	0,045	-	-	0,7533
N08Z	O	Endoskopische Eingriffe an den weiblichen Geschlechtsorg. oder andere Eingriffe an Uterus und Adnexen oder best. Hernien auß. bei bösartiger Neubildung, ohne kompl. Diagnose oder andere kleine Eingriffe an den weiblichen Geschlechtsorg., Alter < 14 Jahre	0,690	0,621	-	-	3,1	1	0,231	7	0,052	0,087	-	-	0,8092
N09B	O	Andere Eingriffe an Vagina, Zervix und Vulva, kleine Eingriffe an Blase, Uterus, Bauchwand und Peritoneum	0,484	0,441	-	-	2,6	1	0,158	6	0,064	0,067	-	-	1,0314

Fallpauschalen-Katalog und Pflegeerlöskatalog
Teil b) Bewertungsrelationen bei Versorgung durch Belegabteilungen

DRG	Partition	Bezeichnung [6]	Bewertungsrelation bei Belegoperateur	Bewertungsrelation bei Belegoperateur und Beleganästhesist	Bewertungsrelation bei Belegoperateur und Beleghebamme	Bewertungsrelation bei Belegoperateur, Beleganästhesist und Beleghebamme	Mittlere Verweildauer [1]	Untere Grenzverweildauer: Erster Tag mit Abschlag [2), 5)]	Untere Grenzverweildauer: Bewertungsrelation pro Tag	Obere Grenzverweildauer: Erster Tag mit zusätzlichem Entgelt [3), 5)]	Obere Grenzverweildauer: Bewertungsrelation pro Tag	Externe Verlegung Abschlag pro Tag (Bewertungsrelation)	Verlegungsfallpauschale	Ausnahme von Wiederaufnahme [4)]	Pflegeerlös Bewertungsrelation pro Tag
1	2	3	4	5	6	7	8	9	10	11	12	13	14	15	16
N10Z	O	Diagnostische Kürettage, Hysteroskopie, Sterilisation, Pertubation und kleine Eingriffe an Vagina und Vulva	0,407	0,372	-	-	2,6	1	0,126	6	0,061	0,063	-	-	1,0414
N11B	O	Andere OR-Prozeduren an den weiblichen Geschlechtsorganen, ohne bestimmten Eingriff, ohne komplexe Diagnose oder äußerst schwere CC	0,904	0,867	-	-	8,8	2	0,223	20	0,053	0,069	-	-	0,8205
N13A	O	Große Eingriffe an Vagina, Zervix und Vulva auß. bei BNB oder kl. Eingriffe an Vagina/Douglasraum oder best. Eingriff an der Harnblase, Alter > 80 Jahre od. äuß. schw. od. schw. CC od. best. Embolisation an viszeralen und and. abdominalen Gefäßen bei BNB	1,123	1,042	-	-	9,6	2	0,218	22	0,052	0,060	-	-	0,8558
N13B	O	Große Eingr. an Vagina, Zervix u. Vulva auß. bei BNB od. kl. Eingriffe an Vagina/Douglasraum od. best. Eingr. an der Harnblase, Alter < 81 Jahre, ohne äuß. schw. od. schw. CC, mit aufwend. Eingr., ohne best. Embol. an visz. u. and. abdom. Gefäßen bei BNB	0,580	0,525	-	-	3,8	1	0,167	8	0,049	0,055	-	-	0,8073
N13C	O	Große Eingriffe an Vagina, Zervix und Vulva außer bei bösartiger Neubildung oder kleine Eingriffe an Vagina und Douglasraum oder bestimmter Eingriff an der Harnblase, Alter < 81 Jahre, ohne äußerst schwere oder schwere CC, ohne aufwendigen Eingriff	0,533	0,486	-	-	3,7	1	0,213	8	0,054	0,062	-	-	0,8406
N14Z	O	Best. Hysterektomie auß. bei BNB m. Beckenbodenpl. od. Brachytherapie b. Krankh./Stör. weibl. Geschlechtsorg., > 1 BT, m. äuß. schw. CC od. Ovariektomie u. kompl. Eingriffe an den Tubae uterinae auß. bei BNB, ohne äuß. schw. od. schw. CC, Alter < 16 J.	0,935	0,845	-	-	4,5	1	0,132	9	0,031	0,047	-	-	0,7891
N15Z	O	Strahlentherapie bei Krankheiten und Störungen der weiblichen Geschlechtsorgane, Bestrahlungen an mindestens 9 Tagen	2,599	2,588	-	-	24,2	7	0,312	42	0,106	0,100	-	x	0,8270
N16A	O	Strahlentherapie bei Krankheiten und Störungen der weiblichen Geschlechtsorgane, mehr als ein Belegungstag, Bestrahlungen an mindestens 5 Tagen	1,012	1,005	-	-	7,8	2	0,324	16	0,122	0,110	-	x	0,7803
N16B	O	Strahlentherapie bei Krankheiten und Störungen der weiblichen Geschlechtsorgane, mehr als ein Belegungstag, Bestrahlungen an weniger als 5 Tagen oder Brachytherapie	0,520	0,507	-	-	3,2	1	0,230	8	0,139	0,104	-	x	0,9029
N21A	O	Hysterektomie außer bei bösartiger Neubildung, ohne äuß. schw. oder schw. CC, ohne komplexen Eingriff, ohne Beckenbodenplastik oder subtotale und andere Hysterektomie bei bösartiger Neubildung oder komplexe Myomenukleation, mit aufwendigem Eingriff	0,741	0,670	-	-	4,4	1	0,132	9	0,032	0,064	-	-	0,7759
N21B	O	Hysterektomie außer bei bösartiger Neubildung, ohne äuß. schw. oder schw. CC, ohne komplexen Eingriff, ohne Beckenbodenplastik oder subtotale und andere Hysterektomie bei bösartiger Neubildung oder komplexe Myomenukleation, ohne aufwendigen Eingriff	0,774	0,690	-	-	3,4	1	0,202	6	0,047	0,069	-	-	0,8288
N23Z	O	Andere rekonstruktive Eingriffe an den weiblichen Geschlechtsorganen oder andere Myomenukleation	0,857	0,767	-	-	3,2	1	0,166	7	0,051	0,065	-	-	0,8476
N25Z	O	Andere Eingriffe an Uterus und Adnexen oder bestimmten Hernien außer bei bösartiger Neubildung, ohne komplexe Diagnose oder andere kleine Eingriffe an den weiblichen Geschlechtsorganen, Alter > 13 Jahre	0,457	0,411	-	-	2,6	1	0,071	6	0,043	0,046	-	-	0,9535
N60A	M	Bösartige Neubildung der weiblichen Geschlechtsorgane, mehr als ein Belegungstag, Alter < 19 Jahre oder äußerst schwere CC	1,249	1,242	-	-	14,0	4	0,246	29	0,056	0,078	-	x	0,9985
N60B	M	Bösartige Neubildung der weiblichen Geschlechtsorgane, ein Belegungstag oder Alter > 18 Jahre, ohne äußerst schwere CC	0,446	0,442	-	-	5,8	1	0,240	13	0,054	0,058	-	x	0,9222
N61Z	M	Infektion und Entzündung der weiblichen Geschlechtsorgane	0,272	0,268	-	-	4,6	1	0,072	10	0,044	0,043	-	-	0,7292
N62A	M	Menstruationsstörungen und andere Erkrankungen der weiblichen Geschlechtsorgane mit komplexer Diagnose oder Alter < 16 Jahre	0,287	0,281	-	-	3,2	1	0,117	7	0,053	0,059	-	-	0,8762
N62B	M	Menstruationsstörungen und andere Erkrankungen der weiblichen Geschlechtsorgane ohne komplexe Diagnose, Alter > 15 Jahre	0,203	0,202	-	-	2,5	1	0,091	5	0,056	0,057	-	-	0,8318
MDC 14 Schwangerschaft, Geburt und Wochenbett															

Fallpauschalen-Katalog und Pflegeerlöskatalog
Teil b) Bewertungsrelationen bei Versorgung durch Belegabteilungen

DRG	Partition	Bezeichnung [6]	Bewertungsrelation bei Belegoperateur	Bewertungsrelation bei Belegoperateur und Beleganästhesist	Bewertungsrelation bei Belegoperateur und Beleghebamme	Bewertungsrelation bei Belegoperateur, Beleganästhesist und Beleghebamme	Mittlere Verweildauer [1]	Untere Grenzverweildauer: Erster Tag mit Abschlag [2], [5]	Untere Grenzverweildauer: Bewertungsrelation pro Tag	Obere Grenzverweildauer: Erster Tag mit zusätzlichem Entgelt [3], [5]	Obere Grenzverweildauer: Bewertungsrelation pro Tag	Externe Verlegung Abschlag pro Tag (Bewertungsrelation)	Verlegungsfallpauschale	Ausnahme von Wiederaufnahme [4]	Pflegeerlös Bewertungsrelation pro Tag
1	2	3	4	5	6	7	8	9	10	11	12	13	14	15	16
O01B	O	Sectio caesarea, Schwangerschaftsd. bis 25 vollend. W. (SSW), m. mehr. kompliz. Diag., m. intraut. Ther. od. kompliz. Konstell. od. Mehrlingsschw. od. bis 33 SSW od. m. kompl. Diag., m. od. oh. kompliz. Diag. m. best. Eingriff b. Sectio od. äuß. schw. CC	1,883	1,810	1,656	1,582	17,5	5	0,181	36	0,064	0,062	-	x	0,7182
O01C	O	Sectio caesarea mit mehreren kompliz. Diag., Schwangerschaftsdauer 26 bis 33 SSW, oh. best. kompliz. Faktoren od. mit kompliz. Diag., bis 25 SSW od. mit Tamponade einer Blutung od. Thromboembolie in Gestationsperiode m. OR-Proz., oh. äuß. schw. CC	1,083	1,031	0,947	0,894	10,9	3	0,141	25	0,060	0,050	-	x	0,6697
O01D	O	Sekundäre Sectio caesarea m. mehrer. kompliz. Diagn., Schwangerschaftsdauer > 33 vollendete Wochen (SSW), oh. intraut. Ther., oh. kompliz. Konst., ohne Mehrlingsschw. od. bis 33 SSW od. m. kompl. Diag., mit od. ohne kompliz. Diag., oh. äuß. schw. CC	0,875	0,824	0,698	0,646	6,2	1	0,151	12	0,035	0,043	-	x	0,6479
O01E	O	Primäre Sectio caesarea ohne äuß. schwere CC, mit komplizierender oder komplexer Diagnose oder Schwangerschaftsdauer bis 33 vollendete Wochen (SSW) oder sekundäre Sectio caesarea, ohne komplexe Diagnose, Schwangerschaftsdauer > 33 vollendete Wochen	0,646	0,607	0,496	0,456	4,9	1	0,113	9	0,031	0,037	-	x	0,6809
O01F	O	Primäre Sectio caesarea ohne komplexe Diagnose, Schwangerschaftsdauer mehr als 33 vollendete Wochen (SSW)	0,545	0,503	0,467	0,425	4,1	1	0,099	8	0,030	0,047	-	x	0,7559
O02A	O	Vaginale Entbindung mit komplizierender OR-Prozedur, Schwangerschaftsdauer bis 33 vollendete Wochen oder mit intrauteriner Therapie oder komplizierende Konstellation oder bestimmtem Eingriff oder komplizierender Diagnose oder mit äußerst schweren CC	0,912	0,863	0,747	0,697	5,6	1	0,412	14	0,049	0,061	-	x	0,8574
O02B	O	Vaginale Entbindung mit komplizierender OR-Prozedur, Schwangerschaftsdauer mehr als 33 vollendete Wochen, ohne intrauterine Therapie, ohne komplizierende Konstellation, ohne bestimmten Eingriff, ohne komplizierende Diagnose, ohne äußerst schwere CC	0,624	0,593	0,449	0,419	3,7	1	0,188	7	0,037	0,041	-	x	0,6778
O03Z	O	Eingriffe bei Extrauteringravidität	0,531	0,475	0,529	0,474	2,7	1	0,117	5	0,053	0,055	-	x	0,8657
O04A	O	Stationäre Aufnahme nach Entbindung oder Abort mit OR-Prozedur oder bestimmtem Eingriff an der Mamma mit komplexem Eingriff	1,213	1,119	1,192	1,096	8,1	2	0,201	17	0,053	0,066	-	x	0,8242
O04B	O	Stationäre Aufnahme nach Entbindung oder Abort mit OR-Prozedur oder bestimmtem Eingriff an der Mamma, ohne komplexen Eingriff	0,487	0,448	0,474	0,437	3,9	1	0,180	8	0,046	0,055	-	x	0,7941
O04C	O	Stationäre Aufnahme nach Entbindung mit kleinem Eingriff an Uterus, Vagina, Perianalregion und Bauchwand oder Abort mit Dilatation und Kürettage, Aspirationskürettage oder Hysterotomie oder bestimmte Amnionpunktion	0,362	0,331	0,356	0,325	2,7	1	0,114	6	0,052	0,055	-	x	0,9170
O05B	O	Cerclage und Muttermundverschluss oder komplexe OR-Prozedur oder bestimmte intrauterine Operation am Feten, mehr als ein Belegungstag	0,576	0,533	0,545	0,501	6,2	1	0,144	17	0,033	0,041	-	x	0,6837
O05C	O	Bestimmte OR-Prozeduren in der Schwangerschaft, ein Belegungstag oder ohne Cerclage, ohne Muttermundverschluss, ohne komplexe OR-Prozedur, ohne bestimmte intrauterine Operation am Feten, mit fetoskopischer Hochfrequenzablation von Gefäßen	0,637	0,586	0,608	0,559	4,4	1	0,300	11	0,045	0,057	-	x	0,7061
O05D	O	Bestimmte OR-Prozeduren in der Schwangerschaft, ein Belegungstag oder ohne Cerclage, Muttermundverschluss, komplexe OR-Prozedur und bestimmte intrauterine Operation am Feten, mit wenig aufwendigem Eingriff oder intrauterine Therapie des Feten	0,430	0,396	0,401	0,368	3,1	1	0,169	7	0,047	0,052	-	x	0,7271
O60B	M	Vaginale Entbindung mit mehr. kompliz. Diag., mind. eine schwer, > 33 vollend. SSW, ohne kompliz. Konstell. od. Tamp. einer Blutung od. Thromboemb. während der Gestationsp. oh. OR-Proz. od. schwere od. mäßig schwere kompliz. Diag. bis 33 vollend. SSW	0,545	0,534	0,379	0,367	4,5	1	0,202	10	0,034	0,040	-	x	0,6182
O60C	M	Vaginale Entbindung mit schwerer oder mäßig schwerer komplizierender Diagnose oder Schwangerschaftsdauer bis 33 vollendete Wochen	0,414	0,414	0,259	0,259	3,5	1	0,096	7	0,033	0,038	-	x	0,6186
O60D	M	Vaginale Entbindung ohne komplizierende Diagnose, Schwangerschaftsdauer mehr als 33 vollendete Wochen	0,355	0,354	0,226	0,226	2,8	1	0,034	5	0,034	0,037	-	x	0,6702
O61Z	M	Stationäre Aufnahme nach Entbindung oder Abort ohne OR-Prozedur, ohne bestimmten Eingriff an der Mamma	0,227	0,226	0,217	0,216	3,7	1	0,090	7	0,039	0,045	-	x	0,7034

Fallpauschalen-Katalog und Pflegeerlöskatalog
Teil b) Bewertungsrelationen bei Versorgung durch Belegabteilungen

DRG	Partition	Bezeichnung [6]	Bewertungsrelation bei Belegoperateur	Bewertungsrelation bei Belegoperateur und Beleganästhesist	Bewertungsrelation bei Belegoperateur und Beleghebamme	Bewertungsrelation bei Belegoperateur, Beleganästhesist und Beleghebamme	Mittlere Verweildauer [1]	Untere Grenzverweildauer: Erster Tag mit Abschlag [2), 5)]	Untere Grenzverweildauer: Bewertungsrelation pro Tag	Obere Grenzverweildauer: Erster Tag mit zusätzlichem Entgelt [3), 5)]	Obere Grenzverweildauer: Bewertungsrelation pro Tag	Externe Verlegung Abschlag pro Tag (Bewertungsrelation)	Verlegungsfallpauschale	Ausnahme von Wiederaufnahme [4)]	Pflegeerlös Bewertungsrelation pro Tag
1	2	3	4	5	6	7	8	9	10	11	12	13	14	15	16
O63Z	M	Abort ohne Dilatation und Kürettage, Aspirationskürettage oder Hysterotomie	0,188	0,186	0,181	0,180	2,4	1	0,070	5	0,051	0,051	-	x	0,8225
O65B	M	Andere vorgeburtliche stationäre Aufnahme mit äußerst schweren oder schweren CC oder komplexer Diagnose oder komplizierendem Eingriff oder ein Belegungstag	0,304	0,302	0,271	0,269	4,6	1	0,165	10	0,037	0,042	-	x	0,7177
O65C	M	Andere vorgeburtliche stationäre Aufnahme ohne äußerst schwere oder schwere CC, ohne komplexe Diagnose, ohne komplizierenden Eingriff, mehr als ein Belegungstag	0,188	0,188	0,188	0,188	3,9	-	-	9	0,035	0,039	-	x	0,6250
MDC 15 Neugeborene															
P60C	M	Neugeborenes, verlegt < 5 Tage nach Aufnahme ohne signifikante OR-Prozedur, nicht zuverlegt, ohne Beatmung > 24 Stunden (Mindestverweildauer 24 Stunden für das Krankenhaus, in dem die Geburt stattfindet)	0,160	0,160	-	-	1,8	-	-	-	-	-	x	x	1,0206
P66C	M	Aufnahmegewicht 2000 - 2499 g ohne signifikante OR-Prozedur, ohne Beatmung > 95 Stunden, mit anderem Problem	0,868	0,868	-	-	9,4	2	0,289	20	0,094	0,086	-	x	1,5901
P66D	M	Aufnahmegewicht 2000 - 2499 g ohne signifikante OR-Prozedur, ohne Beatmung > 95 Stunden, ohne Problem	0,163	0,163	-	-	3,6	1	0,084	7	0,030	0,035	-	x	0,8030
P67B	M	Neugeborenes, Aufnahmegew. > 2499 g mit schw. Prob., oh. Hypothermiebeh., oh. Krampfanfall mit best. diag. Maßnah., oh. Beatmung > 24 Std. od. mit anderem Prob., mehr als ein Belegungstag, neugeb. Mehrling od. mit bestimmter aufwendiger Prozedur	0,550	0,548	-	-	4,3	1	0,374	11	0,115	0,105	-	x	1,8411
P67C	M	Neugeborenes, Aufnahmegew. > 2499 g oh. sig. OR-Proz., oh. Beatmung > 95 Std., ohne schw. Prob., anderes Problem und mehr als ein Belegungstag oder nicht signifikante OR-Prozedur, ohne Mehrling, ohne bestimmte aufwendige Prozeduren	0,204	0,204	-	-	4,2	1	0,100	9	0,031	0,049	-	x	1,4641
P67D	M	Neugeborenes, Aufnahmegewicht > 1999 g ohne OR-Prozedur, ohne Beatmung > 95 Stunden, ohne schweres Problem, ohne anderes Problem oder ein Belegungstag, mit bestimmter Prozedur oder best. Diagnose beim Neugeborenen oder neugeborener Mehrling	0,178	0,178	-	-	4,3	1	0,009	8	0,029	0,042	-	x	0,7249
P67E	M	Neugeborener Einling, Aufnahmegewicht > 2499 g ohne OR-Prozedur, ohne Beatmung > 95 Stunden, ohne schweres Problem, ohne anderes Problem oder ein Belegungstag, ohne bestimmte Prozedur ohne bestimmte Diagnosen beim Neugeborenen	0,113	0,113	-	-	2,9	1	0,070	6	0,023	0,026	-	x	0,5914
MDC 16 Krankheiten des Blutes, der blutbildenden Organe und des Immunsystems															
Q02C	O	Verschiedene OR-Prozeduren bei Krankheiten des Blutes, der blutbildenden Organe u. des Immunsystems oh. äußerst schwere CC, Alter > 5 Jahre, oh. bestimmte Exzisionen u. Resektionen Mediastinum od. Thymus, oh. best. aufwendige / hochaufwendige Behandlung	0,945	0,883	-	-	6,6	1	0,266	17	0,057	0,069	-	-	0,7137
Q03B	O	Kleine Eingriffe bei Krankheiten des Blutes, der blutbildenden Organe und des Immunsystems, Alter > 9 Jahre	0,563	0,520	-	-	2,7	1	0,197	8	0,076	0,079	-	-	0,7725
Q60C	M	Erkrankungen des retikuloendothelialen Systems, des Immunsystems und Gerinnungsstörungen mit komplexer Diagnose oder äußerst schweren oder schweren CC, ohne Granulozytenstörung oder Alter > 15 Jahre oder ohne äußerst schwere CC	0,521	0,519	-	-	6,1	1	0,328	14	0,055	0,069	-	-	0,8089
Q60D	M	Erkrankungen des retikuloendothelialen Systems, des Immunsystems und Gerinnungsstörungen ohne komplexe Diagnose, ohne äußerst schwere oder schwere CC	0,352	0,348	-	-	3,6	1	0,186	8	0,055	0,066	-	-	0,8753
Q61B	M	Andere Erkrankungen der Erythrozyten, ohne äußerst schwere CC	0,464	0,463	-	-	4,8	1	0,271	11	0,056	0,065	-	-	0,7686
Q62Z	M	Andere Anämie	0,662	0,662	-	-	6,8	1	0,475	15	0,065	0,080	-	-	0,9462
Q63B	M	Aplastische Anämie, Alter > 15 Jahre, ohne paroxysmale nächtliche Hämoglobinurie	0,676	0,676	-	-	6,8	1	0,445	17	0,063	0,081	-	-	0,8681

Fallpauschalen-Katalog und Pflegeerlöskatalog

Teil b) Bewertungsrelationen bei Versorgung durch Belegabteilungen

DRG	Partition	Bezeichnung [4]	Bewertungsrelation bei Belegoperateur	Bewertungsrelation bei Belegoperateur und Beleganästhesist	Bewertungsrelation bei Belegoperateur und Beleghebamme	Bewertungsrelation bei Belegoperateur, Beleganästhesist und Beleghebamme	Mittlere Verweildauer [1]	Untere Grenzverweildauer: Erster Tag mit Abschlag [2, 5]	Untere Grenzverweildauer: Bewertungsrelation pro Tag	Obere Grenzverweildauer: Erster Tag mit zusätzlichem Entgelt [3, 5]	Obere Grenzverweildauer: Bewertungsrelation pro Tag	Externe Verlegung Abschlag pro Tag (Bewertungsrelation)	Verlegungsfallpauschale	Ausnahme von Wiederaufnahme [4]	Pflegeerlös Bewertungsrelation pro Tag
1	2	3	4	5	6	7	8	9	10	11	12	13	14	15	16
MDC 17 Hämatologische und solide Neubildungen															
R01D	O	Lymphom und Leukämie mit großen OR-Prozeduren, ohne äußerst schwere CC, ohne komplexe OR-Prozedur	1,338	1,234	-	-	8,0	2	0,228	17	0,064	0,067	-	-	0,7109
R04A	O	Andere hämatologische und solide Neubildungen mit bestimmter OR-Prozedur, mit äußerst schweren oder schweren CC	1,925	1,841	-	-	14,4	4	0,271	29	0,066	0,087	-	-	0,8978
R04B	O	Andere hämatologische und solide Neubildungen mit anderer OR-Prozedur, mit äußerst schweren oder schweren CC	1,116	1,092	-	-	10,1	2	0,304	23	0,065	0,081	-	-	0,7045
R06Z	O	Strahlentherapie bei hämatologischen und soliden Neubildungen, Bestrahlungen an mindestens 9 Tagen oder bei akuter myeloischer Leukämie, Alter > 18 Jahre, ohne äußerst schwere CC	2,370	2,367	-	-	22,3	6	0,329	40	0,106	0,101	-	x	0,7450
R07B	O	Strahlentherapie bei hämatologischen und soliden Neubildungen, außer bei akuter myeloischer Leukämie, Alter > 18 Jahre, ohne äußerst schwere CC, Bestrahlungen an weniger als 7 Tagen	0,653	0,652	-	-	5,4	1	0,323	13	0,119	0,122	-	x	0,7723
R11B	O	Lymphom und Leukämie mit bestimmter OR-Prozedur, ohne äußerst schwere oder schwere CC oder mit anderen OR-Prozeduren, mit schweren CC	1,049	0,983	-	-	4,5	1	0,503	13	0,082	0,129	-	-	0,6965
R11C	O	Lymphom und Leukämie mit anderen OR-Prozeduren ohne äußerst schwere oder schwere CC	0,635	0,598	-	-	3,2	1	0,244	9	0,088	0,098	-	-	0,7319
R12B	O	Andere hämatologische und solide Neubildungen mit großen OR-Prozeduren ohne äußerst schwere CC, ohne komplexen Eingriff, mit komplexer OR-Prozedur	1,574	1,430	-	-	7,5	1	0,374	16	0,144	0,076	-	-	0,8147
R12C	O	Andere hämatologische und solide Neubildungen mit großen OR-Prozeduren ohne äußerst schwere CC, ohne komplexen Eingriff, ohne komplexe OR-Prozedur	1,083	0,979	-	-	4,4	1	0,235	12	0,110	0,096	-	-	0,7688
R13A	O	Andere hämatologische und solide Neubildungen mit bestimmter OR-Prozedur, ohne äußerst schwere oder schwere CC, mit komplexer OR-Prozedur oder komplizierender Konstellation	0,888	0,808	-	-	4,6	1	0,200	10	0,116	0,070	-	-	0,7367
R13B	O	Andere hämatologische und solide Neubildungen mit bestimmter OR-Prozedur, ohne äußerst schwere oder schwere CC, ohne komplexe OR-Prozedur, ohne komplizierende Konstellation	0,785	0,710	-	-	3,6	1	0,370	9	0,092	0,075	-	-	0,7680
R14Z	O	Andere hämatologische und solide Neubildungen mit anderen OR-Prozeduren ohne äußerst schwere oder schwere CC oder Therapie mit offenen Nukliden bei hämatologischen und soliden Neubildungen, mehr als ein Belegungstag	0,567	0,528	-	-	3,3	1	0,211	8	0,076	0,089	-	x	0,7744
R60E	M	Akute myeloische Leukämie mit mäßig komplexer Chemoth., ohne komplizierende Diagnose, ohne Dialyse, ohne Portimpl., ohne äußerst schwere CC od. mit lokaler Chemoth. od. mit Komplexbeh. bei multiresistenten Erregern od. mit kompl. Diagnostik bei Leukämie	0,764	0,764	-	-	7,4	1	0,379	16	0,102	0,089	-	x	0,7840
R60F	M	Akute myeloische Leukämie ohne Chemotherapie, ohne Dialyse, ohne äußerst schwere CC, ohne Komplexbehandlung bei multiresistenten Erregern, ohne komplexe Diagnostik bei Leukämie	0,706	0,705	-	-	6,3	1	0,343	15	0,075	0,093	-	x	0,9287
R61B	M	Lymphom und nicht akute Leukämie mit Sepsis oder anderer kompliz. Konstell. oder mit kompl. Diagnose oder Portimpl., mit äuß. schw. CC, Alter > 15 Jahre od. mit äuß. schw. CC od. Tumorlyse-Syndrom, mit kompl. Diagnostik bei Leukämie od. mit schwersten CC	2,487	2,479	-	-	19,9	6	0,343	37	0,120	-	x	x	0,9897
R61C	M	Lymphom und nicht akute Leukämie ohne Sepsis, ohne komplizierende Konstellation, mit Agranulozytose oder Portimplantation oder Komplexbehandlung bei isolationspflichtigen Erregern oder komplexer Diagnostik bei Leukämie, Alter < 16 Jahre	2,256	2,197	-	-	12,2	3	0,487	25	0,160	0,148	-	x	1,8928
R61D	M	Lymphom u. nicht akute Leukämie m. Agranuloz., Portimpl., Komplbeh. b. isolat.pfl. Erregern od. kompl. Diag. b. Leuk., > 15 J., m. intens. Chemo od. < 18 J. od. m. äuß. schw. CC od. Tumorlyse-Syndr. od. Blastenkr., oh. kompl. Diag. b. Leuk., oh. schw. CC	1,491	1,486	-	-	14,2	4	0,288	28	0,099	0,094	-	x	0,9389
R61E	M	Lymphom und nicht akute Leukämie ohne Sepsis, ohne komplizierende Konstellation, mit Agranulozytose od. Portimpl. od. Komplbeh. b. isolat.pflicht. Erregern od. komplexe Diagnostik b. Leukämie, oh. äußerst schw. CC, Alter > 17 J., oh. intensive Chemoth.	1,064	1,046	-	-	9,5	2	0,307	21	0,104	0,088	-	x	0,7429

Fallpauschalen-Katalog und Pflegeerlöskatalog

Teil b) Bewertungsrelationen bei Versorgung durch Belegabteilungen

DRG	Partition	Bezeichnung [6]	Bewertungsrelation bei Belegoperateur	Bewertungsrelation bei Belegoperateur und Beleganästhesist	Bewertungsrelation bei Belegoperateur und Beleghebamme	Bewertungsrelation bei Belegoperateur, Beleganästhesist und Beleghebamme	Mittlere Verweildauer [1]	Untere Grenzverweildauer: Erster Tag mit Abschlag [2, 5]	Untere Grenzverweildauer: Bewertungsrelation pro Tag	Obere Grenzverweildauer: Erster Tag mit zusätzlichem Entgelt [3, 5]	Obere Grenzverweildauer: Bewertungsrelation pro Tag	Externe Verlegung Abschlag pro Tag (Bewertungsrelation)	Verlegungsfallpauschale	Ausnahme von Wiederaufnahme [4]	Pflegeerlös Bewertungsrelation pro Tag
1	2	3	4	5	6	7	8	9	10	11	12	13	14	15	16
R61F	M	Lymphom und nicht akute Leukämie ohne bestimmte kompliz. Faktoren, oh. äuß. schw. CC, mit kompl. Diagnose od. kompliz. Prozedur, Alter < 16 J. od. best. Lymphom mit best. Chemotherapie od. kompl. Diagnose od. andere Komplexbeh. b. isolationspfl. Erregern	0,846	0,843	-	-	8,0	2	0,278	17	0,104	0,092	-	x	1,0805
R61G	M	Lymphom und nicht akute Leukämie oh. best. kompliz. Faktoren, oh. äuß. schw. CC, Alter < 16 J. od. mit kompl. Diag. od. kompliz. Prozedur, Alter > 15 J., oh. best. Lymphom m. best. Chemoth., oh. kompl. Diagnose, oh. and. Komplbeh. b. isolat.pfl. Erregern	0,835	0,833	-	-	7,7	2	0,227	16	0,112	0,092	-	x	0,7667
R61H	M	Lymphom und nicht akute Leukämie ohne bestimmte komplizierende Faktoren, ohne äußerst schwere CC, ohne komplexe Diagnose, ohne komplizierende Prozedur, Alter > 15 Jahre	0,465	0,464	-	-	5,4	1	0,224	13	0,060	0,083	-	x	0,8294
R62A	M	Andere hämatologische und solide Neubildungen mit kompliz. Diagnose oder Portimplantation oder mit Knochenaffektionen oder best. Metastasen oder äußerst schweren CC oder Dialyse oder Alter < 1 Jahr, mit komplexer Diagnose oder kompliz. Konstellation	1,363	1,333	-	-	12,3	3	0,272	27	0,087	0,081	-	x	0,7980
R62B	M	Andere hämatologische und solide Neubildungen ohne kompliz. Diagnose, ohne Portimplantation, mit Knochenaffektionen oder bestimmten Metastasen oder äußerst schweren CC oder Dialyse oder Alter < 1 Jahr, ohne komplexe Diagnose, ohne kompliz. Konstellation	0,789	0,787	-	-	8,8	2	0,247	21	0,059	0,075	-	x	0,9255
R62C	M	Andere hämatologische und solide Neubildungen ohne komplizierende Diagnose, ohne Portimplantation, ohne Knochenaffektionen, ohne bestimmte Metastasen, ohne äußerst schwere CC, ohne Dialyse, Alter > 0 Jahre	0,423	0,418	-	-	4,0	1	0,181	11	0,064	0,072	-	x	0,7849
R65Z	M	Hämatologische und solide Neubildungen, ein Belegungstag	0,220	0,218	-	-	1,0	-	-	-	-	-	-	x	1,3372
MDC 18B Infektiöse und parasitäre Krankheiten															
T01D	O	OR-Prozedur bei infektiösen und parasitären Krankheiten ohne bestimmte komplexe Prozedur, ohne komplizierende Konstellation, ohne bestimmten komplexen Eingriff, ohne äußerst schwere CC mit bestimmtem anderen Eingriff	1,364	1,269	-	-	11,7	3	0,202	26	0,046	0,061	-	-	0,7496
T01E	O	OR-Prozedur bei infektiösen und parasitären Krankheiten ohne bestimmte komplexe Prozedur, ohne komplizierende Konstellation, ohne bestimmten komplexen Eingriff, ohne äußerst schwere CC, ohne bestimmten anderen Eingriff	0,679	0,630	-	-	6,0	1	0,378	16	0,048	0,059	-	-	0,7496
T60C	M	Sepsis mit komplizierender Konstellation oder bei Z. n. Organtransplantation oder mit komplexer Diagnose oder äußerst schweren CC, Alter > 17 Jahre, ohne Para- / Tetraplegie, ohne bestimmte ERCP, ohne schwerste CC oder mit IntK > 196 / 184 / 368 Punkte	1,642	1,633	-	-	14,3	4	0,310	29	0,075	0,101	-	-	1,3199
T60D	M	Sepsis mit anderer komplizierender Konstellation, außer bei Z. n. Organtransplantation, ohne komplexe Diagnose, ohne äußerst schwere CC, ohne intensivmedizinische Komplexbehandlung > 196 / 184 / 368 Aufwandspunkte oder Alter < 10 Jahre	1,047	1,043	-	-	10,2	2	0,336	21	0,069	0,090	-	-	1,3359
T60E	M	Sepsis ohne komplizierende Konstellation, außer bei Zustand nach Organtransplantation, ohne komplexe Diagnose, ohne äußerst schwere CC, Alter > 9 Jahre, ohne intensivmedizinische Komplexbehandlung > 196 / 184 / - Aufwandspunkte, mehr als ein Belegungstag	0,656	0,653	-	-	9,0	2	0,207	18	0,053	0,059	-	-	0,9217
T60F	M	Sepsis, verstorben < 5 Tage nach Aufnahme, ohne intensivmedizinische Komplexbehandlung > 196/ 184 / - Aufwandspunkte	0,386	0,384	-	-	1,6	-	-	-	-	-	x	-	1,9385
T60G	M	Sepsis ohne komplizierende Konstellation, außer bei Zustand nach Organtransplantation, ohne komplexe Diagnose, ohne äußerst schwere CC, Alter > 9 Jahre, ohne intensivmedizinische Komplexbehandlung > 196 / 184 / - Aufwandspunkte, ein Belegungstag	0,238	0,238	-	-	1,0	-	-	-	-	-	-	-	1,2454
T61Z	M	Postoperative und posttraumatische Infektionen	0,376	0,371	-	-	5,6	1	0,194	13	0,043	0,051	-	-	0,7074
T62B	M	Fieber unbekannter Ursache ohne äußerst schwere oder schwere CC oder Alter < 6 Jahre	0,354	0,354	-	-	4,4	1	0,170	9	0,055	0,067	-	-	0,9444

Fallpauschalen-Katalog und Pflegeerlöskatalog
Teil b) Bewertungsrelationen bei Versorgung durch Belegabteilungen

DRG	Parti-tion	Bezeichnung [6]	Bewertungsrelation bei Belegoperateur	Bewertungsrelation bei Belegoperateur und Beleganästhesist	Bewertungsrelation bei Belegoperateur und Beleghebamme	Bewertungsrelation bei Belegoperateur, Beleganästhesist und Beleghebamme	Mittlere Verweil-dauer [1]	Untere Grenz-verweildauer: Erster Tag mit Abschlag [2), 5)]	Untere Grenz-verweildauer: Bewertungs-relation pro Tag	Obere Grenz-verweildauer: Erster Tag mit zusätzlichem Entgelt [3), 5)]	Obere Grenz-verweildauer: Bewertungs-relation pro Tag	Externe Verlegung Abschlag pro Tag (Bewertungsrelation)	Verlegungs-fallpauschale	Ausnahme von Wiederaufnahme [4)]	Pflegeerlös Bewertungs-relation pro Tag
1	2	3	4	5	6	7	8	9	10	11	12	13	14	15	16
T63C	M	Mäßig schwere virale Erkrankung, außer bei Zustand nach Organtransplantation, ohne intensivmedizinische Komplexbehandlung > 196 / 184 / - Aufwandspunkte, Alter > 13 Jahre oder ohne komplexe Diagnose	0,313	0,312	-	-	4,3	1	0,163	10	0,050	0,070	-	-	0,9907
T63D	M	Andere virale Erkrankung, außer bei Zustand nach Organtransplantation ohne intensivmedizinische Komplexbehandlung > 196 / 184 / - Aufwandspunkte, Alter > 13 Jahre oder ohne komplexe Diagnose	0,296	0,295	-	-	3,9	1	0,118	8	0,054	0,062	-	-	0,9302
T64B	M	Andere infektiöse und parasitäre Krankheiten mit komplexer Diagnose, Alter > 15 Jahre, mehr als ein Belegungstag, ohne intensivmedizinische Komplexbehandlung > 196 / 184 / - Aufwandspunkte	0,665	0,664	-	-	8,9	2	0,217	19	0,057	0,065	-	-	0,7729
T64C	M	Andere infektiöse und parasitäre Krankheiten mit komplexer Diagnose, Alter > 15 Jahre, ein Belegungstag oder ohne komplexe Diagnose, ohne intensivmedizinische Komplexbehandlung > 196 / 184 / - Aufwandspunkte	0,522	0,521	-	-	7,2	1	0,328	15	0,050	0,063	-	-	0,8450
MDC 19 Psychische Krankheiten und Störungen															
U60B	M	Psychiatrische Behandlung, ein Belegungstag, Alter > 15 Jahre	0,167	0,166	-	-	1,0	-	-	-	-	-	-	-	1,0766
U63Z	M	Schwere affektive Störungen	0,433	0,433	-	-	7,1	1	0,209	16	0,044	0,057	-	-	0,7131
U64Z	M	Angststörungen oder andere affektive und somatoforme Störungen	0,408	0,408	-	-	4,2	1	0,200	10	0,061	0,083	-	-	0,6921
U66Z	M	Ess-, Zwangs- und Persönlichkeitsstörungen und akute psychische Reaktionen oder psychische Störungen in der Kindheit	0,400	0,396	-	-	5,3	1	0,192	15	0,058	0,067	-	-	1,1115
MDC 20 Alkohol- und Drogengebrauch und alkohol- und drogeninduzierte psychische Störungen															
V60A	M	Alkoholintoxikation und Alkoholentzug oder Störungen durch Alkoholmissbrauch und Alkoholabhängigkeit mit psychotischem Syndrom oder HIV-Krankheit	0,599	0,599	-	-	7,2	1	0,429	16	0,058	0,075	-	-	1,0381
V60B	M	Alkoholintoxikation und Alkoholentzug oder Störungen durch Alkoholmissbrauch und Alkoholabhängigkeit ohne psychotisches Syndrom, ohne HIV-Krankheit	0,317	0,316	-	-	5,0	1	0,177	10	0,046	0,055	-	-	0,7805
V61Z	M	Drogenintoxikation und -entzug	0,431	0,431	-	-	5,3	1	0,260	11	0,062	0,071	-	-	0,9364
V64Z	M	Störungen durch anderen Drogengebrauch und Medikamentenmissbrauch und andere Drogen- und Medikamentenabhängigkeit	0,353	0,352	-	-	2,6	1	0,205	6	0,090	0,095	-	-	1,2815
MDC 21B Verletzungen, Vergiftungen und toxische Wirkungen von Drogen und Medikamenten															
X01B	O	Rekonstruktive Operation bei Verletzungen ohne kompliz. Konstellation, ohne freie Lappenplastik mit mikrovask. Anastomosierung, mit schweren Weichteilschäden oder komplex. OR-Prozedur oder best. mäßig kompl. Eingriff oder äußerst schw. CC, mehr als 1 BT	1,388	1,262	-	-	13,9	4	0,139	29	0,038	-	x	-	0,6649
X01C	O	Rekonstruktive Operation bei Verletzungen ohne kompliz. Konstellation, ohne freie Lappenplastik mit mikrovask. Anastomosierung, ohne schwere Weichteilschäden, ohne kompl. OR-Prozedur, ohne äuß. schw. CC, mit best. Nervennaht oder Hautplastik, > 1 BT	0,835	0,746	-	-	4,5	1	0,148	11	0,047	0,055	-	-	0,7126
X01D	O	Rekonstruktive Operation bei Verletzungen ohne kompliz. Konstellation, ohne freie Lappenplastik mit mikrovask. Anastomosierung, ohne schwere Weichteilschäden, ohne kompl. OR-Prozedur, ohne äuß. schw. CC, ohne best. Nervennaht oder Hautplastik oder 1 BT	0,612	0,555	-	-	4,0	1	0,172	10	0,046	0,055	-	-	0,7817
X04Z	O	Andere Eingriffe bei Verletzungen der unteren Extremität	0,791	0,728	-	-	6,8	1	0,371	16	0,044	0,052	-	-	0,7005
X05A	O	Andere Eingriffe bei Verletzungen der Hand, mit komplexem Eingriff	0,586	0,523	-	-	3,3	1	0,197	7	0,046	0,052	-	-	0,7319
X05B	O	Andere Eingriffe bei Verletzungen der Hand, ohne komplexen Eingriff	0,435	0,391	-	-	2,9	1	0,130	6	0,050	0,054	-	-	0,8055
X06B	O	Andere Eingriffe bei anderen Verletzungen ohne äußerst schwere CC, mit komplexer OR-Prozedur oder Alter > 65 Jahre mit bestimmtem Eingriff oder mit schweren CC	0,850	0,777	-	-	5,5	1	0,393	15	0,051	0,065	-	-	0,8109
X06C	O	Andere Eingriffe bei anderen Verletzungen ohne äußerst schwere oder schwere CC, ohne komplexe OR-Prozedur, Alter < 66 Jahre oder ohne bestimmten Eingriff	0,524	0,475	-	-	4,1	1	0,197	9	0,049	0,057	-	-	0,7651
X60Z	M	Verletzungen und allergische Reaktionen	0,271	0,267	-	-	2,9	1	0,116	7	0,056	0,060	-	-	0,9435

Fallpauschalen-Katalog und Pflegeerlöskatalog
Teil b) Bewertungsrelationen bei Versorgung durch Belegabteilungen

DRG	Partition	Bezeichnung [6]	Bewertungsrelation bei Belegoperateur	Bewertungsrelation bei Belegoperateur und Beleganästhesist	Bewertungsrelation bei Belegoperateur und Beleghebamme	Bewertungsrelation bei Belegoperateur, Beleganästhesist und Beleghebamme	Mittlere Verweildauer [1]	Untere Grenzverweildauer: Erster Tag mit Abschlag [2], [5]	Untere Grenzverweildauer: Bewertungsrelation pro Tag	Obere Grenzverweildauer: Erster Tag mit zusätzlichem Entgelt [3], [5]	Obere Grenzverweildauer: Bewertungsrelation pro Tag	Externe Verlegung Abschlag pro Tag (Bewertungsrelation)	Verlegungsfallpauschale	Ausnahme von Wiederaufnahme [4]	Pflegeerlös Bewertungsrelation pro Tag
1	2	3	4	5	6	7	8	9	10	11	12	13	14	15	16
X62Z	M	Vergiftungen / Toxische Wirkungen von Drogen, Medikamenten und anderen Substanzen oder Folgen einer medizinischen Behandlung oder bestimmte Erfrierungen und andere Traumata	0,326	0,321	-	-	3,5	1	0,181	8	0,059	0,062	-	-	0,9918
X64Z	M	Andere Krankheit verursacht durch Verletzung, Vergiftung oder toxische Wirkung	0,237	0,236	-	-	2,6	1	0,105	5	0,064	0,064	-	-	1,0617
MDC 22 Verbrennungen															
Y03Z	O	Andere Verbrennungen mit anderen Eingriffen	0,598	0,560	-	-	4,6	1	0,324	11	0,055	0,064	-	-	1,2347
Y62Z	M	Andere Verbrennungen	0,294	0,290	-	-	3,9	-	-	10	0,049	0,057	-	-	1,0456
Y63Z	M	Verbrennungen, ein Belegungstag	0,148	0,145	-	-	1,0	-	-	-	-	-	-	-	1,3566
MDC 23 Faktoren, die den Gesundheitszustand beeinflussen, und andere Inanspruchnahme des Gesundheitswesens															
Z01B	O	OR-Prozeduren bei anderen Zuständen, die zur Inanspruchnahme des Gesundheitswesens führen ohne komplexen Eingriff, ohne komplizierende Konstellation, mit bestimmtem Eingriff	0,749	0,672	-	-	3,2	1	0,181	7	0,060	0,065	-	-	0,8835
Z01C	O	OR-Prozeduren bei anderen Zuständen, die zur Inanspruchnahme des Gesundheitswesens führen ohne komplexen Eingriff, ohne komplizierende Konstellation, ohne bestimmten Eingriff	0,388	0,376	-	-	3,8	1	0,165	9	0,054	0,056	-	-	0,8014
Z64A	M	Andere Faktoren, die den Gesundheitszustand beeinflussen, Nachbehandlung nach abgeschlossener Behandlung mit komplexer Radiojoddiagnostik	0,599	0,599	-	-	2,0	1	0,302	4	0,215	0,204	-	-	1,1417
Z64B	M	Andere Faktoren, die den Gesundheitszustand beeinflussen, Nachbehandlung nach abgeschlossener Behandlung mit bestimmter Radiojoddiagnostik, mit bestimmtem Kontaktanlass	0,435	0,432	-	-	2,9	1	0,082	7	0,088	0,093	-	-	1,0851
Z64C	M	Andere Faktoren, die den Gesundheitszustand beeinflussen, Nachbehandlung nach abgeschlossener Behandlung ohne Radiojoddiagnostik, ohne bestimmten Kontaktanlass oder allergologische Provokationstestung bis 2 Belegungstage	0,209	0,209	-	-	2,4	1	0,063	5	0,058	0,106	-	-	0,9518
Z65Z	M	Beschwerden, Symptome, andere Anomalien und Nachbehandlung	0,357	0,356	-	-	4,1	1	0,194	10	0,056	0,066	-	-	0,8569
MDC 24 Sonstige DRGs															
801B	O	Ausgedehnte OR-Prozedur ohne Bezug zur Hauptdiagnose mit hochkomplexer OR-Prozedur oder mit komplizierender Konstellation, Alter > 17 Jahre oder ohne komplizierende Faktoren oder mit komplexer OR-Prozedur oder schweren CC, Alter < 16 Jahre	2,773	2,659	-	-	20,4	6	0,276	38	0,066	0,089	-	x	1,0755
801C	O	Ausgedehnte OR-Prozedur ohne Bezug zur Hauptdiagnose mit komplexer OR-Prozedur oder anderem Eingriff an Kopf und Wirbelsäule oder mit neurologischer Komplexbehandlung des akuten Schlaganfalls oder bei Para- / Tetraplegie	2,275	2,182	-	-	18,7	5	0,255	35	0,055	0,078	-	x	0,9830
801D	O	Ausgedehnte OR-Prozedur ohne Bezug zur Hauptdiagnose mit bestimmter OR-Prozedur oder mit intensivmediz. Komplexbeh. > 196 / 184 / 368 Aufwandspunkte oder bestimmte nicht ausgedehnte OR-Prozedur mit neurolog. Komplexbehandlung des akuten Schlaganfalls	1,991	1,917	-	-	17,2	5	0,220	32	0,057	0,071	-	x	0,9217
801E	O	Ausgedehnte OR-Prozedur ohne Bezug zur Hauptdiagnose ohne komplizierende Konstellation, ohne hochkomplexe, komplexe oder bestimmte OR-Prozedur	1,500	1,461	-	-	15,0	4	0,208	28	0,049	0,065	-	x	0,7966
802A	O	Bestimmte nicht ausgedehnte OR-Prozedur ohne Bezug zur Hauptdiagnose oder andere nicht ausgedehnte OR-Prozedur mit intensivmedizinischer Komplexbehandlung > 196 / 184 / 368 Aufwandspunkte	1,708	1,653	-	-	15,1	4	0,261	29	0,060	0,081	-	x	0,9638
802B	O	Andere nicht ausgedehnte OR-Prozedur ohne Bezug zur Hauptdiagnose mit mäßig komplexer OR-Prozedur	1,475	1,441	-	-	14,9	4	0,232	27	0,052	0,073	-	x	0,7958
802C	O	Andere nicht ausgedehnte OR-Prozedur ohne Bezug zur Hauptdiagnose ohne mäßig komplexe OR-Prozedur	1,234	1,174	-	-	12,2	3	0,214	26	0,051	0,067	-	x	0,8651
802D	O	Wenig komplexe nicht ausgedehnte OR-Prozedur ohne Bezug zur Hauptdiagnose	0,681	0,636	-	-	7,4	1	0,357	19	0,049	0,051	-	x	0,8051

Fallpauschalen-Katalog und Pflegeerlöskatalog

Teil b) Bewertungsrelationen bei Versorgung durch Belegabteilungen

DRG	Partition	Bezeichnung [6]	Bewertungsrelation bei Belegoperateur	Bewertungsrelation bei Belegoperateur und Beleganästhesist	Bewertungsrelation bei Belegoperateur und Beleghebamme	Bewertungsrelation bei Belegoperateur, Beleganästhesist und Beleghebamme	Mittlere Verweildauer [1]	Untere Grenzverweildauer: Erster Tag mit Abschlag [2), 5)]	Untere Grenzverweildauer: Bewertungsrelation pro Tag	Obere Grenzverweildauer: Erster Tag mit zusätzlichem Entgelt [3), 5)]	Obere Grenzverweildauer: Bewertungsrelation pro Tag	Externe Verlegung Abschlag pro Tag (Bewertungsrelation)	Verlegungsfallpauschale	Ausnahme von Wiederaufnahme [4]	Pflegeerlös Bewertungsrelation pro Tag
1	2	3	4	5	6	7	8	9	10	11	12	13	14	15	16
Fehler-DRGs															
960Z	M	Nicht gruppierbar	-	-	-	-	-	-	-	-	-	-	-	-	-
961Z	M	Unzulässige Hauptdiagnose	-	-	-	-	-	-	-	-	-	-	-	-	-
962Z	M	Unzulässige Kodierung einer Sectio caesarea	-	-	-	-	-	-	-	-	-	-	-	-	-

Fallpauschalen-Katalog und Pflegeerlöskatalog

Teil c) Bewertungsrelationen bei teilstationärer Versorgung

DRG	Partition	Bezeichnung	Bewertungsrelation	Mittlere Verweildauer [1)]	Untere Grenzverweildauer: Erster Tag mit Abschlag [2), 5)]	Untere Grenzverweildauer: Bewertungsrelation pro Tag	Obere Grenzverweildauer: Erster Tag mit zusätzlichem Entgelt [3), 5)]	Obere Grenzverweildauer: Bewertungsrelation pro Tag	Pflegeerlös Bewertungsrelation pro Tag
1	2	3	4	5	6	7	8	9	10
MDC 11 Krankheiten und Störungen der Harnorgane									
L90B	M	Niereninsuffizienz, teilstationär, Alter > 14 Jahre mit Peritonealdialyse	0,059	1,0	-	-	-	-	0,6540
L90C	M	Niereninsuffizienz, teilstationär, Alter > 14 Jahre ohne Peritonealdialyse	0,050	1,0	-	-	-	-	0,5383

Fallpauschalen-Katalog und Pflegeerlöskatalog

Teil d) Bewertungsrelationen mit gezielter Absenkung in Abhängigkeit der Median-Fallzahl bei Versorgung durch Hauptabteilungen

DRG	Partition	Bezeichnung	Bewertungsrelation bei Hauptabteilung	Bewertungsrelation bei Hauptabteilung und Beleghebamme	Mittlere Verweildauer [1]	Untere Grenzverweildauer: Erster Tag mit Abschlag [2], [5]	Untere Grenzverweildauer: Bewertungsrelation pro Tag	Obere Grenzverweildauer: Erster Tag mit zusätzlichem Entgelt [3], [5]	Obere Grenzverweildauer: Bewertungsrelation pro Tag	Externe Verlegung Abschlag pro Tag (Bewertungsrelation)	Verlegungsfallpauschale	Ausnahme von Wiederaufnahme [4]	Median-Fallzahl	Pflegeerlös Bewertungsrelation pro Tag
1	2	3	4	5	6	7	8	9	10	11	12	13	14	15
MDC 08 Krankheiten und Störungen an Muskel-Skelett-System und Bindegewebe														
I68D	M	Nicht operativ behandelte Erkrankungen und Verletzungen WS, > 1 Belegungstag oder andere Femurfraktur, außer bei Diszitis oder infektiöser Spondylopathie, ohne Kreuzbeinfraktur, ohne best. mäßig aufw., aufw. od. hochaufw. Beh., mit Wirbelsäulenfraktur	0,509	-	5,4	1	0,270	12	0,069	0,102	-	-	23	0,7254
I68E	M	Nicht operativ behandelte Erkrankungen und Verletzungen WS, > 1 Belegungstag oder andere Femurfraktur, außer bei Diszitis oder infektiöser Spondylopathie, ohne Kreuzbeinfraktur, ohne best. mäßig aufw., aufw. od. hochaufw. Beh., oh. Wirbelsäulenfraktur	0,396	-	4,6	1	0,194	11	0,066	0,071	-	-	100	0,6254
I68F	M	Nicht operativ behandelte Erkrankungen und Verletzungen im Wirbelsäulenbereich, ein Belegungstag oder Prellung am Oberschenkel	0,182	-	1,0	-	-	-	-	-	-	-	34	0,9946

Fallpauschalen-Katalog und Pflegeerlöskatalog

Teil e) Bewertungsrelationen mit gezielter Absenkung in Abhängigkeit der Median-Fallzahl bei Versorgung durch Belegabteilungen

DRG	Partition	Bezeichnung	Bewertungsrelation bei Belegoperateur	Bewertungsrelation bei Belegoperateur und Beleganästhesist	Bewertungsrelation bei Belegoperateur und Beleghebamme	Bewertungsrelation bei Belegoperateur, Beleganästhesist und Beleghebamme	Mittlere Verweildauer [1]	Untere Grenzverweildauer: Erster Tag mit Abschlag [2), 5)]	Untere Grenzverweildauer: Bewertungsrelation pro Tag	Obere Grenzverweildauer: Erster Tag mit zusätzlichem Entgelt [3), 5)]	Obere Grenzverweildauer: Bewertungsrelation pro Tag	Externe Verlegung Abschlag pro Tag (Bewertungsrelation)	Verlegungsfallpauschale	Ausnahme von Wiederaufnahme [4)]	Median-Fallzahl	Pflegeerlös Bewertungsrelation pro Tag
1	2	3	4	5	6	7	8	9	10	11	12	13	14	15	16	17
MDC 08 Krankheiten und Störungen an Muskel-Skelett-System und Bindegewebe																
I68D	M	Nicht operativ behandelte Erkrankungen und Verletzungen WS, > 1 Belegungstag oder andere Femurfraktur, außer bei Diszitis oder infektiöser Spondylopathie, ohne Kreuzbeinfraktur, ohne best. mäßig aufw., aufw. od. hochaufw. Beh., mit Wirbelsäulenfraktur	0,433	0,432	-	-	6,4	1	0,229	13	0,050	0,072	-	-	23	0,7254
I68E	M	Nicht operativ behandelte Erkrankungen und Verletzungen WS, > 1 Belegungstag oder andere Femurfraktur, außer bei Diszitis oder infektiöser Spondylopathie, ohne Kreuzbeinfraktur, ohne best. mäßig aufw., aufw. od. hochaufw. Beh., oh. Wirbelsäulenfraktur	0,242	0,242	-	-	6,2	1	0,125	12	0,034	0,033	-	-	100	0,6248
I68F	M	Nicht operativ behandelte Erkrankungen und Verletzungen im Wirbelsäulenbereich, ein Belegungstag oder Prellung am Oberschenkel	0,154	0,152	-	-	1,0	-	-	-	-	-	-	-	34	0,9946

Zusatzentgelte-Katalog [1)]
- Liste -

ZE	Bezeichnung	Betrag
1	2	3
ZE01.01 [2)]	Hämodialyse, intermittierend, Alter > 14 Jahre	158,75 €
ZE01.02 [2)]	Hämodialyse, intermittierend, Alter < 15 Jahre	356,58 €
ZE02 [2)]	Hämodiafiltration, intermittierend	165,34 €
ZE09	Vollimplantierbare Medikamentenpumpe mit programmierbarem variablen Tagesprofil	8.695,00 €
ZE10	Künstlicher Blasenschließmuskel	3.021,95 €
ZE11	Wirbelkörperersatz	siehe Anlage 5
ZE30 [3)]	Gabe von Prothrombinkomplex, parenteral	siehe Anlage 5
ZE36	Plasmapherese	siehe Anlage 5
ZE37	Extrakorporale Photopherese	1.271,54 €
ZE47	Gabe von Antithrombin III, parenteral	siehe Anlage 5
ZE50	Gabe von Cetuximab, parenteral	siehe Anlage 5
ZE51	Gabe von Human-Immunglobulin, spezifisch gegen Hepatitis-B-surface-Antigen, parenteral	siehe Anlage 5
ZE52	Gabe von Liposomalem Doxorubicin, parenteral	siehe Anlage 5
ZE56	Vollimplantierbare Medikamentenpumpe mit konstanter Flussrate	3.488,13 €
ZE58	Hydraulische Penisprothesen	6.002,05 €
ZE60	Palliativmedizinische Komplexbehandlung	siehe Anlage 5
ZE61	LDL-Apherese	1.020,56 €
ZE62 [2)]	Hämofiltration, intermittierend	222,03 €
ZE64	Gabe von Human-Immunglobulin, spezifisch gegen Zytomegalie-Virus, parenteral	siehe Anlage 5
ZE67	Gabe von Human-Immunglobulin, spezifisch gegen Varicella-Zoster-Virus, parenteral	siehe Anlage 5
ZE70	Gabe von C1-Esteraseinhibitor, parenteral	siehe Anlage 5
ZE72	Gabe von Pegyliertem liposomalen Doxorubicin, parenteral	siehe Anlage 5
ZE78	Gabe von Temozolomid, oral	siehe Anlage 5
ZE93	Gabe von Human-Immunglobulin, polyvalent, parenteral	siehe Anlage 5
ZE96	Gabe von Carmustin, Implantat, intrathekal	siehe Anlage 5
ZE97	Gabe von Natalizumab, parenteral	siehe Anlage 5
ZE98	Gabe von Palivizumab, parenteral	siehe Anlage 5
ZE100	Implantation eines endobronchialen Klappensystems	siehe Anlage 5
ZE101	Medikamente-freisetzende Koronarstents	siehe Anlage 5
ZE105	Selektive Embolisation mit Metallspiralen (Coils) an Kopf, Hals (intra- und extrakraniell) und spinalen Gefäßen oder mit großlumigem Gefäßverschlusskörper	siehe Anlage 5
ZE106	Selektive Embolisation mit Metallspiralen (Coils), andere Lokalisationen	siehe Anlage 5
ZE107	Gabe von Erythrozytenkonzentraten	siehe Anlage 5
ZE108	Gabe von patientenbezogenen Thrombozytenkonzentraten	siehe Anlage 5
ZE110	Gabe von Liposomalem Amphotericin B, parenteral	siehe Anlage 5
ZE113	Gabe von Itraconazol, parenteral	siehe Anlage 5
ZE116	Gabe von Panitumumab, parenteral	siehe Anlage 5
ZE117	Gabe von Trabectedin, parenteral	siehe Anlage 5
ZE119 [2)]	Hämofiltration, kontinuierlich	siehe Anlage 5
ZE120 [2)]	Hämodialyse, kontinuierlich, venovenös, pumpengetrieben (CVVHD)	siehe Anlage 5
ZE121 [2)]	Hämodiafiltration, kontinuierlich	siehe Anlage 5
ZE122 [2)]	Peritonealdialyse, intermittierend, maschinell unterstützt (IPD)	195,68 €
ZE123 [2)]	Peritonealdialyse, kontinuierlich, nicht maschinell unterstützt (CAPD)	siehe Anlage 5
ZE125	Implantation oder Wechsel eines interspinösen Spreizers	siehe Anlage 5
ZE126	Autogene / Autologe matrixinduzierte Chondrozytentransplantation	4.086,22 €
ZE132	Implantation eines Wachstumsstents	siehe Anlage 5
ZE135	Gabe von Vinflunin, parenteral	siehe Anlage 5
ZE136	Medikamente-freisetzende Ballons an Koronargefäßen	siehe Anlage 5
ZE137	Medikamente-freisetzende Ballons an anderen Gefäßen	siehe Anlage 5
ZE138	Neurostimulatoren zur Rückenmarkstimulation oder zur Stimulation des peripheren Nervensystems, Einkanalstimulator, mit Sondenimplantation	7.215,32 €
ZE139	Neurostimulatoren zur Rückenmarkstimulation oder zur Stimulation des peripheren Nervensystems, Einkanalstimulator, ohne Sondenimplantation	5.379,55 €

Zusatzentgelte-Katalog [1)]
- Liste -

ZE	Bezeichnung	Betrag
1	2	3
ZE140	Neurostimulatoren zur Rückenmarkstimulation oder zur Stimulation des peripheren Nervensystems, Mehrkanalstimulator, nicht wiederaufladbar, mit Sondenimplantation	11.969,24 €
ZE141	Neurostimulatoren zur Rückenmarkstimulation oder zur Stimulation des peripheren Nervensystems, Mehrkanalstimulator, nicht wiederaufladbar, ohne Sondenimplantation	9.568,35 €
ZE143	Gabe von Plerixafor, parenteral	siehe Anlage 5
ZE144	Gabe von Romiplostim, parenteral	siehe Anlage 5
ZE145	Spezialisierte stationäre palliativmedizinische Komplexbehandlung	siehe Anlage 5
ZE146	Gabe von Thrombozytenkonzentraten	siehe Anlage 5
ZE147	Gabe von Apherese-Thrombozytenkonzentraten	siehe Anlage 5
ZE151	Gabe von Abatacept, intravenös	siehe Anlage 5
ZE152	Perkutan-transluminale Fremdkörperentfernung und Thrombektomie an intrakraniellen Gefäßen unter Verwendung eines Stentretriever	siehe Anlage 5
ZE153	Zügeloperation mit alloplastischem Material, adjustierbar	126,25 €
ZE154	Gabe von Eculizumab, parenteral	siehe Anlage 5
ZE156	Gabe von Decitabin, parenteral	siehe Anlage 5
ZE157	Gabe von Tocilizumab, intravenös	siehe Anlage 5
ZE158	Vagusnervstimulationssysteme, mit Sondenimplantation	11.707,71 €
ZE159	Vagusnervstimulationssysteme, ohne Sondenimplantation	9.932,63 €
ZE161	Radiofrequenzablation Ösophagus	1.424,00 €
ZE162 [4)]	Erhöhter Pflegeaufwand bei pflegebedürftigen Patienten (DRG-Tabelle 1)	31,25 €
ZE163 [5)]	Erhöhter Pflegeaufwand bei pflegebedürftigen Patienten (DRG-Tabelle 2)	66,56 €
ZE164	Gabe von pathogeninaktivierten Thrombozytenkonzentraten	siehe Anlage 5
ZE165	Gabe von pathogeninaktivierten Apherese-Thrombozytenkonzentraten	siehe Anlage 5
ZE168	Gabe von Ipilimumab, parenteral	siehe Anlage 5
ZE169	Adjustierbare Harnkontinenztherapien	2.752,31 €
ZE170	Suspensionsoperation bei Harninkontinenz des Mannes	1.429,17 €
ZE171	Gabe von Pembrolizumab, parenteral	siehe Anlage 5

Fußnoten:

1) Die jeweiligen Definitionen (OPS-Kodes und OPS-Texte) sowie die fehlenden differenzierten €-Beträge sind in Anlage 5 aufgeführt.

2) Eine zusätzliche Abrechnung ist im Zusammenhang mit einer Fallpauschale der Basis-DRG L60 oder L71 oder der DRG L90B oder L90C und dem nach Anlage 3b krankenhausindividuell zu vereinbarenden Entgelt L90A nicht möglich.

3) Bei der Behandlung von Blutern mit Blutgerinnungsfaktoren erfolgt die Abrechnung der Gabe von Prothrombinkomplex über das ZE2023-97 nach Anlage 4 beziehungsweise 6, die gleichzeitige Abrechnung des ZE30 ist ausgeschlossen.

4) Das Zusatzentgelt ist ab einer Mindestverweildauer von 5 Belegungstagen und nur in Verbindung mit einer der in Anlage 8 Tabelle 1 genannten DRG-Fallpauschale abrechenbar.

5) Das Zusatzentgelt ist ab einer Mindestverweildauer von 5 Belegungstagen und nur in Verbindung mit einer der in Anlage 8 Tabelle 2 genannten DRG-Fallpauschale abrechenbar.

Nicht mit dem Fallpauschalen-Katalog vergütete vollstationäre Leistungen und Pflegeerlöskatalog

Für die nachfolgend aufgeführten Leistungen sind krankenhausindividuelle Entgelte nach § 6 Absatz 1 Satz 1 des Krankenhausentgeltgesetzes zu vereinbaren, soweit diese als Krankenhausleistung erbracht werden dürfen.

Nach § 7 Absatz 4 der Fallpauschalenvereinbarung 2023 ist für diese Fallpauschalen die nach § 6 Absatz 1 des Krankenhausentgeltgesetzes bisher krankenhausindividuell vereinbarte Entgelthöhe bis zum Beginn des Wirksamwerdens der neuen Budgetvereinbarung weiter zu erheben.

DRG	Partition	Bezeichnung [6)]	Pflegeerlös Bewertungsrelation pro Tag
1	2	3	4
Prä-MDC			
A04A	O	Knochenmarktransplantation / Stammzelltransfusion, allogen, mit zweiter Knochenmarktransplantation / Stammzelltransfusion im selben Aufenthalt	1,0000
A15A	O	Knochenmarktransplantation / Stammzelltransfusion, autogen, mit zweiter Knochenmarktransplantation / Stammzelltransfusion im selben Aufenthalt	1,0000
A16A	O	Transplantation von Darm oder Pankreas	1,0000
A16B	O	Injektion von Pankreasgewebe	1,0000
A22Z	O	Korrektureingriff bei Doppelfehlbildung	1,0000
A43Z	A	Frührehabilitation bei Wachkoma und Locked-in-Syndrom	1,4906
MDC 01 Krankheiten und Störungen des Nervensystems			
B11Z	O	Frührehabilitation mit bestimmter OR-Prozedur	1,3883
B13Z	O	Epilepsiechirurgie mit invasivem präoperativen Video-EEG	1,0268
B43Z	A	Frührehabilitation bei Krankheiten und Störungen des Nervensystems, mehr als 27 Tage	1,3830
B46Z	A	Sozial- und neuropädiatrische und pädiatrisch-psychosomatische Therapie bei Krankheiten und Störungen des Nervensystems	1,1525
B49Z	A	Multimodale Komplexbehandlung bei Morbus Parkinson	0,6974
B61B	M	Bestimmte akute Erkrankungen und Verletzungen des Rückenmarks ohne komplexen Eingriff oder mehr als 13 Belegungstage oder nicht wegverlegt	1,4597
B76A	M	Anfälle, mehr als ein Belegungstag, mit komplexer Diagnostik und Therapie	1,0455
MDC 03 Krankheiten und Störungen des Ohres, der Nase, des Mundes und des Halses			
D01A	O	Kochleaimplantation, bilateral	1,0207
D23Z	O	Implantation eines aktiven mechanischen Hörimplantates	0,7045
MDC 04 Krankheiten und Störungen der Atmungsorgane			
E37Z	O	Längerer stationärer Aufenthalt vor Transplantation bei hoher Dringlichkeitsstufe bei Krankheiten und Störungen der Atmungsorgane	1,0000
E41Z	A	Frührehabilitation bei Krankheiten und Störungen der Atmungsorgane	0,8714
E76A	M	Tuberkulose, mehr als 14 Belegungstage	0,6729
MDC 05 Krankheiten und Störungen des Kreislaufsystems			
F29Z	O	Frührehabilitation bei Krankheiten und Störungen des Kreislaufsystems, mit bestimmter OR-Prozedur, außer kardiothorakale Eingriffe	1,0000
F37Z	O	Längerer stationärer Aufenthalt vor Transplantation bei hoher Dringlichkeitsstufe bei Krankheiten und Störungen des Kreislaufsystems	0,5955
F45Z	A	Frührehabilitation bei Krankheiten und Störungen des Kreislaufsystems	0,7465
F96Z	O	Stammzelltransfusion bei Krankheiten und Störungen des Kreislaufsystems	1,0000
MDC 06 Krankheiten und Störungen der Verdauungsorgane			
G51Z	A	Frührehabilitation bei Krankheiten und Störungen der Verdauungsorgane	0,9758
MDC 07 Krankheiten und Störungen an hepatobiliärem System und Pankreas			
H37Z	O	Längerer stationärer Aufenthalt vor Transplantation bei hoher Dringlichkeitsstufe bei Krankheiten und Störungen an hepatobiliärem System und Pankreas	1,0000
MDC 08 Krankheiten und Störungen an Muskel-Skelett-System und Bindegewebe			
I40Z	A	Frührehabilitation bei Krankheiten und Störungen an Muskel-Skelett-System und Bindegewebe	0,6872
I96Z	O	Frührehabilitation mit bestimmter OR-Prozedur bei Krankheiten und Störungen an Muskel-Skelett-System und Bindegewebe, mehr als 20 Tage	0,8631
MDC 10 Endokrine, Ernährungs- und Stoffwechselkrankheiten			
K01Z	O	Verschiedene Eingriffe bei Diabetes mellitus mit Komplikationen, mit Frührehabilitation oder geriatrischer frührehabilitativer Komplexbehandlung	0,7577
K43Z	A	Frührehabilitation bei endokrinen, Ernährungs- und Stoffwechselkrankheiten	0,7909
MDC 19 Psychische Krankheiten und Störungen			
U01Z	O	Genitalorganumwandelnde Operation	0,6969
U41Z	A	Sozial- und neuropädiatrische und pädiatrisch-psychosomatische Therapie bei psychischen Krankheiten und Störungen	0,9626
U42A	A	Multimodale Schmerztherapie bei psychischen Krankheiten und Störungen, Alter < 19 Jahre	0,9862
U43Z	A	Psychosomatische Therapie, Alter < 18 Jahre	1,0598
MDC 21A Polytrauma			
W01A	O	Polytrauma mit Beatmung > 72 Stunden oder komplexen Eingriffen oder intensivmedizinische Komplexbehandlung > 392 / 368 / 552 Aufwandspunkte, mit Frührehabilitation	1,0000
W05Z	O	Frührehabilitation bei Polytrauma mit OR-Prozedur	1,0000
W40Z	A	Frührehabilitation bei Polytrauma	1,0000

Nicht mit dem Fallpauschalen-Katalog vergütete vollstationäre Leistungen und Pflegeerlöskatalog

Für die nachfolgend aufgeführten Leistungen sind krankenhausindividuelle Entgelte nach § 6 Absatz 1 Satz 1 des Krankenhausentgeltgesetzes zu vereinbaren, soweit diese als Krankenhausleistung erbracht werden dürfen.

Nach § 7 Absatz 4 der Fallpauschalenvereinbarung 2023 ist für diese Fallpauschalen die nach § 6 Absatz 1 des Krankenhausentgeltgesetzes bisher krankenhausindividuell vereinbarte Entgelthöhe bis zum Beginn des Wirksamwerdens der neuen Budgetvereinbarung weiter zu erheben.

DRG	Partition	Bezeichnung [6]	Pflegeerlös Bewertungsrelation pro Tag
1	2	3	4
MDC 22 Verbrennungen			
Y01Z	O	Operative Eingriffe bei schweren Verbrennungen oder Beatmung > 95 Stunden bei Verbrennungen oder intensivmedizinische Komplexbehandlung > 1176 / 1104 / 1104 Aufwandspunkte bei Verbrennungen	4,3155
Y61Z	M	Schwere Verbrennungen	1,0000
MDC 23 Faktoren, die den Gesundheitszustand beeinflussen, und andere Inanspruchnahme des Gesundheitswesens			
Z02Z	O	Leberspende (Lebendspende)	0,9947
Z04Z	O	Lungenspende (Lebendspende)	1,0000
Z41Z	A	Knochenmarkentnahme bei Eigenspender	1,0000
Z42Z	A	Stammzellentnahme bei Fremdspender	0,9617
Z43Z	A	Knochenmarkentnahme bei Fremdspender	1,5551

Nicht mit dem Fallpauschalen-Katalog vergütete teilstationäre Leistungen und Pflegeerlöskatalog

Für die nachfolgend aufgeführten Leistungen sind krankenhausindividuelle Entgelte nach § 6 Absatz 1 Satz 1 des Krankenhausentgeltgesetzes zu vereinbaren, soweit diese als Krankenhausleistung erbracht werden dürfen.

Nach § 7 Absatz 4 der Fallpauschalenvereinbarung 2023 ist für diese Fallpauschalen die nach § 6 Absatz 1 des Krankenhausentgeltgesetzes bisher krankenhausindividuell vereinbarte Entgelthöhe bis zum Beginn des Wirksamwerdens der neuen Budgetvereinbarung weiter zu erheben.

DRG	Partition	Bezeichnung	Pflegeerlös Bewertungsrelation pro Tag
1	2	3	4
Prä-MDC			
A90A	A	Teilstationäre geriatrische Komplexbehandlung, umfassende Behandlung	0,2541
A90B	A	Teilstationäre geriatrische Komplexbehandlung, Basisbehandlung	0,2541
MDC 11 Krankheiten und Störungen der Harnorgane			
L90A	M	Niereninsuffizienz, teilstationär, Alter < 15 Jahre	0,5000
MDC 25 Teilstationäre pädiatrische Diagnostik und Behandlung			
740Z	A	Bestimmte radiologische Diagnostik in Sedierung oder Anästhesie, Alter < 18 Jahre, teilstationär	0,5000
741Z	A	Bestimmte endoskopische Diagnostik in Sedierung oder Anästhesie, Alter < 18 Jahre, teilstationär	0,5000
742Z	A	Knochenmark-Biopsie oder Liquordiagnostik in Sedierung oder Anästhesie, Alter < 18 Jahre, teilstationär	0,5000
743Z	A	Bougierung und Dilatation des Ösophagus in Sedierung oder Anästhesie, Alter < 18 Jahre, teilstationär	0,5000
744Z	A	Dilatation des Anus in Sedierung oder Anästhesie, Alter < 18 Jahre, teilstationär	0,5000
745Z	A	Dilatation der Vagina in Sedierung oder Anästhesie, Alter < 18 Jahre, teilstationär	0,5000
746Z	A	Augenuntersuchung in Sedierung oder Anästhesie, Alter < 18 Jahre, teilstationär	0,5000
747Z	A	Testung oder Nachprogrammierung kardialer Systeme, Alter < 18 Jahre, teilstationär	0,5000
748Z	A	Bestimmte Behandlung ohne Sedierung oder Anästhesie, Alter < 18 Jahre, teilstationär	0,5000
749Z	A	Beobachtung bei Vergiftung, Alter < 10 Jahre, teilstationär	0,5000

Zusatzentgelte-Katalog [1)]
- Liste -

Für die nachfolgend aufgeführten Leistungen sind krankenhausindividuelle Entgelte nach § 6 Absatz 1 Satz 1 des Krankenhausentgeltgesetzes zu vereinbaren, soweit diese als Krankenhausleistungen erbracht werden dürfen.

Zusatzentgelt	Bezeichnung
1	2
ZE2023-01 [4)]	Beckenimplantate
ZE2023-02 [4)]	Links- und rechtsventrikuläre Herzassistenzsysteme („Kunstherz")
ZE2023-03 [4)]	ECMO und PECLA
ZE2023-04 [4)]	Individuell nach CAD gefertigte Rekonstruktionsimplantate im Gesichts- und Schädelbereich
ZE2023-05 [4)]	Distraktion am Gesichtsschädel
ZE2023-07 [4)]	Andere implantierbare Medikamentenpumpen
ZE2023-08 [3), 4)]	Sonstige Dialyse
ZE2023-09 [4)]	Hämoperfusion und Adsorption zur Entfernung hydrophober Substanzen
ZE2023-10 [4)]	Leberersatztherapie
ZE2023-13 [4)]	Immunadsorption
ZE2023-15 [4)]	Zellapherese
ZE2023-16 [4)]	Isolierte Extremitätenperfusion
ZE2023-17 [4)]	Retransplantation von Organen während desselben stationären Aufenthaltes
ZE2023-18 [4)]	Zwerchfellschrittmacher
ZE2023-22 [4)]	IABP
ZE2023-24 [4)]	Andere Penisprothesen
ZE2023-25 [4)]	Modulare Endoprothesen
ZE2023-26 [4)]	Anthroposophisch-medizinische Komplexbehandlung
ZE2023-33 [2), 4)]	Gabe von Sargramostim, parenteral
ZE2023-34 [4)]	Gabe von Granulozytenkonzentraten
ZE2023-35 [4)]	Fremdbezug von hämatopoetischen Stammzellen
ZE2023-36 [4)]	Versorgung von Schwerstbehinderten
ZE2023-40 [4)]	Naturheilkundliche Komplexbehandlung
ZE2023-41 [4), 5)]	Multimodal-nichtoperative Komplexbehandlung des Bewegungssystems
ZE2023-44 [4)]	Stammzellboost nach erfolgter Transplantation von hämatopoetischen Stammzellen, nach In-vitro-Aufbereitung
ZE2023-45 [4)]	Komplexe Diagnostik bei hämatologischen und onkologischen Erkrankungen bei Kindern und Jugendlichen
ZE2023-46 [2), 4)]	Gabe von Anti-Human-T-Lymphozyten-Immunglobulin, parenteral
ZE2023-49 [4)]	Hypertherme intraperitoneale Chemotherapie (HIPEC) in Kombination mit Peritonektomie und ggf. mit Multiviszeralresektion oder hypertherme intrathorakale Chemotherapie (HITOC) in Kombination mit Pleurektomie und ggf. mit Tumorreduktion
ZE2023-50 [4), 6)]	Implantation einer (Hybrid)-Prothese an der Aorta
ZE2023-54 [4)]	Selbstexpandierende Prothesen am Gastrointestinaltrakt
ZE2023-56 [4)]	Gabe von Bosentan, oral
ZE2023-57 [4)]	Gabe von Jod-131-MIBG (Metajodobenzylguanidin), parenteral
ZE2023-58 [4)]	Gabe von Alpha-1-Proteinaseninhibitor human, parenteral
ZE2023-59 [4)]	Gabe von Interferon alfa-2a (nicht pegylierte Form), parenteral
ZE2023-60 [4)]	Gabe von Interferon alfa-2b (nicht pegylierte Form), parenteral
ZE2023-61 [4)]	Neurostimulatoren zur Hirn- oder Rückenmarkstimulation oder zur Stimulation des peripheren Nervensystems, Mehrkanalstimulator, wiederaufladbar
ZE2023-62 [4)]	Mikroaxial-Blutpumpe
ZE2023-63 [4)]	Gabe von Dibotermin alfa, Implantation am Knochen
ZE2023-65 [4)]	Selektive intravaskuläre Radionuklidtherapie [SIRT] mit Yttrium-90- oder Rhenium-188- oder Holmium-166-markierten Mikrosphären
ZE2023-66 [4)]	Enzymersatztherapie bei lysosomalen Speicherkrankheiten
ZE2023-67 [4)]	Implantation einer Stent-Prothese an der Aorta, perkutan-transluminal
ZE2023-69 [4)]	Gabe von Hämin, parenteral
ZE2023-70 [4)]	Radioimmuntherapie mit 90Y-Ibritumomab tiuxetan, parenteral

Zusatzentgelte-Katalog [1)]
- Liste -

Für die nachfolgend aufgeführten Leistungen sind krankenhausindividuelle Entgelte nach § 6 Absatz 1 Satz 1 des Krankenhausentgeltgesetzes zu vereinbaren, soweit diese als Krankenhausleistungen erbracht werden dürfen.

Zusatzentgelt	Bezeichnung
1	2
ZE2023-71 [4)]	Radiorezeptortherapie mit DOTA-konjugierten Somatostatinanaloga
ZE2023-72 [4)]	Distraktionsmarknagel, motorisiert
ZE2023-74 [4)]	Gabe von Sunitinib, oral
ZE2023-75 [4)]	Gabe von Sorafenib, oral
ZE2023-77 [4)]	Gabe von Lenalidomid, oral
ZE2023-79 [4)]	Gabe von Nelarabin, parenteral
ZE2023-80 [2), 4)]	Gabe von Amphotericin-B-Lipidkomplex, parenteral
ZE2023-82 [3), 4)]	Peritonealdialyse, kontinuierlich, maschinell unterstützt (APD)
ZE2023-84 [4)]	Gabe von Ambrisentan, oral
ZE2023-85 [4)]	Gabe von Temsirolimus, parenteral
ZE2023-86 [4)]	Andere Neurostimulatoren und Neuroprothesen
ZE2023-88 [4)]	Komplexe neuropädiatrische Diagnostik mit weiteren Maßnahmen
ZE2023-91 [4)]	Gabe von Dasatinib, oral
ZE2023-97 [4), 7)]	Behandlung von Blutern mit Blutgerinnungsfaktoren
ZE2023-99 [4)]	Fremdbezug von Donor-Lymphozyten
ZE2023-101 [4)]	Gabe von Mifamurtid, parenteral
ZE2023-103 [4)]	Gabe von Rituximab, subkutan
ZE2023-104 [4)]	Gabe von Trastuzumab, subkutan
ZE2023-106 [4)]	Gabe von Abatacept, subkutan
ZE2023-107 [4)]	Medikamente-freisetzende bioresorbierbare Koronarstents
ZE2023-108 [4)]	Implantation einer Irisprothese
ZE2023-109 [3), 4)]	Dialyse mit High-Cut-off-Dialysemembran
ZE2023-110 [4)]	Gabe von Tocilizumab, subkutan
ZE2023-111 [4)]	Gabe von Paclitaxel, als an Albumin gebundene Nanopartikel, parenteral
ZE2023-112 [4)]	Gabe von Abirateron, oral
ZE2023-113 [4)]	Gabe von Cabazitaxel, parenteral
ZE2023-115 [4)]	Molekulares Monitoring der Resttumorlast [MRD]: Molekulargenetische Identifikation und Herstellung von patientenspezifischen Markern
ZE2023-116 [4)]	Molekulares Monitoring der Resttumorlast [MRD]: Patientenspezifische molekulargenetische Quantifizierung
ZE2023-117 [4)]	Chemosaturations-Therapie mittels perkutaner Leberperfusion
ZE2023-118 [4)]	Neurostimulatoren zur Hirnstimulation, Einkanalstimulator
ZE2023-119 [4)]	Distraktionsmarknagel, nicht motorisiert
ZE2023-120 [4)]	Gabe von Pemetrexed, parenteral
ZE2023-121 [4)]	Gabe von Etanercept, parenteral
ZE2023-122 [4)]	Gabe von Imatinib, oral
ZE2023-123 [4)]	Gabe von Caspofungin, parenteral
ZE2023-124 [4)]	Gabe von Voriconazol, oral
ZE2023-125 [4)]	Gabe von Voriconazol, parenteral
ZE2023-127 [4)]	Gabe von L-Asparaginase aus Erwinia chrysanthemi [Erwinase], parenteral
ZE2023-128 [4)]	Gabe von nicht pegylierter Asparaginase, parenteral
ZE2023-129 [4)]	Gabe von pegylierter Asparaginase, parenteral
ZE2023-130 [4)]	Gabe von Belimumab, parenteral
ZE2023-131 [4)]	Gabe von Defibrotid, parenteral
ZE2023-132 [4)]	Gabe von Thiotepa, parenteral
ZE2023-133 [4)]	Spezialisierte palliativmedizinische Komplexbehandlung durch einen internen Palliativdienst
ZE2023-134 [4)]	Spezialisierte palliativmedizinische Komplexbehandlung durch einen externen Palliativdienst

Zusatzentgelte-Katalog [1)]
- Liste -

Für die nachfolgend aufgeführten Leistungen sind krankenhausindividuelle Entgelte nach § 6 Absatz 1 Satz 1 des Krankenhausentgeltgesetzes zu vereinbaren, soweit diese als Krankenhausleistungen erbracht werden dürfen.

Zusatzentgelt	Bezeichnung
1	2
ZE2023-135 [4)]	Basisdiagnostik bei unklarem Symptomkomplex bei Neugeborenen und Säuglingen mit weiteren Maßnahmen
ZE2023-136 [4)]	Einlegen von endobronchialen Nitinolspiralen
ZE2023-137 [4), 7), 8)]	Gabe von rekombinantem aktiviertem Faktor VII
ZE2023-138 [4), 7), 9)]	Gabe von Fibrinogenkonzentrat
ZE2023-139 [4), 7), 10)]	Gabe von Blutgerinnungsfaktoren
ZE2023-140 [4)]	Gabe von Brentuximab vedotin, parenteral
ZE2023-141 [4)]	Gabe von Enzalutamid, oral
ZE2023-142 [4)]	Gabe von Aflibercept, intravenös
ZE2023-143 [4)]	Gabe von Eltrombopag, oral
ZE2023-144 [4)]	Gabe von Obinutuzumab, parenteral
ZE2023-145 [4)]	Gabe von Ibrutinib, oral
ZE2023-146 [4)]	Gabe von Ramucirumab, parenteral
ZE2023-147 [4)]	Gabe von Bortezomib, parenteral
ZE2023-148 [4)]	Gabe von Adalimumab, parenteral
ZE2023-149 [4)]	Gabe von Infliximab, parenteral
ZE2023-150 [4)]	Gabe von Busulfan, parenteral
ZE2023-151 [4)]	Gabe von Rituximab, intravenös
ZE2023-152 [4)]	Mehrdimensionale pädiatrische Diagnostik
ZE2023-153 [4)]	Gabe von Trastuzumab, intravenös
ZE2023-154 [4)]	Gabe von Anidulafungin, parenteral
ZE2023-156 [4)]	Gabe von Posaconazol, parenteral
ZE2023-157 [4)]	Gabe von Pixantron, parenteral
ZE2023-158 [4)]	Gabe von Pertuzumab, parenteral
ZE2023-159 [4)]	Gabe von Blinatumomab, parenteral
ZE2023-161 [4)]	Gabe von Nivolumab, parenteral
ZE2023-162 [4)]	Gabe von Carfilzomib, parenteral
ZE2023-163 [4)]	Gabe von Macitentan, oral
ZE2023-164 [4)]	Gabe von Riociguat, oral
ZE2023-165 [4)]	Gabe von Nusinersen, intrathekal
ZE2023-166 [4)]	Gabe von Isavuconazol, parenteral
ZE2023-167 [4)]	Gabe von Isavuconazol, oral
ZE2023-169 [4)]	Gabe von Liposomalem Irinotecan, parenteral
ZE2023-170 [4)]	Gabe von Bevacizumab, parenteral
ZE2023-171 [4)]	Gabe von Clofarabin, parenteral
ZE2023-172 [4)]	Gabe von Posaconazol, oral, Suspension
ZE2023-173 [4)]	Gabe von Posaconazol, oral, Tabletten
ZE2023-174 [2), 4)]	Gabe von Liposomalem Cytarabin, intrathekal
ZE2023-175 [4), 11)]	Gabe von Filgrastim, parenteral
ZE2023-176 [4), 11)]	Gabe von Lenograstim, parenteral
ZE2023-177 [4), 11)]	Gabe von Pegfilgrastim, parenteral
ZE2023-178 [4), 11)]	Gabe von Lipegfilgrastim, parenteral
ZE2023-180 [4)]	Gabe von Azacitidin, parenteral
ZE2023-182 [4)]	Gabe von Vedolizumab, parenteral
ZE2023-183 [4)]	Gabe von Elotuzumab, parenteral
ZE2023-184 [4)]	Gabe von Atezolizumab, parenteral
ZE2023-185 [4)]	Gabe von Ocrelizumab, parenteral
ZE2023-186 [4)]	Gabe von Venetoclax, oral

Zusatzentgelte-Katalog [1)]
- Liste -

Für die nachfolgend aufgeführten Leistungen sind krankenhausindividuelle Entgelte nach § 6 Absatz 1 Satz 1 des Krankenhausentgeltgesetzes zu vereinbaren, soweit diese als Krankenhausleistungen erbracht werden dürfen.

Zusatzentgelt	Bezeichnung
1	2
ZE2023-187 [4)]	Neurostimulatoren zur Hypoglossusnerv-Stimulation
ZE2023-188 [4)]	Patientenindividuell hergestellte Stent-Prothesen an der Aorta, ohne Öffnung
ZE2023-189 [4)]	Stent-Prothesen an der Aorta, mit Öffnung
ZE2023-190 [4)]	Längerfristige Beatmungsentwöhnung
ZE2023-191 [4)]	Gabe von Dinutuximab beta, parenteral
ZE2023-192 [4)]	Gabe von Midostaurin, oral
ZE2023-193 [4)]	Gabe von Onasemnogen abeparvovec, parenteral
ZE2023-194 [4)]	Gabe von Ustekinumab, intravenös
ZE2023-195 [4)]	Gabe von Ustekinumab, subkutan
ZE2023-196 [12)]	Gabe von Micafungin, parenteral
ZE2023-197 [15)]	Perkutan-transluminale Fremdkörperentfernung und Thrombektomie an intrakraniellen Gefäßen unter Verwendung eines Thrombektomie-Aspirationskatheters
ZE2023-198 [4)]	Molekulares Monitoring der Resttumorlast [MRD]: Molekulargenetische Identifikation von krankheitsspezifischen Markern
ZE2023-199 [4)]	Molekulares Monitoring der Resttumorlast [MRD]: Krankheitsspezifische molekulargenetische Quantifizierung
ZE2023-200 [13)]	Gabe von Daratumumab, intravenös
ZE2023-201 [13)]	Gabe von Daratumumab, subkutan
ZE2023-202 [14)]	Gabe von Aldesleukin, parenteral
ZE2023-203 [4)]	Gabe von Durvalumab, parenteral
ZE2023-204 [4)]	Gabe von Gemtuzumab ozogamicin, parenteral
ZE2023-205 [4)]	Gabe von Polatuzumab vedotin, parenteral

Fußnoten:

1) Die jeweiligen Definitionen (OPS-Kodes und OPS-Texte) sind in Anlage 6 aufgeführt.

2) Das Zulassungsrecht bleibt von der Katalogaufnahme unberührt. Die Kostenträger entscheiden im Einzelfall, ob die Kosten dieser Medikamente übernommen werden.

3) Eine zusätzliche Abrechnung ist im Zusammenhang mit einer Fallpauschale der Basis-DRG L60 oder L71 oder der DRG L90B oder L90C und dem nach Anlage 3b krankenhausindividuell zu vereinbarenden Entgelt L90A nicht möglich.

4) Nach § 5 Absatz 2 Satz 3 der Fallpauschalenvereinbarung 2023 ist für diese Zusatzentgelte das bisher krankenhausindividuell vereinbarte Entgelt der Höhe nach bis zum Beginn des Wirksamwerdens der neuen Budgetvereinbarung weiter zu erheben. Dies gilt auch, sofern eine Anpassung der entsprechenden OPS-Kodes erfolgt sein sollte.

5) Die Bewertung des Zusatzentgeltes mittels einer Differenzkostenbetrachtung hat in Abhängigkeit der abzurechnenden DRG-Fallpauschalen zu erfolgen.

6) Die Bewertung des Zusatzentgeltes mittels einer Differenzkostenbetrachtung hat in Abhängigkeit der abzurechnenden DRG-Fallpauschalen und ggf.weiterer abrechenbarer Zusatzentgelte für Stent-Prothesen an der Aorta zu erfolgen.

7) Die jeweils zugehörigen ICD-Kodes und ICD-Texte sind in Anlage 7 aufgeführt.

8) Für das Jahr 2023 gilt ein Schwellenwert in der Höhe von 20.000 € für den im Rahmen der Behandlung des Patienten für Blutgerinnungsfaktoren angefallenen Betrag. Ab Überschreitung dieses Schwellenwertes ist der gesamte für die Behandlung des Patienten mit Blutgerinnungsfaktoren angefallene Betrag abzurechnen.

9) Für das Jahr 2023 gilt ein Schwellenwert in der Höhe von 2.500 € für den im Rahmen der Behandlung des Patienten für Blutgerinnungsfaktoren angefallenen Betrag. Ab Überschreitung dieses Schwellenwertes ist der gesamte für die Behandlung des Patienten mit Blutgerinnungsfaktoren angefallene Betrag abzurechnen.

Zusatzentgelte-Katalog [1)]
- Liste -

10) Für das Jahr 2023 gilt ein Schwellenwert in der Höhe von 6.000 € für die Summe der im Rahmen der Behandlung des Patienten für Blutgerinnungsfaktoren angefallenen Beträge. Ab Überschreitung dieses Schwellenwertes ist der gesamte für die Behandlung des Patienten mit Blutgerinnungsfaktoren angefallene Betrag abzurechnen.

11) Bei der Vereinbarung der Entgelthöhen für die Zusatzentgelte für Granulozyten-Kolonie-stimulierende Faktoren wird in analoger Umsetzung der bisherigen Bewertung empfohlen, die Verhandlung zu den Entgelthöhen auf Basis der krankenhausindividuellen Kostensituation zu führen und bei der finalen Vereinbarung die Entgelthöhe der Zusatzentgelte für Pegfilgrastim (ZE2023-177) beziehungsweise Lipegfilgrastim (ZE2023-178) um einen Betrag zu reduzieren, der in etwa dem dreifachen Wert der Kosten einer typischen Tagesdosis Filgrastim (ZE2023-175) beziehungsweise Lenograstim (ZE2023-176) entspricht.

12) Nach § 5 Absatz 2 Satz 3 der Fallpauschalenvereinbarung 2023 ist für dieses Zusatzentgelt das bisher krankenhausindividuell vereinbarte Entgelt der Höhe nach bis zum Beginn des Wirksamwerdens der Budgetvereinbarung 2023 weiter zu erheben. Bei fehlender Budgetvereinbarung 2022 ist für dieses Zusatzentgelt das bewertete Zusatzentgelt ZE128 in Höhe von 70 Prozent der im DRG-Katalog 2021 bewerteten Höhe bis zum Beginn des Wirksamwerdens der Budgetvereinbarung 2022 weiter zu erheben. Dies gilt auch, sofern eine Anpassung der entsprechenden OPS-Kodes erfolgt sein sollte.

13) Nach § 5 Absatz 2 Satz 3 der Fallpauschalenvereinbarung 2023 ist für dieses Zusatzentgelt das bisher krankenhausindividuell vereinbarte Entgelt für ZE2022-168 der Höhe nach bis zum Beginn des Wirksamwerdens der neuen Budgetvereinbarung weiter zu erheben. Dies gilt auch, sofern eine Anpassung der entsprechenden OPS-Kodes erfolgt sein sollte.

14) Nach § 5 Absatz 2 Satz 3 der Fallpauschalenvereinbarung 2023 ist für dieses Zusatzentgelt das bisherige bewertete Zusatzentgelt ZE48 aus 2022 bis zum Beginn des Wirksamwerdens der neuen Budgetvereinbarung der Höhe nach weiter zu erheben. Dies gilt auch, sofern eine Anpassung der entsprechenden OPS-Kodes erfolgt sein sollte.

15) Nach § 5 Absatz 2 Satz 3 der Fallpauschalenvereinbarung 2023 ist für dieses Zusatzentgelt das bisher krankenhausindividuell vereinbarte Entgelt der Höhe nach bis zum Beginn des Wirksamwerdens der Budgetvereinbarung 2023 weiter zu erheben. Bei fehlender Budgetvereinbarung 2022 ist für dieses Zusatzentgelt das bewertete Zusatzentgelt ZE133 aus 2021 der Höhe nach bis zum Beginn des Wirksamwerdens der Budgetvereinbarung 2022 weiter zu erheben. Dies gilt auch, sofern eine Anpassung der entsprechenden OPS-Kodes erfolgt sein sollte.

Zusatzentgelte-Katalog
- Definition und differenzierte Beträge -

ZE	Bezeichnung	ZE_D	OPS Version 2023: OPS-Kode	OPS Version 2023: OPS-Text	Betrag
1	2	3	4	5	6
ZE01.01 [1)]	Hämodialyse, intermittierend, Alter > 14 Jahre		8-854.2	Hämodialyse: Intermittierend, Antikoagulation mit Heparin oder ohne Antikoagulation	siehe Anlage 2
			8-854.3	Hämodialyse: Intermittierend, Antikoagulation mit sonstigen Substanzen	
			8-854.4	Hämodialyse: Verlängert intermittierend, Antikoagulation mit Heparin oder ohne Antikoagulation	
			8-854.5	Hämodialyse: Verlängert intermittierend, Antikoagulation mit sonstigen Substanzen	
ZE01.02 [1)]	Hämodialyse, intermittierend, Alter < 15 Jahre		8-854.2	Hämodialyse: Intermittierend, Antikoagulation mit Heparin oder ohne Antikoagulation	siehe Anlage 2
			8-854.3	Hämodialyse: Intermittierend, Antikoagulation mit sonstigen Substanzen	
			8-854.4	Hämodialyse: Verlängert intermittierend, Antikoagulation mit Heparin oder ohne Antikoagulation	
			8-854.5	Hämodialyse: Verlängert intermittierend, Antikoagulation mit sonstigen Substanzen	
ZE02 [1)]	Hämodiafiltration, intermittierend		8-855.3	Hämodiafiltration: Intermittierend, Antikoagulation mit Heparin oder ohne Antikoagulation	siehe Anlage 2
			8-855.4	Hämodiafiltration: Intermittierend, Antikoagulation mit sonstigen Substanzen	
			8-855.5	Hämodiafiltration: Verlängert intermittierend, Antikoagulation mit Heparin oder ohne Antikoagulation	
			8-855.6	Hämodiafiltration: Verlängert intermittierend, Antikoagulation mit sonstigen Substanzen	
ZE09	Vollimplantierbare Medikamentenpumpe mit programmierbarem variablen Tagesprofil		5-028.11	Funktionelle Eingriffe an Schädel, Gehirn und Hirnhäuten: Implantation oder Wechsel einer Medikamentenpumpe zur intraventrikulären Infusion: Vollimplantierbare Medikamentenpumpe mit programmierbarem variablen Tagesprofil	siehe Anlage 2
			5-038.41	Operationen am spinalen Liquorsystem: Implantation oder Wechsel einer Medikamentenpumpe zur intrathekalen und/oder epiduralen Infusion: Vollimplantierbare Medikamentenpumpe mit programmierbarem variablen Tagesprofil	
ZE10	Künstlicher Blasenschließmuskel		5-597.0*	Eingriffe bei artifiziellem Harnblasensphinkter: Implantation	siehe Anlage 2
			5-597.30	Eingriffe bei artifiziellem Harnblasensphinkter: Wechsel: Vollständig, bulbär, 1 Cuff	
			5-597.31	Eingriffe bei artifiziellem Harnblasensphinkter: Wechsel: Vollständig, bulbär, 2 Cuffs	
			5-597.32	Eingriffe bei artifiziellem Harnblasensphinkter: Wechsel: Vollständig, am Blasenhals	
ZE11	Wirbelkörperersatz			Wirbelkörperersatz: Wirbelkörperersatz durch Implantat	
		ZE11.01	5-837.00	1 Wirbelkörper	889,96 €
		ZE11.02	5-837.01	2 Wirbelkörper	1.523,32 €
		ZE11.03	5-837.02	3 Wirbelkörper	2.156,68 €
		ZE11.04	5-837.04	4 Wirbelkörper	2.790,04 €
		ZE11.05	5-837.05	5 oder mehr Wirbelkörper	3.423,40 €
ZE30 [8)]	Gabe von Prothrombinkomplex, parenteral			Transfusion von Plasma und anderen Plasmabestandteilen und gentechnisch hergestellten Plasmaproteinen: Prothrombinkomplex	
		ZE30.02	8-812.53	3.500 IE bis unter 4.500 IE	843,15 €
		ZE30.03	8-812.54	4.500 IE bis unter 5.500 IE	1.070,58 €
		ZE30.04	8-812.55	5.500 IE bis unter 6.500 IE	1.292,08 €
		ZE30.05	8-812.56	6.500 IE bis unter 7.500 IE	1.513,58 €
		ZE30.06	8-812.57	7.500 IE bis unter 8.500 IE	1.735,08 €
		ZE30.07	8-812.58	8.500 IE bis unter 9.500 IE	1.954,87 €
		ZE30.08	8-812.59	9.500 IE bis unter 10.500 IE	2.178,08 €
		ZE30.09	8-812.5a	10.500 IE bis unter 15.500 IE	2.694,92 €
		ZE30.10	8-812.5b	15.500 IE bis unter 20.500 IE	3.802,42 €
		ZE30.11	8-812.5c	20.500 IE bis unter 25.500 IE	4.909,92 €
		ZE30.12	8-812.5d	25.500 IE bis unter 30.500 IE	6.017,42 €
		ZE30.13		Siehe weitere Differenzierung ZE30.14 bis ZE30.23	
		ZE30.14	8-812.5f	30.500 IE bis unter 40.500 IE	7.309,50 €
		ZE30.15	8-812.5g	40.500 IE bis unter 50.500 IE	9.524,50 €
		ZE30.16	8-812.5h	50.500 IE bis unter 60.500 IE	11.739,50 €
		ZE30.17	8-812.5j	60.500 IE bis unter 80.500 IE	14.508,25 €
		ZE30.18	8-812.5k	80.500 IE bis unter 100.500 IE	18.938,25 €

Zusatzentgelte-Katalog
- Definition und differenzierte Beträge -

ZE	Bezeichnung	ZE_D	OPS Version 2023: OPS-Kode	OPS Version 2023: OPS-Text	Betrag
1	2	3	4	5	6
		ZE30.19	8-812.5m	100.500 IE bis unter 120.500 IE	23.368,25 €
		ZE30.20	8-812.5n	120.500 IE bis unter 140.500 IE	27.798,25 €
		ZE30.21	8-812.5p	140.500 IE bis unter 160.500 IE	32.228,25 €
		ZE30.22	8-812.5q	160.500 IE bis unter 200.500 IE	37.765,75 €
		ZE30.23	8-812.5r	200.500 IE oder mehr	46.625,75 €
ZE36	Plasmapherese			Therapeutische Plasmapherese	
		ZE36.01	8-820.00	1 Plasmapherese	1.092,31 €
			8-820.10	1 Plasmapherese	
			8-820.20	1 Plasmapherese	
			8-826.*0	1 Doppelfiltrationsplasmapherese	
		ZE36.02	8-820.01	2 Plasmapheresen	2.184,62 €
			8-820.11	2 Plasmapheresen	
			8-820.21	2 Plasmapheresen	
			8-826.*1	2 Doppelfiltrationsplasmapheresen	
		ZE36.03	8-820.02	3 Plasmapheresen	3.276,93 €
			8-820.12	3 Plasmapheresen	
			8-820.22	3 Plasmapheresen	
			8-826.*2	3 Doppelfiltrationsplasmapheresen	
		ZE36.04	8-820.03	4 Plasmapheresen	4.369,24 €
			8-820.13	4 Plasmapheresen	
			8-820.23	4 Plasmapheresen	
			8-826.*3	4 Doppelfiltrationsplasmapheresen	
		ZE36.05	8-820.04	5 Plasmapheresen	5.461,55 €
			8-820.14	5 Plasmapheresen	
			8-820.24	5 Plasmapheresen	
			8-826.*4	5 Doppelfiltrationsplasmapheresen	
		ZE36.06	8-820.08	6 Plasmapheresen	6.553,86 €
			8-820.18	6 Plasmapheresen	
			8-820.25	6 Plasmapheresen	
			8-826.*5	6 Doppelfiltrationsplasmapheresen	
		ZE36.07	8-820.09	7 Plasmapheresen	7.646,17 €
			8-820.19	7 Plasmapheresen	
			8-820.26	7 Plasmapheresen	
			8-826.*6	7 Doppelfiltrationsplasmapheresen	
		ZE36.08	8-820.0a	8 Plasmapheresen	8.738,48 €
			8-820.1a	8 Plasmapheresen	
			8-820.27	8 Plasmapheresen	
			8-826.*7	8 Doppelfiltrationsplasmapheresen	
		ZE36.09	8-820.0b	9 Plasmapheresen	9.830,79 €
			8-820.1b	9 Plasmapheresen	
			8-820.28	9 Plasmapheresen	
			8-826.*8	9 Doppelfiltrationsplasmapheresen	
		ZE36.10	8-820.0c	10 Plasmapheresen	10.923,10 €
			8-820.1c	10 Plasmapheresen	
			8-820.29	10 Plasmapheresen	
			8-826.*9	10 Doppelfiltrationsplasmapheresen	
		ZE36.11	8-820.0d	11 Plasmapheresen	12.015,41 €
			8-820.1d	11 Plasmapheresen	
			8-820.2a	11 Plasmapheresen	
			8-826.*a	11 Doppelfiltrationsplasmapheresen	
		ZE36.12	8-820.0e	12 Plasmapheresen	13.107,72 €
			8-820.1e	12 Plasmapheresen	
			8-820.2b	12 Plasmapheresen	
			8-826.*b	12 Doppelfiltrationsplasmapheresen	
		ZE36.13	8-820.0f	13 Plasmapheresen	14.200,03 €
			8-820.1f	13 Plasmapheresen	
			8-820.2c	13 Plasmapheresen	
			8-826.*c	13 Doppelfiltrationsplasmapheresen	
		ZE36.14	8-820.0g	14 Plasmapheresen	15.292,34 €
			8-820.1g	14 Plasmapheresen	
			8-820.2d	14 Plasmapheresen	
			8-826.*d	14 Doppelfiltrationsplasmapheresen	
		ZE36.15	8-820.0h	15 Plasmapheresen	16.384,65 €
			8-820.1h	15 Plasmapheresen	
			8-820.2e	15 Plasmapheresen	
			8-826.*e	15 Doppelfiltrationsplasmapheresen	

Zusatzentgelte-Katalog
- Definition und differenzierte Beträge -

ZE	Bezeichnung	ZE_D	OPS Version 2023: OPS-Kode	OPS Version 2023: OPS-Text	Betrag
1	2	3	4	5	6
		ZE36.16	8-820.0j	16 bis 17 Plasmapheresen	18.023,12 €
			8-820.1j	16 bis 17 Plasmapheresen	
			8-820.2f	16 bis 17 Plasmapheresen	
			8-826.*f	16 bis 17 Doppelfiltrationsplasmapheresen	
		ZE36.17	8-820.0k	18 bis 19 Plasmapheresen	20.207,74 €
			8-820.1k	18 bis 19 Plasmapheresen	
			8-820.2g	18 bis 19 Plasmapheresen	
			8-826.*g	18 bis 19 Doppelfiltrationsplasmapheresen	
		ZE36.18	8-820.0m	20 bis 21 Plasmapheresen	22.392,36 €
			8-820.1m	20 bis 21 Plasmapheresen	
			8-820.2h	20 bis 21 Plasmapheresen	
			8-826.*h	20 bis 21 Doppelfiltrationsplasmapheresen	
		ZE36.19	8-820.0n	22 bis 23 Plasmapheresen	24.576,98 €
			8-820.1n	22 bis 23 Plasmapheresen	
			8-820.2j	22 bis 23 Plasmapheresen	
			8-826.*j	22 bis 23 Doppelfiltrationsplasmapheresen	
		ZE36.20	8-820.0p	24 bis 25 Plasmapheresen	26.761,60 €
			8-820.1p	24 bis 25 Plasmapheresen	
			8-820.2k	24 bis 25 Plasmapheresen	
			8-826.*k	24 bis 25 Doppelfiltrationsplasmapheresen	
		ZE36.21	8-820.0q	26 bis 28 Plasmapheresen	29.492,37 €
			8-820.1q	26 bis 28 Plasmapheresen	
			8-820.2m	26 bis 28 Plasmapheresen	
			8-826.*m	26 bis 28 Doppelfiltrationsplasmapheresen	
		ZE36.22	8-820.0r	29 bis 31 Plasmapheresen	32.769,30 €
			8-820.1r	29 bis 31 Plasmapheresen	
			8-820.2n	29 bis 31 Plasmapheresen	
			8-826.*n	29 bis 31 Doppelfiltrationsplasmapheresen	
		ZE36.23	8-820.0s	32 bis 34 Plasmapheresen	36.046,23 €
			8-820.1s	32 bis 34 Plasmapheresen	
			8-820.2p	32 bis 34 Plasmapheresen	
			8-826.*p	32 bis 34 Doppelfiltrationsplasmapheresen	
		ZE36.24	8-820.0t	35 bis 39 Plasmapheresen	40.415,47 €
			8-820.1t	35 bis 39 Plasmapheresen	
			8-820.2q	35 bis 39 Plasmapheresen	
			8-826.*q	35 bis 39 Doppelfiltrationsplasmapheresen	
		ZE36.25	8-820.0u	40 bis 44 Plasmapheresen	45.877,02 €
			8-820.1u	40 bis 44 Plasmapheresen	
			8-820.2r	40 bis 44 Plasmapheresen	
			8-826.*r	40 bis 44 Doppelfiltrationsplasmapheresen	
		ZE36.26	8-820.0v	45 bis 49 Plasmapheresen	51.338,57 €
			8-820.1v	45 bis 49 Plasmapheresen	
			8-820.2s	45 bis 49 Plasmapheresen	
			8-826.*s	45 bis 49 Doppelfiltrationsplasmapheresen	
		ZE36.27	8-820.0w	50 oder mehr Plasmapheresen	56.800,12 €
			8-820.1w	50 oder mehr Plasmapheresen	
			8-820.2t	50 oder mehr Plasmapheresen	
			8-826.*t	50 oder mehr Doppelfiltrationsplasmapheresen	
ZE37	Extrakorporale Photopherese		8-824	Photopherese	siehe Anlage 2
ZE47	Gabe von Antithrombin III, parenteral			Transfusion von Plasmabestandteilen und gentechnisch hergestellten Plasmaproteinen: Antithrombin III	
		ZE47.01[6)]	8-810.g1	2.000 IE bis unter 3.500 IE	143,75 €
		ZE47.02[6)]	8-810.g2	3.500 IE bis unter 5.000 IE	230,00 €
		ZE47.03[6)]	8-810.g3	5.000 IE bis unter 7.000 IE	325,83 €
		ZE47.04	8-810.g4	7.000 IE bis unter 10.000 IE	460,00 €
		ZE47.05	8-810.g5	10.000 IE bis unter 15.000 IE	670,83 €
		ZE47.06	8-810.g6	15.000 IE bis unter 20.000 IE	958,33 €
		ZE47.07	8-810.g7	20.000 IE bis unter 25.000 IE	1.245,83 €
		ZE47.08	8-810.g8	25.000 IE bis unter 30.000 IE	1.533,33 €
		ZE47.09	8-810.ga	30.000 IE bis unter 40.000 IE	1.916,67 €
		ZE47.10	8-810.gb	40.000 IE bis unter 50.000 IE	2.491,67 €
		ZE47.11	8-810.gc	50.000 IE bis unter 60.000 IE	3.066,67 €
		ZE47.12	8-810.gd	60.000 IE bis unter 70.000 IE	3.641,67 €
		ZE47.13	8-810.ge	70.000 IE bis unter 90.000 IE	4.408,33 €
		ZE47.14	8-810.gf	90.000 IE bis unter 110.000 IE	5.558,33 €

Zusatzentgelte-Katalog
- Definition und differenzierte Beträge -

ZE	Bezeichnung	ZE_D	OPS Version 2023: OPS-Kode	OPS Version 2023: OPS-Text	Betrag
1	2	3	4	5	6
		ZE47.15	8-810.gg	110.000 IE bis unter 130.000 IE	6.708,33 €
		ZE47.16	8-810.gh	130.000 IE bis unter 150.000 IE	7.858,33 €
		ZE47.17	8-810.gj	150.000 IE oder mehr	9.008,33 €
ZE50	Gabe von Cetuximab, parenteral			Applikation von Medikamenten, Liste 1: Cetuximab, parenteral	
		ZE50.01	6-001.a0	250 mg bis unter 350 mg	752,82 €
		ZE50.02	6-001.a1	350 mg bis unter 450 mg	1.018,52 €
		ZE50.03	6-001.a2	450 mg bis unter 550 mg	1.284,22 €
		ZE50.04	6-001.a3	550 mg bis unter 650 mg	1.549,92 €
		ZE50.05	6-001.a4	650 mg bis unter 750 mg	1.815,62 €
		ZE50.06	6-001.a5	750 mg bis unter 850 mg	2.081,32 €
		ZE50.07	6-001.a6	850 mg bis unter 1.050 mg	2.435,58 €
		ZE50.08	6-001.a7	1.050 mg bis unter 1.250 mg	2.966,98 €
		ZE50.09	6-001.a8	1.250 mg bis unter 1.450 mg	3.498,38 €
		ZE50.10	6-001.a9	1.450 mg bis unter 1.650 mg	4.029,78 €
		ZE50.11	6-001.aa	1.650 mg bis unter 1.850 mg	4.561,18 €
		ZE50.12	6-001.ab	1.850 mg bis unter 2.150 mg	5.181,15 €
		ZE50.13	6-001.ac	2.150 mg bis unter 2.450 mg	5.978,25 €
		ZE50.14	6-001.ad	2.450 mg bis unter 2.750 mg	6.775,35 €
		ZE50.15	6-001.ae	2.750 mg bis unter 3.050 mg	7.572,45 €
		ZE50.16	6-001.af	3.050 mg bis unter 3.350 mg	8.369,55 €
		ZE50.17		Siehe weitere Differenzierung ZE50.18 bis ZE50.20	
		ZE50.18	6-001.ah	3.350 mg bis unter 3.950 mg	9.432,35 €
		ZE50.19	6-001.aj	3.950 mg bis unter 4.550 mg	11.026,55 €
		ZE50.20	6-001.ak	4.550 mg oder mehr	12.620,75 €
ZE51	Gabe von Human-Immunglobulin, spezifisch gegen Hepatitis-B-surface-Antigen, parenteral			Transfusion von Plasmabestandteilen und gentechnisch hergestellten Plasmaproteinen: Human-Immunglobulin, spezifisch gegen Hepatitis-B-surface-Antigen [HBsAg]	
		ZE51.01	8-810.q0	2.000 IE bis unter 4.000 IE	1.724,80 €
		ZE51.02	8-810.q1	4.000 IE bis unter 6.000 IE	3.449,60 €
		ZE51.03	8-810.q2	6.000 IE bis unter 8.000 IE	5.174,40 €
		ZE51.04	8-810.q3	8.000 IE bis unter 10.000 IE	6.899,20 €
		ZE51.05	8-810.q4	10.000 IE bis unter 12.000 IE	8.624,00 €
		ZE51.06	8-810.q5	12.000 IE bis unter 14.000 IE	10.348,80 €
		ZE51.07	8-810.q6	14.000 IE bis unter 16.000 IE	12.073,60 €
		ZE51.08	8-810.q7	16.000 IE bis unter 18.000 IE	13.798,40 €
		ZE51.09	8-810.q8	18.000 IE bis unter 20.000 IE	15.523,20 €
		ZE51.10	8-810.q9	20.000 IE bis unter 22.000 IE	17.248,00 €
		ZE51.11	8-810.qa	22.000 IE bis unter 24.000 IE	18.972,80 €
		ZE51.12	8-810.qb	24.000 IE bis unter 28.000 IE	20.697,60 €
		ZE51.13	8-810.qc	28.000 IE bis unter 32.000 IE	24.147,20 €
		ZE51.14	8-810.qd	32.000 IE bis unter 36.000 IE	27.596,80 €
		ZE51.15	8-810.qe	36.000 IE bis unter 40.000 IE	31.046,40 €
		ZE51.16	8-810.qf	40.000 IE bis unter 46.000 IE	34.496,00 €
		ZE51.17	8-810.qg	46.000 IE bis unter 52.000 IE	39.670,40 €
		ZE51.18	8-810.qh	52.000 IE bis unter 58.000 IE	44.844,80 €
		ZE51.19	8-810.qj	58.000 IE bis unter 64.000 IE	50.019,20 €
		ZE51.20		Siehe weitere Differenzierung ZE51.21 bis ZE51.25	
		ZE51.21	8-810.qm	64.000 IE bis unter 76.000 IE	55.193,60 €
		ZE51.22	8-810.qn	76.000 IE bis unter 88.000 IE	65.542,40 €
		ZE51.23	8-810.qp	88.000 IE bis unter 100.000 IE	75.891,20 €
		ZE51.24	8-810.qq	100.000 IE bis unter 112.000 IE	86.240,00 €
		ZE51.25	8-810.qr	112.000 IE oder mehr	96.588,80 €
ZE52	Gabe von Liposomalem Doxorubicin, parenteral			Applikation von Medikamenten, Liste 1: Liposomales Doxorubicin, parenteral	
		ZE52.01[6)]	6-001.b0	10 mg bis unter 20 mg	299,55 €
		ZE52.02[6)]	6-001.b1	20 mg bis unter 30 mg	524,22 €
		ZE52.03	6-001.b2	30 mg bis unter 40 mg	748,88 €
		ZE52.04	6-001.b3	40 mg bis unter 50 mg	973,54 €
		ZE52.05	6-001.b4	50 mg bis unter 60 mg	1.198,21 €
		ZE52.06	6-001.b5	60 mg bis unter 70 mg	1.422,87 €
		ZE52.07	6-001.b6	70 mg bis unter 80 mg	1.647,54 €
		ZE52.08	6-001.b7	80 mg bis unter 90 mg	1.872,20 €
		ZE52.09	6-001.b8	90 mg bis unter 100 mg	2.096,86 €
		ZE52.10	6-001.b9	100 mg bis unter 110 mg	2.321,53 €
		ZE52.11	6-001.ba	110 mg bis unter 120 mg	2.546,19 €
		ZE52.12	6-001.bb	120 mg bis unter 140 mg	2.845,74 €

Zusatzentgelte-Katalog
- Definition und differenzierte Beträge -

ZE	Bezeichnung	ZE_D	OPS Version 2023: OPS-Kode	OPS Version 2023: OPS-Text	Betrag
1	2	3	4	5	6
		ZE52.13	6-001.bc	140 mg bis unter 160 mg	3.295,07 €
		ZE52.14	6-001.bd	160 mg bis unter 180 mg	3.744,40 €
		ZE52.15	6-001.be	180 mg bis unter 200 mg	4.193,73 €
		ZE52.16	6-001.bf	200 mg bis unter 220 mg	4.643,06 €
		ZE52.17	6-001.bg	220 mg bis unter 240 mg	5.092,38 €
		ZE52.18	6-001.bh	240 mg bis unter 260 mg	5.541,71 €
		ZE52.19	6-001.bj	260 mg bis unter 280 mg	5.991,04 €
		ZE52.20	6-001.bk	280 mg bis unter 300 mg	6.440,37 €
		ZE52.21	6-001.bm	300 mg bis unter 320 mg	6.889,70 €
		ZE52.22		Siehe weitere Differenzierung ZE52.23 bis ZE52.30	
		ZE52.23	6-001.bp	320 mg bis unter 360 mg	7.488,80 €
		ZE52.24	6-001.bq	360 mg bis unter 400 mg	8.387,46 €
		ZE52.25	6-001.br	400 mg bis unter 440 mg	9.286,11 €
		ZE52.26	6-001.bs	440 mg bis unter 480 mg	10.184,77 €
		ZE52.27	6-001.bt	480 mg bis unter 520 mg	11.083,42 €
		ZE52.28	6-001.bu	520 mg bis unter 560 mg	11.982,08 €
		ZE52.29	6-001.bv	560 mg bis unter 600 mg	12.880,74 €
		ZE52.30	6-001.bw	600 mg oder mehr	13.779,39 €
ZE56	Vollimplantierbare Medikamentenpumpe mit konstanter Flussrate		5-028.10	Funktionelle Eingriffe an Schädel, Gehirn und Hirnhäuten: Implantation oder Wechsel einer Medikamentenpumpe zur intraventrikulären Infusion: Vollimplantierbare Medikamentenpumpe mit konstanter Flussrate	siehe Anlage 2
			5-038.40	Operationen am spinalen Liquorsystem: Implantation oder Wechsel einer Medikamentenpumpe zur intrathekalen und/oder epiduralen Infusion: Vollimplantierbare Medikamentenpumpe mit konstanter Flussrate	
ZE58	Hydraulische Penisprothesen		5-649.51	Andere Operationen am Penis: Implantation einer Penisprothese: Hydraulische Prothese	siehe Anlage 2
			5-649.a1	Andere Operationen am Penis: Wechsel einer semirigiden Penisprothese: In eine hydraulische Prothese	
			5-649.b1	Andere Operationen am Penis: Wechsel einer hydraulischen Penisprothese: Vollständig, in eine hydraulische Prothese	
ZE60	Palliativmedizinische Komplexbehandlung	ZE60.01	8-982.1	Palliativmedizinische Komplexbehandlung: Mindestens 7 bis höchstens 13 Behandlungstage	842,34 €
		ZE60.02	8-982.2	Palliativmedizinische Komplexbehandlung: Mindestens 14 bis höchstens 20 Behandlungstage	1.064,82 €
		ZE60.03	8-982.3	Palliativmedizinische Komplexbehandlung: Mindestens 21 Behandlungstage	1.203,49 €
ZE61	LDL-Apherese		8-822	LDL-Apherese	siehe Anlage 2
ZE62 [1)]	Hämofiltration, intermittierend		8-853.3	Hämofiltration: Intermittierend, Antikoagulation mit Heparin oder ohne Antikoagulation	siehe Anlage 2
			8-853.4	Hämofiltration: Intermittierend, Antikoagulation mit sonstigen Substanzen	
			8-853.5	Hämofiltration: Verlängert intermittierend, Antikoagulation mit Heparin oder ohne Antikoagulation	
			8-853.6	Hämofiltration: Verlängert intermittierend, Antikoagulation mit sonstigen Substanzen	
ZE64	Gabe von Human-Immunglobulin, spezifisch gegen Zytomegalie-Virus, parenteral			Transfusion von Plasmabestandteilen und gentechnisch hergestellten Plasmaproteinen: Human-Immunglobulin, spezifisch gegen Zytomegalie-Virus [CMV]	
		ZE64.01[4)]	8-810.s0	1,0 g bis unter 2,0 g	359,81 €
		ZE64.02[4)]	8-810.s1	2,0 g bis unter 3,0 g	629,66 €
		ZE64.03[4)]	8-810.s2	3,0 g bis unter 5,0 g	989,47 €
		ZE64.04	8-810.s3	5,0 g bis unter 7,5 g	1.349,28 €
		ZE64.05	8-810.s4	7,5 g bis unter 10,0 g	2.023,92 €
		ZE64.06	8-810.s5	10,0 g bis unter 12,5 g	2.698,56 €
		ZE64.07	8-810.s6	12,5 g bis unter 15,0 g	3.373,20 €
		ZE64.08	8-810.s7	15,0 g bis unter 20,0 g	4.047,84 €
		ZE64.09	8-810.s8	20,0 g bis unter 25,0 g	5.397,12 €
		ZE64.10	8-810.s9	25,0 g bis unter 30,0 g	6.746,40 €
		ZE64.11	8-810.sa	30,0 g bis unter 35,0 g	8.095,68 €
		ZE64.12	8-810.sb	35,0 g bis unter 40,0 g	9.444,96 €
		ZE64.13	8-810.sc	40,0 g bis unter 45,0 g	10.794,24 €
		ZE64.14	8-810.sd	45,0 g bis unter 50,0 g	12.143,52 €
		ZE64.15		Siehe weitere Differenzierung ZE64.16 bis ZE64.24	

Zusatzentgelte-Katalog
- Definition und differenzierte Beträge -

ZE	Bezeichnung	ZE_D	OPS Version 2023: OPS-Kode	OPS Version 2023: OPS-Text	Betrag
1	2	3	4	5	6
		ZE64.16	8-810.sf	50,0 g bis unter 60,0 g	13.492,80 €
		ZE64.17	8-810.sg	60,0 g bis unter 70,0 g	16.191,36 €
		ZE64.18	8-810.sh	70,0 g bis unter 80,0 g	18.889,92 €
		ZE64.19	8-810.sj	80,0 g bis unter 90,0 g	21.588,48 €
		ZE64.20	8-810.sk	90,0 g bis unter 100,0 g	24.287,04 €
		ZE64.21	8-810.sm	100,0 g bis unter 120,0 g	26.985,60 €
		ZE64.22	8-810.sn	120,0 g bis unter 140,0 g	32.382,72 €
		ZE64.23	8-810.sp	140,0 g bis unter 160,0 g	37.779,84 €
		ZE64.24	8-810.sq	160,0 g oder mehr	43.176,96 €
ZE67	Gabe von Human-Immunglobulin, spezifisch gegen Varicella-Zoster-Virus, parenteral			Transfusion von Plasmabestandteilen und gentechnisch hergestellten Plasmaproteinen: Human-Immunglobulin, spezifisch gegen Varicella-Zoster-Virus [VZV]	
		ZE67.01[6)]	8-810.t0	250 IE bis unter 500 IE	360,87 €
		ZE67.02[6)]	8-810.t1	500 IE bis unter 750 IE	631,52 €
		ZE67.03[6)]	8-810.t2	750 IE bis unter 1.000 IE	902,17 €
		ZE67.04	8-810.t3	1.000 IE bis unter 1.500 IE	1.082,60 €
		ZE67.05	8-810.t4	1.500 IE bis unter 2.000 IE	1.623,90 €
		ZE67.06	8-810.t5	2.000 IE bis unter 2.500 IE	2.165,20 €
		ZE67.07	8-810.t6	2.500 IE bis unter 3.000 IE	2.706,50 €
		ZE67.08	8-810.t7	3.000 IE bis unter 3.500 IE	3.247,80 €
		ZE67.09	8-810.t8	3.500 IE bis unter 4.000 IE	3.789,10 €
		ZE67.10	8-810.t9	4.000 IE bis unter 5.000 IE	4.330,40 €
		ZE67.11	8-810.ta	5.000 IE bis unter 6.000 IE	5.413,00 €
		ZE67.12	8-810.tb	6.000 IE bis unter 7.000 IE	6.495,60 €
		ZE67.13	8-810.tc	7.000 IE bis unter 8.000 IE	7.578,20 €
		ZE67.14	8-810.td	8.000 IE oder mehr	8.660,80 €
ZE70	Gabe von C1-Esteraseinhibitor, parenteral			Transfusion von Plasmabestandteilen und gentechnisch hergestellten Plasmaproteinen: C1-Esteraseinhibitor	
		ZE70.01	8-810.h3	500 Einheiten bis unter 1.000 Einheiten	797,20 €
		ZE70.02	8-810.h4	1.000 Einheiten bis unter 1.500 Einheiten	1.594,40 €
		ZE70.03	8-810.h5	1.500 Einheiten bis unter 2.000 Einheiten	2.391,60 €
		ZE70.04	8-810.h6	2.000 Einheiten bis unter 2.500 Einheiten	3.188,80 €
		ZE70.05	8-810.h7	2.500 Einheiten bis unter 3.000 Einheiten	3.986,00 €
		ZE70.06	8-810.h8	3.000 Einheiten bis unter 4.000 Einheiten	5.181,80 €
		ZE70.07	8-810.h9	4.000 Einheiten bis unter 5.000 Einheiten	6.776,20 €
		ZE70.08	8-810.ha	5.000 Einheiten bis unter 6.000 Einheiten	8.370,60 €
		ZE70.09	8-810.hb	6.000 Einheiten bis unter 7.000 Einheiten	9.965,00 €
		ZE70.10	8-810.hc	7.000 Einheiten bis unter 9.000 Einheiten	12.223,73 €
		ZE70.11	8-810.hd	9.000 Einheiten bis unter 11.000 Einheiten	15.412,53 €
		ZE70.12	8-810.he	11.000 oder mehr Einheiten	18.601,33 €
ZE72	Gabe von Pegyliertem liposomalen Doxorubicin, parenteral			Applikation von Medikamenten, Liste 2: Pegyliertes liposomales Doxorubicin, parenteral	
		ZE72.01[6)]	6-002.80	10 mg bis unter 20 mg	406,51 €
		ZE72.02[6)]	6-002.81	20 mg bis unter 30 mg	711,39 €
		ZE72.03	6-002.82	30 mg bis unter 40 mg	1.016,27 €
		ZE72.04	6-002.83	40 mg bis unter 50 mg	1.321,15 €
		ZE72.05	6-002.84	50 mg bis unter 60 mg	1.626,03 €
		ZE72.06	6-002.85	60 mg bis unter 70 mg	1.930,91 €
		ZE72.07	6-002.86	70 mg bis unter 80 mg	2.235,79 €
		ZE72.08	6-002.87	80 mg bis unter 90 mg	2.540,67 €
		ZE72.09	6-002.88	90 mg bis unter 100 mg	2.845,55 €
		ZE72.10	6-002.89	100 mg bis unter 110 mg	3.139,65 €
		ZE72.11	6-002.8a	110 mg bis unter 120 mg	3.455,31 €
		ZE72.12	6-002.8b	120 mg bis unter 140 mg	3.861,81 €
		ZE72.13	6-002.8c	140 mg bis unter 160 mg	4.471,57 €
		ZE72.14	6-002.8d	160 mg bis unter 180 mg	5.081,33 €
		ZE72.15	6-002.8e	180 mg bis unter 200 mg	5.691,09 €
		ZE72.16	6-002.8f	200 mg bis unter 220 mg	6.300,85 €
		ZE72.17	6-002.8g	220 mg bis unter 240 mg	6.910,61 €
		ZE72.18		Siehe weitere Differenzierung ZE72.19 bis ZE72.30	
		ZE72.19	6-002.8j	240 mg bis unter 260 mg	7.520,37 €
		ZE72.20	6-002.8k	260 mg bis unter 280 mg	8.130,13 €
		ZE72.21	6-002.8m	280 mg bis unter 300 mg	8.739,89 €
		ZE72.22	6-002.8n	300 mg bis unter 320 mg	9.349,65 €
		ZE72.23	6-002.8p	320 mg bis unter 360 mg	10.162,67 €
		ZE72.24	6-002.8q	360 mg bis unter 400 mg	11.382,19 €

Zusatzentgelte-Katalog
- Definition und differenzierte Beträge -

ZE	Bezeichnung	ZE_D	OPS Version 2023: OPS-Kode	OPS Version 2023: OPS-Text	Betrag
1	2	3	4	5	6
		ZE72.25	6-002.8r	400 mg bis unter 440 mg	12.601,71 €
		ZE72.26	6-002.8s	440 mg bis unter 480 mg	13.821,23 €
		ZE72.27	6-002.8t	480 mg bis unter 520 mg	15.040,75 €
		ZE72.28	6-002.8u	520 mg bis unter 560 mg	16.260,27 €
		ZE72.29	6-002.8v	560 mg bis unter 600 mg	17.479,79 €
		ZE72.30	6-002.8w	600 mg oder mehr	18.699,31 €
ZE78	Gabe von Temozolomid, oral			Applikation von Medikamenten, Liste 2: Temozolomid, oral	
		ZE78.01[4)]	6-002.e0	200 mg bis unter 350 mg	28,63 €
		ZE78.02[4)]	6-002.e1	350 mg bis unter 500 mg	45,80 €
		ZE78.03[4)]	6-002.e2	500 mg bis unter 750 mg	66,79 €
		ZE78.04[4)]	6-002.e3	750 mg bis unter 1.000 mg	95,42 €
		ZE78.05	6-002.e4	1.000 mg bis unter 1.250 mg	124,04 €
		ZE78.06	6-002.e5	1.250 mg bis unter 1.500 mg	152,67 €
		ZE78.07	6-002.e6	1.500 mg bis unter 1.750 mg	180,18 €
		ZE78.08	6-002.e7	1.750 mg bis unter 2.000 mg	209,92 €
		ZE78.09	6-002.e8	2.000 mg bis unter 2.250 mg	238,54 €
		ZE78.10	6-002.e9	2.250 mg bis unter 2.500 mg	267,17 €
		ZE78.11	6-002.ea	2.500 mg bis unter 2.750 mg	295,79 €
		ZE78.12	6-002.eb	2.750 mg bis unter 3.000 mg	324,42 €
		ZE78.13	6-002.ec	3.000 mg bis unter 3.500 mg	362,58 €
		ZE78.14	6-002.ed	3.500 mg bis unter 4.000 mg	419,83 €
		ZE78.15	6-002.ee	4.000 mg bis unter 4.500 mg	477,08 €
		ZE78.16	6-002.ef	4.500 mg bis unter 5.000 mg	534,33 €
		ZE78.17	6-002.eg	5.000 mg bis unter 5.500 mg	591,58 €
		ZE78.18	6-002.eh	5.500 mg bis unter 6.000 mg	648,83 €
		ZE78.19	6-002.ej	6.000 mg bis unter 7.000 mg	725,17 €
		ZE78.20	6-002.ek	7.000 mg oder mehr	839,67 €
ZE93	Gabe von Human-Immunglobulin, polyvalent, parenteral			Transfusion von Plasmabestandteilen und gentechnisch hergestellten Plasmaproteinen: Human-Immunglobulin, polyvalent	
		ZE93.01[6)]	8-810.w0	2,5 g bis unter 5 g	174,17 €
		ZE93.02[6)]	8-810.w1	5 g bis unter 10 g	348,34 €
		ZE93.03	8-810.w2	10 g bis unter 15 g	548,11 €
		ZE93.04	8-810.w3	15 g bis unter 25 g	957,92 €
		ZE93.05	8-810.w4	25 g bis unter 35 g	1.480,43 €
		ZE93.06	8-810.w5	35 g bis unter 45 g	2.002,93 €
		ZE93.07	8-810.w6	45 g bis unter 55 g	2.525,44 €
		ZE93.08	8-810.w7	55 g bis unter 65 g	3.047,94 €
		ZE93.09	8-810.w8	65 g bis unter 75 g	3.570,44 €
		ZE93.10	8-810.w9	75 g bis unter 85 g	4.092,95 €
		ZE93.11	8-810.wa	85 g bis unter 105 g	4.789,62 €
		ZE93.12	8-810.wb	105 g bis unter 125 g	5.834,63 €
		ZE93.13	8-810.wc	125 g bis unter 145 g	6.879,64 €
		ZE93.14	8-810.wd	145 g bis unter 165 g	7.924,64 €
		ZE93.15	8-810.we	165 g bis unter 185 g	8.969,65 €
		ZE93.16	8-810.wf	185 g bis unter 205 g	10.014,66 €
		ZE93.17	8-810.wg	205 g bis unter 225 g	11.059,67 €
		ZE93.18	8-810.wh	225 g bis unter 245 g	12.104,68 €
		ZE93.19	8-810.wj	245 g bis unter 285 g	13.498,02 €
		ZE93.20	8-810.wk	285 g bis unter 325 g	15.588,04 €
		ZE93.21	8-810.wm	325 g bis unter 365 g	17.678,05 €
		ZE93.22	8-810.wn	365 g bis unter 445 g	20.464,74 €
		ZE93.23	8-810.wp	445 g bis unter 525 g	25.341,45 €
		ZE93.24	8-810.wq	525 g bis unter 605 g	29.521,48 €
		ZE93.25	8-810.wr	605 g bis unter 685 g	33.701,51 €
		ZE93.26	8-810.ws	685 g bis unter 765 g	37.881,54 €
		ZE93.27	8-810.wt	765 g bis unter 845 g	42.061,58 €
		ZE93.28	8-810.wu	845 g oder mehr	46.241,61 €
ZE96	Gabe von Carmustin, Implantat, intrathekal			Applikation von Medikamenten, Liste 3: Carmustin, Implantat, intrathekal	
		ZE96.01	6-003.30	4 Implantate bis unter 7 Implantate	7.758,86 €
		ZE96.02	6-003.31	7 Implantate bis unter 10 Implantate	12.414,17 €
		ZE96.03	6-003.32	10 oder mehr Implantate	17.069,49 €
ZE97	Gabe von Natalizumab, parenteral			Applikation von Medikamenten, Liste 3: Natalizumab, parenteral	
		ZE97.01	6-003.f0	300 mg bis unter 600 mg	2.258,82 €
		ZE97.02	6-003.f1	600 mg bis unter 900 mg	4.517,64 €
		ZE97.03	6-003.f2	900 mg oder mehr	6.776,46 €

Zusatzentgelte-Katalog
- Definition und differenzierte Beträge -

ZE	Bezeichnung	ZE_D	OPS Version 2023: OPS-Kode	OPS Version 2023: OPS-Text	Betrag
1	2	3	4	5	6
ZE98	Gabe von Palivizumab, parenteral			Applikation von Medikamenten, Liste 4: Palivizumab, parenteral	
		ZE98.01[3)]	6-004.00	15 mg bis unter 30 mg	242,72 €
		ZE98.02[3)]	6-004.01	30 mg bis unter 45 mg	424,77 €
		ZE98.03[3)]	6-004.02	45 mg bis unter 60 mg	606,81 €
		ZE98.04[3)]	6-004.03	60 mg bis unter 75 mg	788,85 €
		ZE98.05[3)]	6-004.04	75 mg bis unter 90 mg	970,90 €
		ZE98.06[3)]	6-004.05	90 mg bis unter 120 mg	1.213,62 €
		ZE98.07[3)]	6-004.06	120 mg bis unter 150 mg	1.577,71 €
		ZE98.08[3)]	6-004.07	150 mg bis unter 180 mg	1.941,79 €
		ZE98.09[3)]	6-004.08	180 mg bis unter 240 mg	2.427,24 €
		ZE98.10[3)]	6-004.09	240 mg bis unter 300 mg	3.155,41 €
		ZE98.11[3)]	6-004.0a	300 mg bis unter 360 mg	3.883,58 €
		ZE98.12[3)]	6-004.0b	360 mg bis unter 420 mg	4.611,76 €
		ZE98.13[3)]	6-004.0c	420 mg bis unter 480 mg	5.339,93 €
		ZE98.14[3)]	6-004.0d	480 mg bis unter 540 mg	6.068,10 €
		ZE98.15[3)]	6-004.0e	540 mg bis unter 600 mg	6.796,27 €
		ZE98.16[3)]	6-004.0f	600 mg oder mehr	7.524,44 €
ZE100	Implantation eines endobronchialen Klappensystems			Implantation oder Wechsel eines endobronchialen Klappensystems, endoskopisch	
		ZE100.01	5-339.50	1 Ventil	1.283,54 €
		ZE100.02	5-339.51	2 Ventile	2.567,08 €
		ZE100.03	5-339.52	3 Ventile	3.850,62 €
		ZE100.04	5-339.53	4 Ventile	5.134,16 €
		ZE100.05		Siehe weitere Differenzierung ZE100.06 bis ZE100.09	
		ZE100.06	5-339.55	5 Ventile	6.417,70 €
		ZE100.07	5-339.56	6 Ventile	7.701,24 €
		ZE100.08	5-339.57	7 Ventile	8.984,78 €
		ZE100.09	5-339.58	8 oder mehr Ventile	10.268,32 €
ZE101	Medikamente-freisetzende Koronarstents	ZE101.01	8-837.m0	Perkutan-transluminale Gefäßintervention an Herz und Koronargefäßen: Einlegen eines medikamentefreisetzenden Stents: Ein Stent in eine Koronararterie	42,17 €
			8-83d.20	Andere perkutan-transluminale Gefäßintervention an Herz und Koronargefäßen: Einlegen eines medikamentefreisetzenden selbstexpandierenden Stents: Ein selbstexpandierender Stent in eine Koronararterie	
		ZE101.02	8-837.m1	Perkutan-transluminale Gefäßintervention an Herz und Koronargefäßen: Einlegen eines medikamentefreisetzenden Stents: 2 Stents in eine Koronararterie	84,34 €
			8-837.m2	Perkutan-transluminale Gefäßintervention an Herz und Koronargefäßen: Einlegen eines medikamentefreisetzenden Stents: 2 Stents in mehrere Koronararterien	
			8-83d.21	Andere perkutan-transluminale Gefäßintervention an Herz und Koronargefäßen: Einlegen eines medikamentefreisetzenden selbstexpandierenden Stents: 2 selbstexpandierende Stents in eine Koronararterie	
			8-83d.22	Andere perkutan-transluminale Gefäßintervention an Herz und Koronargefäßen: Einlegen eines medikamentefreisetzenden selbstexpandierenden Stents: 2 selbstexpandierende Stents in mehrere Koronararterien	
		ZE101.03	8-837.m3	Perkutan-transluminale Gefäßintervention an Herz und Koronargefäßen: Einlegen eines medikamentefreisetzenden Stents: 3 Stents in eine Koronararterie	126,51 €
			8-837.m4	Perkutan-transluminale Gefäßintervention an Herz und Koronargefäßen: Einlegen eines medikamentefreisetzenden Stents: 3 Stents in mehrere Koronararterien	
			8-83d.23	Andere perkutan-transluminale Gefäßintervention an Herz und Koronargefäßen: Einlegen eines medikamentefreisetzenden selbstexpandierenden Stents: 3 selbstexpandierende Stents in eine Koronararterie	

Zusatzentgelte-Katalog
- Definition und differenzierte Beträge -

ZE	Bezeichnung	ZE_D	OPS Version 2023: OPS-Kode	OPS Version 2023: OPS-Text	Betrag
1	2	3	4	5	6
			8-83d.24	Andere perkutan-transluminale Gefäßintervention an Herz und Koronargefäßen: Einlegen eines medikamentefreisetzenden selbstexpandierenden Stents: 3 selbstexpandierende Stents in mehrere Koronararterien	
		ZE101.04	8-837.m5	Perkutan-transluminale Gefäßintervention an Herz und Koronargefäßen: Einlegen eines medikamentefreisetzenden Stents: 4 Stents in eine Koronararterie	168,68 €
			8-837.m6	Perkutan-transluminale Gefäßintervention an Herz und Koronargefäßen: Einlegen eines medikamentefreisetzenden Stents: 4 Stents in mehrere Koronararterien	
			8-83d.25	Andere perkutan-transluminale Gefäßintervention an Herz und Koronargefäßen: Einlegen eines medikamentefreisetzenden selbstexpandierenden Stents: 4 selbstexpandierende Stents in eine Koronararterie	
			8-83d.26	Andere perkutan-transluminale Gefäßintervention an Herz und Koronargefäßen: Einlegen eines medikamentefreisetzenden selbstexpandierenden Stents: 4 selbstexpandierende Stents in mehrere Koronararterien	
		ZE101.05	8-837.m7	Perkutan-transluminale Gefäßintervention an Herz und Koronargefäßen: Einlegen eines medikamentefreisetzenden Stents: 5 Stents in eine Koronararterie	210,85 €
			8-837.m8	Perkutan-transluminale Gefäßintervention an Herz und Koronargefäßen: Einlegen eines medikamentefreisetzenden Stents: 5 Stents in mehrere Koronararterien	
			8-83d.27	Andere perkutan-transluminale Gefäßintervention an Herz und Koronargefäßen: Einlegen eines medikamentefreisetzenden selbstexpandierenden Stents: 5 selbstexpandierende Stents in eine Koronararterie	
			8-83d.28	Andere perkutan-transluminale Gefäßintervention an Herz und Koronargefäßen: Einlegen eines medikamentefreisetzenden selbstexpandierenden Stents: 5 selbstexpandierende Stents in mehrere Koronararterien	
		ZE101.06	8-837.m9	Perkutan-transluminale Gefäßintervention an Herz und Koronargefäßen: Einlegen eines medikamentefreisetzenden Stents: Mindestens 6 Stents in eine Koronararterie	253,02 €
			8-837.ma	Perkutan-transluminale Gefäßintervention an Herz und Koronargefäßen: Einlegen eines medikamentefreisetzenden Stents: Mindestens 6 Stents in mehrere Koronararterien	
			8-83d.29	Andere perkutan-transluminale Gefäßintervention an Herz und Koronargefäßen: Einlegen eines medikamentefreisetzenden selbstexpandierenden Stents: Mindestens 6 selbstexpandierende Stents in eine Koronararterie	
			8-83d.2a	Andere perkutan-transluminale Gefäßintervention an Herz und Koronargefäßen: Einlegen eines medikamentefreisetzenden selbstexpandierenden Stents: Mindestens 6 selbstexpandierende Stents in mehrere Koronararterien	
ZE105 [2), 7)]	Selektive Embolisation mit Metallspiralen (Coils) an Kopf, Hals (intra- und extrakraniell) und spinalen Gefäßen oder mit großlumigem Gefäßverschlusskörper		8-836.m0	(Perkutan-)transluminale Gefäßintervention: Selektive Embolisation mit Metallspiralen: Gefäße intrakraniell	
			8-836.m1	(Perkutan-)transluminale Gefäßintervention: Selektive Embolisation mit Metallspiralen: Gefäße Kopf extrakraniell und Hals	
			8-836.mf	(Perkutan-)transluminale Gefäßintervention: Selektive Embolisation mit Metallspiralen: Gefäße spinal	
			8-83b.34	Zusatzinformationen zu Materialien: Art der Metall- oder Mikrospiralen zur selektiven Embolisation: Nicht gecoverter großlumiger Gefäßverschlusskörper [Vascular Plug]	

Zusatzentgelte-Katalog
- Definition und differenzierte Beträge -

ZE	Bezeichnung	ZE$_D$	OPS Version 2023: OPS-Kode	OPS Version 2023: OPS-Text	Betrag
1	2	3	4	5	6
			8-83b.35	Zusatzinformationen zu Materialien: Art der Metall- oder Mikrospiralen zur selektiven Embolisation: Großvolumige Metallspiralen [Volumencoils]	
			8-83b.38	Zusatzinformationen zu Materialien: Art der Metall- oder Mikrospiralen zur selektiven Embolisation: Gecoverter großlumiger Gefäßverschlusskörper [Vascular Plug]	
		ZE105.01	8-836.n1	1 Metallspirale	206,69 €
		ZE105.02	8-836.n2	2 Metallspiralen	413,38 €
		ZE105.03	8-836.n3	3 Metallspiralen	620,07 €
		ZE105.04	8-836.n4	4 Metallspiralen	826,76 €
		ZE105.05	8-836.n5	5 Metallspiralen	1.033,45 €
		ZE105.06	8-836.n6	6 Metallspiralen	1.240,14 €
		ZE105.07	8-836.n7	7 Metallspiralen	1.446,83 €
		ZE105.08	8-836.n8	8 Metallspiralen	1.653,52 €
		ZE105.09	8-836.n9	9 Metallspiralen	1.860,21 €
		ZE105.10	8-836.na	10 Metallspiralen	2.066,90 €
		ZE105.11	8-836.nb	11 Metallspiralen	2.273,59 €
		ZE105.12	8-836.nc	12 Metallspiralen	2.480,28 €
		ZE105.13	8-836.nd	13 Metallspiralen	2.686,97 €
		ZE105.14	8-836.ne	14 Metallspiralen	2.893,66 €
		ZE105.15	8-836.nf	15 Metallspiralen	3.100,35 €
		ZE105.16	8-836.ng	16 Metallspiralen	3.307,04 €
		ZE105.17	8-836.nh	17 Metallspiralen	3.513,73 €
		ZE105.18	8-836.nj	18 Metallspiralen	3.720,42 €
		ZE105.19	8-836.nk	19 Metallspiralen	3.927,11 €
		ZE105.20	8-836.nm	20 Metallspiralen	4.133,80 €
		ZE105.21		Siehe weitere Differenzierung ZE105.22 bis ZE105.29	
		ZE105.22	8-836.np	21 Metallspiralen	4.340,49 €
		ZE105.23	8-836.nq	22 Metallspiralen	4.547,18 €
		ZE105.24	8-836.nr	23 Metallspiralen	4.753,87 €
		ZE105.25	8-836.ns	24 Metallspiralen	4.960,56 €
		ZE105.26	8-836.nt	25 Metallspiralen	5.167,25 €
		ZE105.27	8-836.nu	26 Metallspiralen	5.373,94 €
		ZE105.28	8-836.nv	27 Metallspiralen	5.580,63 €
		ZE105.29		Siehe weitere Differenzierung ZE105.30 bis ZE105.45	
		ZE105.30	8-83c.j0	28 Metallspiralen	5.787,32 €
		ZE105.31	8-83c.j1	29 bis 31 Metallspiralen	6.200,70 €
		ZE105.32	8-83c.j2	32 bis 34 Metallspiralen	6.820,77 €
		ZE105.33	8-83c.j3	35 bis 37 Metallspiralen	7.440,84 €
		ZE105.34	8-83c.j4	38 bis 40 Metallspiralen	8.060,91 €
		ZE105.35	8-83c.j5	41 bis 45 Metallspiralen	8.887,67 €
		ZE105.36	8-83c.j6	46 bis 50 Metallspiralen	9.921,12 €
		ZE105.37	8-83c.j7	51 bis 55 Metallspiralen	10.954,57 €
		ZE105.38	8-83c.j8	56 bis 60 Metallspiralen	11.988,02 €
		ZE105.39	8-83c.j9	61 bis 65 Metallspiralen	13.021,47 €
		ZE105.40	8-83c.ja	66 bis 70 Metallspiralen	14.054,92 €
		ZE105.41	8-83c.jb	71 bis 80 Metallspiralen	15.295,06 €
		ZE105.42	8-83c.jc	81 bis 90 Metallspiralen	17.361,96 €
		ZE105.43	8-83c.jd	91 bis 120 Metallspiralen	20.669,00 €
		ZE105.44	8-83c.je	121 bis 150 Metallspiralen	27.076,39 €
		ZE105.45	8-83c.jf	151 oder mehr Metallspiralen	31.210,19 €
ZE106 [2), 7)]	Selektive Embolisation mit Metallspiralen (Coils), andere Lokalisationen		8-836.m2	(Perkutan-)transluminale Gefäßintervention: Selektive Embolisation mit Metallspiralen: Gefäße Schulter und Oberarm	
			8-836.m3	(Perkutan-)transluminale Gefäßintervention: Selektive Embolisation mit Metallspiralen: Gefäße Unterarm	
			8-836.m4	(Perkutan-)transluminale Gefäßintervention: Selektive Embolisation mit Metallspiralen: Aorta	
			8-836.m5	(Perkutan-)transluminale Gefäßintervention: Selektive Embolisation mit Metallspiralen: Aortenisthmus	
			8-836.m6	(Perkutan-)transluminale Gefäßintervention: Selektive Embolisation mit Metallspiralen: Ductus arteriosus apertus	
			8-836.m7	(Perkutan-)transluminale Gefäßintervention: Selektive Embolisation mit Metallspiralen: V. cava	
			8-836.m8	(Perkutan-)transluminale Gefäßintervention: Selektive Embolisation mit Metallspiralen: Andere Gefäße thorakal	

Zusatzentgelte-Katalog
- Definition und differenzierte Beträge -

ZE	Bezeichnung	ZE_D	OPS Version 2023: OPS-Kode	OPS Version 2023: OPS-Text	Betrag
1	2	3	4	5	6
			8-836.ma	(Perkutan-)transluminale Gefäßintervention: Selektive Embolisation mit Metallspiralen: Gefäße viszeral	
			8-836.mc	(Perkutan-)transluminale Gefäßintervention: Selektive Embolisation mit Metallspiralen: Gefäße Unterschenkel	
			8-836.md	(Perkutan-)transluminale Gefäßintervention: Selektive Embolisation mit Metallspiralen: Gefäßmalformationen	
			8-836.me	(Perkutan-)transluminale Gefäßintervention: Selektive Embolisation mit Metallspiralen: Künstliche Gefäße	
			8-836.mg	(Perkutan-)transluminale Gefäßintervention: Selektive Embolisation mit Metallspiralen: V. portae	
			8-836.mh	(Perkutan-)transluminale Gefäßintervention: Selektive Embolisation mit Metallspiralen: Andere Arterien abdominal und pelvin	
			8-836.mj	(Perkutan-)transluminale Gefäßintervention: Selektive Embolisation mit Metallspiralen: Andere Venen abdominal und pelvin	
			8-836.mk	(Perkutan-)transluminale Gefäßintervention: Selektive Embolisation mit Metallspiralen: Arterien Oberschenkel	
			8-836.mm	(Perkutan-)transluminale Gefäßintervention: Selektive Embolisation mit Metallspiralen: Venen Oberschenkel	
			8-836.mx	(Perkutan-)transluminale Gefäßintervention: Selektive Embolisation mit Metallspiralen: Sonstige	
			8-838.90	(Perkutan-)transluminale Gefäßintervention an Gefäßen des Lungenkreislaufes: Selektive Embolisation mit Partikeln oder Metallspiralen: Pulmonalarterie	
			8-838.91	(Perkutan-)transluminale Gefäßintervention an Gefäßen des Lungenkreislaufes: Selektive Embolisation mit Partikeln oder Metallspiralen: Pulmonalvene	
			8-838.92	(Perkutan-)transluminale Gefäßintervention an Gefäßen des Lungenkreislaufes: Selektive Embolisation mit Partikeln oder Metallspiralen: Aortopulmonale Kollateralgefäße (MAPCA)	
			8-838.93	(Perkutan-)transluminale Gefäßintervention an Gefäßen des Lungenkreislaufes: Selektive Embolisation mit Partikeln oder Metallspiralen: Gefäßmalformationen	
			8-838.94	(Perkutan-)transluminale Gefäßintervention an Gefäßen des Lungenkreislaufes: Selektive Embolisation mit Partikeln oder Metallspiralen: Künstliche aortopulmonale Shunts	
			8-838.95	(Perkutan-)transluminale Gefäßintervention an Gefäßen des Lungenkreislaufes: Selektive Embolisation mit Partikeln oder Metallspiralen: Künstliche Gefäße	
			8-838.9x	(Perkutan-)transluminale Gefäßintervention an Gefäßen des Lungenkreislaufes: Selektive Embolisation mit Partikeln oder Metallspiralen: Sonstige	
		ZE106.01	8-836.n1	1 Metallspirale	50,11 €
		ZE106.02	8-836.n2	2 Metallspiralen	100,22 €
		ZE106.03	8-836.n3	3 Metallspiralen	150,33 €
		ZE106.04	8-836.n4	4 Metallspiralen	200,44 €
		ZE106.05	8-836.n5	5 Metallspiralen	250,55 €
		ZE106.06	8-836.n6	6 Metallspiralen	300,66 €
		ZE106.07	8-836.n7	7 Metallspiralen	350,77 €
		ZE106.08	8-836.n8	8 Metallspiralen	400,88 €
		ZE106.09	8-836.n9	9 Metallspiralen	450,99 €
		ZE106.10	8-836.na	10 Metallspiralen	501,10 €
		ZE106.11	8-836.nb	11 Metallspiralen	551,21 €
		ZE106.12	8-836.nc	12 Metallspiralen	601,32 €
		ZE106.13	8-836.nd	13 Metallspiralen	651,43 €
		ZE106.14	8-836.ne	14 Metallspiralen	701,54 €
		ZE106.15	8-836.nf	15 Metallspiralen	751,65 €
		ZE106.16	8-836.ng	16 Metallspiralen	801,76 €
		ZE106.17	8-836.nh	17 Metallspiralen	851,87 €
		ZE106.18	8-836.nj	18 Metallspiralen	901,98 €
		ZE106.19	8-836.nk	19 Metallspiralen	952,09 €
		ZE106.20	8-836.nm	20 Metallspiralen	1.002,20 €
		ZE106.21		Siehe weitere Differenzierung ZE106.22 bis ZE106.29	

Zusatzentgelte-Katalog
- Definition und differenzierte Beträge -

ZE	Bezeichnung	ZE_D	OPS Version 2023: OPS-Kode	OPS Version 2023: OPS-Text	Betrag
1	2	3	4	5	6
		ZE106.22	8-836.np	21 Metallspiralen	1.052,31 €
		ZE106.23	8-836.nq	22 Metallspiralen	1.102,42 €
		ZE106.24	8-836.nr	23 Metallspiralen	1.152,53 €
		ZE106.25	8-836.ns	24 Metallspiralen	1.202,64 €
		ZE106.26	8-836.nt	25 Metallspiralen	1.252,75 €
		ZE106.27	8-836.nu	26 Metallspiralen	1.302,86 €
		ZE106.28	8-836.nv	27 Metallspiralen	1.352,97 €
		ZE106.29		Siehe weitere Differenzierung ZE106.30 bis ZE106.45	
		ZE106.30	8-83c.j0	28 Metallspiralen	1.403,08 €
		ZE106.31	8-83c.j1	29 bis 31 Metallspiralen	1.503,30 €
		ZE106.32	8-83c.j2	32 bis 34 Metallspiralen	1.653,63 €
		ZE106.33	8-83c.j3	35 bis 37 Metallspiralen	1.803,96 €
		ZE106.34	8-83c.j4	38 bis 40 Metallspiralen	1.954,29 €
		ZE106.35	8-83c.j5	41 bis 45 Metallspiralen	2.154,73 €
		ZE106.36	8-83c.j6	46 bis 50 Metallspiralen	2.405,28 €
		ZE106.37	8-83c.j7	51 bis 55 Metallspiralen	2.655,83 €
		ZE106.38	8-83c.j8	56 bis 60 Metallspiralen	2.906,38 €
		ZE106.39	8-83c.j9	61 bis 65 Metallspiralen	3.156,93 €
		ZE106.40	8-83c.ja	66 bis 70 Metallspiralen	3.407,48 €
		ZE106.41	8-83c.jb	71 bis 80 Metallspiralen	3.708,14 €
		ZE106.42	8-83c.jc	81 bis 90 Metallspiralen	4.209,24 €
		ZE106.43	8-83c.jd	91 bis 120 Metallspiralen	5.011,00 €
		ZE106.44	8-83c.je	121 bis 150 Metallspiralen	6.564,41 €
		ZE106.45	8-83c.jf	151 oder mehr Metallspiralen	7.566,61 €
ZE107	Gabe von Erythrozytenkonzentraten			Transfusion von Vollblut, Erythrozytenkonzentrat und Thrombozytenkonzentrat: Erythrozytenkonzentrat	
		ZE107.01[6)]	8-800.c1	6 TE bis unter 11 TE	684,99 €
		ZE107.02[6)]	8-800.c2	11 TE bis unter 16 TE	1.131,72 €
		ZE107.03	8-800.c3	16 TE bis unter 24 TE	1.667,81 €
		ZE107.04	8-800.c4	24 TE bis unter 32 TE	2.382,58 €
		ZE107.05	8-800.c5	32 TE bis unter 40 TE	3.097,35 €
		ZE107.06	8-800.c6	40 TE bis unter 48 TE	3.812,13 €
		ZE107.07	8-800.c7	48 TE bis unter 56 TE	4.526,90 €
		ZE107.08	8-800.c8	56 TE bis unter 64 TE	5.241,67 €
		ZE107.09	8-800.c9	64 TE bis unter 72 TE	5.956,45 €
		ZE107.10	8-800.ca	72 TE bis unter 80 TE	6.671,22 €
		ZE107.11	8-800.cb	80 TE bis unter 88 TE	7.385,99 €
		ZE107.12	8-800.cc	88 TE bis unter 104 TE	8.339,03 €
		ZE107.13	8-800.cd	104 TE bis unter 120 TE	9.768,57 €
		ZE107.14	8-800.ce	120 TE bis unter 136 TE	11.198,12 €
		ZE107.15	8-800.cf	136 TE bis unter 152 TE	12.627,67 €
		ZE107.16	8-800.cg	152 TE bis unter 168 TE	14.057,21 €
		ZE107.17	8-800.ch	168 TE bis unter 184 TE	15.486,76 €
		ZE107.18	8-800.cj	184 TE bis unter 200 TE	16.916,31 €
		ZE107.19	8-800.ck	200 TE bis unter 216 TE	18.345,86 €
		ZE107.20	8-800.cm	216 TE bis unter 232 TE	19.775,40 €
		ZE107.21	8-800.cn	232 TE bis unter 248 TE	21.204,95 €
		ZE107.22	8-800.cp	248 TE bis unter 264 TE	22.634,50 €
		ZE107.23	8-800.cq	264 TE bis unter 280 TE	24.064,04 €
		ZE107.24	8-800.cr	280 TE oder mehr	25.493,59 €
ZE108	Gabe von patientenbezogenen Thrombozytenkonzentraten			Transfusion von Vollblut, Erythrozytenkonzentrat und Thrombozytenkonzentrat: Patientenbezogene Thrombozytenkonzentrate	
		ZE108.01	8-800.60	1 patientenbezogenes Thrombozytenkonzentrat	402,63 €
		ZE108.02	8-800.61	2 patientenbezogene Thrombozytenkonzentrate	805,26 €
		ZE108.03	8-800.62	3 bis unter 5 patientenbezogene Thrombozytenkonzentrate	1.368,94 €
		ZE108.04	8-800.63	5 bis unter 7 patientenbezogene Thrombozytenkonzentrate	2.202,38 €
		ZE108.05	8-800.64	7 bis unter 9 patientenbezogene Thrombozytenkonzentrate	3.019,71 €
		ZE108.06	8-800.65	9 bis unter 11 patientenbezogene Thrombozytenkonzentrate	3.804,84 €
		ZE108.07	8-800.66	11 bis unter 13 patientenbezogene Thrombozytenkonzentrate	4.630,22 €
		ZE108.08	8-800.67	13 bis unter 15 patientenbezogene Thrombozytenkonzentrate	5.435,48 €
		ZE108.09	8-800.68	15 bis unter 17 patientenbezogene Thrombozytenkonzentrate	6.240,74 €

Zusatzentgelte-Katalog
- Definition und differenzierte Beträge -

ZE	Bezeichnung	ZE_D	OPS Version 2023: OPS-Kode	OPS Version 2023: OPS-Text	Betrag
1	2	3	4	5	6
		ZE108.10	8-800.69	17 bis unter 19 patientenbezogene Thrombozytenkonzentrate	7.045,99 €
		ZE108.11	8-800.6a	19 bis unter 23 patientenbezogene Thrombozytenkonzentrate	8.052,56 €
		ZE108.12	8-800.6b	23 bis unter 27 patientenbezogene Thrombozytenkonzentrate	9.663,08 €
		ZE108.13	8-800.6c	27 bis unter 31 patientenbezogene Thrombozytenkonzentrate	11.273,59 €
		ZE108.14	8-800.6d	31 bis unter 35 patientenbezogene Thrombozytenkonzentrate	12.884,10 €
		ZE108.15	8-800.6e	35 bis unter 39 patientenbezogene Thrombozytenkonzentrate	14.494,62 €
		ZE108.16	8-800.6g	39 bis unter 43 patientenbezogene Thrombozytenkonzentrate	16.105,13 €
		ZE108.17	8-800.6h	43 bis unter 47 patientenbezogene Thrombozytenkonzentrate	17.715,64 €
		ZE108.18	8-800.6j	47 bis unter 51 patientenbezogene Thrombozytenkonzentrate	19.326,15 €
		ZE108.19	8-800.6k	51 bis unter 55 patientenbezogene Thrombozytenkonzentrate	20.936,67 €
		ZE108.20	8-800.6m	55 bis unter 59 patientenbezogene Thrombozytenkonzentrate	22.547,18 €
		ZE108.21	8-800.6n	59 bis unter 63 patientenbezogene Thrombozytenkonzentrate	24.157,69 €
		ZE108.22	8-800.6p	63 bis unter 67 patientenbezogene Thrombozytenkonzentrate	25.768,20 €
		ZE108.23	8-800.6q	67 bis unter 71 patientenbezogene Thrombozytenkonzentrate	27.378,72 €
		ZE108.24		Siehe weitere Differenzierung ZE108.25 bis ZE108.30	
		ZE108.25	8-800.6s	71 bis unter 79 patientenbezogene Thrombozytenkonzentrate	29.391,86 €
		ZE108.26	8-800.6t	79 bis unter 87 patientenbezogene Thrombozytenkonzentrate	32.612,88 €
		ZE108.27	8-800.6u	87 bis unter 95 patientenbezogene Thrombozytenkonzentrate	35.833,91 €
		ZE108.28	8-800.6v	95 bis unter 103 patientenbezogene Thrombozytenkonzentrate	39.054,94 €
		ZE108.29	8-800.6w	103 bis unter 111 patientenbezogene Thrombozytenkonzentrate	42.275,96 €
		ZE108.30	8-800.6z	111 oder mehr patientenbezogene Thrombozytenkonzentrate	45.496,99 €
ZE110	Gabe von Liposomalem Amphotericin B, parenteral			Applikation von Medikamenten, Liste 2: Liposomales Amphotericin B, parenteral	
		ZE110.01[6)]	6-002.q0	100 mg bis unter 175 mg	240,49 €
		ZE110.02[6)]	6-002.q1	175 mg bis unter 250 mg	384,78 €
		ZE110.03	6-002.q2	250 mg bis unter 350 mg	545,11 €
		ZE110.04	6-002.q3	350 mg bis unter 450 mg	737,50 €
		ZE110.05	6-002.q4	450 mg bis unter 550 mg	929,89 €
		ZE110.06	6-002.q5	550 mg bis unter 650 mg	1.122,28 €
		ZE110.07	6-002.q6	650 mg bis unter 750 mg	1.314,67 €
		ZE110.08	6-002.q7	750 mg bis unter 850 mg	1.507,06 €
		ZE110.09	6-002.q8	850 mg bis unter 950 mg	1.699,45 €
		ZE110.10	6-002.q9	950 mg bis unter 1.150 mg	1.955,97 €
		ZE110.11	6-002.qa	1.150 mg bis unter 1.350 mg	2.340,75 €
		ZE110.12	6-002.qb	1.350 mg bis unter 1.550 mg	2.725,53 €
		ZE110.13	6-002.qc	1.550 mg bis unter 1.750 mg	3.110,31 €
		ZE110.14	6-002.qd	1.750 mg bis unter 1.950 mg	3.495,09 €
		ZE110.15	6-002.qe	1.950 mg bis unter 2.150 mg	3.879,87 €
		ZE110.16	6-002.qf	2.150 mg bis unter 3.150 mg	4.777,69 €
		ZE110.17	6-002.qg	3.150 mg bis unter 4.150 mg	6.701,59 €
		ZE110.18	6-002.qh	4.150 mg bis unter 5.150 mg	8.625,49 €
		ZE110.19	6-002.qj	5.150 mg bis unter 6.150 mg	10.549,39 €
		ZE110.20	6-002.qk	6.150 mg bis unter 8.650 mg	13.435,24 €
		ZE110.21	6-002.qm	8.650 mg bis unter 11.150 mg	18.244,99 €
		ZE110.22	6-002.qn	11.150 mg bis unter 13.650 mg	23.054,74 €
		ZE110.23	6-002.qp	13.650 mg bis unter 18.650 mg	29.467,74 €

Zusatzentgelte-Katalog
- Definition und differenzierte Beträge -

ZE	Bezeichnung	ZE_D	OPS Version 2023: OPS-Kode	OPS Version 2023: OPS-Text	Betrag
1	2	3	4	5	6
		ZE110.24	6-002.qq	18.650 mg bis unter 23.650 mg	39.087,24 €
		ZE110.25	6-002.qr	23.650 mg bis unter 28.650 mg	48.706,74 €
		ZE110.26	6-002.qs	28.650 mg bis unter 33.650 mg	58.326,24 €
		ZE110.27	6-002.qt	33.650 mg bis unter 38.650 mg	67.945,74 €
		ZE110.28	6-002.qu	38.650 mg bis unter 43.650 mg	77.565,24 €
		ZE110.29	6-002.qv	43.650 mg oder mehr	87.184,74 €
ZE113	Gabe von Itraconazol, parenteral			Applikation von Medikamenten, Liste 2: Itraconazol, parenteral	
		ZE113.01[5)]	6-002.c0	400 mg bis unter 800 mg	188,05 €
		ZE113.02[5)]	6-002.c1	800 mg bis unter 1.200 mg	329,09 €
		ZE113.03	6-002.c2	1.200 mg bis unter 1.600 mg	470,13 €
		ZE113.04	6-002.c3	1.600 mg bis unter 2.000 mg	611,17 €
		ZE113.05	6-002.c4	2.000 mg bis unter 2.400 mg	752,21 €
		ZE113.06	6-002.c5	2.400 mg bis unter 2.800 mg	893,25 €
		ZE113.07	6-002.c6	2.800 mg bis unter 3.200 mg	1.034,29 €
		ZE113.08	6-002.c7	3.200 mg bis unter 3.600 mg	1.175,33 €
		ZE113.09	6-002.c8	3.600 mg bis unter 4.000 mg	1.316,37 €
		ZE113.10	6-002.c9	4.000 mg bis unter 4.800 mg	1.504,43 €
		ZE113.11	6-002.ca	4.800 mg bis unter 5.600 mg	1.786,51 €
		ZE113.12	6-002.cb	5.600 mg bis unter 6.400 mg	2.068,59 €
		ZE113.13	6-002.cc	6.400 mg bis unter 7.200 mg	2.350,67 €
		ZE113.14	6-002.cd	7.200 mg bis unter 8.000 mg	2.632,75 €
		ZE113.15	6-002.ce	8.000 mg bis unter 8.800 mg	2.914,83 €
		ZE113.16	6-002.cg	8.800 mg bis unter 10.400 mg	3.290,93 €
		ZE113.17	6-002.ch	10.400 mg bis unter 12.000 mg	3.855,09 €
		ZE113.18	6-002.cj	12.000 mg bis unter 13.600 mg	4.419,25 €
		ZE113.19	6-002.ck	13.600 mg bis unter 16.800 mg	5.171,47 €
		ZE113.20	6-002.cm	16.800 mg bis unter 20.000 mg	6.299,79 €
		ZE113.21	6-002.cn	20.000 mg bis unter 23.200 mg	7.428,11 €
		ZE113.22	6-002.cp	23.200 mg oder mehr	8.556,43 €
ZE116	Gabe von Panitumumab, parenteral			Applikation von Medikamenten, Liste 4: Panitumumab, parenteral	
		ZE116.01	6-004.70	180 mg bis unter 300 mg	1.265,18 €
		ZE116.02	6-004.71	300 mg bis unter 420 mg	1.955,27 €
		ZE116.03	6-004.72	420 mg bis unter 540 mg	2.645,37 €
		ZE116.04	6-004.73	540 mg bis unter 660 mg	3.335,46 €
		ZE116.05	6-004.74	660 mg bis unter 780 mg	4.025,56 €
		ZE116.06	6-004.75	780 mg bis unter 900 mg	4.715,66 €
		ZE116.07	6-004.76	900 mg bis unter 1.020 mg	5.405,75 €
		ZE116.08	6-004.77	1.020 mg bis unter 1.260 mg	6.325,88 €
		ZE116.09	6-004.78	1.260 mg bis unter 1.500 mg	7.706,07 €
		ZE116.10	6-004.79	1.500 mg bis unter 1.740 mg	9.086,26 €
		ZE116.11	6-004.7a	1.740 mg bis unter 1.980 mg	10.466,46 €
		ZE116.12	6-004.7b	1.980 mg bis unter 2.220 mg	11.846,65 €
		ZE116.13	6-004.7c	2.220 mg bis unter 2.460 mg	13.226,84 €
		ZE116.14		Siehe weitere Differenzierung ZE116.15 bis ZE116.26	
		ZE116.15	6-004.7e	2.460 mg bis unter 2.700 mg	14.607,03 €
		ZE116.16	6-004.7f	2.700 mg bis unter 3.180 mg	16.447,29 €
		ZE116.17	6-004.7g	3.180 mg bis unter 3.660 mg	19.207,67 €
		ZE116.18	6-004.7h	3.660 mg bis unter 4.140 mg	21.968,06 €
		ZE116.19	6-004.7j	4.140 mg bis unter 4.620 mg	24.728,44 €
		ZE116.20	6-004.7k	4.620 mg bis unter 5.100 mg	27.488,82 €
		ZE116.21	6-004.7m	5.100 mg bis unter 5.580 mg	30.249,21 €
		ZE116.22	6-004.7n	5.580 mg bis unter 6.060 mg	33.009,59 €
		ZE116.23	6-004.7p	6.060 mg bis unter 6.540 mg	35.769,98 €
		ZE116.24	6-004.7q	6.540 mg bis unter 7.020 mg	38.530,36 €
		ZE116.25	6-004.7r	7.020 mg bis unter 7.500 mg	41.290,74 €
		ZE116.26	6-004.7s	7.500 mg oder mehr	44.051,13 €
ZE117	Gabe von Trabectedin, parenteral			Applikation von Medikamenten, Liste 4: Trabectedin, parenteral	
		ZE117.01[6)]	6-004.a0	0,25 mg bis unter 0,50 mg	824,27 €
		ZE117.02[6)]	6-004.a1	0,50 mg bis unter 0,75 mg	1.442,47 €
		ZE117.03[6)]	6-004.a2	0,75 mg bis unter 1,00 mg	2.060,67 €
		ZE117.04[6)]	6-004.a3	1,00 mg bis unter 1,25 mg	2.678,87 €
		ZE117.05	6-004.a4	1,25 mg bis unter 1,50 mg	3.091,00 €
		ZE117.06	6-004.a5	1,50 mg bis unter 1,75 mg	3.709,20 €
		ZE117.07	6-004.a6	1,75 mg bis unter 2,00 mg	4.327,40 €
		ZE117.08	6-004.a7	2,00 mg bis unter 2,25 mg	4.945,60 €
		ZE117.09	6-004.a8	2,25 mg bis unter 2,50 mg	5.563,80 €

Zusatzentgelte-Katalog
- Definition und differenzierte Beträge -

ZE	Bezeichnung	ZE$_D$	OPS Version 2023: OPS-Kode	OPS Version 2023: OPS-Text	Betrag
1	2	3	4	5	6
		ZE117.10	6-004.a9	2,50 mg bis unter 2,75 mg	6.182,00 €
		ZE117.11	6-004.aa	2,75 mg bis unter 3,00 mg	6.800,20 €
		ZE117.12	6-004.ab	3,00 mg bis unter 3,25 mg	7.418,40 €
		ZE117.13	6-004.ac	3,25 mg bis unter 3,50 mg	8.036,60 €
		ZE117.14	6-004.ad	3,50 mg bis unter 4,00 mg	8.654,80 €
		ZE117.15	6-004.ae	4,00 mg bis unter 4,50 mg	9.891,20 €
		ZE117.16	6-004.af	4,50 mg bis unter 5,00 mg	11.127,60 €
		ZE117.17	6-004.ag	5,00 mg bis unter 5,50 mg	12.364,00 €
		ZE117.18	6-004.ah	5,50 mg bis unter 6,00 mg	13.600,40 €
		ZE117.19		Siehe weitere Differenzierung ZE117.20 bis ZE117.29	
		ZE117.20	6-004.ak	6,00 mg bis unter 7,00 mg	15.661,06 €
		ZE117.21	6-004.am	7,00 mg bis unter 8,00 mg	18.133,86 €
		ZE117.22	6-004.an	8,00 mg bis unter 9,00 mg	20.606,66 €
		ZE117.23	6-004.ap	9,00 mg bis unter 10,00 mg	23.079,46 €
		ZE117.24	6-004.aq	10,00 mg bis unter 12,00 mg	26.376,52 €
		ZE117.25	6-004.ar	12,00 mg bis unter 14,00 mg	31.322,12 €
		ZE117.26	6-004.as	14,00 mg bis unter 16,00 mg	36.267,72 €
		ZE117.27	6-004.at	16,00 mg bis unter 20,00 mg	42.861,85 €
		ZE117.28	6-004.au	20,00 mg bis unter 24,00 mg	52.753,05 €
		ZE117.29	6-004.av	24,00 mg oder mehr	62.644,25 €
ZE119 [1)]	Hämofiltration, kontinuierlich			Hämofiltration: Kontinuierlich	
		ZE119.01	8-853.13	Arteriovenös (CAVH): Bis 24 Stunden	324,40 €
			8-853.70	Venovenös, pumpengetrieben (CVVH), Antikoagulation mit Heparin oder ohne Antikoagulation: Bis 24 Stunden	
			8-853.80	Venovenös, pumpengetrieben (CVVH), Antikoagulation mit sonstigen Substanzen: Bis 24 Stunden	
		ZE119.02	8-853.14	Arteriovenös (CAVH): Mehr als 24 bis 72 Stunden	811,00 €
			8-853.71	Venovenös, pumpengetrieben (CVVH), Antikoagulation mit Heparin oder ohne Antikoagulation: Mehr als 24 bis 72 Stunden	
			8-853.81	Venovenös, pumpengetrieben (CVVH), Antikoagulation mit sonstigen Substanzen: Mehr als 24 bis 72 Stunden	
		ZE119.03	8-853.15	Arteriovenös (CAVH): Mehr als 72 bis 144 Stunden	1.622,00 €
			8-853.72	Venovenös, pumpengetrieben (CVVH), Antikoagulation mit Heparin oder ohne Antikoagulation: Mehr als 72 bis 144 Stunden	
			8-853.82	Venovenös, pumpengetrieben (CVVH), Antikoagulation mit sonstigen Substanzen: Mehr als 72 bis 144 Stunden	
		ZE119.04	8-853.16	Arteriovenös (CAVH): Mehr als 144 bis 264 Stunden	2.919,60 €
			8-853.73	Venovenös, pumpengetrieben (CVVH), Antikoagulation mit Heparin oder ohne Antikoagulation: Mehr als 144 bis 264 Stunden	
			8-853.83	Venovenös, pumpengetrieben (CVVH), Antikoagulation mit sonstigen Substanzen: Mehr als 144 bis 264 Stunden	
		ZE119.05	8-853.17	Arteriovenös (CAVH): Mehr als 264 bis 432 Stunden	4.866,00 €
			8-853.74	Venovenös, pumpengetrieben (CVVH), Antikoagulation mit Heparin oder ohne Antikoagulation: Mehr als 264 bis 432 Stunden	
			8-853.84	Venovenös, pumpengetrieben (CVVH), Antikoagulation mit sonstigen Substanzen: Mehr als 264 bis 432 Stunden	
		ZE119.06	8-853.19	Arteriovenös (CAVH): Mehr als 432 bis 600 Stunden	7.136,80 €
			8-853.76	Venovenös, pumpengetrieben (CVVH), Antikoagulation mit Heparin oder ohne Antikoagulation: Mehr als 432 bis 600 Stunden	
			8-853.86	Venovenös, pumpengetrieben (CVVH), Antikoagulation mit sonstigen Substanzen: Mehr als 432 bis 600 Stunden	
		ZE119.07	8-853.1a	Arteriovenös (CAVH): Mehr als 600 bis 960 Stunden	10.705,20 €
			8-853.77	Venovenös, pumpengetrieben (CVVH), Antikoagulation mit Heparin oder ohne Antikoagulation: Mehr als 600 bis 960 Stunden	
			8-853.87	Venovenös, pumpengetrieben (CVVH), Antikoagulation mit sonstigen Substanzen: Mehr als 600 bis 960 Stunden	

Zusatzentgelte-Katalog
- Definition und differenzierte Beträge -

ZE	Bezeichnung	ZE_D	OPS Version 2023: OPS-Kode	OPS Version 2023: OPS-Text	Betrag
1	2	3	4	5	6
		ZE119.08	8-853.1b	Arteriovenös (CAVH): Mehr als 960 bis 1.320 Stunden	15.571,20 €
			8-853.78	Venovenös, pumpengetrieben (CVVH), Antikoagulation mit Heparin oder ohne Antikoagulation: Mehr als 960 bis 1.320 Stunden	
			8-853.88	Venovenös, pumpengetrieben (CVVH), Antikoagulation mit sonstigen Substanzen: Mehr als 960 bis 1.320 Stunden	
		ZE119.09	8-853.1c	Arteriovenös (CAVH): Mehr als 1.320 bis 1.680 Stunden	20.437,20 €
			8-853.79	Venovenös, pumpengetrieben (CVVH), Antikoagulation mit Heparin oder ohne Antikoagulation: Mehr als 1.320 bis 1.680 Stunden	
			8-853.89	Venovenös, pumpengetrieben (CVVH), Antikoagulation mit sonstigen Substanzen: Mehr als 1.320 bis 1.680 Stunden	
		ZE119.10	8-853.1d	Arteriovenös (CAVH): Mehr als 1.680 bis 2.040 Stunden	25.303,20 €
			8-853.7a	Venovenös, pumpengetrieben (CVVH), Antikoagulation mit Heparin oder ohne Antikoagulation: Mehr als 1.680 bis 2.040 Stunden	
			8-853.8a	Venovenös, pumpengetrieben (CVVH), Antikoagulation mit sonstigen Substanzen: Mehr als 1.680 bis 2.040 Stunden	
		ZE119.11	8-853.1e	Arteriovenös (CAVH): Mehr als 2.040 bis 2.400 Stunden	30.169,20 €
			8-853.7b	Venovenös, pumpengetrieben (CVVH), Antikoagulation mit Heparin oder ohne Antikoagulation: Mehr als 2.040 bis 2.400 Stunden	
			8-853.8b	Venovenös, pumpengetrieben (CVVH), Antikoagulation mit sonstigen Substanzen: Mehr als 2.040 bis 2.400 Stunden	
		ZE119.12	8-853.1f	Arteriovenös (CAVH): Mehr als 2.400 Stunden	35.035,20 €
			8-853.7c	Venovenös, pumpengetrieben (CVVH), Antikoagulation mit Heparin oder ohne Antikoagulation: Mehr als 2.400 Stunden	
			8-853.8c	Venovenös, pumpengetrieben (CVVH), Antikoagulation mit sonstigen Substanzen: Mehr als 2.400 Stunden	
ZE120 [1)]	Hämodialyse, kontinuierlich, venovenös, pumpengetrieben (CVVHD)			Hämodialyse: Kontinuierlich, venovenös, pumpengetrieben (CVVHD)	
		ZE120.01	8-854.60	Antikoagulation mit Heparin oder ohne Antikoagulation: Bis 24 Stunden	267,53 €
			8-854.70	Antikoagulation mit sonstigen Substanzen: Bis 24 Stunden	
		ZE120.02	8-854.61	Antikoagulation mit Heparin oder ohne Antikoagulation: Mehr als 24 bis 72 Stunden	615,32 €
			8-854.71	Antikoagulation mit sonstigen Substanzen: Mehr als 24 bis 72 Stunden	
		ZE120.03	8-854.62	Antikoagulation mit Heparin oder ohne Antikoagulation: Mehr als 72 bis 144 Stunden	1.310,90 €
			8-854.72	Antikoagulation mit sonstigen Substanzen: Mehr als 72 bis 144 Stunden	
		ZE120.04	8-854.63	Antikoagulation mit Heparin oder ohne Antikoagulation: Mehr als 144 bis 264 Stunden	2.407,77 €
			8-854.73	Antikoagulation mit sonstigen Substanzen: Mehr als 144 bis 264 Stunden	
		ZE120.05	8-854.64	Antikoagulation mit Heparin oder ohne Antikoagulation: Mehr als 264 bis 432 Stunden	3.905,94 €
			8-854.74	Antikoagulation mit sonstigen Substanzen: Mehr als 264 bis 432 Stunden	
		ZE120.06	8-854.66	Antikoagulation mit Heparin oder ohne Antikoagulation: Mehr als 432 bis 600 Stunden	5.885,66 €
			8-854.76	Antikoagulation mit sonstigen Substanzen: Mehr als 432 bis 600 Stunden	
		ZE120.07	8-854.67	Antikoagulation mit Heparin oder ohne Antikoagulation: Mehr als 600 bis 960 Stunden	8.828,49 €
			8-854.77	Antikoagulation mit sonstigen Substanzen: Mehr als 600 bis 960 Stunden	
		ZE120.08	8-854.68	Antikoagulation mit Heparin oder ohne Antikoagulation: Mehr als 960 bis 1.320 Stunden	12.841,44 €
			8-854.78	Antikoagulation mit sonstigen Substanzen: Mehr als 960 bis 1.320 Stunden	
		ZE120.09	8-854.69	Antikoagulation mit Heparin oder ohne Antikoagulation: Mehr als 1.320 bis 1.680 Stunden	16.854,39 €
			8-854.79	Antikoagulation mit sonstigen Substanzen: Mehr als 1.320 bis 1.680 Stunden	

Zusatzentgelte-Katalog
- Definition und differenzierte Beträge -

ZE	Bezeichnung	ZE_D	OPS Version 2023: OPS-Kode	OPS Version 2023: OPS-Text	Betrag
1	2	3	4	5	6
		ZE120.10	8-854.6a	Antikoagulation mit Heparin oder ohne Antikoagulation: Mehr als 1.680 bis 2.040 Stunden	20.867,34 €
			8-854.7a	Antikoagulation mit sonstigen Substanzen: Mehr als 1.680 bis 2.040 Stunden	
		ZE120.11	8-854.6b	Antikoagulation mit Heparin oder ohne Antikoagulation: Mehr als 2.040 bis 2.400 Stunden	24.880,29 €
			8-854.7b	Antikoagulation mit sonstigen Substanzen: Mehr als 2.040 bis 2.400 Stunden	
		ZE120.12	8-854.6c	Antikoagulation mit Heparin oder ohne Antikoagulation: Mehr als 2.400 Stunden	28.893,24 €
			8-854.7c	Antikoagulation mit sonstigen Substanzen: Mehr als 2.400 Stunden	
ZE121 [1)]	Hämodiafiltration, kontinuierlich			Hämodiafiltration: Kontinuierlich	
		ZE121.01	8-855.13	Arteriovenös (CAVHDF): Bis 24 Stunden	286,83 €
			8-855.70	Venovenös, pumpengetrieben (CVVHDF), Antikoagulation mit Heparin oder ohne Antikoagulation: Bis 24 Stunden	
			8-855.80	Venovenös, pumpengetrieben (CVVHDF), Antikoagulation mit sonstigen Substanzen: Bis 24 Stunden	
		ZE121.02	8-855.14	Arteriovenös (CAVHDF): Mehr als 24 bis 72 Stunden	688,39 €
			8-855.71	Venovenös, pumpengetrieben (CVVHDF), Antikoagulation mit Heparin oder ohne Antikoagulation: Mehr als 24 bis 72 Stunden	
			8-855.81	Venovenös, pumpengetrieben (CVVHDF), Antikoagulation mit sonstigen Substanzen: Mehr als 24 bis 72 Stunden	
		ZE121.03	8-855.15	Arteriovenös (CAVHDF): Mehr als 72 bis 144 Stunden	1.405,47 €
			8-855.72	Venovenös, pumpengetrieben (CVVHDF), Antikoagulation mit Heparin oder ohne Antikoagulation: Mehr als 72 bis 144 Stunden	
			8-855.82	Venovenös, pumpengetrieben (CVVHDF), Antikoagulation mit sonstigen Substanzen: Mehr als 72 bis 144 Stunden	
		ZE121.04	8-855.16	Arteriovenös (CAVHDF): Mehr als 144 bis 264 Stunden	2.581,47 €
			8-855.73	Venovenös, pumpengetrieben (CVVHDF), Antikoagulation mit Heparin oder ohne Antikoagulation: Mehr als 144 bis 264 Stunden	
			8-855.83	Venovenös, pumpengetrieben (CVVHDF), Antikoagulation mit sonstigen Substanzen: Mehr als 144 bis 264 Stunden	
		ZE121.05	8-855.17	Arteriovenös (CAVHDF): Mehr als 264 bis 432 Stunden	4.302,45 €
			8-855.74	Venovenös, pumpengetrieben (CVVHDF), Antikoagulation mit Heparin oder ohne Antikoagulation: Mehr als 264 bis 432 Stunden	
			8-855.84	Venovenös, pumpengetrieben (CVVHDF), Antikoagulation mit sonstigen Substanzen: Mehr als 264 bis 432 Stunden	
		ZE121.06	8-855.19	Arteriovenös (CAVHDF): Mehr als 432 bis 600 Stunden	6.310,26 €
			8-855.76	Venovenös, pumpengetrieben (CVVHDF), Antikoagulation mit Heparin oder ohne Antikoagulation: Mehr als 432 bis 600 Stunden	
			8-855.86	Venovenös, pumpengetrieben (CVVHDF), Antikoagulation mit sonstigen Substanzen: Mehr als 432 bis 600 Stunden	
		ZE121.07	8-855.1a	Arteriovenös (CAVHDF): Mehr als 600 bis 960 Stunden	9.465,39 €
			8-855.77	Venovenös, pumpengetrieben (CVVHDF), Antikoagulation mit Heparin oder ohne Antikoagulation: Mehr als 600 bis 960 Stunden	
			8-855.87	Venovenös, pumpengetrieben (CVVHDF), Antikoagulation mit sonstigen Substanzen: Mehr als 600 bis 960 Stunden	
		ZE121.08	8-855.1b	Arteriovenös (CAVHDF): Mehr als 960 bis 1.320 Stunden	13.767,84 €
			8-855.78	Venovenös, pumpengetrieben (CVVHDF), Antikoagulation mit Heparin oder ohne Antikoagulation: Mehr als 960 bis 1.320 Stunden	
			8-855.88	Venovenös, pumpengetrieben (CVVHDF), Antikoagulation mit sonstigen Substanzen: Mehr als 960 bis 1.320 Stunden	

Zusatzentgelte-Katalog
- Definition und differenzierte Beträge -

ZE	Bezeichnung	ZE_D	OPS Version 2023: OPS-Kode	OPS Version 2023: OPS-Text	Betrag
1	2	3	4	5	6
		ZE121.09	8-855.1c	Arteriovenös (CAVHDF): Mehr als 1.320 bis 1.680 Stunden	18.070,29 €
			8-855.79	Venovenös, pumpengetrieben (CVVHDF), Antikoagulation mit Heparin oder ohne Antikoagulation: Mehr als 1.320 bis 1.680 Stunden	
			8-855.89	Venovenös, pumpengetrieben (CVVHDF), Antikoagulation mit sonstigen Substanzen: Mehr als 1.320 bis 1.680 Stunden	
		ZE121.10	8-855.1d	Arteriovenös (CAVHDF): Mehr als 1.680 bis 2.040 Stunden	22.372,74 €
			8-855.7a	Venovenös, pumpengetrieben (CVVHDF), Antikoagulation mit Heparin oder ohne Antikoagulation: Mehr als 1.680 bis 2.040 Stunden	
			8-855.8a	Venovenös, pumpengetrieben (CVVHDF), Antikoagulation mit sonstigen Substanzen: Mehr als 1.680 bis 2.040 Stunden	
		ZE121.11	8-855.1e	Arteriovenös (CAVHDF): Mehr als 2.040 bis 2.400 Stunden	26.675,19 €
			8-855.7b	Venovenös, pumpengetrieben (CVVHDF), Antikoagulation mit Heparin oder ohne Antikoagulation: Mehr als 2.040 bis 2.400 Stunden	
			8-855.8b	Venovenös, pumpengetrieben (CVVHDF), Antikoagulation mit sonstigen Substanzen: Mehr als 2.040 bis 2.400 Stunden	
		ZE121.12	8-855.1f	Arteriovenös (CAVHDF): Mehr als 2.400 Stunden	30.977,64 €
			8-855.7c	Venovenös, pumpengetrieben (CVVHDF), Antikoagulation mit Heparin oder ohne Antikoagulation: Mehr als 2.400 Stunden	
			8-855.8c	Venovenös, pumpengetrieben (CVVHDF), Antikoagulation mit sonstigen Substanzen: Mehr als 2.400 Stunden	
ZE122 [1)]	Peritonealdialyse, intermittierend, maschinell unterstützt (IPD)		8-857.0	Peritonealdialyse: Intermittierend, maschinell unterstützt (IPD)	siehe Anlage 2
ZE123 [1)]	Peritonealdialyse, kontinuierlich, nicht maschinell unterstützt (CAPD)			Peritonealdialyse: Kontinuierlich, nicht maschinell unterstützt (CAPD)	
		ZE123.01	8-857.10	Bis 24 Stunden	148,94 €
		ZE123.02	8-857.11	Mehr als 24 bis 72 Stunden	342,56 €
		ZE123.03	8-857.12	Mehr als 72 bis 144 Stunden	729,81 €
		ZE123.04	8-857.13	Mehr als 144 bis 264 Stunden	1.280,88 €
		ZE123.05	8-857.14	Mehr als 264 bis 432 Stunden	2.234,10 €
		ZE123.06	8-857.16	Mehr als 432 bis 600 Stunden	3.276,68 €
		ZE123.07	8-857.17	Mehr als 600 bis 960 Stunden	4.915,02 €
		ZE123.08	8-857.18	Mehr als 960 bis 1.320 Stunden	7.149,12 €
		ZE123.09	8-857.19	Mehr als 1.320 bis 1.680 Stunden	9.383,22 €
		ZE123.10	8-857.1a	Mehr als 1.680 bis 2.040 Stunden	11.617,32 €
		ZE123.11	8-857.1b	Mehr als 2.040 bis 2.400 Stunden	13.851,42 €
		ZE123.12	8-857.1c	Mehr als 2.400 Stunden	16.085,52 €
ZE125	Implantation oder Wechsel eines interspinösen Spreizers	ZE125.01	5-839.b0	Andere Operationen an der Wirbelsäule: Implantation eines interspinösen Spreizers: 1 Segment	265,91 €
			5-839.c0	Andere Operationen an der Wirbelsäule: Wechsel eines interspinösen Spreizers: 1 Segment	
		ZE125.02	5-839.b2	Andere Operationen an der Wirbelsäule: Implantation eines interspinösen Spreizers: 2 Segmente	531,82 €
			5-839.c2	Andere Operationen an der Wirbelsäule: Wechsel eines interspinösen Spreizers: 2 Segmente	
		ZE125.03	5-839.b3	Andere Operationen an der Wirbelsäule: Implantation eines interspinösen Spreizers: 3 oder mehr Segmente	797,73 €
			5-839.c3	Andere Operationen an der Wirbelsäule: Wechsel eines interspinösen Spreizers: 3 oder mehr Segmente	
ZE126	Autogene / Autologe matrixinduzierte Chondrozyten-transplantation		5-801.k*	Offen chirurgische Operation am Gelenkknorpel und an den Menisken: Autogene matrixinduzierte Chondrozytentransplantation	siehe Anlage 2
			5-812.h*	Arthroskopische Operation am Gelenkknorpel und an den Menisken: Autogene matrixinduzierte Chondrozytentransplantation	

Zusatzentgelte-Katalog
- Definition und differenzierte Beträge -

ZE	Bezeichnung	ZE_D	OPS Version 2023: OPS-Kode	OPS Version 2023: OPS-Text	Betrag
1	2	3	4	5	6
ZE132	Implantation eines Wachstumsstents	ZE132.01	8-838.k*	(Perkutan-)transluminale Gefäßintervention an Gefäßen des Lungenkreislaufes: Einlegen eines ungecoverten Wachstumsstents	1.319,27 €
			8-838.m*	(Perkutan-)transluminale Gefäßintervention an Gefäßen des Lungenkreislaufes: Einlegen eines gecoverten Wachstumsstents	
			8-845.0*	(Perkutan-)transluminale Implantation von ungecoverten Cheatham-Platinum-Stents [CP-Stent]: Ein Stent	
			8-846.0*	(Perkutan-)transluminale Implantation von gecoverten Cheatham-Platinum-Stents [CP-Stent]: Ein Stent	
			8-847	(Perkutan-)transluminale Implantation eines Wachstumsstents	
		ZE132.02	8-845.1*	(Perkutan-)transluminale Implantation von ungecoverten Cheatham-Platinum-Stents [CP-Stent]: Zwei oder mehr Stents	2.638,54 €
			8-846.1*	(Perkutan-)transluminale Implantation von gecoverten Cheatham-Platinum-Stents [CP-Stent]: Zwei oder mehr Stents	
ZE135	Gabe von Vinflunin, parenteral			Applikation von Medikamenten, Liste 5: Vinflunin, parenteral	
		ZE135.01	6-005.b0	100 mg bis unter 200 mg	795,89 €
		ZE135.02	6-005.b1	200 mg bis unter 300 mg	1.392,81 €
		ZE135.03	6-005.b2	300 mg bis unter 400 mg	1.989,73 €
		ZE135.04	6-005.b3	400 mg bis unter 500 mg	2.586,65 €
		ZE135.05	6-005.b4	500 mg bis unter 600 mg	3.183,57 €
		ZE135.06	6-005.b5	600 mg bis unter 700 mg	3.780,49 €
		ZE135.07	6-005.b6	700 mg bis unter 800 mg	4.377,41 €
		ZE135.08	6-005.b7	800 mg bis unter 900 mg	4.974,33 €
		ZE135.09	6-005.b8	900 mg bis unter 1.000 mg	5.571,25 €
		ZE135.10	6-005.b9	1.000 mg bis unter 1.200 mg	6.367,15 €
		ZE135.11	6-005.ba	1.200 mg bis unter 1.400 mg	7.560,99 €
		ZE135.12	6-005.bb	1.400 mg bis unter 1.600 mg	8.754,83 €
		ZE135.13	6-005.bc	1.600 mg bis unter 1.800 mg	9.948,67 €
		ZE135.14	6-005.bd	1.800 mg bis unter 2.000 mg	11.142,51 €
		ZE135.15	6-005.be	2.000 mg bis unter 2.200 mg	12.336,35 €
		ZE135.16	6-005.bf	2.200 mg bis unter 2.400 mg	13.530,19 €
		ZE135.17	6-005.bg	2.400 mg bis unter 2.600 mg	14.724,03 €
		ZE135.18	6-005.bh	2.600 mg bis unter 2.800 mg	15.917,87 €
		ZE135.19	6-005.bj	2.800 mg oder mehr	17.111,71 €
ZE136 2)	Medikamente-freisetzende Ballons an Koronargefäßen		8-837.00	Perkutan-transluminale Gefäßintervention an Herz und Koronargefäßen: Ballon-Angioplastie: Eine Koronararterie	
			8-837.01	Perkutan-transluminale Gefäßintervention an Herz und Koronargefäßen: Ballon-Angioplastie: Mehrere Koronararterien	
		ZE136.01	8-83b.b6	Zusatzinformationen zu Materialien: Art der verwendeten Ballons: Ein medikamentefreisetzender Ballon an Koronargefäßen	181,21 €
		ZE136.02	8-83b.b7	Zusatzinformationen zu Materialien: Art der verwendeten Ballons: Zwei medikamentefreisetzende Ballons an Koronargefäßen	579,15 €
		ZE136.03	8-83b.b8	Zusatzinformationen zu Materialien: Art der verwendeten Ballons: Drei medikamentefreisetzende Ballons an Koronargefäßen	977,09 €
		ZE136.04	8-83b.b9	Zusatzinformationen zu Materialien: Art der verwendeten Ballons: Vier oder mehr medikamentefreisetzende Ballons an Koronargefäßen	1.375,03 €
ZE137 2)	Medikamente-freisetzende Ballons an anderen Gefäßen		8-836.02	(Perkutan-)transluminale Gefäßintervention: Ballon-Angioplastie: Gefäße Schulter und Oberarm	
			8-836.03	(Perkutan-)transluminale Gefäßintervention: Ballon-Angioplastie: Gefäße Unterarm	
			8-836.08	(Perkutan-)transluminale Gefäßintervention: Ballon-Angioplastie: Andere Gefäße thorakal	
			8-836.0a	(Perkutan-)transluminale Gefäßintervention: Ballon-Angioplastie: Gefäße viszeral	
			8-836.0c	(Perkutan-)transluminale Gefäßintervention: Ballon-Angioplastie: Gefäße Unterschenkel	

Zusatzentgelte-Katalog
- Definition und differenzierte Beträge -

ZE	Bezeichnung	ZE_D	OPS Version 2023: OPS-Kode	OPS Version 2023: OPS-Text	Betrag
1	2	3	4	5	6
			8-836.0e	(Perkutan-)transluminale Gefäßintervention: Ballon-Angioplastie: Künstliche Gefäße	
			8-836.0q	(Perkutan-)transluminale Gefäßintervention: Ballon-Angioplastie: Andere Arterien abdominal und pelvin	
			8-836.0r	(Perkutan-)transluminale Gefäßintervention: Ballon-Angioplastie: Andere Venen abdominal und pelvin	
			8-836.0s	(Perkutan-)transluminale Gefäßintervention: Ballon-Angioplastie: Arterien Oberschenkel	
			8-836.0t	(Perkutan-)transluminale Gefäßintervention: Ballon-Angioplastie: Venen Oberschenkel	
		ZE137.01	8-83b.ba	Zusatzinformationen zu Materialien: Art der verwendeten Ballons: Ein medikamentefreisetzender Ballon an anderen Gefäßen	99,09 €
		ZE137.02	8-83b.bb	Zusatzinformationen zu Materialien: Art der verwendeten Ballons: Zwei medikamentefreisetzende Ballons an anderen Gefäßen	528,12 €
		ZE137.03	8-83b.bc	Zusatzinformationen zu Materialien: Art der verwendeten Ballons: Drei medikamentefreisetzende Ballons an anderen Gefäßen	957,15 €
		ZE137.04	8-83b.bd	Zusatzinformationen zu Materialien: Art der verwendeten Ballons: Vier oder mehr medikamentefreisetzende Ballons an anderen Gefäßen	1.386,18 €
ZE138	Neurostimulatoren zur Rückenmarkstimulation oder zur Stimulation des peripheren Nervensystems, Einkanalstimulator, mit Sondenimplantation		5-039.e0	Implantation oder Wechsel eines Neurostimulators zur epiduralen Rückenmarkstimulation mit Implantation oder Wechsel einer Neurostimulationselektrode: Einkanalstimulator, vollimplantierbar, nicht wiederaufladbar	siehe Anlage 2
			5-039.k0	Implantation oder Wechsel eines Neurostimulators zur Stimulation von Spinalganglien mit Implantation oder Wechsel einer Neurostimulationselektrode: Einkanalstimulator, vollimplantierbar, nicht wiederaufladbar	
			5-059.c0	Implantation oder Wechsel eines Neurostimulators zur Stimulation des peripheren Nervensystems mit Implantation oder Wechsel einer Neurostimulationselektrode: Einkanalstimulator, vollimplantierbar, nicht wiederaufladbar	
ZE139	Neurostimulatoren zur Rückenmarkstimulation oder zur Stimulation des peripheren Nervensystems, Einkanalstimulator, ohne Sondenimplantation		5-039.f0	Wechsel eines Neurostimulators zur epiduralen Rückenmarkstimulation ohne Wechsel einer Neurostimulationselektrode: Einkanalstimulator, vollimplantierbar, nicht wiederaufladbar	siehe Anlage 2
			5-039.m0	Wechsel eines Neurostimulators zur Stimulation von Spinalganglien ohne Wechsel einer Neurostimulationselektrode: Einkanalstimulator, vollimplantierbar, nicht wiederaufladbar	
			5-039.n0	Implantation eines Neurostimulators zur epiduralen Rückenmarkstimulation ohne Implantation einer Neurostimulationselektrode: Einkanalstimulator, vollimplantierbar, nicht wiederaufladbar	
			5-039.q0	Implantation eines Neurostimulators zur Stimulation von Spinalganglien ohne Implantation einer Neurostimulationselektrode: Einkanalstimulator, vollimplantierbar, nicht wiederaufladbar	
			5-059.d0	Wechsel eines Neurostimulators zur Stimulation des peripheren Nervensystems ohne Wechsel einer Neurostimulationselektrode: Einkanalstimulator, vollimplantierbar, nicht wiederaufladbar	
			5-059.g0	Implantation eines Neurostimulators zur Stimulation des peripheren Nervensystems ohne Implantation einer Neurostimulationselektrode: Einkanalstimulator, vollimplantierbar, nicht wiederaufladbar	

Zusatzentgelte-Katalog
- Definition und differenzierte Beträge -

ZE	Bezeichnung	ZE_D	OPS Version 2023: OPS-Kode	OPS Version 2023: OPS-Text	Betrag
1	2	3	4	5	6
ZE140	Neurostimulatoren zur Rückenmarkstimulation oder zur Stimulation des peripheren Nervensystems, Mehrkanalstimulator, nicht wiederaufladbar, mit Sondenimplantation		5-039.e1	Implantation oder Wechsel eines Neurostimulators zur epiduralen Rückenmarkstimulation mit Implantation oder Wechsel einer Neurostimulationselektrode: Mehrkanalstimulator, vollimplantierbar, nicht wiederaufladbar	siehe Anlage 2
			5-039.k1	Implantation oder Wechsel eines Neurostimulators zur Stimulation von Spinalganglien mit Implantation oder Wechsel einer Neurostimulationselektrode: Mehrkanalstimulator, vollimplantierbar, nicht wiederaufladbar	
			5-059.c1	Implantation oder Wechsel eines Neurostimulators zur Stimulation des peripheren Nervensystems mit Implantation oder Wechsel einer Neurostimulationselektrode: Mehrkanalstimulator, vollimplantierbar, nicht wiederaufladbar	
ZE141	Neurostimulatoren zur Rückenmarkstimulation oder zur Stimulation des peripheren Nervensystems, Mehrkanalstimulator, nicht wiederaufladbar, ohne Sondenimplantation		5-039.f1	Wechsel eines Neurostimulators zur epiduralen Rückenmarkstimulation ohne Wechsel einer Neurostimulationselektrode: Mehrkanalstimulator, vollimplantierbar, nicht wiederaufladbar	siehe Anlage 2
			5-039.m1	Wechsel eines Neurostimulators zur Stimulation von Spinalganglien ohne Wechsel einer Neurostimulationselektrode: Mehrkanalstimulator, vollimplantierbar, nicht wiederaufladbar	
			5-039.n1	Implantation eines Neurostimulators zur epiduralen Rückenmarkstimulation ohne Implantation einer Neurostimulationselektrode: Mehrkanalstimulator, vollimplantierbar, nicht wiederaufladbar	
			5-039.q1	Implantation eines Neurostimulators zur Stimulation von Spinalganglien ohne Implantation einer Neurostimulationselektrode: Mehrkanalstimulator, vollimplantierbar, nicht wiederaufladbar	
			5-059.d1	Wechsel eines Neurostimulators zur Stimulation des peripheren Nervensystems ohne Wechsel einer Neurostimulationselektrode: Mehrkanalstimulator, vollimplantierbar, nicht wiederaufladbar	
			5-059.g1	Implantation eines Neurostimulators zur Stimulation des peripheren Nervensystems ohne Implantation einer Neurostimulationselektrode: Mehrkanalstimulator, vollimplantierbar, nicht wiederaufladbar	
ZE143	Gabe von Plerixafor, parenteral			Applikation von Medikamenten, Liste 5: Plerixafor, parenteral	
		ZE143.01	6-005.e0	2,5 mg bis unter 5,0 mg	972,37 €
		ZE143.02	6-005.e1	5,0 mg bis unter 10,0 mg	1.944,75 €
		ZE143.03	6-005.e2	10,0 mg bis unter 15,0 mg	3.403,31 €
		ZE143.04	6-005.e3	15,0 mg bis unter 20,0 mg	4.861,87 €
		ZE143.05	6-005.e4	20,0 mg bis unter 25,0 mg	6.320,44 €
		ZE143.06	6-005.e5	25,0 mg bis unter 30,0 mg	7.779,00 €
		ZE143.07	6-005.e6	30,0 mg bis unter 35,0 mg	9.237,56 €
		ZE143.08	6-005.e7	35,0 mg bis unter 40,0 mg	10.696,12 €
		ZE143.09	6-005.e8	40,0 mg bis unter 45,0 mg	11.942,71 €
		ZE143.10	6-005.e9	45,0 mg bis unter 50,0 mg	13.613,25 €
		ZE143.11	6-005.ea	50,0 mg bis unter 60,0 mg	15.557,99 €
		ZE143.12	6-005.eb	60,0 mg bis unter 70,0 mg	18.475,12 €
		ZE143.13	6-005.ec	70,0 mg bis unter 80,0 mg	21.392,24 €
		ZE143.14	6-005.ed	80,0 mg bis unter 100,0 mg	25.281,74 €
		ZE143.15	6-005.ee	100,0 mg bis unter 120,0 mg	31.115,99 €
		ZE143.16	6-005.ef	120,0 mg bis unter 140,0 mg	36.950,24 €
		ZE143.17	6-005.eg	140,0 mg bis unter 160,0 mg	42.784,49 €
		ZE143.18	6-005.eh	160,0 mg bis unter 180,0 mg	48.618,73 €
		ZE143.19	6-005.ej	180,0 mg bis unter 200,0 mg	54.452,98 €
		ZE143.20	6-005.ek	200,0 mg bis unter 220,0 mg	60.287,23 €
		ZE143.21	6-005.em	220,0 mg bis unter 240,0 mg	66.121,48 €
		ZE143.22	6-005.en	240,0 mg oder mehr	71.955,73 €
ZE144	Gabe von Romiplostim, parenteral			Applikation von Medikamenten, Liste 5: Romiplostim, parenteral	
		ZE144.01[6)]	6-005.90	100 µg bis unter 200 µg	399,32 €
		ZE144.02	6-005.91	200 µg bis unter 300 µg	698,81 €
		ZE144.03	6-005.92	300 µg bis unter 400 µg	998,30 €

Zusatzentgelte-Katalog
- Definition und differenzierte Beträge -

ZE	Bezeichnung	ZE_D	OPS Version 2023: OPS-Kode	OPS Version 2023: OPS-Text	Betrag
1	2	3	4	5	6
		ZE144.04	6-005.93	400 µg bis unter 500 µg	1.297,79 €
		ZE144.05	6-005.94	500 µg bis unter 600 µg	1.506,67 €
		ZE144.06	6-005.95	600 µg bis unter 700 µg	1.896,77 €
		ZE144.07	6-005.96	700 µg bis unter 800 µg	2.196,26 €
		ZE144.08	6-005.97	800 µg bis unter 900 µg	2.495,75 €
		ZE144.09	6-005.98	900 µg bis unter 1.000 µg	2.795,24 €
		ZE144.10	6-005.99	1.000 µg bis unter 1.200 µg	3.032,58 €
		ZE144.11	6-005.9a	1.200 µg bis unter 1.400 µg	3.793,54 €
		ZE144.12	6-005.9b	1.400 µg bis unter 1.600 µg	4.392,52 €
		ZE144.13	6-005.9c	1.600 µg bis unter 1.800 µg	4.991,50 €
		ZE144.14	6-005.9d	1.800 µg bis unter 2.000 µg	5.590,48 €
		ZE144.15	6-005.9e	2.000 µg bis unter 2.400 µg	6.389,12 €
		ZE144.16	6-005.9f	2.400 µg bis unter 2.800 µg	7.587,08 €
		ZE144.17	6-005.9g	2.800 µg bis unter 3.200 µg	8.785,04 €
		ZE144.18	6-005.9h	3.200 µg bis unter 3.600 µg	9.983,00 €
		ZE144.19	6-005.9j	3.600 µg bis unter 4.000 µg	11.180,96 €
		ZE144.20	6-005.9k	4.000 µg bis unter 4.400 µg	12.378,92 €
		ZE144.21	6-005.9m	4.400 µg bis unter 4.800 µg	13.576,88 €
		ZE144.22	6-005.9n	4.800 µg bis unter 5.200 µg	14.774,84 €
		ZE144.23	6-005.9p	5.200 µg bis unter 5.600 µg	15.972,80 €
		ZE144.24	6-005.9q	5.600 µg oder mehr	17.170,76 €
ZE145	Spezialisierte stationäre palliativmedizinische Komplexbehandlung	ZE145.01	8-98e.1	Spezialisierte stationäre palliativmedizinische Komplexbehandlung: Mindestens 7 bis höchstens 13 Behandlungstage	1.081,51 €
		ZE145.02	8-98e.2	Spezialisierte stationäre palliativmedizinische Komplexbehandlung: Mindestens 14 bis höchstens 20 Behandlungstage	1.120,89 €
		ZE145.03	8-98e.3	Spezialisierte stationäre palliativmedizinische Komplexbehandlung: Mindestens 21 Behandlungstage	1.915,78 €
ZE146	Gabe von Thrombozytenkonzentraten			Transfusion von Vollblut, Erythrozytenkonzentrat und Thrombozytenkonzentrat: Thrombozytenkonzentrat	
		ZE146.01[6)]	8-800.g1	2 Thrombozytenkonzentrate	597,50 €
		ZE146.02[6)]	8-800.g2	3 Thrombozytenkonzentrate	896,25 €
		ZE146.03	8-800.g3	4 Thrombozytenkonzentrate	1.194,99 €
		ZE146.04	8-800.g4	5 Thrombozytenkonzentrate	1.493,74 €
		ZE146.05	8-800.g5	6 bis unter 8 Thrombozytenkonzentrate	1.914,98 €
		ZE146.06	8-800.g6	8 bis unter 10 Thrombozytenkonzentrate	2.509,49 €
		ZE146.07	8-800.g7	10 bis unter 12 Thrombozytenkonzentrate	3.127,90 €
		ZE146.08	8-800.g8	12 bis unter 14 Thrombozytenkonzentrate	3.734,36 €
		ZE146.09	8-800.g9	14 bis unter 16 Thrombozytenkonzentrate	4.319,90 €
		ZE146.10	8-800.ga	16 bis unter 18 Thrombozytenkonzentrate	4.914,41 €
		ZE146.11	8-800.gb	18 bis unter 20 Thrombozytenkonzentrate	5.508,92 €
		ZE146.12	8-800.gc	20 bis unter 24 Thrombozytenkonzentrate	6.273,72 €
		ZE146.13	8-800.gd	24 bis unter 28 Thrombozytenkonzentrate	7.468,71 €
		ZE146.14	8-800.ge	28 bis unter 32 Thrombozytenkonzentrate	8.663,70 €
		ZE146.15	8-800.gf	32 bis unter 36 Thrombozytenkonzentrate	9.858,70 €
		ZE146.16	8-800.gg	36 bis unter 40 Thrombozytenkonzentrate	10.984,98 €
		ZE146.17	8-800.gh	40 bis unter 46 Thrombozytenkonzentrate	12.398,06 €
		ZE146.18	8-800.gj	46 bis unter 52 Thrombozytenkonzentrate	14.190,55 €
		ZE146.19	8-800.gk	52 bis unter 58 Thrombozytenkonzentrate	15.983,04 €
		ZE146.20	8-800.gm	58 bis unter 64 Thrombozytenkonzentrate	17.775,53 €
		ZE146.21	8-800.gn	64 bis unter 70 Thrombozytenkonzentrate	19.568,02 €
		ZE146.22	8-800.gp	70 bis unter 78 Thrombozytenkonzentrate	21.509,88 €
		ZE146.23	8-800.gq	78 bis unter 86 Thrombozytenkonzentrate	23.899,87 €
		ZE146.24	8-800.gr	86 bis unter 94 Thrombozytenkonzentrate	26.289,86 €
		ZE146.25	8-800.gs	94 bis unter 102 Thrombozytenkonzentrate	28.679,85 €
		ZE146.26	8-800.gt	102 bis unter 110 Thrombozytenkonzentrate	31.069,83 €
		ZE146.27	8-800.gu	110 bis unter 118 Thrombozytenkonzentrate	33.459,82 €
		ZE146.28	8-800.gv	118 bis unter 126 Thrombozytenkonzentrate	35.849,81 €
		ZE146.29		Siehe weitere Differenzierung ZE146.30 bis ZE146.46	
		ZE146.30	8-800.gz	126 bis unter 134 Thrombozytenkonzentrate	38.239,80 €
		ZE146.31	8-800.m0	134 bis unter 146 Thrombozytenkonzentrate	40.928,53 €
		ZE146.32	8-800.m1	146 bis unter 158 Thrombozytenkonzentrate	44.513,51 €
		ZE146.33	8-800.m2	158 bis unter 170 Thrombozytenkonzentrate	48.098,49 €
		ZE146.34	8-800.m3	170 bis unter 182 Thrombozytenkonzentrate	51.683,47 €
		ZE146.35	8-800.m4	182 bis unter 194 Thrombozytenkonzentrate	55.268,45 €

Zusatzentgelte-Katalog
- Definition und differenzierte Beträge -

ZE	Bezeichnung	ZE_D	OPS Version 2023: OPS-Kode	OPS Version 2023: OPS-Text	Betrag
1	2	3	4	5	6
		ZE146.36	8-800.m5	194 bis unter 210 Thrombozytenkonzentrate	59.152,18 €
		ZE146.37	8-800.m6	210 bis unter 226 Thrombozytenkonzentrate	63.932,16 €
		ZE146.38	8-800.m7	226 bis unter 242 Thrombozytenkonzentrate	68.712,13 €
		ZE146.39	8-800.m8	242 bis unter 258 Thrombozytenkonzentrate	73.492,11 €
		ZE146.40	8-800.m9	258 bis unter 274 Thrombozytenkonzentrate	78.272,08 €
		ZE146.41	8-800.ma	274 bis unter 294 Thrombozytenkonzentrate	83.350,80 €
		ZE146.42	8-800.mb	294 bis unter 314 Thrombozytenkonzentrate	89.325,77 €
		ZE146.43	8-800.mc	314 bis unter 334 Thrombozytenkonzentrate	95.300,74 €
		ZE146.44	8-800.md	334 bis unter 354 Thrombozytenkonzentrate	101.275,71 €
		ZE146.45	8-800.me	354 bis unter 374 Thrombozytenkonzentrate	107.250,68 €
		ZE146.46	8-800.mf	374 oder mehr Thrombozytenkonzentrate	113.225,64 €
ZE147	Gabe von Apherese-Thrombozytenkonzentraten			Transfusion von Vollblut, Erythrozytenkonzentrat und Thrombozytenkonzentrat: Apherese-Thrombozytenkonzentrat	
		ZE147.01[6)]	8-800.f0	1 Apherese-Thrombozytenkonzentrat	353,33 €
		ZE147.02	8-800.f1	2 Apherese-Thrombozytenkonzentrate	706,65 €
		ZE147.03	8-800.f2	3 Apherese-Thrombozytenkonzentrate	1.059,98 €
		ZE147.04	8-800.f3	4 Apherese-Thrombozytenkonzentrate	1.413,31 €
		ZE147.05	8-800.f4	5 Apherese-Thrombozytenkonzentrate	1.766,64 €
		ZE147.06	8-800.f5	6 bis unter 8 Apherese-Thrombozytenkonzentrate	2.282,50 €
		ZE147.07	8-800.f6	8 bis unter 10 Apherese-Thrombozytenkonzentrate	2.989,15 €
		ZE147.08	8-800.f7	10 bis unter 12 Apherese-Thrombozytenkonzentrate	3.706,40 €
		ZE147.09	8-800.f8	12 bis unter 14 Apherese-Thrombozytenkonzentrate	4.409,53 €
		ZE147.10	8-800.f9	14 bis unter 16 Apherese-Thrombozytenkonzentrate	5.123,25 €
		ZE147.11	8-800.fa	16 bis unter 18 Apherese-Thrombozytenkonzentrate	5.819,30 €
		ZE147.12	8-800.fb	18 bis unter 20 Apherese-Thrombozytenkonzentrate	6.522,42 €
		ZE147.13	8-800.fc	20 bis unter 24 Apherese-Thrombozytenkonzentrate	7.419,88 €
		ZE147.14	8-800.fd	24 bis unter 28 Apherese-Thrombozytenkonzentrate	8.833,19 €
		ZE147.15	8-800.fe	28 bis unter 32 Apherese-Thrombozytenkonzentrate	10.246,49 €
		ZE147.16	8-800.ff	32 bis unter 36 Apherese-Thrombozytenkonzentrate	11.659,80 €
		ZE147.17	8-800.fg	36 bis unter 40 Apherese-Thrombozytenkonzentrate	13.073,11 €
		ZE147.18	8-800.fh	40 bis unter 46 Apherese-Thrombozytenkonzentrate	14.663,09 €
		ZE147.19	8-800.fj	46 bis unter 52 Apherese-Thrombozytenkonzentrate	16.783,05 €
		ZE147.20	8-800.fk	52 bis unter 58 Apherese-Thrombozytenkonzentrate	18.903,02 €
		ZE147.21	8-800.fm	58 bis unter 64 Apherese-Thrombozytenkonzentrate	21.022,98 €
		ZE147.22	8-800.fn	64 bis unter 70 Apherese-Thrombozytenkonzentrate	23.142,94 €
		ZE147.23	8-800.fp	70 bis unter 78 Apherese-Thrombozytenkonzentrate	25.439,57 €
		ZE147.24	8-800.fq	78 bis unter 86 Apherese-Thrombozytenkonzentrate	28.266,19 €
		ZE147.25	8-800.fr	86 bis unter 94 Apherese-Thrombozytenkonzentrate	31.092,81 €
		ZE147.26	8-800.fs	94 bis unter 102 Apherese-Thrombozytenkonzentrate	33.919,43 €
		ZE147.27	8-800.ft	102 bis unter 110 Apherese-Thrombozytenkonzentrate	36.746,05 €
		ZE147.28	8-800.fu	110 bis unter 118 Apherese-Thrombozytenkonzentrate	39.572,67 €
		ZE147.29	8-800.fv	118 bis unter 126 Apherese-Thrombozytenkonzentrate	42.399,29 €
		ZE147.30		Siehe weitere Differenzierung ZE147.31 bis ZE147.47	
		ZE147.31	8-800.fz	126 bis unter 134 Apherese-Thrombozytenkonzentrate	45.225,91 €
		ZE147.32	8-800.k0	134 bis unter 146 Apherese-Thrombozytenkonzentrate	48.405,85 €
		ZE147.33	8-800.k1	146 bis unter 158 Apherese-Thrombozytenkonzentrate	52.645,78 €
		ZE147.34	8-800.k2	158 bis unter 170 Apherese-Thrombozytenkonzentrate	56.885,71 €
		ZE147.35	8-800.k3	170 bis unter 182 Apherese-Thrombozytenkonzentrate	61.125,64 €
		ZE147.36	8-800.k4	182 bis unter 194 Apherese-Thrombozytenkonzentrate	65.365,57 €
		ZE147.37	8-800.k5	194 bis unter 210 Apherese-Thrombozytenkonzentrate	69.958,83 €
		ZE147.38	8-800.k6	210 bis unter 226 Apherese-Thrombozytenkonzentrate	75.612,06 €
		ZE147.39	8-800.k7	226 bis unter 242 Apherese-Thrombozytenkonzentrate	81.265,30 €
		ZE147.40	8-800.k8	242 bis unter 258 Apherese-Thrombozytenkonzentrate	86.918,54 €
		ZE147.41	8-800.k9	258 bis unter 274 Apherese-Thrombozytenkonzentrate	92.571,78 €
		ZE147.42	8-800.ka	274 bis unter 294 Apherese-Thrombozytenkonzentrate	98.578,34 €
		ZE147.43	8-800.kb	294 bis unter 314 Apherese-Thrombozytenkonzentrate	105.644,89 €
		ZE147.44	8-800.kc	314 bis unter 334 Apherese-Thrombozytenkonzentrate	112.711,44 €
		ZE147.45	8-800.kd	334 bis unter 354 Apherese-Thrombozytenkonzentrate	119.777,99 €
		ZE147.46	8-800.ke	354 bis unter 374 Apherese-Thrombozytenkonzentrate	126.844,54 €
		ZE147.47	8-800.kf	374 oder mehr Apherese-Thrombozytenkonzentrate	133.911,08 €
ZE151	Gabe von Abatacept, intravenös			Applikation von Medikamenten, Liste 3: Abatacept, intravenös	
		ZE151.01[6)]	6-003.s0	125 mg bis unter 250 mg	310,67 €
		ZE151.02[6)]	6-003.s1	250 mg bis unter 500 mg	621,33 €
		ZE151.03	6-003.s2	500 mg bis unter 750 mg	932,00 €
		ZE151.04	6-003.s3	750 mg bis unter 1.000 mg	1.398,00 €
		ZE151.05	6-003.s4	1.000 mg bis unter 1.250 mg	1.864,00 €

Zusatzentgelte-Katalog
- Definition und differenzierte Beträge -

ZE	Bezeichnung	ZE_D	OPS Version 2023: OPS-Kode	OPS Version 2023: OPS-Text	Betrag
1	2	3	4	5	6
		ZE151.06	6-003.s5	1.250 mg bis unter 1.500 mg	2.330,00 €
		ZE151.07	6-003.s6	1.500 mg bis unter 1.750 mg	2.796,00 €
		ZE151.08	6-003.s7	1.750 mg bis unter 2.000 mg	3.262,00 €
		ZE151.09	6-003.s8	2.000 mg bis unter 2.250 mg	3.728,00 €
		ZE151.10	6-003.s9	2.250 mg bis unter 2.500 mg	4.194,00 €
		ZE151.11	6-003.sa	2.500 mg bis unter 2.750 mg	4.660,00 €
		ZE151.12	6-003.sb	2.750 mg bis unter 3.000 mg	5.126,00 €
		ZE151.13	6-003.sc	3.000 mg oder mehr	5.592,00 €
ZE152 [2)]	Perkutan-transluminale Fremdkörperentfernung und Thrombektomie an intrakraniellen Gefäßen unter Verwendung eines Stentretriever		8-836.60	(Perkutan-)transluminale Gefäßintervention: Fremdkörperentfernung: Gefäße intrakraniell	
			8-836.80	(Perkutan-)transluminale Gefäßintervention: Thrombektomie: Gefäße intrakraniell	
		ZE152.01	8-83b.84	Zusatzinformationen zu Materialien: Verwendung eines Instruments zur Thrombektomie oder Fremdkörperentfernung: 1 Stentretriever	1.596,24 €
			8-83b.8a	Zusatzinformationen zu Materialien: Verwendung eines Instruments zur Thrombektomie oder Fremdkörperentfernung: 1 Multizonen-Stentretriever	
		ZE152.02	8-83b.85	Zusatzinformationen zu Materialien: Verwendung eines Instruments zur Thrombektomie oder Fremdkörperentfernung: 2 Stentretriever	3.192,48 €
			8-83b.8b	Zusatzinformationen zu Materialien: Verwendung eines Instruments zur Thrombektomie oder Fremdkörperentfernung: 2 Multizonen-Stentretriever	
		ZE152.03	8-83b.86	Zusatzinformationen zu Materialien: Verwendung eines Instruments zur Thrombektomie oder Fremdkörperentfernung: 3 oder mehr Stentretriever	4.788,72 €
			8-83b.8c	Zusatzinformationen zu Materialien: Verwendung eines Instruments zur Thrombektomie oder Fremdkörperentfernung: 3 oder mehr Multizonen-Stentretriever	
ZE153	Zügeloperation mit alloplastischem Material, adjustierbar		5-594.31	Suprapubische (urethrovesikale) Zügeloperation [Schlingenoperation]: Mit alloplastischem Material: Adjustierbar	siehe Anlage 2
ZE154	Gabe von Eculizumab, parenteral			Applikation von Medikamenten, Liste 3: Eculizumab, parenteral	
		ZE154.01	6-003.h0	300 mg bis unter 600 mg	5.361,60 €
		ZE154.02	6-003.h1	600 mg bis unter 900 mg	10.723,20 €
		ZE154.03	6-003.h2	900 mg bis unter 1.200 mg	16.084,80 €
		ZE154.04	6-003.h3	1.200 mg bis unter 1.500 mg	21.446,40 €
		ZE154.05	6-003.h4	1.500 mg bis unter 1.800 mg	26.808,00 €
		ZE154.06	6-003.h5	1.800 mg bis unter 2.100 mg	32.169,60 €
		ZE154.07	6-003.h6	2.100 mg bis unter 2.400 mg	37.531,20 €
		ZE154.08	6-003.h7	2.400 mg bis unter 2.700 mg	42.892,80 €
		ZE154.09	6-003.h8	2.700 mg bis unter 3.000 mg	48.254,40 €
		ZE154.10	6-003.h9	3.000 mg bis unter 3.300 mg	53.616,00 €
		ZE154.11	6-003.ha	3.300 mg bis unter 3.600 mg	58.977,60 €
		ZE154.12	6-003.hb	3.600 mg bis unter 3.900 mg	64.339,20 €
		ZE154.13	6-003.hc	3.900 mg bis unter 4.200 mg	69.700,80 €
		ZE154.14	6-003.hd	4.200 mg bis unter 4.500 mg	75.062,40 €
		ZE154.15	6-003.he	4.500 mg bis unter 4.800 mg	80.424,00 €
		ZE154.16	6-003.hf	4.800 mg bis unter 5.100 mg	85.785,60 €
		ZE154.17	6-003.hg	5.100 mg bis unter 5.400 mg	91.147,20 €
		ZE154.18	6-003.hh	5.400 mg bis unter 5.700 mg	96.508,80 €
		ZE154.19	6-003.hj	5.700 mg bis unter 6.000 mg	101.870,40 €
		ZE154.20		Siehe weitere Differenzierung ZE154.21 bis ZE154.31	
		ZE154.21	6-003.hm	6.000 mg bis unter 6.600 mg	109.912,80 €
		ZE154.22	6-003.hn	6.600 mg bis unter 7.200 mg	120.636,00 €
		ZE154.23	6-003.hp	7.200 mg bis unter 7.800 mg	131.359,20 €
		ZE154.24	6-003.hq	7.800 mg bis unter 8.400 mg	142.082,40 €
		ZE154.25	6-003.hr	8.400 mg bis unter 9.600 mg	155.486,40 €
		ZE154.26	6-003.hs	9.600 mg bis unter 10.800 mg	176.932,80 €
		ZE154.27	6-003.ht	10.800 mg bis unter 13.200 mg	207.315,20 €
		ZE154.28	6-003.hu	13.200 mg bis unter 15.600 mg	250.208,00 €
		ZE154.29	6-003.hv	15.600 mg bis unter 20.400 mg	307.398,40 €
		ZE154.30	6-003.hw	20.400 mg bis unter 25.200 mg	393.184,00 €
		ZE154.31	6-003.hz	25.200 mg oder mehr	478.969,60 €

Zusatzentgelte-Katalog
- Definition und differenzierte Beträge -

ZE	Bezeichnung	ZE_D	OPS Version 2023: OPS-Kode	OPS Version 2023: OPS-Text	Betrag
1	2	3	4	5	6
ZE156	Gabe von Decitabin, parenteral			Applikation von Medikamenten, Liste 4: Decitabin, parenteral	
		ZE156.01	6-004.40	30 mg bis unter 60 mg	927,04 €
		ZE156.02	6-004.41	60 mg bis unter 90 mg	1.622,32 €
		ZE156.03	6-004.42	90 mg bis unter 120 mg	2.317,60 €
		ZE156.04	6-004.43	120 mg bis unter 150 mg	3.012,88 €
		ZE156.05	6-004.44	150 mg bis unter 180 mg	3.708,16 €
		ZE156.06	6-004.45	180 mg bis unter 210 mg	4.403,44 €
		ZE156.07	6-004.46	210 mg bis unter 240 mg	5.083,66 €
		ZE156.08	6-004.47	240 mg bis unter 270 mg	5.794,00 €
		ZE156.09	6-004.48	270 mg bis unter 300 mg	6.489,28 €
		ZE156.10	6-004.49	300 mg bis unter 330 mg	7.184,56 €
		ZE156.11	6-004.4a	330 mg bis unter 360 mg	7.879,84 €
		ZE156.12	6-004.4b	360 mg bis unter 390 mg	8.575,12 €
		ZE156.13	6-004.4c	390 mg bis unter 420 mg	9.270,40 €
		ZE156.14	6-004.4d	420 mg bis unter 450 mg	9.965,68 €
		ZE156.15	6-004.4e	450 mg bis unter 480 mg	10.660,96 €
		ZE156.16	6-004.4f	480 mg bis unter 510 mg	11.356,24 €
		ZE156.17	6-004.4g	510 mg oder mehr	12.051,52 €
ZE157	Gabe von Tocilizumab, intravenös			Applikation von Medikamenten, Liste 5: Tocilizumab, intravenös	
		ZE157.01[6)]	6-005.m0	80 mg bis unter 200 mg	327,62 €
		ZE157.02[6)]	6-005.m1	200 mg bis unter 320 mg	655,25 €
		ZE157.03	6-005.m2	320 mg bis unter 480 mg	982,87 €
		ZE157.04	6-005.m3	480 mg bis unter 640 mg	1.419,70 €
		ZE157.05	6-005.m4	640 mg bis unter 800 mg	1.856,54 €
		ZE157.06	6-005.m5	800 mg bis unter 960 mg	2.208,40 €
		ZE157.07	6-005.m6	960 mg bis unter 1.120 mg	2.730,20 €
		ZE157.08	6-005.m7	1.120 mg bis unter 1.280 mg	3.167,03 €
		ZE157.09	6-005.m8	1.280 mg bis unter 1.440 mg	3.603,86 €
		ZE157.10	6-005.m9	1.440 mg bis unter 1.600 mg	4.040,70 €
		ZE157.11	6-005.ma	1.600 mg bis unter 1.760 mg	4.402,61 €
		ZE157.12	6-005.mb	1.760 mg bis unter 1.920 mg	4.914,36 €
		ZE157.13	6-005.mc	1.920 mg bis unter 2.080 mg	5.351,19 €
		ZE157.14		Siehe weitere Differenzierung ZE157.15 bis ZE157.29	
		ZE157.15	6-005.me	2.080 mg bis unter 2.400 mg	5.897,23 €
		ZE157.16	6-005.mf	2.400 mg bis unter 2.720 mg	6.770,90 €
		ZE157.17	6-005.mg	2.720 mg bis unter 3.040 mg	7.644,56 €
		ZE157.18	6-005.mh	3.040 mg bis unter 3.360 mg	8.518,22 €
		ZE157.19	6-005.mj	3.360 mg bis unter 3.680 mg	9.391,89 €
		ZE157.20	6-005.mk	3.680 mg bis unter 4.000 mg	10.265,55 €
		ZE157.21		Siehe weitere Differenzierung ZE157.22 bis ZE157.29	
		ZE157.22	6-005.mn	4.000 mg bis unter 4.640 mg	11.357,63 €
		ZE157.23	6-005.mp	4.640 mg bis unter 5.280 mg	13.104,96 €
		ZE157.24	6-005.mq	5.280 mg bis unter 5.920 mg	14.852,29 €
		ZE157.25	6-005.mr	5.920 mg bis unter 6.560 mg	16.599,62 €
		ZE157.26	6-005.ms	6.560 mg bis unter 7.200 mg	18.346,94 €
		ZE157.27	6-005.mt	7.200 mg bis unter 7.840 mg	20.094,27 €
		ZE157.28	6-005.mu	7.840 mg bis unter 8.480 mg	21.841,60 €
		ZE157.29	6-005.mv	8.480 mg oder mehr	23.588,93 €
ZE158	Vagusnervstimulations-systeme, mit Sondenimplantation		5-059.c8	Implantation oder Wechsel eines Neurostimulators zur Stimulation des peripheren Nervensystems mit Implantation oder Wechsel einer Neurostimulationselektrode: Vagusnervstimulationssystem	siehe Anlage 2
ZE159	Vagusnervstimulations-systeme, ohne Sondenimplantation		5-059.d8	Wechsel eines Neurostimulators zur Stimulation des peripheren Nervensystems ohne Wechsel einer Neurostimulationselektrode: Vagusnervstimulationssystem	siehe Anlage 2
ZE161	Radiofrequenzablation Ösophagus		5-422.55	Lokale Exzision und Destruktion von erkranktem Gewebe des Ösophagus: Destruktion, endoskopisch: Radiofrequenzablation	siehe Anlage 2
ZE162 [9)]	Erhöhter Pflegeaufwand bei pflegebedürftigen Patienten (DRG-Tabelle 1)			Pflegebedürftigkeit im Sinne § 14 SGB XI und Pflegegrad gemäß § 15 SGB XI	
			9-984.8	Pflegebedürftig nach Pflegegrad 3	siehe Anlage 2
			9-984.9	Pflegebedürftig nach Pflegegrad 4	siehe Anlage 2
			9-984.a	Pflegebedürftig nach Pflegegrad 5	siehe Anlage 2

Zusatzentgelte-Katalog
- Definition und differenzierte Beträge -

ZE	Bezeichnung	ZE_D	OPS Version 2023: OPS-Kode	OPS Version 2023: OPS-Text	Betrag
1	2	3	4	5	6
ZE163 [10)]	Erhöhter Pflegeaufwand bei pflegebedürftigen Patienten (DRG-Tabelle 2)			Pflegebedürftigkeit im Sinne § 14 SGB XI und Pflegegrad gemäß § 15 SGB XI	
			9-984.8	Pflegebedürftig nach Pflegegrad 3	siehe Anlage 2
			9-984.9	Pflegebedürftig nach Pflegegrad 4	siehe Anlage 2
			9-984.a	Pflegebedürftig nach Pflegegrad 5	siehe Anlage 2
ZE164	Gabe von pathogeninaktivierten Thrombozytenkonzentraten			Transfusion von Vollblut, Erythrozytenkonzentrat und Thrombozytenkonzentrat: Pathogeninaktiviertes Thrombozytenkonzentrat	
		ZE164.01[6)]	8-800.h1	2 pathogeninaktivierte Thrombozytenkonzentrate	737,33 €
		ZE164.02[6)]	8-800.h2	3 pathogeninaktivierte Thrombozytenkonzentrate	1.106,00 €
		ZE164.03	8-800.h3	4 pathogeninaktivierte Thrombozytenkonzentrate	1.474,67 €
		ZE164.04	8-800.h4	5 pathogeninaktivierte Thrombozytenkonzentrate	1.843,33 €
		ZE164.05	8-800.h5	6 bis unter 8 pathogeninaktivierte Thrombozytenkonzentrate	2.396,33 €
		ZE164.06	8-800.h6	8 bis unter 10 pathogeninaktivierte Thrombozytenkonzentrate	3.133,67 €
		ZE164.07	8-800.h7	10 bis unter 12 pathogeninaktivierte Thrombozytenkonzentrate	3.871,00 €
		ZE164.08	8-800.h8	12 bis unter 14 pathogeninaktivierte Thrombozytenkonzentrate	4.608,33 €
		ZE164.09	8-800.h9	14 bis unter 16 pathogeninaktivierte Thrombozytenkonzentrate	5.345,66 €
		ZE164.10	8-800.ha	16 bis unter 18 pathogeninaktivierte Thrombozytenkonzentrate	6.083,00 €
		ZE164.11	8-800.hb	18 bis unter 20 pathogeninaktivierte Thrombozytenkonzentrate	6.820,33 €
		ZE164.12	8-800.hc	20 bis unter 24 pathogeninaktivierte Thrombozytenkonzentrate	7.742,00 €
		ZE164.13	8-800.hd	24 bis unter 28 pathogeninaktivierte Thrombozytenkonzentrate	9.216,66 €
		ZE164.14	8-800.he	28 bis unter 32 pathogeninaktivierte Thrombozytenkonzentrate	10.691,33 €
		ZE164.15	8-800.hf	32 bis unter 36 pathogeninaktivierte Thrombozytenkonzentrate	12.165,99 €
		ZE164.16	8-800.hg	36 bis unter 40 pathogeninaktivierte Thrombozytenkonzentrate	13.640,66 €
		ZE164.17	8-800.hh	40 bis unter 46 pathogeninaktivierte Thrombozytenkonzentrate	15.299,66 €
		ZE164.18	8-800.hj	46 bis unter 52 pathogeninaktivierte Thrombozytenkonzentrate	17.511,66 €
		ZE164.19	8-800.hk	52 bis unter 58 pathogeninaktivierte Thrombozytenkonzentrate	19.723,66 €
		ZE164.20	8-800.hm	58 bis unter 64 pathogeninaktivierte Thrombozytenkonzentrate	21.935,66 €
		ZE164.21	8-800.hn	64 bis unter 70 pathogeninaktivierte Thrombozytenkonzentrate	24.147,66 €
		ZE164.22	8-800.hp	70 bis unter 78 pathogeninaktivierte Thrombozytenkonzentrate	26.543,99 €
		ZE164.23	8-800.hq	78 bis unter 86 pathogeninaktivierte Thrombozytenkonzentrate	29.493,32 €
		ZE164.24	8-800.hr	86 bis unter 94 pathogeninaktivierte Thrombozytenkonzentrate	32.442,65 €
		ZE164.25	8-800.hs	94 bis unter 102 pathogeninaktivierte Thrombozytenkonzentrate	35.391,98 €
		ZE164.26	8-800.ht	102 bis unter 110 pathogeninaktivierte Thrombozytenkonzentrate	38.341,32 €
		ZE164.27	8-800.hu	110 bis unter 118 pathogeninaktivierte Thrombozytenkonzentrate	41.290,65 €
		ZE164.28	8-800.hv	118 bis unter 126 pathogeninaktivierte Thrombozytenkonzentrate	44.239,98 €
		ZE164.29	8-800.hz	126 bis unter 134 pathogeninaktivierte Thrombozytenkonzentrate	47.189,31 €
		ZE164.30	8-800.n0	134 bis unter 146 pathogeninaktivierte Thrombozytenkonzentrate	50.507,31 €
		ZE164.31	8-800.n1	146 bis unter 158 pathogeninaktivierte Thrombozytenkonzentrate	54.931,31 €

Zusatzentgelte-Katalog
- Definition und differenzierte Beträge -

ZE	Bezeichnung	ZE_D	OPS Version 2023: OPS-Kode	OPS Version 2023: OPS-Text	Betrag
1	2	3	4	5	6
		ZE164.32	8-800.n2	158 bis unter 170 pathogeninaktivierte Thrombozytenkonzentrate	59.355,31 €
		ZE164.33	8-800.n3	170 bis unter 182 pathogeninaktivierte Thrombozytenkonzentrate	63.779,30 €
		ZE164.34	8-800.n4	182 bis unter 194 pathogeninaktivierte Thrombozytenkonzentrate	68.203,30 €
		ZE164.35	8-800.n5	194 bis unter 210 pathogeninaktivierte Thrombozytenkonzentrate	72.995,97 €
		ZE164.36	8-800.n6	210 bis unter 226 pathogeninaktivierte Thrombozytenkonzentrate	78.894,63 €
		ZE164.37	8-800.n7	226 bis unter 242 pathogeninaktivierte Thrombozytenkonzentrate	84.793,30 €
		ZE164.38	8-800.n8	242 bis unter 258 pathogeninaktivierte Thrombozytenkonzentrate	90.691,96 €
		ZE164.39	8-800.n9	258 bis unter 274 pathogeninaktivierte Thrombozytenkonzentrate	96.590,62 €
		ZE164.40	8-800.na	274 bis unter 294 pathogeninaktivierte Thrombozytenkonzentrate	102.857,95 €
		ZE164.41	8-800.nb	294 bis unter 314 pathogeninaktivierte Thrombozytenkonzentrate	110.231,28 €
		ZE164.42	8-800.nc	314 bis unter 334 pathogeninaktivierte Thrombozytenkonzentrate	117.604,61 €
		ZE164.43	8-800.nd	334 bis unter 354 pathogeninaktivierte Thrombozytenkonzentrate	124.977,94 €
		ZE164.44	8-800.ne	354 bis unter 374 pathogeninaktivierte Thrombozytenkonzentrate	132.351,27 €
		ZE164.45	8-800.nf	374 oder mehr pathogeninaktivierte Thrombozytenkonzentrate	139.724,60 €
ZE165	Gabe von pathogeninaktivierten Apherese-Thrombozytenkonzentraten			Transfusion von Vollblut, Erythrozytenkonzentrat und Thrombozytenkonzentrat: Pathogeninaktiviertes Apherese-Thrombozytenkonzentrat	
		ZE165.01[6)]	8-800.d0	1 pathogeninaktiviertes Apherese-Thrombozytenkonzentrat	426,36 €
		ZE165.02	8-800.d1	2 pathogeninaktivierte Apherese-Thrombozytenkonzentrate	852,72 €
		ZE165.03	8-800.d2	3 pathogeninaktivierte Apherese-Thrombozytenkonzentrate	1.279,08 €
		ZE165.04	8-800.d3	4 pathogeninaktivierte Apherese-Thrombozytenkonzentrate	1.705,44 €
		ZE165.05	8-800.d4	5 pathogeninaktivierte Apherese-Thrombozytenkonzentrate	2.131,80 €
		ZE165.06	8-800.d5	6 bis unter 8 pathogeninaktivierte Apherese-Thrombozytenkonzentrate	2.771,34 €
		ZE165.07	8-800.d6	8 bis unter 10 pathogeninaktivierte Apherese-Thrombozytenkonzentrate	3.624,06 €
		ZE165.08	8-800.d7	10 bis unter 12 pathogeninaktivierte Apherese-Thrombozytenkonzentrate	4.476,79 €
		ZE165.09	8-800.d8	12 bis unter 14 pathogeninaktivierte Apherese-Thrombozytenkonzentrate	5.329,51 €
		ZE165.10	8-800.d9	14 bis unter 16 pathogeninaktivierte Apherese-Thrombozytenkonzentrate	6.182,23 €
		ZE165.11	8-800.da	16 bis unter 18 pathogeninaktivierte Apherese-Thrombozytenkonzentrate	7.034,95 €
		ZE165.12	8-800.db	18 bis unter 20 pathogeninaktivierte Apherese-Thrombozytenkonzentrate	7.887,67 €
		ZE165.13	8-800.dc	20 bis unter 24 pathogeninaktivierte Apherese-Thrombozytenkonzentrate	8.953,57 €
		ZE165.14	8-800.dd	24 bis unter 28 pathogeninaktivierte Apherese-Thrombozytenkonzentrate	10.659,01 €
		ZE165.15	8-800.de	28 bis unter 32 pathogeninaktivierte Apherese-Thrombozytenkonzentrate	12.364,45 €
		ZE165.16	8-800.df	32 bis unter 36 pathogeninaktivierte Apherese-Thrombozytenkonzentrate	14.069,90 €
		ZE165.17	8-800.dg	36 bis unter 40 pathogeninaktivierte Apherese-Thrombozytenkonzentrate	15.775,34 €

Zusatzentgelte-Katalog
- Definition und differenzierte Beträge -

ZE	Bezeichnung	ZE_D	OPS Version 2023: OPS-Kode	OPS Version 2023: OPS-Text	Betrag
1	2	3	4	5	6
		ZE165.18	8-800.dh	40 bis unter 46 pathogeninaktivierte Apherese-Thrombozytenkonzentrate	17.693,96 €
		ZE165.19	8-800.dj	46 bis unter 52 pathogeninaktivierte Apherese-Thrombozytenkonzentrate	20.252,12 €
		ZE165.20	8-800.dk	52 bis unter 58 pathogeninaktivierte Apherese-Thrombozytenkonzentrate	22.810,29 €
		ZE165.21	8-800.dm	58 bis unter 64 pathogeninaktivierte Apherese-Thrombozytenkonzentrate	25.368,45 €
		ZE165.22	8-800.dn	64 bis unter 70 pathogeninaktivierte Apherese-Thrombozytenkonzentrate	27.926,61 €
		ZE165.23	8-800.dp	70 bis unter 78 pathogeninaktivierte Apherese-Thrombozytenkonzentrate	30.697,96 €
		ZE165.24	8-800.dq	78 bis unter 86 pathogeninaktivierte Apherese-Thrombozytenkonzentrate	34.108,84 €
		ZE165.25	8-800.dr	86 bis unter 94 pathogeninaktivierte Apherese-Thrombozytenkonzentrate	37.519,72 €
		ZE165.26	8-800.ds	94 bis unter 102 pathogeninaktivierte Apherese-Thrombozytenkonzentrate	40.930,61 €
		ZE165.27	8-800.dt	102 bis unter 110 pathogeninaktivierte Apherese-Thrombozytenkonzentrate	44.341,49 €
		ZE165.28	8-800.du	110 bis unter 118 pathogeninaktivierte Apherese-Thrombozytenkonzentrate	47.752,38 €
		ZE165.29	8-800.dv	118 bis unter 126 pathogeninaktivierte Apherese-Thrombozytenkonzentrate	51.163,26 €
		ZE165.30	8-800.dz	126 bis unter 134 pathogeninaktivierte Apherese-Thrombozytenkonzentrate	54.574,14 €
		ZE165.31	8-800.j0	134 bis unter 146 pathogeninaktivierte Apherese-Thrombozytenkonzentrate	58.411,39 €
		ZE165.32	8-800.j1	146 bis unter 158 pathogeninaktivierte Apherese-Thrombozytenkonzentrate	63.527,71 €
		ZE165.33	8-800.j2	158 bis unter 170 pathogeninaktivierte Apherese-Thrombozytenkonzentrate	68.644,04 €
		ZE165.34	8-800.j3	170 bis unter 182 pathogeninaktivierte Apherese-Thrombozytenkonzentrate	73.760,37 €
		ZE165.35	8-800.j4	182 bis unter 194 pathogeninaktivierte Apherese-Thrombozytenkonzentrate	78.876,69 €
		ZE165.36	8-800.j5	194 bis unter 210 pathogeninaktivierte Apherese-Thrombozytenkonzentrate	84.419,38 €
		ZE165.37	8-800.j6	210 bis unter 226 pathogeninaktivierte Apherese-Thrombozytenkonzentrate	91.241,15 €
		ZE165.38	8-800.j7	226 bis unter 242 pathogeninaktivierte Apherese-Thrombozytenkonzentrate	98.062,92 €
		ZE165.39	8-800.j8	242 bis unter 258 pathogeninaktivierte Apherese-Thrombozytenkonzentrate	104.884,68 €
		ZE165.40	8-800.j9	258 bis unter 274 pathogeninaktivierte Apherese-Thrombozytenkonzentrate	111.706,45 €
		ZE165.41	8-800.ja	274 bis unter 294 pathogeninaktivierte Apherese-Thrombozytenkonzentrate	118.954,58 €
		ZE165.42	8-800.jb	294 bis unter 314 pathogeninaktivierte Apherese-Thrombozytenkonzentrate	127.481,79 €
		ZE165.43	8-800.jc	314 bis unter 334 pathogeninaktivierte Apherese-Thrombozytenkonzentrate	136.009,00 €
		ZE165.44	8-800.jd	334 bis unter 354 pathogeninaktivierte Apherese-Thrombozytenkonzentrate	144.536,21 €
		ZE165.45	8-800.je	354 bis unter 374 pathogeninaktivierte Apherese-Thrombozytenkonzentrate	153.063,42 €
		ZE165.46	8-800.jf	374 oder mehr pathogeninaktivierte Apherese-Thrombozytenkonzentrate	161.590,63 €
ZE168	Gabe von Ipilimumab, parenteral			Applikation von Medikamenten, Liste 6: Ipilimumab, parenteral	
		ZE168.01[6)]	6-006.j0	20 mg bis unter 30 mg	1.649,06 €
		ZE168.02	6-006.j1	30 mg bis unter 40 mg	2.355,80 €
		ZE168.03	6-006.j2	40 mg bis unter 50 mg	3.062,54 €
		ZE168.04	6-006.j3	50 mg bis unter 60 mg	3.769,28 €
		ZE168.05	6-006.j4	60 mg bis unter 70 mg	4.476,02 €
		ZE168.06	6-006.j5	70 mg bis unter 80 mg	5.182,76 €
		ZE168.07	6-006.j6	80 mg bis unter 90 mg	5.875,13 €

Zusatzentgelte-Katalog
- Definition und differenzierte Beträge -

ZE	Bezeichnung	ZE_D	OPS Version 2023: OPS-Kode	OPS Version 2023: OPS-Text	Betrag
1	2	3	4	5	6
		ZE168.08	6-006.j7	90 mg bis unter 100 mg	6.543,71 €
		ZE168.09	6-006.j8	100 mg bis unter 120 mg	7.538,56 €
		ZE168.10	6-006.j9	120 mg bis unter 140 mg	8.952,04 €
		ZE168.11	6-006.ja	140 mg bis unter 160 mg	10.365,52 €
		ZE168.12	6-006.jb	160 mg bis unter 180 mg	11.779,00 €
		ZE168.13	6-006.jc	180 mg bis unter 200 mg	13.192,48 €
		ZE168.14	6-006.jd	200 mg bis unter 220 mg	14.605,96 €
		ZE168.15	6-006.je	220 mg bis unter 240 mg	16.019,44 €
		ZE168.16	6-006.jf	240 mg bis unter 260 mg	17.382,27 €
		ZE168.17	6-006.jg	260 mg bis unter 300 mg	19.317,56 €
		ZE168.18	6-006.jh	300 mg bis unter 340 mg	22.144,52 €
		ZE168.19	6-006.jj	340 mg bis unter 380 mg	24.971,48 €
		ZE168.20	6-006.jk	380 mg bis unter 420 mg	27.798,44 €
		ZE168.21	6-006.jm	420 mg bis unter 460 mg	30.625,40 €
		ZE168.22	6-006.jn	460 mg bis unter 540 mg	34.394,68 €
		ZE168.23	6-006.jp	540 mg bis unter 620 mg	40.048,60 €
		ZE168.24	6-006.jq	620 mg bis unter 700 mg	45.702,52 €
		ZE168.25	6-006.jr	700 mg bis unter 860 mg	53.241,08 €
		ZE168.26	6-006.js	860 mg bis unter 1.020 mg	64.548,92 €
		ZE168.27	6-006.jt	1.020 mg bis unter 1.180 mg	75.856,76 €
		ZE168.28	6-006.ju	1.180 mg bis unter 1.340 mg	87.164,60 €
		ZE168.29	6-006.jv	1.340 mg bis unter 1.500 mg	98.472,44 €
		ZE168.30	6-006.jw	1.500 mg oder mehr	109.780,28 €
ZE169	Adjustierbare Harnkontinenztherapien		5-596.73	Andere Harninkontinenzoperationen: Adjustierbare Kontinenztherapie: Wechsel des Ballons	siehe Anlage 2
			5-596.74	Andere Harninkontinenzoperationen: Adjustierbare Kontinenztherapie: Implantation unter den Harnblasenhals	
			5-596.75	Andere Harninkontinenzoperationen: Adjustierbare Kontinenztherapie: Implantation in die Region der bulbären Harnröhre	
ZE170	Suspensionsoperation bei Harninkontinenz des Mannes		5-598.0	Suspensionsoperation [Zügeloperation] bei Harninkontinenz des Mannes: Mit alloplastischem Material	siehe Anlage 2
ZE171	Gabe von Pembrolizumab, parenteral			Applikation von Medikamenten, Liste 9: Pembrolizumab, parenteral	
		ZE171.01[6)]	6-009.p0	20 mg bis unter 40 mg	751,33 €
		ZE171.02[6)]	6-009.p1	40 mg bis unter 60 mg	1.314,83 €
		ZE171.03[6)]	6-009.p2	60 mg bis unter 80 mg	1.878,33 €
		ZE171.04	6-009.p3	80 mg bis unter 100 mg	2.441,82 €
		ZE171.05	6-009.p4	100 mg bis unter 150 mg	2.817,49 €
		ZE171.06	6-009.p5	150 mg bis unter 200 mg	4.226,24 €
		ZE171.07	6-009.p6	200 mg bis unter 300 mg	5.634,98 €
		ZE171.08	6-009.p7	300 mg bis unter 400 mg	8.452,47 €
		ZE171.09	6-009.p8	400 mg bis unter 600 mg	11.269,96 €
		ZE171.10	6-009.p9	600 mg bis unter 800 mg	16.904,94 €
		ZE171.11	6-009.pa	800 mg bis unter 1.000 mg	22.539,92 €
		ZE171.12	6-009.pb	1.000 mg bis unter 1.200 mg	28.174,90 €
		ZE171.13	6-009.pc	1.200 mg bis unter 1.400 mg	33.809,88 €
		ZE171.14	6-009.pd	1.400 mg bis unter 1.600 mg	39.444,86 €
		ZE171.15	6-009.pe	1.600 mg bis unter 1.800 mg	45.079,84 €
		ZE171.16	6-009.pf	1.800 mg bis unter 2.000 mg	50.714,82 €
		ZE171.17	6-009.pg	2.000 mg bis unter 2.200 mg	56.349,80 €
		ZE171.18	6-009.ph	2.200 mg bis unter 2.400 mg	61.984,78 €
		ZE171.19	6-009.pj	2.400 mg bis unter 2.600 mg	67.619,76 €
		ZE171.20	6-009.pk	2.600 mg oder mehr	73.254,74 €

Zusatzentgelte-Katalog
- Definition und differenzierte Beträge -

Fußnoten:

*) Gilt für alle entsprechenden 5-Steller oder 6-Steller des angegebenen OPS-Kodes.

1) Eine zusätzliche Abrechnung ist im Zusammenhang mit einer Fallpauschale der Basis-DRG L60 oder L71 oder der DRG L90B oder L90C und dem nach Anlage 3b krankenhausindividuell zu vereinbarenden Entgelt L90A nicht möglich.

2) Nur abrechenbar in Kombination mit einem der grau hinterlegten OPS-Kodes.

3) Dieses Zusatzentgelt ist nur abrechenbar für Patienten mit einem Alter < 3 Jahre.

4) Dieses Zusatzentgelt ist nur abrechenbar für Patienten mit einem Alter < 5 Jahre.

5) Dieses Zusatzentgelt ist nur abrechenbar für Patienten mit einem Alter < 10 Jahre.

6) Dieses Zusatzentgelt ist nur abrechenbar für Patienten mit einem Alter < 15 Jahre.

7) Für eine Prozedur "(Perkutan-)transluminale Gefäßintervention: Selektive Embolisation mit Metallspiralen" in Kombination mit den Prozeduren 8-83b.34, 8-83b.35 und 8-83b.38 ist lokalisationsunabhängig ausschließlich das ZE105 abrechenbar.

8) Bei der Behandlung von Blutern mit Blutgerinnungsfaktoren erfolgt die Abrechnung der Gabe von Prothrombinkomplex über das ZE2023-97 nach Anlage 4 bzw. 6, die gleichzeitige Abrechnung des ZE30 ist ausgeschlossen.

9) Das Zusatzentgelt ist ab einer Mindestverweildauer von 5 Belegungstagen und nur in Verbindung mit einer der in Anlage 8 Tabelle 1 genannten DRG-Fallpauschale abrechenbar.

10) Das Zusatzentgelt ist ab einer Mindestverweildauer von 5 Belegungstagen und nur in Verbindung mit einer der in Anlage 8 Tabelle 2 genannten DRG-Fallpauschale abrechenbar.

Zusatzentgelte-Katalog
- Definition -

ZE [1)]	Bezeichnung	OPS Version 2023: OPS-Kode	OPS Version 2023: OPS-Text
1	2	3	4
ZE2023-01 [4)]	Beckenimplantate	5-785.2d	Implantation von alloplastischem Knochenersatz: Keramischer Knochenersatz: Becken
		5-785.3d	Implantation von alloplastischem Knochenersatz: Keramischer Knochenersatz, resorbierbar: Becken
		5-785.4d	Implantation von alloplastischem Knochenersatz: Metallischer Knochenersatz: Becken
		5-785.5d	Implantation von alloplastischem Knochenersatz: Keramischer Knochenersatz, resorbierbar mit Antibiotikumzusatz: Becken
ZE2023-02 [4)]	Links- und rechtsventrikuläre Herzassistenzsysteme („Kunstherz“)	5-376.20	Implantation und Entfernung eines herzunterstützenden Systems, offen chirurgisch: Extrakorporale Pumpe (z.B. Kreiselpumpe oder Zentrifugalpumpe), univentrikulär: Implantation, mit Sternotomie
		5-376.22	Implantation und Entfernung eines herzunterstützenden Systems, offen chirurgisch: Extrakorporale Pumpe (z.B. Kreiselpumpe oder Zentrifugalpumpe), univentrikulär: Isolierter Pumpenwechsel, nicht offen chirurgisch
		5-376.23	Implantation und Entfernung eines herzunterstützenden Systems, offen chirurgisch: Extrakorporale Pumpe (z.B. Kreiselpumpe oder Zentrifugalpumpe), univentrikulär: Implantation, transapikal
		5-376.30	Implantation und Entfernung eines herzunterstützenden Systems, offen chirurgisch: Extrakorporale Pumpe (z.B. Kreiselpumpe oder Zentrifugalpumpe), biventrikulär: Implantation
		5-376.33	Implantation und Entfernung eines herzunterstützenden Systems, offen chirurgisch: Extrakorporale Pumpe (z.B. Kreiselpumpe oder Zentrifugalpumpe), biventrikulär: Isolierter Pumpenwechsel einer Pumpe, nicht offen chirurgisch
		5-376.34	Implantation und Entfernung eines herzunterstützenden Systems, offen chirurgisch: Extrakorporale Pumpe (z.B. Kreiselpumpe oder Zentrifugalpumpe), biventrikulär: Isolierter Pumpenwechsel beider Pumpen, nicht offen chirurgisch
		5-376.40	Implantation und Entfernung eines herzunterstützenden Systems, offen chirurgisch: Intrakorporale Pumpe, univentrikulär: Implantation
		5-376.50	Implantation und Entfernung eines herzunterstützenden Systems, offen chirurgisch: Intrakorporale Pumpe, biventrikulär: Implantation
		5-376.60	Implantation und Entfernung eines herzunterstützenden Systems, offen chirurgisch: Kunstherz (totaler Herzersatz): Implantation
		5-376.70	Implantation und Entfernung eines herzunterstützenden Systems, offen chirurgisch: Parakorporale Pumpe, univentrikulär: Implantation
		5-376.72	Implantation und Entfernung eines herzunterstützenden Systems, offen chirurgisch: Parakorporale Pumpe, univentrikulär: Isolierter Pumpenwechsel, nicht offen chirurgisch
		5-376.80	Implantation und Entfernung eines herzunterstützenden Systems, offen chirurgisch: Parakorporale Pumpe, biventrikulär: Implantation
		5-376.83	Implantation und Entfernung eines herzunterstützenden Systems, offen chirurgisch: Parakorporale Pumpe, biventrikulär: Isolierter Pumpenwechsel einer Pumpe, nicht offen chirurgisch
		5-376.84	Implantation und Entfernung eines herzunterstützenden Systems, offen chirurgisch: Parakorporale Pumpe, biventrikulär: Isolierter Pumpenwechsel beider Pumpen, nicht offen chirurgisch
ZE2023-03 [4)]	ECMO und PECLA	8-852.0*	Extrakorporaler Gasaustausch ohne und mit Herzunterstützung und Prä-ECMO-Therapie: Veno-venöse extrakorporale Membranoxygenation (ECMO) ohne Herzunterstützung
		8-852.2*	Extrakorporaler Gasaustausch ohne und mit Herzunterstützung und Prä-ECMO-Therapie: Extrakorporale Lungenunterstützung, pumpenlos (PECLA)
		8-852.3*	Extrakorporaler Gasaustausch ohne und mit Herzunterstützung und Prä-ECMO-Therapie: Anwendung einer minimalisierten Herz-Lungen-Maschine
ZE2023-04 [4)]	Individuell nach CAD gefertigte Rekonstruktionsimplantate im Gesichts- und Schädelbereich	5-020.65	Kranioplastik: Rekonstruktion des Gesichtsschädels ohne Beteiligung des Hirnschädels bis zu 2 Regionen mit computerassistiert vorgefertigtem Implantat [CAD-Implantat]
		5-020.66	Kranioplastik: Rekonstruktion des Gesichtsschädels ohne Beteiligung des Hirnschädels ab 3 Regionen mit computerassistiert vorgefertigtem Implantat [CAD-Implantat]
		5-020.67	Kranioplastik: Rekonstruktion des Hirnschädels mit Beteiligung von Orbita, Temporalregion oder frontalem Sinus (bis zu 2 Regionen) mit computerassistiert vorgefertigtem Implantat [CAD-Implantat]
		5-020.68	Kranioplastik: Rekonstruktion des Hirnschädels mit Beteiligung multipler Regionen des Gesichtsschädels (ab 3 Regionen) mit computerassistiert vorgefertigtem Implantat [CAD-Implantat]

Zusatzentgelte-Katalog
- Definition -

ZE [1)]	Bezeichnung	OPS Version 2023: OPS-Kode	OPS Version 2023: OPS-Text
1	2	3	4
		5-020.6b	Kranioplastik: Rekonstruktion des Gesichtsschädels ohne Beteiligung des Hirnschädels bis zu 2 Regionen mit computerassistiert vorgefertigtem Implantat, mit nicht resorbierbarem, mikroporösem Material mit fibrovaskulärer Integration
		5-020.6c	Kranioplastik: Rekonstruktion des Gesichtsschädels ohne Beteiligung des Hirnschädels ab 3 Regionen mit computerassistiert vorgefertigtem Implantat, mit nicht resorbierbarem, mikroporösem Material mit fibrovaskulärer Integration
		5-020.6d	Kranioplastik: Rekonstruktion des Hirnschädels mit Beteiligung von Orbita, Temporalregion oder frontalem Sinus (bis zu 2 Regionen) mit computerassistiert vorgefertigtem Implantat, mit nicht resorbierbarem, mikroporösem Material mit fibrovaskulärer Integration
		5-020.6e	Kranioplastik: Rekonstruktion des Hirnschädels mit Beteiligung multipler Regionen des Gesichtsschädels (ab 3 Regionen) mit computerassistiert vorgefertigtem Implantat, mit nicht resorbierbarem, mikroporösem Material mit fibrovaskulärer Integration
		5-020.71	Kranioplastik: Rekonstruktion des Hirnschädels ohne Beteiligung des Gesichtsschädels, mit alloplastischem Material: Mit computerassistiert vorgefertigtem Implantat [CAD-Implantat], einfacher Defekt
		5-020.72	Kranioplastik: Rekonstruktion des Hirnschädels ohne Beteiligung des Gesichtsschädels, mit alloplastischem Material: Mit computerassistiert vorgefertigtem Implantat [CAD-Implantat], großer oder komplexer Defekt
		5-020.74	Kranioplastik: Rekonstruktion des Hirnschädels ohne Beteiligung des Gesichtsschädels, mit alloplastischem Material: Mit computerassistiert vorgefertigtem Implantat [CAD-Implantat], einfacher Defekt, mit nicht resorbierbarem, mikroporösem Material mit fibrovaskulärer Integration
		5-020.75	Kranioplastik: Rekonstruktion des Hirnschädels ohne Beteiligung des Gesichtsschädels, mit alloplastischem Material: Mit computerassistiert vorgefertigtem Implantat [CAD-Implantat], großer oder komplexer Defekt, mit nicht resorbierbarem, mikroporösem Material mit fibrovaskulärer Integration
		5-774.71	Plastische Rekonstruktion und Augmentation der Maxilla: Durch alloplastische Implantate: Mit computerassistiert vorgefertigtem Implantat [CAD-Implantat], einfacher Defekt
		5-774.72	Plastische Rekonstruktion und Augmentation der Maxilla: Durch alloplastische Implantate: Mit computerassistiert vorgefertigtem Implantat [CAD-Implantat], großer oder komplexer Defekt
		5-775.71	Plastische Rekonstruktion und Augmentation der Mandibula: Durch alloplastische Implantate: Mit computerassistiert vorgefertigtem Implantat [CAD-Implantat], einfacher Defekt
		5-775.72	Plastische Rekonstruktion und Augmentation der Mandibula: Durch alloplastische Implantate: Mit computerassistiert vorgefertigtem Implantat [CAD-Implantat], großer oder komplexer Defekt
ZE2023-05 [4)]	Distraktion am Gesichtsschädel	5-776.6	Osteotomie zur Verlagerung des Untergesichtes: Verlagerung des Unterkiefers durch Distraktion mit Kontinuitätsdurchtrennung im aufsteigenden Mandibulaast
		5-776.7	Osteotomie zur Verlagerung des Untergesichtes: Verlagerung der Mandibula durch Distraktion nach Osteotomie im horizontalen Mandibulaast
		5-776.9	Osteotomie zur Verlagerung des Untergesichtes: Verlagerung des Alveolarfortsatzes durch horizontale Distraktion nach Osteotomie
		5-777.*1	Osteotomie zur Verlagerung des Mittelgesichtes: Mit Distraktion
ZE2023-07 [4)]	Andere implantierbare Medikamentenpumpen	5-028.1x	Funktionelle Eingriffe an Schädel, Gehirn und Hirnhäuten: Implantation oder Wechsel einer Medikamentenpumpe zur intraventrikulären Infusion: Sonstige
		5-038.4x	Operationen am spinalen Liquorsystem: Implantation oder Wechsel einer Medikamentenpumpe zur intrathekalen und/oder epiduralen Infusion: Sonstige
ZE2023-08 [3), 4)]	Sonstige Dialyse	8-853.x	Hämofiltration: Sonstige
		8-853.y	Hämofiltration: N.n.bez.
		8-854.x	Hämodialyse: Sonstige
		8-854.y	Hämodialyse: N.n.bez.
		8-855.x	Hämodiafiltration: Sonstige
		8-855.y	Hämodiafiltration: N.n.bez.
		8-857.x	Peritonealdialyse: Sonstige
		8-857.y	Peritonealdialyse: N.n.bez.
ZE2023-09 [4)]	Hämoperfusion und Adsorption zur Entfernung hydrophober Substanzen	8-821.2	Immunadsorption und verwandte Verfahren: Adsorption zur Entfernung hydrophober Substanzen (niedrig- und/oder mittelmolekular)
		8-856	Hämoperfusion
ZE2023-10 [4)]	Leberersatztherapie	8-858	Extrakorporale Leberersatztherapie [Leberdialyse]

Zusatzentgelte-Katalog
- Definition -

ZE [1]	Bezeichnung	OPS Version 2023: OPS-Kode	OPS Version 2023: OPS-Text
1	2	3	4
ZE2023-13 [4]	Immunadsorption	8-821.0	Immunadsorption mit nicht regenerierbarer Säule zur Entfernung von Immunglobulinen und/oder Immunkomplexen
		8-821.10	Immunadsorption mit regenerierbarer Säule zur Entfernung von Immunglobulinen und/oder Immunkomplexen: Ersteinsatz
		8-821.11	Immunadsorption mit regenerierbarer Säule zur Entfernung von Immunglobulinen und/oder Immunkomplexen: Weitere Anwendung
ZE2023-15 [4]	Zellapherese	8-823	Zellapherese
		8-825.*	Spezielle Zellaphereseverfahren
ZE2023-16 [4]	Isolierte Extremitätenperfusion	8-859	Isolierte Extremitätenperfusion
ZE2023-17 [4]	Retransplantation von Organen während desselben stationären Aufenthaltes	5-125.5	Hornhaut-Retransplantation während desselben stationären Aufenthaltes
		5-335.3*	Lungentransplantation: Retransplantation während desselben stationären Aufenthaltes
		5-375.3	Herz-Retransplantation während desselben stationären Aufenthaltes
		5-375.4	Herz-Lungen-Retransplantation (En-bloc) während desselben stationären Aufenthaltes
		5-467.9*	Dünndarm-Retransplantation während desselben stationären Aufenthaltes
		5-504.3	Lebertransplantation: Retransplantation, komplett (gesamtes Organ) während desselben stationären Aufenthaltes
		5-504.4	Lebertransplantation: Retransplantation, partiell (Split-Leber) während desselben stationären Aufenthaltes
		5-504.5	Lebertransplantation: Retransplantation, auxiliär (linker Leberlappen zusätzlich zum vorhandenen Organ) während desselben stationären Aufenthaltes
		5-528.3	Retransplantation von Pankreasgewebe während desselben stationären Aufenthaltes
		5-528.4	Retransplantation eines Pankreassegmentes während desselben stationären Aufenthaltes
		5-528.5	Retransplantation des Pankreas (gesamtes Organ) während desselben stationären Aufenthaltes
		5-555.6	Nierentransplantation: Retransplantation, allogen, Lebendspender während desselben stationären Aufenthaltes
		5-555.7	Nierentransplantation: Retransplantation, allogen, Leichenniere während desselben stationären Aufenthaltes
		5-555.8	Nierentransplantation: Retransplantation, En-bloc-Transplantat während desselben stationären Aufenthaltes
ZE2023-18 [4]	Zwerchfellschrittmacher	5-347.6*	Operationen am Zwerchfell: Implantation oder Wechsel eines Zwerchfellschrittmachers
ZE2023-22 [4]	IABP	5-376.00	Implantation und Entfernung eines herzunterstützenden Systems, offen chirurgisch: Intraaortale Ballonpumpe: Implantation
		8-839.0	Andere therapeutische Katheterisierung und Kanüleneinlage in Herz und Blutgefäße: Perkutane Einführung einer intraaortalen Ballonpumpe
ZE2023-24 [4]	Andere Penisprothesen	5-649.50	Andere Operationen am Penis: Implantation einer Penisprothese: Semirigide Prothese
		5-649.5x	Andere Operationen am Penis: Implantation einer Penisprothese: Sonstige
		5-649.a0	Andere Operationen am Penis: Wechsel einer semirigiden Penisprothese: In eine semirigide Prothese
		5-649.ax	Andere Operationen am Penis: Wechsel einer semirigiden Penisprothese: Sonstige
		5-649.b0	Andere Operationen am Penis: Wechsel einer hydraulischen Penisprothese: Vollständig, in eine semirigide Prothese
		5-649.b2	Andere Operationen am Penis: Wechsel einer hydraulischen Penisprothese: Isolierter Pumpenwechsel
		5-649.b3	Andere Operationen am Penis: Wechsel einer hydraulischen Penisprothese: Isolierter Reservoirwechsel [Ballon]
		5-649.b4	Andere Operationen am Penis: Wechsel einer hydraulischen Penisprothese: Isolierter Wechsel des Schwellkörperimplantates [Zylinder]
		5-649.bx	Andere Operationen am Penis: Wechsel einer hydraulischen Penisprothese: Sonstige
ZE2023-25 [4]	Modulare Endoprothesen	5-829.k*	Andere gelenkplastische Eingriffe: Implantation einer modularen Endoprothese oder (Teil-)Wechsel in eine modulare Endoprothese bei knöcherner Defektsituation und ggf. Knochen(teil)ersatz
		5-829.m	Andere gelenkplastische Eingriffe: Implantation von oder (Teil-)Wechsel in ein patientenindividuell hergestelltes Implantat bei knöcherner Defektsituation oder angeborener oder erworbener Deformität
ZE2023-26 [4]	Anthroposophisch-medizinische Komplexbehandlung	8-975.3	Anthroposophisch-medizinische Komplexbehandlung

Zusatzentgelte-Katalog
- Definition -

ZE [1]	Bezeichnung	OPS Version 2023: OPS-Kode	OPS Version 2023: OPS-Text
1	2	3	4
ZE2023-33 [2), 4)]	Gabe von Sargramostim, parenteral	6-001.4*	Applikation von Medikamenten, Liste 1: Sargramostim, parenteral
ZE2023-34 [4)]	Gabe von Granulozytenkonzentraten	8-802.6*	Transfusion von Leukozyten: Granulozyten
ZE2023-35 [4)]	Fremdbezug von hämatopoetischen Stammzellen		Fremdbezug von hämatopoetischen Stammzellen über Spenderdateien bei nicht-verwandten Spendern oder Bezug von hämatopoetischen Stammzellen von außerhalb Deutschlands bei Familienspendern
ZE2023-36 [4)]	Versorgung von Schwerstbehinderten		Zusatzentgelt für Krankenhäuser, bei denen insbesondere wegen einer räumlichen Nähe zu entsprechenden Einrichtungen oder einer Spezialisierung eine Häufung von schwerstbehinderten Patienten auftritt. Vergütung des mit den DRG-Fallpauschalen nicht abgedeckten, wesentlichen zusätzlichen Aufwands, insbesondere im Pflegedienst
ZE2023-40 [4)]	Naturheilkundliche Komplexbehandlung	8-975.23	Naturheilkundliche Komplexbehandlung: Mindestens 14 bis höchstens 20 Behandlungstage und weniger als 2.520 Behandlungsminuten oder mindestens 10 bis höchstens 13 Behandlungstage und mindestens 1.680 Behandlungsminuten
		8-975.24	Naturheilkundliche Komplexbehandlung: Mindestens 21 Behandlungstage oder mindestens 14 Behandlungstage und mindestens 2.520 Behandlungsminuten
ZE2023-41 [4), 5)]	Multimodal-nichtoperative Komplexbehandlung des Bewegungssystems	8-977	Multimodal-nichtoperative Komplexbehandlung des Bewegungssystems
ZE2023-44 [4)]	Stammzellboost nach erfolgter Transplantation von hämatopoetischen Stammzellen, nach In-vitro-Aufbereitung	8-805.62	Transfusion von peripher gewonnenen hämatopoetischen Stammzellen: Stammzellboost nach erfolgter Transplantation von hämatopoetischen Stammzellen: Nach In-vitro-Aufbereitung
ZE2023-45 [4)]	Komplexe Diagnostik bei hämatologischen und onkologischen Erkrankungen bei Kindern und Jugendlichen	1-940	Komplexe Diagnostik bei hämatologischen und onkologischen Erkrankungen bei Kindern und Jugendlichen
ZE2023-46 [2), 4)]	Gabe von Anti-Human-T-Lymphozyten-Immunglobulin, parenteral	8-812.3	Transfusion von Plasma und anderen Plasmabestandteilen und gentechnisch hergestellten Plasmaproteinen: Anti-Human-T-Lymphozyten-Immunglobulin vom Kaninchen, parenteral
		8-812.4	Transfusion von Plasma und anderen Plasmabestandteilen und gentechnisch hergestellten Plasmaproteinen: Anti-Human-T-Lymphozyten-Immunglobulin vom Pferd, parenteral
ZE2023-49 [4)]	Hypertherme intraperitoneale Chemotherapie (HIPEC) in Kombination mit Peritonektomie und ggf. mit Multiviszeralresektion oder hypertherme intrathorakale Chemotherapie (HITOC) in Kombination mit Pleurektomie und ggf. mit Tumorreduktion		
ZE2023-50 [4), 8)]	Implantation einer (Hybrid)-Prothese an der Aorta	5-384.8	Resektion und Ersatz (Interposition) an der Aorta: Aorta ascendens, Aortenbogen oder Aorta descendens mit Hybridprothese
		5-38a.a	Endovaskuläre Implantation von Stent-Prothesen: Bei Hybridverfahren an Aorta ascendens, Aortenbogen oder Aorta thoracica
		5-38a.b	Endovaskuläre Implantation von Stent-Prothesen: Bei Hybridverfahren an der Aorta thoracoabdominalis
ZE2023-54 [4)]	Selbstexpandierende Prothesen am Gastrointestinaltrakt	5-429.j0	Andere Operationen am Ösophagus: Maßnahmen bei selbstexpandierender Prothese: Einlegen oder Wechsel, offen chirurgisch, eine Prothese ohne Antirefluxventil
		5-429.j1	Andere Operationen am Ösophagus: Maßnahmen bei selbstexpandierender Prothese: Einlegen oder Wechsel, endoskopisch, eine Prothese ohne Antirefluxventil
		5-429.j3	Andere Operationen am Ösophagus: Maßnahmen bei selbstexpandierender Prothese: Einlegen oder Wechsel, offen chirurgisch, zwei Prothesen ohne Antirefluxventil
		5-429.j4	Andere Operationen am Ösophagus: Maßnahmen bei selbstexpandierender Prothese: Einlegen oder Wechsel, endoskopisch, zwei Prothesen ohne Antirefluxventil
		5-429.j9	Andere Operationen am Ösophagus: Maßnahmen bei selbstexpandierender Prothese: Einlegen oder Wechsel, offen chirurgisch, mehr als zwei Prothesen ohne Antirefluxventil
		5-429.ja	Andere Operationen am Ösophagus: Maßnahmen bei selbstexpandierender Prothese: Einlegen oder Wechsel, endoskopisch, mehr als zwei Prothesen ohne Antirefluxventil
		5-429.jb	Andere Operationen am Ösophagus: Maßnahmen bei selbstexpandierender Prothese: Einlegen oder Wechsel, offen chirurgisch, eine Prothese mit Antirefluxventil

Zusatzentgelte-Katalog
- Definition -

ZE [1)]	Bezeichnung	OPS Version 2023: OPS-Kode	OPS Version 2023: OPS-Text
1	2	3	4
		5-429.jc	Andere Operationen am Ösophagus: Maßnahmen bei selbstexpandierender Prothese: Einlegen oder Wechsel, endoskopisch, eine Prothese mit Antirefluxventil
		5-429.jd	Andere Operationen am Ösophagus: Maßnahmen bei selbstexpandierender Prothese: Einlegen oder Wechsel, offen chirurgisch, zwei Prothesen, eine davon mit Antirefluxventil
		5-429.je	Andere Operationen am Ösophagus: Maßnahmen bei selbstexpandierender Prothese: Einlegen oder Wechsel, endoskopisch, zwei Prothesen, eine davon mit Antirefluxventil
		5-429.jf	Andere Operationen am Ösophagus: Maßnahmen bei selbstexpandierender Prothese: Einlegen oder Wechsel, offen chirurgisch, mehr als zwei Prothesen, eine davon mit Antirefluxventil
		5-429.jg	Andere Operationen am Ösophagus: Maßnahmen bei selbstexpandierender Prothese: Einlegen oder Wechsel, endoskopisch, mehr als zwei Prothesen, eine davon mit Antirefluxventil
		5-449.h*	Andere Operationen am Magen: Einlegen oder Wechsel einer selbstexpandierenden Prothese
		5-469.k*	Andere Operationen am Darm: Einlegen oder Wechsel einer selbstexpandierenden Prothese
		5-489.g0	Andere Operation am Rektum: Einlegen oder Wechsel einer Prothese, endoskopisch: Selbstexpandierend
		5-513.m*	Endoskopische Operationen an den Gallengängen: Einlegen oder Wechsel von selbstexpandierenden ungecoverten Stents
		5-513.n*	Endoskopische Operationen an den Gallengängen: Einlegen oder Wechsel von selbstexpandierenden gecoverten Stent-Prothesen
		5-517.**	Einlegen oder Wechseln von selbstexpandierenden Stents und Stent-Prothesen in die Gallengänge
		5-526.e0	Endoskopische Operationen am Pankreasgang: Einlegen einer Prothese: Selbstexpandierend
		5-526.f0	Endoskopische Operationen am Pankreasgang: Wechsel einer Prothese: Selbstexpandierend
		5-529.g*	Andere Operationen am Pankreas und am Pankreasgang: Einlegen einer selbstexpandierenden Prothese
		5-529.j*	Andere Operationen am Pankreas und am Pankreasgang: Wechsel einer selbstexpandierenden Prothese
		5-529.n4	Andere Operationen am Pankreas und am Pankreasgang: Transgastrale Drainage einer Pankreaszyste: Endoskopisch mit Einlegen eines selbstexpandierenden Stents
		5-529.p2	Andere Operationen am Pankreas und am Pankreasgang: Endoskopische transgastrale Entfernung von Pankreasnekrosen: Mit Einlegen eines selbstexpandierenden Stents
		5-529.r3	Andere Operationen am Pankreas und am Pankreasgang: Transduodenale Drainage einer Pankreaszyste: Endoskopisch mit Einlegen eines selbstexpandierenden Stents
		5-529.s2	Andere Operationen am Pankreas und am Pankreasgang: Endoskopische transduodenale Entfernung von Pankreasnekrosen: Mit Einlegen eines selbstexpandierenden Stents
ZE2023-56 [4)]	Gabe von Bosentan, oral	6-002.f*	Applikation von Medikamenten, Liste 2: Bosentan, oral
ZE2023-57 [4)]	Gabe von Jod-131-MIBG (Metajodobenzylguanidin), parenteral	6-002.g*	Applikation von Medikamenten, Liste 2: Jod-131-Metajodobenzylguanidin (MIBG), parenteral
ZE2023-58 [4)]	Gabe von Alpha-1-Proteinaseninhibitor human, parenteral	8-812.0*	Transfusion von Plasma und anderen Plasmabestandteilen und gentechnisch hergestellten Plasmaproteinen: Alpha-1-Proteinaseninhibitor human, parenteral
ZE2023-59 [4)]	Gabe von Interferon alfa-2a (nicht pegylierte Form), parenteral	8-812.1*	Transfusion von Plasma und anderen Plasmabestandteilen und gentechnisch hergestellten Plasmaproteinen: Interferon alfa-2a, parenteral
ZE2023-60 [4)]	Gabe von Interferon alfa-2b (nicht pegylierte Form), parenteral	8-812.2*	Transfusion von Plasma und anderen Plasmabestandteilen und gentechnisch hergestellten Plasmaproteinen: Interferon alfa-2b, parenteral
ZE2023-61 [4)]	Neurostimulatoren zur Hirn- oder Rückenmarkstimulation oder zur Stimulation des peripheren Nervensystems, Mehrkanalstimulator, wiederaufladbar	5-028.92	Implantation oder Wechsel eines Neurostimulators zur Hirnstimulation mit Implantation oder Wechsel einer Neurostimulationselektrode: Mehrkanalstimulator, vollimplantierbar, mit wiederaufladbarem Akkumulator
		5-028.a2	Funktionelle Eingriffe an Schädel, Gehirn und Hirnhäuten: Wechsel eines Neurostimulators zur Hirnstimulation ohne Wechsel einer Neurostimulationselektrode: Mehrkanalstimulator, vollimplantierbar, mit wiederaufladbarem Akkumulator
		5-028.c2	Funktionelle Eingriffe an Schädel, Gehirn und Hirnhäuten: Implantation eines Neurostimulators zur Hirnstimulation ohne Implantation einer Neurostimulationselektrode: Mehrkanalstimulator, vollimplantierbar, mit wiederaufladbarem Akkumulator

Zusatzentgelte-Katalog
- Definition -

ZE [1)]	Bezeichnung	OPS Version 2023: OPS-Kode	OPS Version 2023: OPS-Text
1	2	3	4
		5-039.e2	Implantation oder Wechsel eines Neurostimulators zur epiduralen Rückenmarkstimulation mit Implantation oder Wechsel einer Neurostimulationselektrode: Mehrkanalstimulator, vollimplantierbar, mit wiederaufladbarem Akkumulator
		5-039.f2	Wechsel eines Neurostimulators zur epiduralen Rückenmarkstimulation ohne Wechsel einer Neurostimulationselektrode: Mehrkanalstimulator, vollimplantierbar, mit wiederaufladbarem Akkumulator
		5-039.n2	Implantation eines Neurostimulators zur epiduralen Rückenmarkstimulation ohne Implantation einer Neurostimulationselektrode: Mehrkanalstimulator, vollimplantierbar, mit wiederaufladbarem Akkumulator
		5-059.cc	Implantation oder Wechsel eines Neurostimulators zur Stimulation des peripheren Nervensystems mit Implantation oder Wechsel einer Neurostimulationselektrode: Mehrkanalstimulator, vollimplantierbar, mit wiederaufladbarem Akkumulator
		5-059.cd	Implantation oder Wechsel eines Neurostimulators zur Stimulation des peripheren Nervensystems mit Implantation oder Wechsel einer Neurostimulationselektrode: Mehrkanalstimulator, vollimplantierbar, mit elektromagnetischer Energieübertragung, induktiv
		5-059.dc	Wechsel eines Neurostimulators zur Stimulation des peripheren Nervensystems ohne Wechsel einer Neurostimulationselektrode: Mehrkanalstimulator, vollimplantierbar, mit wiederaufladbarem Akkumulator
		5-059.dd	Wechsel eines Neurostimulators zur Stimulation des peripheren Nervensystems ohne Wechsel einer Neurostimulationselektrode: Mehrkanalstimulator, vollimplantierbar, mit elektromagnetischer Energieübertragung, induktiv
		5-059.g3	Implantation eines Neurostimulators zur Stimulation des peripheren Nervensystems ohne Implantation einer Neurostimulationselektrode: Mehrkanalstimulator, vollimplantierbar, mit wiederaufladbarem Akkumulator
		5-059.g4	Implantation eines Neurostimulators zur Stimulation des peripheren Nervensystems ohne Implantation einer Neurostimulationselektrode: Mehrkanalstimulator, vollimplantierbar, mit elektromagnetischer Energieübertragung, induktiv
ZE2023-62 [4)]	Mikroaxial-Blutpumpe	8-839.46	Andere therapeutische Katheterisierung und Kanüleneinlage in Herz und Blutgefäße: Implantation oder Entfernung einer transvasal platzierten axialen Pumpe zur Kreislaufunterstützung: Implantation einer linksventrikulären axialen Pumpe
		8-839.47	Andere therapeutische Katheterisierung und Kanüleneinlage in Herz und Blutgefäße: Implantation oder Entfernung einer transvasal platzierten axialen Pumpe zur Kreislaufunterstützung: Implantation einer rechtsventrikulären axialen Pumpe
ZE2023-63 [4)]	Gabe von Dibotermin alfa, Implantation am Knochen	6-003.4*	Applikation von Medikamenten, Liste 3: Dibotermin alfa, Implantation am Knochen
ZE2023-65 [4)]	Selektive intravaskuläre Radionuklidtherapie [SIRT] mit Yttrium-90- oder Rhenium-188- oder Holmium-166-markierten Mikrosphären	8-530.a5	Therapie mit offenen Radionukliden: Intraarterielle Therapie mit offenen Radionukliden: Selektive intravaskuläre Radionuklidtherapie [SIRT] mit Yttrium-90-markierten Mikrosphären
		8-530.a6	Therapie mit offenen Radionukliden: Intraarterielle Therapie mit offenen Radionukliden: Selektive intravaskuläre Radionuklidtherapie [SIRT] mit Rhenium-188-markierten Mikrosphären
		8-530.a8	Therapie mit offenen Radionukliden: Intraarterielle Therapie mit offenen Radionukliden: Selektive intravaskuläre Radionuklidtherapie [SIRT] mit Holmium-166-markierten Mikrosphären
ZE2023-66 [4)]	Enzymersatztherapie bei lysosomalen Speicherkrankheiten	6-003.7	Applikation von Medikamenten, Liste 3: Enzymersatztherapie bei lysosomalen Speicherkrankheiten
ZE2023-67 [4)]	Implantation einer Stent-Prothese an der Aorta, perkutan-transluminal	8-840.*4	(Perkutan-)transluminale Implantation von nicht medikamentefreisetzenden Stents: Aorta
		8-841.*4	(Perkutan-)transluminale Implantation von medikamentefreisetzenden Stents: Aorta
		8-843.*4	(Perkutan-)transluminale Implantation von bioresorbierbaren Stents: Aorta
		8-849.*4	(Perkutan-)transluminale Implantation von anderen ungecoverten großlumigen Stents: Aorta
		8-84a.*4	(Perkutan-)transluminale Implantation von anderen gecoverten großlumigen Stents: Aorta
		8-84b.*4	(Perkutan-)transluminale Implantation von Stents zur Strömungslaminierung bei Aneurysmen: Aorta
ZE2023-69 [4)]	Gabe von Hämin, parenteral	6-004.1*	Applikation von Medikamenten, Liste 4: Hämin, parenteral
ZE2023-70 [4)]	Radioimmuntherapie mit 90Y-Ibritumomab tiuxetan, parenteral	6-003.6	Applikation von Medikamenten, Liste 3: Ibritumomab tiuxetan (90Y), parenteral

Zusatzentgelte-Katalog
- Definition -

ZE [1)]	Bezeichnung	OPS Version 2023: OPS-Kode	OPS Version 2023: OPS-Text
1	2	3	4
ZE2023-71 [4)]	Radiorezeptortherapie mit DOTA-konjugierten Somatostatinanaloga	8-530.61	Therapie mit offenen Radionukliden: Intravenöse Therapie mit radioaktiven rezeptorgerichteten Substanzen: Radiorezeptortherapie mit Chelator-konjugierten Somatostatinanaloga aus patientenindividueller Eigenherstellung
		8-530.62	Therapie mit offenen Radionukliden: Intravenöse Therapie mit radioaktiven rezeptorgerichteten Substanzen: Radiorezeptortherapie mit Chelator-konjugierten Somatostatinanaloga aus nicht patientenindividueller Herstellung
		8-530.a0	Therapie mit offenen Radionukliden: Intraarterielle Therapie mit offenen Radionukliden: Intraarterielle Radiorezeptortherapie mit DOTA-konjugierten Somatostatinanaloga
ZE2023-72 [4)]	Distraktionsmarknagel, motorisiert	5-786.j1	Osteosyntheseverfahren: Durch internes Verlängerungs- oder Knochentransportsystem: Motorisiert
		5-78a.j1	Revision von Osteosynthesematerial mit Reosteosynthese: Durch internes Verlängerungs- oder Knochentransportsystem: Motorisiert
ZE2023-74 [4)]	Gabe von Sunitinib, oral	6-003.a*	Applikation von Medikamenten, Liste 3: Sunitinib, oral
ZE2023-75 [4)]	Gabe von Sorafenib, oral	6-003.b*	Applikation von Medikamenten, Liste 3: Sorafenib, oral
ZE2023-77 [4)]	Gabe von Lenalidomid, oral	6-003.g*	Applikation von Medikamenten, Liste 3: Lenalidomid, oral
ZE2023-79 [4)]	Gabe von Nelarabin, parenteral	6-003.e*	Applikation von Medikamenten, Liste 3: Nelarabin, parenteral
ZE2023-80 [2), 4)]	Gabe von Amphotericin-B-Lipidkomplex, parenteral	6-003.1*	Applikation von Medikamenten, Liste 3: Amphotericin-B-Lipidkomplex, parenteral
ZE2023-82 [3), 4)]	Peritonealdialyse, kontinuierlich, maschinell unterstützt (APD)	8-857.2*	Peritonealdialyse: Kontinuierlich, maschinell unterstützt (APD), mit Zusatzgeräten
ZE2023-84 [4)]	Gabe von Ambrisentan, oral	6-004.2*	Applikation von Medikamenten, Liste 4: Ambrisentan, oral
ZE2023-85 [4)]	Gabe von Temsirolimus, parenteral	6-004.e*	Applikation von Medikamenten, Liste 4: Temsirolimus, parenteral
ZE2023-86 [4)]	Andere Neurostimulatoren und Neuroprothesen	5-029.4	Andere Operationen an Schädel, Gehirn und Hirnhäuten: Implantation oder Wechsel einer Neuroprothese
		5-039.g	Andere Operationen an Rückenmark und Rückenmarkstrukturen: Implantation oder Wechsel eines Neurostimulators zur Vorderwurzelstimulation mit Implantation oder Wechsel einer subduralen Elektrode
		5-039.h	Andere Operationen an Rückenmark und Rückenmarkstrukturen: Wechsel eines Neurostimulators zur Vorderwurzelstimulation ohne Wechsel einer subduralen Elektrode
		5-039.p	Andere Operationen an Rückenmark und Rückenmarkstrukturen: Implantation eines Neurostimulators zur Vorderwurzelstimulation ohne Implantation einer subduralen Elektrode
		5-059.5*	Andere Operationen an Nerven und Ganglien: Implantation einer peripheren Neuroprothese
		5-059.c4	Implantation oder Wechsel eines Neurostimulators zur Stimulation des peripheren Nervensystems mit Implantation oder Wechsel einer Neurostimulationselektrode: Kardiales Vagusnervstimulationssystem
		5-059.c6	Implantation oder Wechsel eines Neurostimulators zur Stimulation des peripheren Nervensystems mit Implantation oder Wechsel einer Neurostimulationselektrode: System zur Barorezeptoraktivierung
		5-059.cb	Implantation oder Wechsel eines Neurostimulators zur Stimulation des peripheren Nervensystems mit Implantation oder Wechsel einer Neurostimulationselektrode: System zur Phrenikusnerv-Stimulation
		5-059.d4	Wechsel eines Neurostimulators zur Stimulation des peripheren Nervensystems ohne Wechsel einer Neurostimulationselektrode: Kardiales Vagusnervstimulationssystem
		5-059.d6	Wechsel eines Neurostimulators zur Stimulation des peripheren Nervensystems ohne Wechsel einer Neurostimulationselektrode: System zur Barorezeptoraktivierung
		5-059.db	Wechsel eines Neurostimulators zur Stimulation des peripheren Nervensystems ohne Wechsel einer Neurostimulationselektrode: System zur Phrenikusnerv-Stimulation
ZE2023-88 [4)]	Komplexe neuropädiatrische Diagnostik mit weiteren Maßnahmen	1-942.1	Komplexe neuropädiatrische Diagnostik: Mit neurometabolischer Labordiagnostik und/oder infektiologischer/autoimmunentzündlicher Labordiagnostik
		1-942.2	Komplexe neuropädiatrische Diagnostik: Mit erweiterter genetischer Diagnostik
		1-942.3	Komplexe neuropädiatrische Diagnostik: Mit neurometabolischer Labordiagnostik und/oder infektiologischer/autoimmunentzündlicher Labordiagnostik und erweiterter genetischer Diagnostik
ZE2023-91 [4)]	Gabe von Dasatinib, oral	6-004.3*	Applikation von Medikamenten, Liste 4: Dasatinib, oral
ZE2023-97 [4), 6)]	Behandlung von Blutern mit Blutgerinnungsfaktoren	8-810.6*	Transfusion von Plasmabestandteilen und gentechnisch hergestellten Plasmaproteinen: Rekombinanter aktivierter Faktor VII
		8-810.7*	Transfusion von Plasmabestandteilen und gentechnisch hergestellten Plasmaproteinen: Plasmatischer Faktor VII

Zusatzentgelte-Katalog
- Definition -

ZE [1)]	Bezeichnung	OPS Version 2023: OPS-Kode	OPS Version 2023: OPS-Text
1	2	3	4
		8-810.8*	Transfusion von Plasmabestandteilen und gentechnisch hergestellten Plasmaproteinen: Rekombinanter Faktor VIII
		8-810.9*	Transfusion von Plasmabestandteilen und gentechnisch hergestellten Plasmaproteinen: Plasmatischer Faktor VIII
		8-810.a*	Transfusion von Plasmabestandteilen und gentechnisch hergestellten Plasmaproteinen: Rekombinanter Faktor IX
		8-810.b*	Transfusion von Plasmabestandteilen und gentechnisch hergestellten Plasmaproteinen: Plasmatischer Faktor IX
		8-810.c*	Transfusion von Plasmabestandteilen und gentechnisch hergestellten Plasmaproteinen: FEIBA - Prothrombinkomplex mit Faktor-VIII-Inhibitor-Bypass-Aktivität
		8-810.d*	Transfusion von Plasmabestandteilen und gentechnisch hergestellten Plasmaproteinen: Von-Willebrand-Faktor
		8-810.e*	Transfusion von Plasmabestandteilen und gentechnisch hergestellten Plasmaproteinen: Faktor XIII
		8-810.j*	Transfusion von Plasmabestandteilen und gentechnisch hergestellten Plasmaproteinen: Fibrinogenkonzentrat
		8-812.5*	Transfusion von Plasma und anderen Plasmabestandteilen und gentechnisch hergestellten Plasmaproteinen: Prothrombinkomplex [7)]
		8-812.9*	Transfusion von Plasma und anderen Plasmabestandteilen und gentechnisch hergestellten Plasmaproteinen: Humanes Protein C, parenteral
		8-812.a*	Transfusion von Plasma und anderen Plasmabestandteilen und gentechnisch hergestellten Plasmaproteinen: Plasmatischer Faktor X
ZE2023-99 [4)]	Fremdbezug von Donor-Lymphozyten		Fremdbezug von Donor-Lymphozyten über Spenderdateien bei nicht-verwandten Spendern oder Bezug von Donor-Lymphozyten von außerhalb Deutschlands bei Familienspendern
ZE2023-101 [4)]	Gabe von Mifamurtid, parenteral	6-005.g*	Applikation von Medikamenten, Liste 5: Mifamurtid, parenteral
ZE2023-103 [4)]	Gabe von Rituximab, subkutan	6-001.j*	Applikation von Medikamenten, Liste 1: Rituximab, subkutan
ZE2023-104 [4)]	Gabe von Trastuzumab, subkutan	6-001.m*	Applikation von Medikamenten, Liste 1: Trastuzumab, subkutan
ZE2023-106 [4)]	Gabe von Abatacept, subkutan	6-003.t*	Applikation von Medikamenten, Liste 3: Abatacept, subkutan
ZE2023-107 [4)]	Medikamente-freisetzende bioresorbierbare Koronarstents	8-83d.0*	Andere perkutan-transluminale Gefäßintervention an Herz und Koronargefäßen: Einlegen eines medikamentefreisetzenden bioresorbierbaren Stents
ZE2023-108 [4)]	Implantation einer Irisprothese	5-137.6	Andere Operationen an der Iris: Operation mit Implantation eines künstlichen Irisdiaphragmas
ZE2023-109 [3), 4)]	Dialyse mit High-Cut-off-Dialysemembran	8-854.8	Hämodialyse: Verlängert intermittierend, zur Elimination von Proteinen mit einer Molekularmasse bis 60.000
ZE2023-110 [4)]	Gabe von Tocilizumab, subkutan	6-005.n*	Applikation von Medikamenten, Liste 5: Tocilizumab, subkutan
ZE2023-111 [4)]	Gabe von Paclitaxel, als an Albumin gebundene Nanopartikel, parenteral	6-005.d*	Applikation von Medikamenten, Liste 5: Paclitaxel, als an Albumin gebundene Nanopartikel, parenteral
ZE2023-112 [4)]	Gabe von Abirateron, oral	6-006.2*	Applikation von Medikamenten, Liste 6: Abirateron, oral
ZE2023-113 [4)]	Gabe von Cabazitaxel, parenteral	6-006.1*	Applikation von Medikamenten, Liste 6: Cabazitaxel, parenteral
ZE2023-115 [4)]	Molekulares Monitoring der Resttumorlast [MRD]: Molekulargenetische Identifikation und Herstellung von patientenspezifischen Markern	1-991.0	Molekulares Monitoring der Resttumorlast [MRD]: Molekulargenetische Identifikation und Herstellung von patientenspezifischen Markern für die Bestimmung der Resttumorlast (Minimal Residual Disease [MRD])
ZE2023-116 [4)]	Molekulares Monitoring der Resttumorlast [MRD]: Patientenspezifische molekulargenetische Quantifizierung	1-991.1	Molekulares Monitoring der Resttumorlast [MRD]: Patientenspezifische molekulargenetische Quantifizierung der Resttumorlast [MRD-Monitoring]
ZE2023-117 [4)]	Chemosaturations-Therapie mittels perkutaner Leberperfusion	8-549.01	Perkutane geschlossene Organperfusion mit Chemotherapeutika: Leber: Mit externem Blutfilter
ZE2023-118 [4)]	Neurostimulatoren zur Hirnstimulation, Einkanalstimulator	5-028.90	Implantation oder Wechsel eines Neurostimulators zur Hirnstimulation mit Implantation oder Wechsel einer Neurostimulationselektrode: Einkanalstimulator, vollimplantierbar, nicht wiederaufladbar
		5-028.a0	Wechsel eines Neurostimulators zur Hirnstimulation ohne Wechsel einer Neurostimulationselektrode: Einkanalstimulator, vollimplantierbar, nicht wiederaufladbar
		5-028.c0	Implantation eines Neurostimulators zur Hirnstimulation ohne Implantation einer Neurostimulationselektrode: Einkanalstimulator, vollimplantierbar, nicht wiederaufladbar
ZE2023-119 [4)]	Distraktionsmarknagel, nicht motorisiert	5-786.j0	Osteosyntheseverfahren: Durch internes Verlängerungs- oder Knochentransportsystem: Nicht motorisiert
		5-78a.j0	Revision von Osteosynthesematerial mit Reosteosynthese: Durch internes Verlängerungs- oder Knochentransportsystem: Nicht motorisiert
ZE2023-120 [4)]	Gabe von Pemetrexed, parenteral	6-001.c*	Applikation von Medikamenten, Liste 1: Pemetrexed, parenteral
ZE2023-121 [4)]	Gabe von Etanercept, parenteral	6-002.b*	Applikation von Medikamenten, Liste 2: Etanercept, parenteral
ZE2023-122 [4)]	Gabe von Imatinib, oral	6-001.g*	Applikation von Medikamenten, Liste 1: Imatinib, oral

Zusatzentgelte-Katalog
- Definition -

ZE [1)]	Bezeichnung	OPS Version 2023: OPS-Kode	OPS Version 2023: OPS-Text
1	2	3	4
ZE2023-123 [4)]	Gabe von Caspofungin, parenteral	6-002.p*	Applikation von Medikamenten, Liste 2: Caspofungin, parenteral
ZE2023-124 [4)]	Gabe von Voriconazol, oral	6-002.5*	Applikation von Medikamenten, Liste 2: Voriconazol, oral
ZE2023-125 [4)]	Gabe von Voriconazol, parenteral	6-002.r*	Applikation von Medikamenten, Liste 2: Voriconazol, parenteral
ZE2023-127 [4)]	Gabe von L-Asparaginase aus Erwinia chrysanthemi [Erwinase], parenteral	6-003.r*	Applikation von Medikamenten, Liste 3: L-Asparaginase aus Erwinia chrysanthemi [Erwinase], parenteral
ZE2023-128 [4)]	Gabe von nicht pegylierter Asparaginase, parenteral	6-003.n*	Applikation von Medikamenten, Liste 3: Nicht pegylierte Asparaginase, parenteral
ZE2023-129 [4)]	Gabe von pegylierter Asparaginase, parenteral	6-003.p*	Applikation von Medikamenten, Liste 3: Pegylierte Asparaginase, parenteral
ZE2023-130 [4)]	Gabe von Belimumab, parenteral	6-006.6*	Applikation von Medikamenten, Liste 6: Belimumab, parenteral
ZE2023-131 [4)]	Gabe von Defibrotid, parenteral	6-005.k*	Applikation von Medikamenten, Liste 5: Defibrotid, parenteral
ZE2023-132 [4)]	Gabe von Thiotepa, parenteral	6-007.n*	Applikation von Medikamenten, Liste 7: Thiotepa, parenteral
ZE2023-133 [4)]	Spezialisierte palliativmedizinische Komplexbehandlung durch einen internen Palliativdienst	8-98h.0*	Spezialisierte palliativmedizinische Komplexbehandlung durch einen Palliativdienst: Durch einen internen Palliativdienst
ZE2023-134 [4)]	Spezialisierte palliativmedizinische Komplexbehandlung durch einen externen Palliativdienst	8-98h.1*	Spezialisierte palliativmedizinische Komplexbehandlung durch einen Palliativdienst: Durch einen externen Palliativdienst
ZE2023-135 [4)]	Basisdiagnostik bei unklarem Symptomkomplex bei Neugeborenen und Säuglingen mit weiteren Maßnahmen		Basisdiagnostik bei unklarem Symptomkomplex bei Neugeborenen und Säuglingen
		1-944.10	Mit erweiterter molekulargenetischer Diagnostik
		1-944.20	Mit Chromosomenanalyse (Zytogenetische Diagnostik)
		1-944.30	Mit erweiterter molekulargenetischer Diagnostik und Chromosomenanalyse (Zytogenetische Diagnostik)
ZE2023-136 [4)]	Einlegen von endobronchialen Nitinolspiralen	5-339.8*	Andere Operationen an Lunge und Bronchien: Einlegen von endobronchialen Nitinolspiralen, bronchoskopisch
ZE2023-137 [4), 6), 9)]	Gabe von rekombinantem aktiviertem Faktor VII	8-810.6*	Transfusion von Plasmabestandteilen und gentechnisch hergestellten Plasmaproteinen: Rekombinanter aktivierter Faktor VII
ZE2023-138 [4), 6), 10)]	Gabe von Fibrinogenkonzentrat	8-810.j*	Transfusion von Plasmabestandteilen und gentechnisch hergestellten Plasmaproteinen: Fibrinogenkonzentrat
ZE2023-139 [4), 6), 11)]	Gabe von Blutgerinnungsfaktoren	8-810.7*	Transfusion von Plasmabestandteilen und gentechnisch hergestellten Plasmaproteinen: Plasmatischer Faktor VII
		8-810.8*	Transfusion von Plasmabestandteilen und gentechnisch hergestellten Plasmaproteinen: Rekombinanter Faktor VIII
		8-810.9*	Transfusion von Plasmabestandteilen und gentechnisch hergestellten Plasmaproteinen: Plasmatischer Faktor VIII
		8-810.a*	Transfusion von Plasmabestandteilen und gentechnisch hergestellten Plasmaproteinen: Rekombinanter Faktor IX
		8-810.b*	Transfusion von Plasmabestandteilen und gentechnisch hergestellten Plasmaproteinen: Plasmatischer Faktor IX
		8-810.c*	Transfusion von Plasmabestandteilen und gentechnisch hergestellten Plasmaproteinen: FEIBA - Prothrombinkomplex mit Faktor-VIII-Inhibitor-Bypass-Aktivität
		8-810.d*	Transfusion von Plasmabestandteilen und gentechnisch hergestellten Plasmaproteinen: Von-Willebrand-Faktor
		8-810.e*	Transfusion von Plasmabestandteilen und gentechnisch hergestellten Plasmaproteinen: Faktor XIII
		8-812.9*	Transfusion von Plasma und anderen Plasmabestandteilen und gentechnisch hergestellten Plasmaproteinen: Humanes Protein C, parenteral
		8-812.a*	Transfusion von Plasma und anderen Plasmabestandteilen und gentechnisch hergestellten Plasmaproteinen: Plasmatischer Faktor X
ZE2023-140 [4)]	Gabe von Brentuximab vedotin, parenteral	6-006.b*	Applikation von Medikamenten, Liste 6: Brentuximab vedotin, parenteral
ZE2023-141 [4)]	Gabe von Enzalutamid, oral	6-007.6*	Applikation von Medikamenten, Liste 7: Enzalutamid, oral
ZE2023-142 [4)]	Gabe von Aflibercept, intravenös	6-007.3*	Applikation von Medikamenten, Liste 7: Aflibercept, intravenös
ZE2023-143 [4)]	Gabe von Eltrombopag, oral	6-006.0*	Applikation von Medikamenten, Liste 6: Eltrombopag, oral
ZE2023-144 [4)]	Gabe von Obinutuzumab, parenteral	6-007.j*	Applikation von Medikamenten, Liste 7: Obinutuzumab, parenteral
ZE2023-145 [4)]	Gabe von Ibrutinib, oral	6-007.e*	Applikation von Medikamenten, Liste 7: Ibrutinib, oral
ZE2023-146 [4)]	Gabe von Ramucirumab, parenteral	6-007.m*	Applikation von Medikamenten, Liste 7: Ramucirumab, parenteral
ZE2023-147 [4)]	Gabe von Bortezomib, parenteral	6-001.9*	Applikation von Medikamenten, Liste 1: Bortezomib, parenteral
ZE2023-148 [4)]	Gabe von Adalimumab, parenteral	6-001.d*	Applikation von Medikamenten, Liste 1: Adalimumab, parenteral
ZE2023-149 [4)]	Gabe von Infliximab, parenteral	6-001.e*	Applikation von Medikamenten, Liste 1: Infliximab, parenteral
ZE2023-150 [4)]	Gabe von Busulfan, parenteral	6-002.d*	Applikation von Medikamenten, Liste 2: Busulfan, parenteral
ZE2023-151 [4)]	Gabe von Rituximab, intravenös	6-001.h*	Applikation von Medikamenten, Liste 1: Rituximab, intravenös
ZE2023-152 [4)]	Mehrdimensionale pädiatrische Diagnostik	1-945.*	Diagnostik bei Verdacht auf Gefährdung von Kindeswohl und Kindergesundheit
ZE2023-153 [4)]	Gabe von Trastuzumab, intravenös	6-001.k*	Applikation von Medikamenten, Liste 1: Trastuzumab, intravenös
ZE2023-154 [4)]	Gabe von Anidulafungin, parenteral	6-003.k*	Applikation von Medikamenten, Liste 3: Anidulafungin, parenteral
ZE2023-156 [4)]	Gabe von Posaconazol, parenteral	6-007.k*	Applikation von Medikamenten, Liste 7: Posaconazol, parenteral
ZE2023-157 [4)]	Gabe von Pixantron, parenteral	6-006.e*	Applikation von Medikamenten, Liste 6: Pixantron, parenteral

Zusatzentgelte-Katalog
- Definition -

ZE [1]	Bezeichnung	OPS Version 2023: OPS-Kode	OPS Version 2023: OPS-Text
1	2	3	4
ZE2023-158 [4]	Gabe von Pertuzumab, parenteral	6-007.9*	Applikation von Medikamenten, Liste 7: Pertuzumab, parenteral
ZE2023-159 [4]	Gabe von Blinatumomab, parenteral	6-008.7*	Applikation von Medikamenten, Liste 8: Blinatumomab, parenteral
ZE2023-161 [4]	Gabe von Nivolumab, parenteral	6-008.m*	Applikation von Medikamenten, Liste 8: Nivolumab, parenteral
ZE2023-162 [4]	Gabe von Carfilzomib, parenteral	6-008.9*	Applikation von Medikamenten, Liste 8: Carfilzomib, parenteral
ZE2023-163 [4]	Gabe von Macitentan, oral	6-007.h*	Applikation von Medikamenten, Liste 7: Macitentan, oral
ZE2023-164 [4]	Gabe von Riociguat, oral	6-008.0*	Applikation von Medikamenten, Liste 8: Riociguat, oral
ZE2023-165 [4]	Gabe von Nusinersen, intrathekal	6-00a.d	Applikation von Medikamenten, Liste 10: Nusinersen, intrathekal
ZE2023-166 [4]	Gabe von Isavuconazol, parenteral	6-008.g*	Applikation von Medikamenten, Liste 8: Isavuconazol, parenteral
ZE2023-167 [4]	Gabe von Isavuconazol, oral	6-008.h*	Applikation von Medikamenten, Liste 8: Isavuconazol, oral
ZE2023-169 [4]	Gabe von Liposomalem Irinotecan, parenteral	6-009.e*	Applikation von Medikamenten, Liste 9: Liposomales Irinotecan, parenteral
ZE2023-170 [4]	Gabe von Bevacizumab, parenteral	6-002.9*	Applikation von Medikamenten, Liste 2: Bevacizumab, parenteral
ZE2023-171 [4]	Gabe von Clofarabin, parenteral	6-003.j*	Applikation von Medikamenten, Liste 3: Clofarabin, parenteral
ZE2023-172 [4]	Gabe von Posaconazol, oral, Suspension	6-007.0*	Applikation von Medikamenten, Liste 7: Posaconazol, oral, Suspension
ZE2023-173 [4]	Gabe von Posaconazol, oral, Tabletten	6-007.p*	Applikation von Medikamenten, Liste 7: Posaconazol, oral, Tabletten
ZE2023-174 [2, 4]	Gabe von Liposomalem Cytarabin, intrathekal	6-002.a*	Applikation von Medikamenten, Liste 2: Liposomales Cytarabin, intrathekal
ZE2023-175 [4, 13]	Gabe von Filgrastim, parenteral	6-002.1*	Applikation von Medikamenten, Liste 2: Filgrastim, parenteral
ZE2023-176 [4, 13]	Gabe von Lenograstim, parenteral	6-002.2*	Applikation von Medikamenten, Liste 2: Lenograstim, parenteral
ZE2023-177 [4, 13]	Gabe von Pegfilgrastim, parenteral	6-002.7*	Applikation von Medikamenten, Liste 2: Pegfilgrastim, parenteral
ZE2023-178 [4, 13]	Gabe von Lipegfilgrastim, parenteral	6-007.7*	Applikation von Medikamenten, Liste 7: Lipegfilgrastim, parenteral
ZE2023-180 [4]	Gabe von Azacitidin, parenteral	6-005.0*	Applikation von Medikamenten, Liste 5: Azacitidin, parenteral
ZE2023-182 [4]	Gabe von Vedolizumab, parenteral	6-008.5*	Applikation von Medikamenten, Liste 8: Vedolizumab, parenteral
ZE2023-183 [4]	Gabe von Elotuzumab, parenteral	6-009.d*	Applikation von Medikamenten, Liste 9: Elotuzumab, parenteral
ZE2023-184 [4]	Gabe von Atezolizumab, parenteral	6-00a.1*	Applikation von Medikamenten, Liste 10: Atezolizumab, parenteral
ZE2023-185 [4]	Gabe von Ocrelizumab, parenteral	6-00a.e*	Applikation von Medikamenten, Liste 10: Ocrelizumab, parenteral
ZE2023-186 [4]	Gabe von Venetoclax, oral	6-00a.k*	Applikation von Medikamenten, Liste 10: Venetoclax, oral
ZE2023-187 [4]	Neurostimulatoren zur Hypoglossusnerv-Stimulation	5-059.c7	Andere Operationen an Nerven und Ganglien: Implantation oder Wechsel eines Neurostimulators zur Stimulation des peripheren Nervensystems mit Implantation oder Wechsel einer Neurostimulationselektrode: System zur Hypoglossusnerv-Stimulation
		5-059.d7	Andere Operationen an Nerven und Ganglien: Wechsel eines Neurostimulators zur Stimulation des peripheren Nervensystems ohne Wechsel einer Neurostimulationselektrode: System zur Hypoglossusnerv-Stimulation
ZE2023-188 [4, 12]	Patientenindividuell hergestellte Stent-Prothesen an der Aorta, ohne Öffnung	5-38a.70	Endovaskuläre Implantation von Stent-Prothesen: Aorta thoracica: Stent-Prothese, ohne Öffnung
		5-38a.80	Endovaskuläre Implantation von Stent-Prothesen: Aorta thoracoabdominalis: Stent-Prothese, ohne Öffnung
		5-38a.c0	Endovaskuläre Implantation von Stent-Prothesen: Aorta abdominalis: Stent-Prothese, ohne Öffnung
		5-38a.w0	Endovaskuläre Implantation von Stent-Prothesen: Patientenindividuell hergestellte Stent-Prothesen: Ohne Öffnung
ZE2023-189 [4]	Stent-Prothesen an der Aorta, mit Öffnung	5-38a.7b	Endovaskuläre Implantation von Stent-Prothesen: Aorta thoracica: Stent-Prothese, mit 1 Öffnung
		5-38a.7c	Endovaskuläre Implantation von Stent-Prothesen: Aorta thoracica: Stent-Prothese, mit 2 Öffnungen
		5-38a.7d	Endovaskuläre Implantation von Stent-Prothesen: Aorta thoracica: Stent-Prothese, mit 3 oder mehr Öffnungen
		5-38a.8c	Endovaskuläre Implantation von Stent-Prothesen: Aorta thoracoabdominalis: Stent-Prothese, mit 1 Öffnung
		5-38a.8d	Endovaskuläre Implantation von Stent-Prothesen: Aorta thoracoabdominalis: Stent-Prothese, mit 2 Öffnungen
		5-38a.8e	Endovaskuläre Implantation von Stent-Prothesen: Aorta thoracoabdominalis: Stent-Prothese, mit 3 Öffnungen
		5-38a.8f	Endovaskuläre Implantation von Stent-Prothesen: Aorta thoracoabdominalis: Stent-Prothese, mit 4 oder mehr Öffnungen
		5-38a.c1	Endovaskuläre Implantation von Stent-Prothesen: Aorta abdominalis: Stent-Prothese, mit 1 Öffnung
		5-38a.c2	Endovaskuläre Implantation von Stent-Prothesen: Aorta abdominalis: Stent-Prothese, mit 2 Öffnungen
		5-38a.c3	Endovaskuläre Implantation von Stent-Prothesen: Aorta abdominalis: Stent-Prothese, mit 3 oder mehr Öffnungen
ZE2023-190 [4]	Längerfristige Beatmungsentwöhnung	8-718.8*	Prolongierte Beatmungsentwöhnung auf spezialisierter intensivmedizinischer Beatmungsentwöhnungs-Einheit
		8-718.9*	Prolongierte Beatmungsentwöhnung auf spezialisierter nicht intensivmedizinischer Beatmungsentwöhnungs-Einheit
ZE2023-191 [4]	Gabe von Dinutuximab beta, parenteral	6-009.b*	Applikation von Medikamenten, Liste 9: Dinutuximab beta, parenteral
ZE2023-192 [4]	Gabe von Midostaurin, oral	6-00a.b*	Applikation von Medikamenten, Liste 10: Midostaurin, oral

Zusatzentgelte-Katalog
- Definition -

ZE [1]	Bezeichnung	OPS Version 2023: OPS-Kode	OPS Version 2023: OPS-Text
1	2	3	4
ZE2023-193 [4]	Gabe von Onasemnogen abeparvovec, parenteral	6-00d.0	Applikation von Medikamenten, Liste 13: Onasemnogen abeparvovec, parenteral
ZE2023-194 [4]	Gabe von Ustekinumab, intravenös	6-005.p*	Applikation von Medikamenten, Liste 5: Ustekinumab, intravenös
ZE2023-195 [4]	Gabe von Ustekinumab, subkutan	6-005.q*	Applikation von Medikamenten, Liste 5: Ustekinumab, subkutan
ZE2023-196 [14]	Gabe von Micafungin, parenteral	6-004.5*	Applikation von Medikamenten, Liste 4: Micafungin, parenteral
ZE2023-197 [12), 17]	Perkutan-transluminale Fremdkörperentfernung und Thrombektomie an intrakraniellen Gefäßen unter Verwendung eines Thrombektomie-Aspirationskatheters	8-836.60	(Perkutan-)transluminale Gefäßintervention: Fremdkörperentfernung: Gefäße intrakraniell
		8-836.80	(Perkutan-)transluminale Gefäßintervention: Thrombektomie: Gefäße intrakraniell
		8-83b.87	Zusatzinformationen zu Materialien: Verwendung eines Instruments zur Thrombektomie oder Fremdkörperentfernung: 1 Thrombektomie-Aspirationskatheter
		8-83b.88	Zusatzinformationen zu Materialien: Verwendung eines Instruments zur Thrombektomie oder Fremdkörperentfernung: 2 Thrombektomie-Aspirationskatheter
		8-83b.89	Zusatzinformationen zu Materialien: Verwendung eines Instruments zur Thrombektomie oder Fremdkörperentfernung: 3 oder mehr Thrombektomie-Aspirationskatheter
ZE2023-198 [4]	Molekulares Monitoring der Resttumorlast [MRD]: Molekulargenetische Identifikation von krankheitsspezifischen Markern	1-991.2	Molekulares Monitoring der Resttumorlast [MRD]: Molekulargenetische Identifikation von krankheitsspezifischen Markern für die Bestimmung der Resttumorlast (Minimal Residual Disease [MRD])
ZE2023-199 [4]	Molekulares Monitoring der Resttumorlast [MRD]: Krankheitsspezifische molekulargenetische Quantifizierung	1-991.3	Molekulares Monitoring der Resttumorlast [MRD]: Krankheitsspezifische molekulargenetische Quantifizierung der Resttumorlast [MRD-Monitoring]
ZE2023-200 [15]	Gabe von Daratumumab, intravenös	6-009.q*	Applikation von Medikamenten, Liste 9: Daratumumab, intravenös
ZE2023-201 [15]	Gabe von Daratumumab, subkutan	6-009.r*	Applikation von Medikamenten, Liste 9: Daratumumab, subkutan
ZE2023-202 [16]	Gabe von Aldesleukin, parenteral	6-001.8*	Applikation von Medikamenten, Liste 1: Aldesleukin, parenteral
ZE2023-203 [4]	Gabe von Durvalumab, parenteral	6-00b.7*	Applikation von Medikamenten, Liste 11: Durvalumab, parenteral
ZE2023-204 [4]	Gabe von Gemtuzumab ozogamicin, parenteral	6-00b.a*	Applikation von Medikamenten, Liste 11: Gemtuzumab ozogamicin, parenteral
ZE2023-205 [4]	Gabe von Polatuzumab vedotin, parenteral	6-00c.c*	Applikation von Medikamenten, Liste 12: Polatuzumab vedotin, parenteral

Fußnoten:

*) Gilt für alle entsprechenden 5-Steller oder 6-Steller des angegebenen OPS-Kodes.

1) Weitere Untergliederungen der Entgelte sind analog der Zusatzentgelte der Anlage 5 durch Anfügen einer laufenden Nummer zu kennzeichnen.

2) Das Zulassungsrecht bleibt von der Katalogaufnahme unberührt. Die Kostenträger entscheiden im Einzelfall, ob die Kosten dieser Medikamente übernommen werden.

3) Eine zusätzliche Abrechnung ist im Zusammenhang mit einer Fallpauschale der Basis-DRG L60 oder L71 oder der DRG L90B oder L90C und dem nach Anlage 3b krankenhausindividuell zu vereinbarenden Entgelt L90A nicht möglich.

4) Nach § 5 Absatz 2 Satz 3 der Fallpauschalenvereinbarung 2023 ist für diese Zusatzentgelte das bisher krankenhausindividuell vereinbarte Entgelt der Höhe nach bis zum Beginn des Wirksamwerdens der neuen Budgetvereinbarung weiter zu erheben. Dies gilt auch, sofern eine Anpassung der entsprechenden OPS-Kodes erfolgt sein sollte.

5) Die Bewertung des Zusatzentgeltes mittels einer Differenzkostenbetrachtung hat in Abhängigkeit der abzurechnenden DRG-Fallpauschalen zu erfolgen.

6) Die jeweils zugehörigen ICD-Kodes und ICD-Texte sind in Anlage 7 aufgeführt.

7) Bei der Behandlung von Blutern mit Blutgerinnungsfaktoren erfolgt die Abrechnung der Gabe von Prothrombinkomplex über das ZE2023-97 nach Anlage 4 bzw. 6, die gleichzeitige Abrechnung des ZE30 ist ausgeschlossen.

8) Die Bewertung des Zusatzentgeltes mittels einer Differenzkostenbetrachtung hat in Abhängigkeit der abzurechnenden DRG-Fallpauschalen und ggf.weiterer abrechenbarer Zusatzentgelte für Stent-Prothesen an der Aorta zu erfolgen.

9) Für das Jahr 2023 gilt ein Schwellenwert in der Höhe von 20.000 € für den im Rahmen der Behandlung des Patienten für Blutgerinnungsfaktoren angefallenen Betrag. Ab Überschreitung dieses Schwellenwertes ist der gesamte für die Behandlung des Patienten mit Blutgerinnungsfaktoren angefallene Betrag abzurechnen.

10) Für das Jahr 2023 gilt ein Schwellenwert in der Höhe von 2.500 € für den im Rahmen der Behandlung des Patienten für Blutgerinnungsfaktoren angefallenen Betrag. Ab Überschreitung dieses Schwellenwertes ist der gesamte für die Behandlung des Patienten mit Blutgerinnungsfaktoren angefallene Betrag abzurechnen.

11) Für das Jahr 2023 gilt ein Schwellenwert in der Höhe von 6.000 € für die Summe der im Rahmen der Behandlung des Patienten für Blutgerinnungsfaktoren angefallenen Beträge. Ab Überschreitung dieses Schwellenwertes ist der gesamte für die Behandlung des Patienten mit Blutgerinnungsfaktoren angefallene Betrag abzurechnen.

12) Nur abrechenbar in Kombination mit einem der grau hinterlegten OPS-Kodes.

13) Bei der Vereinbarung der Entgelthöhen für die Zusatzentgelte für Granulozyten-Kolonie-stimulierende Faktoren wird in analoger Umsetzung der bisherigen Bewertung empfohlen, die Verhandlung zu den Entgelthöhen auf Basis der krankenhausindividuellen Kostensituation zu führen und bei der finalen Vereinbarung die Entgelthöhe der Zusatzentgelte für Pegfilgrastim (ZE2023-177) beziehungsweise Lipegfilgrastim (ZE2023-178) um einen Betrag zu reduzieren, der in etwa dem dreifachen Wert der Kosten einer typischen Tagesdosis Filgrastim (ZE2023-175) beziehungsweise Lenograstim (ZE2023-176) entspricht.

Zusatzentgelte-Katalog
- Definition -

14) Nach § 5 Absatz 2 Satz 3 der Fallpauschalenvereinbarung 2023 ist für dieses Zusatzentgelt das bisher krankenhausindividuell vereinbarte Entgelt der Höhe nach bis zum Beginn des Wirksamwerdens der Budgetvereinbarung 2023 weiter zu erheben. Bei fehlender Budgetvereinbarung 2022 ist für dieses Zusatzentgelt das bewertete Zusatzentgelt ZE128 in Höhe von 70 Prozent der im DRG-Katalog 2021 bewerteten Höhe bis zum Beginn des Wirksamwerdens der Budgetvereinbarung 2022 weiter zu erheben. Dies gilt auch, sofern eine Anpassung der entsprechenden OPS-Kodes erfolgt sein sollte.

15) Nach § 5 Absatz 2 Satz 3 der Fallpauschalenvereinbarung 2023 ist für dieses Zusatzentgelt das bisher krankenhausindividuell vereinbarte Entgelt für ZE2022-168 der Höhe nach bis zum Beginn des Wirksamwerdens der neuen Budgetvereinbarung weiter zu erheben. Dies gilt auch, sofern eine Anpassung der entsprechenden OPS-Kodes erfolgt sein sollte.

16) Nach § 5 Absatz 2 Satz 3 der Fallpauschalenvereinbarung 2023 ist für dieses Zusatzentgelt das bisherige bewertete Zusatzentgelt ZE48 aus 2022 bis zum Beginn des Wirksamwerdens der neuen Budgetvereinbarung der Höhe nach weiter zu erheben. Dies gilt auch, sofern eine Anpassung der entsprechenden OPS-Kodes erfolgt sein sollte.

17) Nach § 5 Absatz 2 Satz 3 der Fallpauschalenvereinbarung 2023 ist für dieses Zusatzentgelt das bisher krankenhausindividuell vereinbarte Entgelt der Höhe nach bis zum Beginn des Wirksamwerdens der Budgetvereinbarung 2023 weiter zu erheben. Bei fehlender Budgetvereinbarung 2022 ist für dieses Zusatzentgelt das bewertete Zusatzentgelt ZE133 aus 2021 der Höhe nach bis zum Beginn des Wirksamwerdens der Budgetvereinbarung 2022 weiter zu erheben. Dies gilt auch, sofern eine Anpassung der entsprechenden OPS-Kodes erfolgt sein sollte.

Zusatzentgelte-Katalog
- Blutgerinnungsstörungen -

ICD-Kodes, die dem extrabudgetären ZE2023-97 „Behandlung von Blutern mit Blutgerinnungsfaktoren" zuzuordnen sind. [1)]

ZE	Bezeichnung	ICD Version 2023: ICD-Kode	ICD Version 2023: ICD-Text
1	2	3	4
ZE2023-97	Behandlung von Blutern mit Blutgerinnungsfaktoren	D66	Hereditärer Faktor-VIII-Mangel
		D67	Hereditärer Faktor-IX-Mangel
		D68.00	Hereditäres Willebrand-Jürgens-Syndrom
		D68.1	Hereditärer Faktor-XI-Mangel
		D68.20	Hereditärer Faktor-I-Mangel
		D68.21	Hereditärer Faktor-II-Mangel
		D68.22	Hereditärer Faktor-V-Mangel
		D68.23	Hereditärer Faktor-VII-Mangel
		D68.24	Hereditärer Faktor-X-Mangel
		D68.25	Hereditärer Faktor-XII-Mangel
		D68.26	Hereditärer Faktor-XIII-Mangel
		D68.28	Hereditärer Mangel an sonstigen Gerinnungsfaktoren
		D68.31	Hämorrhagische Diathese durch Vermehrung von Antikörpern gegen Faktor VIII
		D68.32	Hämorrhagische Diathese durch Vermehrung von Antikörpern gegen sonstige Gerinnungsfaktoren
		D69.40	Sonstige primäre Thrombozytopenie, als transfusionsrefraktär bezeichnet
		D69.41	Sonstige primäre Thrombozytopenie, nicht als transfusionsrefraktär bezeichnet
		D82.0	Wiskott-Aldrich-Syndrom
		M31.1	Thrombotische Mikroangiopathie
		P61.0	Transitorische Thrombozytopenie beim Neugeborenen

ICD-Kodes, die den intrabudgetären ZE2023-137 "Gabe von rekombinantem aktiviertem Faktor VII", ZE2023-138 " Gabe von Fibrinogenkonzentrat" oder ZE2023-139 "Gabe von Blutgerinnungsfaktoren" zuzuordnen sind. [1)]

ZE	Bezeichnung	ICD Version 2023: ICD-Kode	ICD Version 2023: ICD-Text
1	2	3	4
ZE2023-137 / ZE2023-138 / ZE2023-139	Gabe von rekombinantem aktiviertem Faktor VII / Gabe von Fibrinogenkonzentrat / Gabe von Blutgerinnungsfaktoren	D65.9	Defibrinationssyndrom, nicht näher bezeichnet
		D68.33	Hämorrhagische Diathese durch Cumarine (Vitamin-K-Antagonisten)
		D68.34	Hämorrhagische Diathese durch Heparine
		D68.35	Hämorrhagische Diathese durch sonstige Antikoagulanzien
		D68.9	Koagulopathie, nicht näher bezeichnet
		D69.0	Purpura anaphylactoides
		D69.2	Sonstige nichtthrombozytopenische Purpura
		D69.3	Idiopathische thrombozytopenische Purpura
		D69.52	Heparin-induzierte Thrombozytopenie Typ I
		D69.53	Heparin-induzierte Thrombozytopenie Typ II
		D69.57	Sonstige sekundäre Thrombozytopenien, als transfusionsrefraktär bezeichnet
		D69.58	Sonstige sekundäre Thrombozytopenien, nicht als transfusionsrefraktär bezeichnet
		D69.59	Sekundäre Thrombozytopenie, nicht näher bezeichnet
		D69.60	Thrombozytopenie, nicht näher bezeichnet, als transfusionsrefraktär bezeichnet
		D69.61	Thrombozytopenie, nicht näher bezeichnet, nicht als transfusionsrefraktär bezeichnet
		D69.80	Hämorrhagische Diathese durch Thrombozytenaggregationshemmer
		D69.9	Hämorrhagische Diathese, nicht näher bezeichnet

Zusatzentgelte-Katalog
- Blutgerinnungsstörungen -

Zu differenzierende ICD-Kodes:
Dauerhaft erworbene Blutgerinnungsstörungen (zu kennzeichnen mit dem ICD-Kode U69.11!) sind dem extrabudgetären ZE2023-97 zuzuordnen. [1]
Temporäre Blutgerinnungsstörungen (zu kennzeichnen mit dem ICD-Kode U69.12!) sind den intrabudgetären ZE2023-137, ZE2023-138 oder ZE2023-139 zuzuordnen. [1]

ZE	Bezeichnung	ICD Version 2023: ICD-Kode	ICD Version 2023: ICD-Text
1	2	3	4
ZE2023-97 / ZE2023-137 / ZE2023-138 / ZE2023-139		D65.0	Erworbene Afibrinogenämie
		D65.1	Disseminierte intravasale Gerinnung [DIG, DIC]
		D65.2	Erworbene Fibrinolyseblutung
		D68.01	Erworbenes Willebrand-Jürgens-Syndrom
		D68.09	Willebrand-Jürgens-Syndrom, nicht näher bezeichnet
		D68.38	Sonstige hämorrhagische Diathese durch sonstige und nicht näher bezeichnete Antikörper
		D68.4 [2]	Erworbener Mangel an Gerinnungsfaktoren
		D68.8	Sonstige näher bezeichnete Koagulopathien
		D69.1	Qualitative Thrombozytendefekte
		D69.88	Sonstige näher bezeichnete hämorrhagische Diathesen
		P53	Hämorrhagische Krankheit beim Fetus und Neugeborenen
		P60	Disseminierte intravasale Gerinnung beim Fetus und Neugeborenen

Fußnoten:

1) Die Abrechnung des ZE2023-97 beziehungsweise ZE2023-137, ZE2023-138 oder ZE2023-139 ist möglich, sofern einer der ICD-Kodes aus der jeweiligen Definition der Anlage 7 und einer der OPS-Kodes aus der jeweiligen Definition der Anlage 6 vorliegt. Die ergänzende Auflistung von ICD-Kodes bei diesen Zusatzentgelten erfolgt nur aufgrund des extrabudgetären Status des ZE2023-97.

2) Blutgerinnungsstörungen, die nur durch eine Lebertransplantation heilbar wären, sind dem ZE2023-97 zuzuordnen.

Ergänzende Informationen zur Abrechnung von bewerteten Zusatzentgelten aus dem Zusatzentgelte-Katalog (Anlage 2 und Anlage 5)

Tabelle 1: Liste der DRG Fallpauschalen, für die das Zusatzentgelt ZE162 abgerechnet werden darf.

801E, 802D, 863Z, A01A, A02Z, A03A, A04B, A05Z, A06C, A07A, A07E, A09A, A09C, A11C, A11D, A11E, A11F, A11G, A13B, A13E, A13F, A13G, A13H, A18Z, A36C, A42C, A60C, A62Z, A63Z, A66Z, B04C, B05Z, B16B, B17A, B17D, B18D, B19A, B19B, B20A, B20B, B20C, B20D, B20E, B21A, B21B, B36B, B39B, B39C, B42A, B42B, B44A, B44B, B44C, B47B, B48Z, B60A, B61A, B63Z, B66A, B66D, B67A, B67B, B68D, B69A, B69B, B69C, B69D, B70A, B70B, B70C, B70D, B70E, B70F, B71A, B71D, B73Z, B75Z, B76C, B76D, B76E, B77Z, B78A, B78B, B79Z, B80Z, B81B, B82Z, B85C, B85D, C01A, C01B, C03A, C03B, C03C, C04A, C04B, C05Z, C07A, C07B, C08A, C08B, C10A, C10B, C10C, C12Z, C14Z, C15Z, C16Z, C20B, C60Z, C61Z, C63Z, C64Z, C65Z, D01B, D04A, D05B, D06A, D06B, D06C, D08B, D12A, D12B, D13A, D13B, D15A, D20B, D22A, D22B, D24B, D25B, D25C, D25D, D28Z, D30A, D30B, D30C, D35Z, D36Z, D37A, D37B, D38Z, D39Z, D40Z, D60B, D61Z, D63B, D65Z, D67Z, E02C, E02D, E03Z, E05A, E05B, E05C, E06A, E06B, E06C, E07Z, E08C, E36Z, E40C, E63B, E64C, E65B, E65C, E66A, E66B, E69B, E69C, E70Z, E71B, E71C, E71D, E73B, E74Z, E75C, E76C, E77D, E79B, F01A, F01C, F01D, F01F, F02A, F03B, F03D, F03E, F06D, F08D, F08E, F08F, F08G, F09A, F09B, F12A, F12B, F12C, F12E, F12F, F13B, F17A, F17B, F18A, F18B, F18C, F18D, F19B, F20Z, F21E, F24B, F28B, F30Z, F36C, F39B, F41A, F41B, F43A, F43B, F43C, F49A, F49B, F49E, F49F, F49G, F50A, F50B, F50C, F51A, F51B, F52B, F56A, F56B, F58A, F58B, F59B, F59C, F59D, F59E, F59F, F60B, F62A, F62C, F63A, F63B, F65B, F67C, F68A, F68B, F70B, F71B, F72B, F73B, F74Z, F75C, F95B, F98B, F98C, G02C, G03B, G04Z, G07A, G07C, G08B, G09Z, G11A, G12C, G12E, G13A, G13B, G16B, G18A, G18B, G18D, G19B, G19C, G21A, G21B, G22B, G22C, G23A, G23B, G24B, G24C, G26B, G27B, G29A, G29B, G46C, G47B, G48B, G60B, G64B, G66Z, G67A, G67B, G67C, G71Z, G72A, G72B, G73Z, G74Z, H01B, H05Z, H06C, H07A, H07B, H08A, H08B, H08C, H09B, H16A, H29Z, H38B, H40B, H41A, H41D, H41E, H44Z, H61A, H61B, H61C, H62A, H62B, H62C, H63C, H64Z, I02B, I03B, I04Z, I05B, I05C, I06A, I06C, I08A, I08C, I08E, I08F, I08G, I08H, I08I, I09E, I09F, I09G, I09H, I09I, I10A, I10B, I10C, I10D, I10E, I10F, I10H, I11Z, I12A, I12B, I12C, I13B, I13C, I13D, I13E, I13F, I13G, I14Z, I16A, I16B, I16C, I17B, I18A, I18B, I19A, I19B, I20A, I20C, I20D, I20E, I20F, I21Z, I23B, I24B, I26B, I27C, I27D, I27E, I28B, I28C, I28E, I29B, I29C, I30A, I30B, I30C, I31A, I31B, I31C, I32B, I32E, I32F, I33Z, I39Z, I41Z, I42A, I42B, I43B, I44A, I44B, I44C, I44D, I44E, I45A, I45B, I46A, I46C, I47B, I47C, I50C, I54B, I59Z, I65B, I66A, I66F, I66G, I68A, I68B, I68C, I68D, I68F, I69A, I69B, I71B, I72Z, I73Z, I74B, I74C, I75A, I75B, I76B, I77Z, I79Z, I87B, I95B, I97Z, J07B, J09A, J09B, J10A, J10B, J11B, J11C, J11D, J12Z, J16A, J16B, J18B, J22Z, J23Z, J24B, J24C, J24D, J25Z, J26Z, J44Z, J61C, J62B, J64C, J65A, J67B, J77Z, K03B, K06A, K06B, K06C, K06E, K07A, K07B, K09C, K09D, K15A, K15E, K33Z, K44Z, K60B, K62B, K62C, K63B, K64D, L02A, L02B, L04A, L04B, L06A, L06B, L06C, L08Z, L09B, L09D, L11Z, L12B, L16A, L16C, L17B, L18A, L18B, L19Z, L20B, L20C, L37Z, L40Z, L42B, L60A, L60B, L60D, L62A, L62C, L63C, L63D, L64B, L64C, L64D, L68A, L68B, M01A, M01B, M02B, M03A, M03C, M04A, M04B, M04C, M04D, M05Z, M06Z, M07Z, M09A, M09B, M10B, M11Z, M38Z, M60B, M61Z, M62Z, M64Z, N01A, N01B, N01C, N02B, N02C, N02D, N04Z, N05B, N06Z, N07A, N07B, N09B, N11B, N16A, N16B, N21A, N21B, N23Z, N60A, N60B, N61Z, N62A, N62B, O01A, O01B, O01C, O01D, O01E, O01F, O02A, O02B, O03Z, O04A, O04B, O04C, O05A, O05B, O05C, O05D, O60A, O60B, O60C, O60D, O61Z, O63Z, O65A, O65B, O65C, P02A, P02B, P02C, P03A, P03B, P04A, P04B, P05A, P05B, P05C, P06A, P06B, P06C, P60B, P60C, P61A, P61B, P61C, P61D, P61E, P62A, P62B, P62C, P62D, P63Z, P64Z, P65A, P65B, P65C, P65D, P66A, P66B, P66C, P66D, P67A, P67B, P67C, P67D, P67E, Q02A, Q02C, Q03A, Q03B, Q60A, Q60C, Q60D, Q61A, Q61B, Q62Z, Q63A, Q63B, R01C, R02Z, R04A, R05Z, R06Z, R07B, R11B, R11C, R12B, R12C, R13B, R14Z, R61D, R61E, R61H, R62C, R63B, S01Z, S62Z, S63A, S65A, T01E, T36Z, T44Z, T60C, T60D, T61Z, T62A, T62B, T63C, T64A, U42B, U42C, U63Z, U64Z, U66Z, V60A, V60B, V64Z, W01C, W02B, W04A, W04C, W61B, X01C, X04Z, X05A, X05B, X06B, X06C, X07A, X07B, X33Z, X60Z, X62Z, X64Z, Y02A, Y02C, Y03Z, Z01A, Z01C, Z64A, Z64B, Z65Z, Z66Z

Tabelle 2: Liste der DRG Fallpauschalen, für die das Zusatzentgelt ZE163 abgerechnet werden darf.

801A, 801B, 801C, 801D, 802A, 802B, 802C, A01B, A04C, A04E, A06A, A06B, A07C, A09B, A11A, A11B, A13A, A13D, A15B, A15C, A15D, A17A, A17B, A42A, A42B, A60A, A60B, A61A, A61C, A64Z, A69Z, B01A, B01B, B02B, B02C, B02D, B02E, B03Z, B04A, B12Z, B15Z, B17B, B17C, B18A, B18B, B18C, B45Z, B47A, B66B, B66C, B68A, B68B, B68C, B71B, B71C, B72A, B72B, B74Z, B76B, B81A, B84Z, B85A, B85B, D02A, D02B, D03B, D08A, D09Z, D15B, D19Z, D25A, D60A, D63A, E01B, E02A, E02B, E08D, E40A, E40B, E42B, E63A, E64A, E65A, E71A, E73A, E75A, E75B, E76B, E77A, E77B, E77C, E79A, E79C, F03C, F05Z, F07A, F07B, F08A, F08B, F08C, F09C, F12D, F13A, F13C, F14A, F14B, F15Z, F19A, F21B, F21C, F21D, F24A, F27A, F27B, F28A, F28C, F36B, F42Z, F48Z, F49C, F49D, F52A, F59A, F61A, F61B, F62B, F64Z, F65A, F67A, F70A, F71A, F72A, F75A, F75B, F77A, F77B, G02A, G02B, G03C, G07B, G08A, G10Z, G11B, G12A, G12B, G12D, G14Z, G15Z, G16A, G17A, G17B, G18C, G19A, G24A, G35Z, G36C, G37Z, G38Z, G40A, G46A, G46B, G48A, G50Z, G52Z, G60A, G64A, G70A, G70B, G77A, G77B, H01A, H02A, H06A, H06B, H09A, H12A, H12B, H12C, H33Z, H36A, H36B, H41B, H41C, H60Z, H63A, H63B, H77Z, H78Z, I01Z, I02C, I02D, I03A, I05A, I06B, I07A, I07B, I08B, I08D, I09A, I09B, I09C, I09D, I13A, I15B, I22A, I22B, I27A, I27B, I28A, I29A, I32A, I34Z, I36Z, I43A, I46B, I47A, I50A, I50B, I54A, I64B, I64C, I65A, I66B, I66E, I71A, I74A, I98Z, J01Z, J02A, J02B, J02C, J03Z, J07A, J08A, J08B, J11A, J17Z, J18A, J21Z, J35Z, J61A, J61B, J62A, J64A, J64B, J67A, K03A, K06D, K09A, K09B, K15B, K15C, K25Z, K38Z, K60C, K60D, K60E, K60F, K62A, K64A, K64B, K64C, K77Z, L03Z, L07Z, L09A, L09C, L10Z, L12A, L20A, L33Z, L36B, L38Z, L44Z, L60C, L63A, L63B, L63E, L69A, L69B, L72Z, L73Z, M02A, M03B, M10A, M37Z, M60A, N02A, N05A, N08Z, N13A, N13B, N13C, N15Z, N34Z, N38Z, Q60B, R01B, R04B, R07A, R11A, R16Z, R60A, R60B, R60C, R60D, R60E, R60F, R61A, R61B, R61C, R61F, R61G, R62A, R62B, R63A, R63C, R63D, R63E, R63F, R63G, R63H, R66Z, T01A, T01B, T01C, T01D, T60B, T60E, T63A, T63B, T63D, T64B, T64C, T77Z, U40Z, U61Z, V61Z, W01B, W04B, W61A, X01A, X01B, X06A, Y02B, Y02D

Anlage 1 zu den Klarstellungen der Vertragsparteien nach § 17b Abs. 2 Satz 1 KHG zur Fallpauschalenvereinbarung 2023 (FPV 2023)

Hinweise zur Erläuterung der Regelung nach § 3 Abs. 3 Sätze 2 bis 4 FPV 2023 „Kombinierte Fallzusammenführungen“

Vorbemerkung:
Die in dieser Anlage zur Erläuterung der Regelung nach § 3 Abs. 3 Sätze 2 bis 4 aufgeführten Fallkonstellationen sind nicht als abschließend zu sehen.

Fallkonstellation 1: Erst Rückverlegung nach § 3 Abs. 3 Satz 1, dann Wiederaufnahme innerhalb Prüffrist

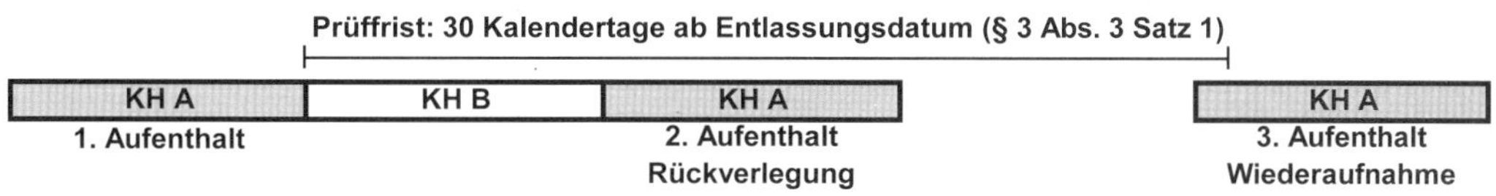

Alle drei Aufenthalte werden zusammengefasst, da sowohl eine Rückverlegung im Sinne von § 3 Abs. 3 Satz 1 (1. und 2. Aufenthalt) als auch eine Wiederaufnahme (3. Aufenthalt) innerhalb der Prüffrist der Rückverlegung („Prüffrist des ersten Falles, der die Fallzusammenführung auslöst“) vorliegt. Weitere Voraussetzung für die Einbeziehung des 3. Aufenthalts ist die Erfüllung des entsprechenden Kriteriums aus § 2 Abs. 1 (Basis-DRG), Abs. 2 (Partitionswechsel innerhalb der MDC) oder Abs. 3 (Komplikationen). Für eine Fallzusammenführung ist die DRG-Fallpauschale des 3. Aufenthalts gegenüber der DRG-Fallpauschale, die sich aus der Zusammenfassung der beiden vorherigen Aufenthalte ergibt, zu prüfen.

Fallkonstellation 2: Erst Wiederaufnahme nach § 2 Abs. 1 oder 3, dann Rückverlegung innerhaib Prüffrist

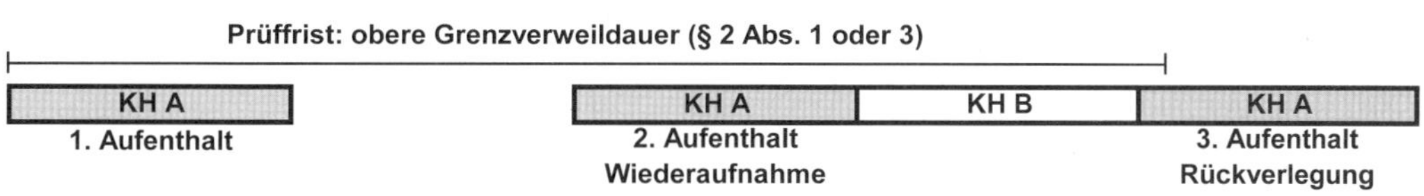

Alle drei Aufenthalte werden zusammengefasst, da sowohl eine Wiederaufnahme im Sinne von § 2 Abs. 1 oder Abs. 3 (1. und 2. Aufenthalt) als auch eine Rückverlegung (3. Aufenthalt) innerhalb der Prüffrist der Wiederaufnahme („Prüffrist des ersten Falles, der die Fallzusammenführung auslöst“) vorliegt. Die in diesem Zusammenhang maßgebliche obere Grenzverweildauer ergibt sich aus der Eingruppierung des 1. Aufenthalts in eine DRG-Fallpauschale. Bei der Ermittlung zusätzlich abrechenbarer Belegungstage nach § 1 Abs. 2 ist die obere Grenzverweildauer maßgeblich, die sich aus der Zusammenführung aller drei Aufenthalte ergibt.

Fallkonstellation 3: Erst Wiederaufnahme nach § 2 Abs. 2, dann Rückverlegung innerhalb Prüffrist

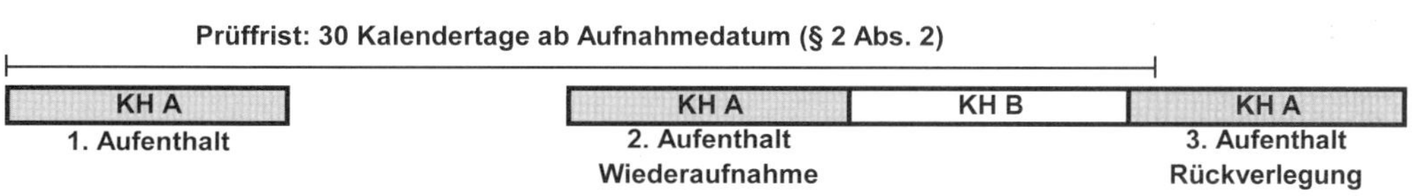

Alle drei Aufenthalte werden zusammengefasst, da sowohl eine Wiederaufnahme im Sinne von § 2 Abs. 2 (1. und 2. Aufenthalt) als auch eine Rückverlegung (3. Aufenthalt) innerhalb der Prüffrist der Wiederaufnahme („Prüffrist des ersten Falles, der die Fallzusammenführung auslöst“) vorliegt.

Fallkonstellation 4: Erst Rückverlegung nach § 3 Abs. 3 Satz 1, dann Wiederaufnahme außerhalb Prüffrist

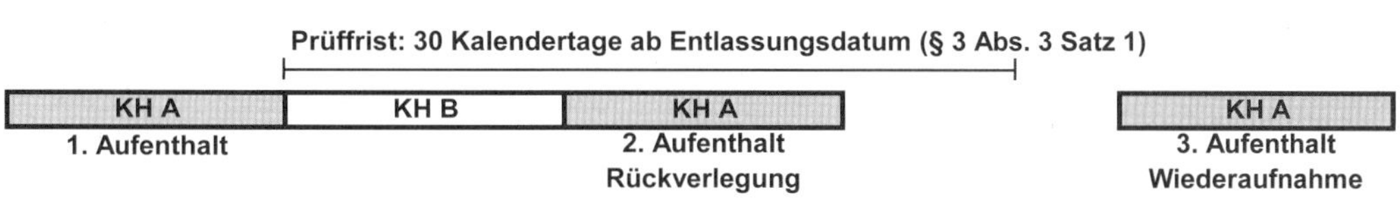

Die ersten beiden Aufenthalte werden lediglich zusammengefasst, da aufgrund der chronologischen Prüfung zunächst eine Rückverlegung im Sinne von § 3 Abs. 3 Satz 1 (1. und 2. Aufenthalt) vorliegt und die Wiederaufnahme (3. Aufenthalt) außerhalb der Prüffrist der Rückverlegung („Prüffrist des ersten Falles, der die Fallzusammenführung auslöst“) erfolgt.

Fallkonstellation 5: Erst Wiederaufnahme nach § 2 Abs. 1 oder Abs. 3, dann Rückverlegung außerhalb Prüffrist

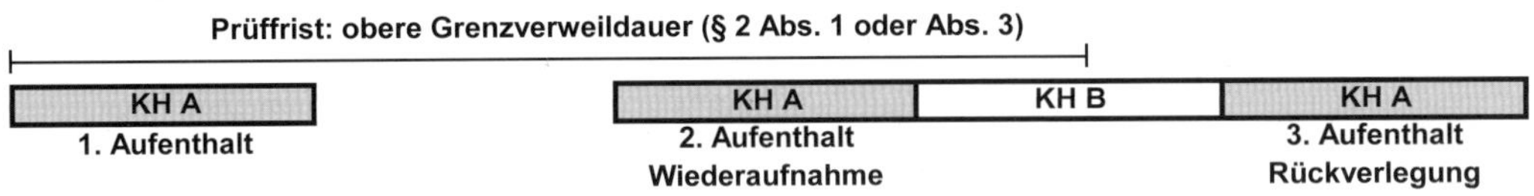

Die ersten beiden Aufenthalte werden lediglich zusammengefasst, da aufgrund der chronologischen Prüfung zunächst eine Wiederaufnahme im Sinne von § 2 Abs. 1 oder Abs. 3 (1. und 2. Aufenthalt) vorliegt und die Rückverlegung (3. Aufenthalt) außerhalb der Prüffrist der Wiederaufnahme („Prüffrist des ersten Falles, der die Fallzusammenführung auslöst") erfolgt.

Fallkonstellation 6: Erst Wiederaufnahme nach § 2 Abs. 2, dann Rückverlegung außerhalb Prüffrist

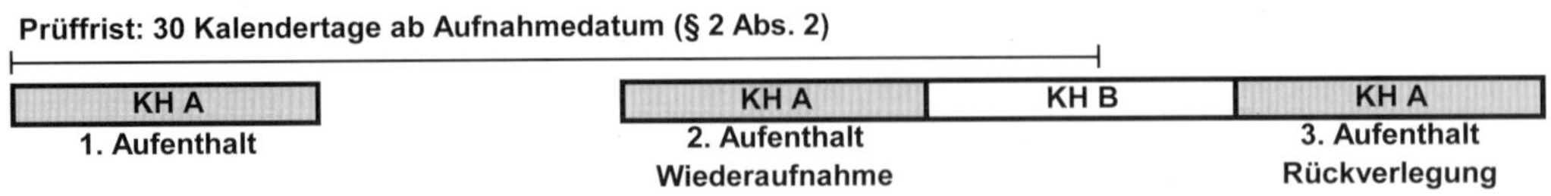

Die ersten beiden Aufenthalte werden lediglich zusammengefasst, da aufgrund der chronologischen Prüfung zunächst eine Wiederaufnahme im Sinne von § 2 Abs. 2 (1. und 2. Aufenthalt) vorliegt und die Rückverlegung (3. Aufenthalt) außerhalb der Prüffrist der Wiederaufnahme („Prüffrist des ersten Falles, der die Fallzusammenführung auslöst") erfolgt.

Fallkonstellation 7: Erst Rückverlegung nach § 3 Abs. 3 Satz 1, dann Wiederaufnahme innerhalb Prüffrist

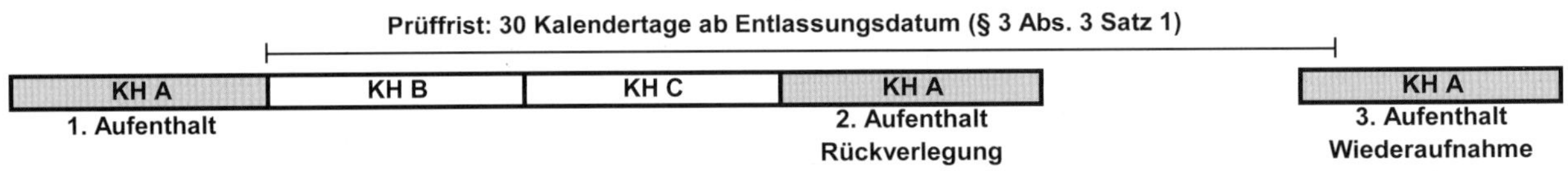

Alle drei Aufenthalte werden zusammengefasst, da sowohl eine Rückverlegung im Sinne von § 3 Abs. 3 Satz 1 (1. und 2. Aufenthalt) als auch eine Wiederaufnahme (3. Aufenthalt) innerhalb der Prüffrist der Rückverlegung („Prüffrist des ersten Falles, der die Fallzusammenführung auslöst") vorliegt. Weitere Voraussetzung für die Einbeziehung des 3. Aufenthalts ist die Erfüllung des entsprechenden Kriteriums aus § 2 Abs. 1 (Basis-DRG), Abs. 2 (Partitionswechsel innerhalb der MDC) oder Abs. 3 (Komplikationen). Für eine Fallzusammenführung ist die DRG-Fallpauschale des 3. Aufenthalts gegenüber der DRG-Fallpauschale, die sich aus der Zusammenfassung der beiden vorherigen Aufenthalte ergibt, zu prüfen.

Fallkonstellation 8: Erst Wiederaufnahme nach § 2 Abs. 1 oder 3, dann Rückverlegung innerhalb Prüffrist

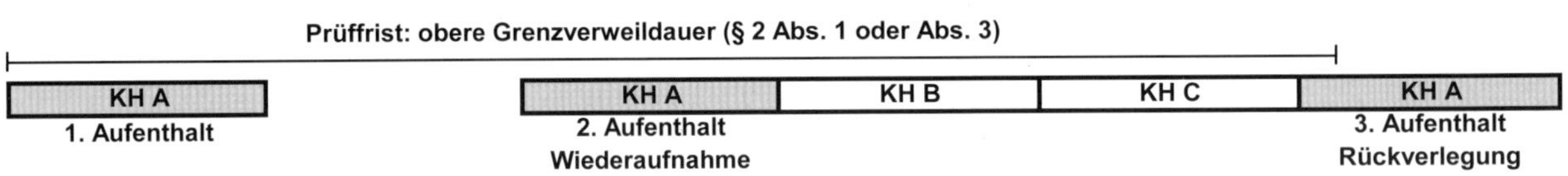

Alle drei Aufenthalte werden zusammengefasst, da sowohl eine Wiederaufnahme im Sinne von § 2 Abs. 1 oder 3 (1. und 2. Aufenthalt) als auch eine Rückverlegung (3. Aufenthalt) innerhalb der Prüffrist der Wiederaufnahme („Prüffrist des ersten Falles, der die Fallzusammenführung auslöst") vorliegt. Die in diesem Zusammenhang maßgebliche obere Grenzverweildauer ergibt sich aus der Eingruppierung des 1. Aufenthalts in eine DRG-Fallpauschale. Bei der Ermittlung zusätzlich abrechenbarer Belegungstage nach § 1 Abs. 2 ist die obere Grenzverweildauer maßgeblich, die sich aus der Zusammenführung aller drei Aufenthalte ergibt.

Fallkonstellation 9: Erst Wiederaufnahme nach § 2 Abs. 2, dann Rückverlegung innerhalb Prüffrist

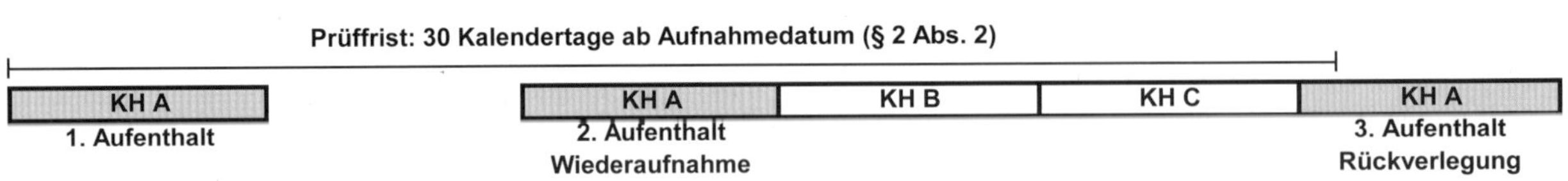

Alle drei Aufenthalte werden zusammengefasst, da sowohl eine Wiederaufnahme im Sinne von § 2 Abs. 2 (1. und 2. Aufenthalt) als auch eine Rückverlegung (3. Aufenthalt) innerhalb der Prüffrist der Wiederaufnahme („Prüffrist des ersten Falles, der die Fallzusammenführung auslöst") vorliegt.

Fallkonstellation 10: Wiederaufnahme mit in Spalte 13 des Fallpauschalenkatalogs für Hauptabteilungen bzw. Spalte 15 des Fallpauschalenkatalogs für Belegabteilungen gekennzeichneter Fallpauschale mit anschließender Rückverlegung

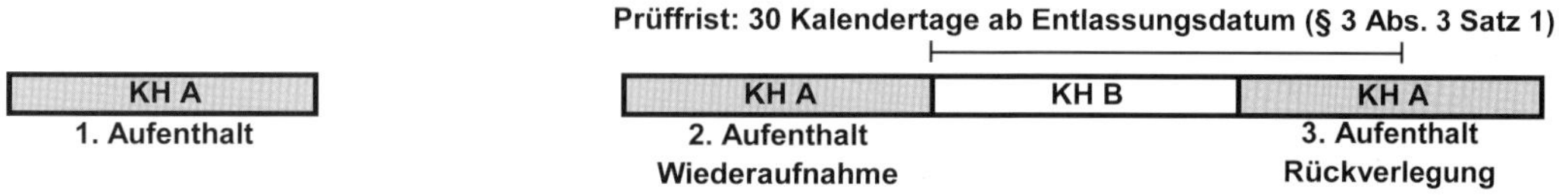

Die ersten beiden Aufenthalte werden nicht zusammengefasst, da eine der beiden bzw. beide aus einer Einzelfallgruppierung resultierenden Fallpauschalen in Spalte 13 des Fallpauschalenkatalogs für Hauptabteilungen bzw. 15 des Fallpauschalenkatalogs für Belegabteilungen gekennzeichnet ist bzw. sind, lediglich der 2. und 3. Aufenthalt werden aufgrund der Rückverlegung (§ 3 Abs. 3 Satz 1) zusammengefasst.

Fallkonstellation 11: Rückverlegung mit anschließender Wiederaufnahme bei in Spalte 13 des Fallpauschalenkatalogs für Hauptabteilungen bzw. Spalte 15 des Fallpauschalenkatalogs für Belegabteilungen gekennzeichneter Fallpauschale

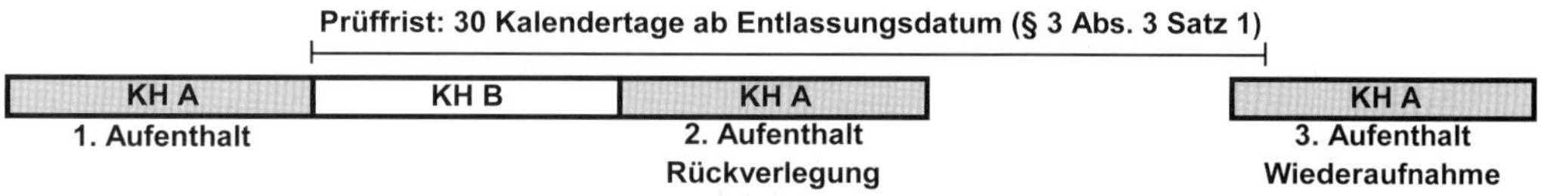

Die ersten beiden Aufenthalte werden aufgrund der Rückverlegung (§ 3 Abs. 3 Satz 1) zusammengefasst, der dritte Aufenthalt ist gesondert abzurechnen, da die zuvor abgerechnete oder die sich aus der Einzelfallgruppierung des 3. Aufenthalts ergebende Fallpauschale in Spalte 13 des Fallpauschalenkatalogs für Hauptabteilungen bzw. Spalte 15 des Fallpauschalenkatalogs für Belegabteilungen gekennzeichnet ist.

Übersicht COVID-19 bedingte Systemveränderungen 2023

Ziel-DRG aG-DRG 2023	Definitionskriterium der aufgewerteten Fälle
801B	COVID-19, Virus nachgewiesen und Komplexbehandlung bei Besiedelung oder Infektion mit nicht multiresistenten isolationspflichtigen Erregern, mindestens 15 Behandlungstage
801C	COVID-19, Virus nachgewiesen und Komplexbehandlung bei Besiedelung oder Infektion mit nicht multiresistenten isolationspflichtigen Erregern, mindestens 10 Behandlungstage
801D	COVID-19, Virus nachgewiesen und Komplexbehandlung bei Besiedelung oder Infektion mit nicht multiresistenten isolationspflichtigen Erregern, mindestens 5 Behandlungstage
B85A	COVID-19, Virus nachgewiesen und Komplexbehandlung bei Besiedelung oder Infektion mit nicht multiresistenten isolationspflichtigen Erregern, mindestens 15 Behandlungstage
E79A	COVID-19, Virus nachgewiesen und intensivmedizinische Komplexbehandlung > 196 / 184 / 184 Aufwandspunkte oder Infektion mit nicht multiresistenten isolationspflichtigen Erregern, mindestens 10 Belegungstage
F42Z	COVID-19, Virus nachgewiesen und Komplexbehandlung bei Besiedelung oder Infektion mit nicht multiresistenten isolationspflichtigen Erregern, mindestens 20 Behandlungstage
F62B	COVID-19, Virus nachgewiesen und intensivmedizinische Komplexbehandlung > 0 / 0 / - Aufwandspunkte
F71A	COVID-19, Virus nachgewiesen und intensivmedizinische Komplexbehandlung > 196 / 184 / - Aufwandspunkte
G18A	COVID-19, Virus nachgewiesen und Komplexbehandlung bei Besiedelung oder Infektion mit nicht multiresistenten isolationspflichtigen Erregern, mindestens 10 Behandlungstage
G36B	COVID-19, Virus nachgewiesen und Komplexbehandlung bei Besiedelung oder Infektion mit nicht multiresistenten isolationspflichtigen Erregern, mindestens 5 Behandlungstage
I02A	COVID-19, Virus nachgewiesen und Komplexbehandlung bei Besiedelung oder Infektion mit nicht multiresistenten isolationspflichtigen Erregern, mindestens 15 Behandlungstage
I02C	COVID-19, Virus nachgewiesen und Komplexbehandlung bei Besiedelung oder Infektion mit nicht multiresistenten isolationspflichtigen Erregern, mindestens 10 Behandlungstage
I08B	COVID-19, Virus nachgewiesen und Komplexbehandlung bei Besiedelung oder Infektion mit nicht multiresistenten isolationspflichtigen Erregern, mindestens 15 Behandlungstage
I09B	COVID-19, Virus nachgewiesen und Komplexbehandlung bei Besiedelung oder Infektion mit nicht multiresistenten isolationspflichtigen Erregern, mindestens 10 Behandlungstage
I09G	COVID-19, Virus nachgewiesen und Komplexbehandlung bei Besiedelung oder Infektion mit nicht multiresistenten isolationspflichtigen Erregern, mindestens 10 Behandlungstage
I22A	COVID-19, Virus nachgewiesen und Komplexbehandlung bei Besiedelung oder Infektion mit nicht multiresistenten isolationspflichtigen Erregern, mindestens 15 Behandlungstage
I26A	COVID-19, Virus nachgewiesen und intensivmedizinische Komplexbehandlung > 588 / 828 / - Aufwandspunkte oder Infektion mit nicht multiresistenten isolationspflichtigen Erregern, mindestens 15 Belegungstage
I32A	COVID-19, Virus nachgewiesen und Komplexbehandlung bei Besiedelung oder Infektion mit nicht multiresistenten isolationspflichtigen Erregern, mindestens 10 Behandlungstage
I66C	COVID-19, Virus nachgewiesen und Komplexbehandlung bei Besiedelung oder Infektion mit nicht multiresistenten isolationspflichtigen Erregern, mindestens 10 Behandlungstage
L60A	COVID-19, Virus nachgewiesen und intensivmedizinische Komplexbehandlung > 196 / 184 / - Aufwandspunkte
L60C	COVID-19, Virus nachgewiesen und intensivmedizinische Komplexbehandlung > 0 / 0 / 184 Aufwandspunkte
O01A	COVID-19, Virus nachgewiesen und Komplexbehandlung bei Besiedelung oder Infektion mit nicht multiresistenten isolationspflichtigen Erregern, mindestens 20 Behandlungstage
O01B	COVID-19, Virus nachgewiesen und Komplexbehandlung bei Besiedelung oder Infektion mit nicht multiresistenten isolationspflichtigen Erregern, mindestens 15 Behandlungstage
O01C	COVID-19, Virus nachgewiesen und Komplexbehandlung bei Besiedelung oder Infektion mit nicht multiresistenten isolationspflichtigen Erregern, mindestens 10 Behandlungstage
O60B	COVID-19, Virus nachgewiesen und Komplexbehandlung bei Besiedelung oder Infektion mit nicht multiresistenten isolationspflichtigen Erregern, mindestens 10 Behandlungstage
O65A	COVID-19, Virus nachgewiesen und Komplexbehandlung bei Besiedelung oder Infektion mit nicht multiresistenten isolationspflichtigen Erregern, mindestens 5 Behandlungstage
Q61A	COVID-19, Virus nachgewiesen und Komplexbehandlung bei Besiedelung oder Infektion mit nicht multiresistenten isolationspflichtigen Erregern, mindestens 10 Behandlungstage
R60B	COVID-19, Virus nachgewiesen und Komplexbehandlung bei Besiedelung oder Infektion mit nicht multiresistenten isolationspflichtigen Erregern, mindestens 15 Behandlungstage
R61E	COVID-19, Virus nachgewiesen und Komplexbehandlung bei Besiedelung oder Infektion mit nicht multiresistenten isolationspflichtigen Erregern, mindestens 5 Behandlungstage
T60B	COVID-19, Virus nachgewiesen und Komplexbehandlung bei Besiedelung oder Infektion mit nicht multiresistenten isolationspflichtigen Erregern, mindestens 10 Behandlungstage
X01A	COVID-19, Virus nachgewiesen und Komplexbehandlung bei Besiedelung oder Infektion mit nicht multiresistenten isolationspflichtigen Erregern, mindestens 15 Behandlungstage